W0261023

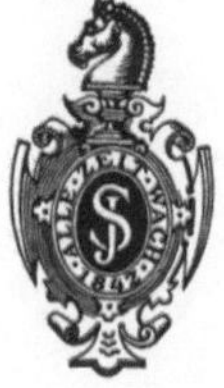

Klaus-Dietrich Ebel · Eberhard Willich

Die Röntgenuntersuchung im Kindesalter

Technik und Indikation

Geleitwort von Prof. Dr. Schall,
ehem. Direktor der Städtischen Kinderklinik Bremen

Mit 267 Abbildungen

Springer-Verlag
Berlin · Heidelberg · New York 1968

Dr. Kl.-D. Ebel, Chefarzt der Röntgenabteilung des Kinderkrankenhauses der Stadt Köln, 5000 Köln, Amsterdamer Str. 59

Dr. E. Willich, Oberarzt am Zentralröntgeninstitut (Direktor: Prof. Dr. Th. Hornykiewytsch) der Städt. Krankenanstalten, 2800 Bremen, St. Jürgen-Straße

ISBN 978-3-642-49404-8 ISBN 978-3-642-49682-0 (eBook)
DOI 10.1007/ 978-3-642-49682-0

 Library of Congress Catalog Card Number 68-18426.
Softcover reprint of the hardcover 1st edition 1968

Titel-Nr. 1478

Geleitwort

Monographien und Handbuchbeiträge über pädiatrische Röntgenologie, speziell Röntgendiagnostik, sind im deutschen Sprachraum fast ausnahmslos von Kinderklinikern geschrieben. Vielleicht kommt aus diesem Grund die Technik der Röntgenuntersuchung beim Kind oft zu kurz. Der tägliche Umgang mit Kindern aller Altersgruppen ließ die entstehenden altersbedingten Schwierigkeiten mit der dem Kinderarzt geläufigen Routine überwinden. Diese Alltagsaufgabe dünkte ihnen nicht mitteilenswert. Andererseits waren dem Kinderarzt die Forderungen der Strahlenhygiene und die technischen Daten oft nicht geläufig genug, um genügenden Schutz von Patient und Haltepersonal zu gewährleisten, namentlich aber strahlenbelastende Fehlaufnahmen zu vermeiden.
Hier will das Buch, dessen Verfasser Fachärzte für Kinderkrankheiten und Röntgenologie sind, eine Lücke schließen. Aufgrund langjähriger Tätigkeit an den Röntgenabteilungen großer Kinderkliniken, die auch eine kinderchirurgische Abteilung einschließen, wurden eigene Erfahrungen verarbeitet und alle einschlägigen Untersuchungsmethoden besprochen. So entstand eine zuverlässige Unterlage für die Technik der Röntgenuntersuchung vom Neugeborenen bis zum Pubeszenten.
Neu ist die ausführliche Behandlung der Indikationen zu den einzelnen Untersuchungsverfahren, die so recht den notwendigen engen Kontakt zwischen Kliniker und Röntgenologen unterstreicht.
Im Interesse des kranken Kindes mag man nur wünschen, daß dies Buch nicht nur seinen Weg in die Röntgenabteilungen der Kinderkliniken findet, sondern darüber hinaus in die Hand jedes Röntgenologen kommt, der mit Kindern zu tun hat, ja jedes Kinderarztes, der röntgenologische Hilfe anfordert.

Bremen, im März 1968

LUTZ SCHALL

Vorwort

Die rasche Entwicklung der Kinderradiologie besonders in den letzten zwei Jahrzehnten hat ihren Niederschlag in zahlreichen Publikationen gefunden. Diese haben fast ausschließlich diagnostische Probleme zum Gegenstand, während Darstellungen der Untersuchungsmethoden und der Technik — die Voraussetzungen für diagnostisch brauchbare Untersuchungsresultate — fast völlig fehlen.

Als Ausnahmen sind das Buch von DARLING und zwei kleinere Monographien von SHURTLEFF und von KROGMANN, der leitenden medizinisch-technischen Assistentin der Kieler Universitäts-Kinderklinik, zu nennen.

Wir haben uns daher zu dem Versuch entschlossen, selbst erprobte und anderweitig bewährte Untersuchungsverfahren zu einem möglichst vollständigen Kompendium der in der Kinderradiologie üblichen und erforderlichen Methoden zusammenzustellen. Dabei erschien es uns wichtig, außer den röntgenologisch-technischen auch klinische Informationen zu geben; so wurden bei jeder Methode die Indikationen ausführlich berücksichtigt und am Schluß ein Indikationsverzeichnis angefügt. Wir hoffen, damit dem Interesse aller, die Röntgenuntersuchungen bei Kindern veranlassen oder durchführen, gedient zu haben.

Den einfachen, täglich vorkommenden Verfahren wurde der Vorrang eingeräumt und dem Umgang mit Säuglingen und Kleinkindern, die die meisten Schwierigkeiten bereiten, besondere Beachtung geschenkt. Komplizierte und technisch aufwendige Spezialmethoden wurden nur vereinzelt im Detail geschildert, sonst je nach Bedeutung kurz erwähnt.

Der größere Teil der Untersuchungen ist mit Röntgenaufnahmen allein durchführbar, ihr Gelingen ist vor allem von der Erfahrung, Sorgfalt (Strahlenschutz!), Geschicklichkeit und nicht zuletzt der Geduld der medizinisch-technischen Assistentinnen abhängig.

Die Verfasser schulden ihren Mitarbeiterinnen Dank für vielfache Ratschläge und Hinweise bei der Abfassung dieses Buches. Besonderer Dank gilt Fräulein RENATE MAYER (Köln); ihre unermüdliche, verständnisvolle und kritische Mitarbeit war uns in allen Phasen der Entstehung dieses Werkes unentbehrlich. Herzlicher Dank gebührt auch den Sekretärinnen, Frau G. KATER (Bremen) und Fräulein M. BARTHOLD (Köln), für das mühevolle Schreiben der Manuskripte.

Dem Springer-Verlag sind wir für verständnisvolles Eingehen auf unsere Wünsche, großzügige und technisch einwandfreie Ausstattung sehr zu Dank verpflichtet.

Bremen/Köln, März 1968

Die Verfasser

Inhaltsverzeichnis

Einleitung

Der allgemeine Teil faßt in den Kapiteln *Strahlenhygiene* und *Ruhigstellung* alle entsprechenden Maßnahmen zusammen, die erforderlich und möglich sind. Im speziellen Teil werden deshalb unter den Stichwörtern Strahlenschutz, Fixierung und Sedierung bzw. Narkose nur kurze Hinweise gegeben.

Die im speziellen Teil behandelten Untersuchungsverfahren sind im Hinblick auf die Besonderheiten des Kindesalters ausgewählt worden. Daher konnten nicht alle bei Erwachsenen üblichen Standardeinstellungen in den Kapiteln *Schädel* und *Skelet* berücksichtigt werden.

In einem Werk über die Röntgentechnik sollten nach Möglichkeit Röntgenaufnahmen mit normalen Befunden verwendet werden. Bei selten angewandten und eingreifenden Methoden konnten verständlicherweise häufig nur Abbildungen mit pathologischen Befunden gebracht werden.

Erläuterungen zum Indikationsverzeichnis stehen auf S. 247.

Um eine übersichtliche Darstellung nicht zu beeinträchtigen, sind die Literaturangaben im Text sehr knapp bemessen, dafür findet sich am Schluß ein ausführliches Literaturverzeichnis, das nach Kapiteln und Methoden entsprechend der Reihenfolge im speziellen Teil geordnet ist.

Die Berücksichtigung vieler Arbeiten mit diagnostischen Themen war erforderlich, weil sie auch technische Angaben enthalten.

Die Wiedergabe von Belichtungstabellen ist problematisch, weil die Werte meist nicht direkt übernommen werden können. Wir haben deshalb auf die Angabe von Belichtungsdaten verzichtet.

Die Bezeichnung der *Folien* unterscheidet drei verschiedene Verstärkungsstufen (feinzeichnend, universal, hochverstärkend) ohne Berücksichtigung bestimmter Fabrikate. Die Unterscheidung zwischen großem und kleinem *Focus* wurde wegen der zunehmend gebräuchlichen Doppelfocusröhren getroffen. Ein kleiner Focus soll nicht unter 0,6 mm Kantenlänge haben, ein 0,3 mm-Focus ist wegen seiner geringen Belastbarkeit nur zur Bildverstärkerdurchleuchtung verwendbar.

Der Begriff *Abstand* bedeutet, wie allgemein üblich, Focusfilmabstand.

Allgemeiner Teil

I. Die Strahlenhygiene bei der Röntgenuntersuchung

Zur Strahlenhygiene gehören alle Faktoren und Maßnahmen, die geeignet sind, die Einwirkung von Streu- oder Nutzstrahlung auf Patient, Arzt und Halteperson zu vermindern oder zu vermeiden.
Gerade bei der Untersuchung von Kindern bedarf der radiologisch tätige Arzt eines „aktiven Strahlengewissens" (GIEDION). — Einige Besonderheiten des wachsenden Organismus sollen seine gegenüber dem Erwachsenen erhöhte Strahlengefährdung erläutern (nach HARTUNG):

Die *lange Lebenserwartung* gibt Gelegenheit zur Summation vieler, auch relativ kleiner somatischer Strahlendosen. Daher können sich auch Strahlenschäden mit langer Latenzzeit manifestieren.
Die kleineren *Körpermaße* bedingen eine relativ große Volumendosis auch bei gut eingeblendetem Strahlenkegel; es wird ein größerer Prozentsatz des aktiven Knochenmarkes erfaßt. Die Gonaden liegen wegen der Größenverhältnisse, vor allem bei Mädchen, dem auf die Thoraxorgane oder den Oberbauch gerichteten Strahlenkegel näher, der Streustrahlenanteil der Ovarien ist dementsprechend höher.
Die *Intensität des Wachstums* (Zahl der Mitosen) ist groß, daher auch die Schädigungsmöglichkeit. Zellschäden können an Tochterzellen weitergegeben werden.
Unruhe und fehlende Mitarbeit des Patienten verlängern die Dauer einer Röntgenuntersuchung und machen u. U. Wiederholungen erforderlich.

„Eine unter optimalen Untersuchungsbedingungen ausgeführte, richtig indizierte und sorgfältige Röntgenuntersuchung kann ohne Einschränkung als unbedenklich für den Patienten angesehen werden." In diesem Satz aus einer Arbeit von FRIK (1966) sind die wesentlichen Voraussetzungen für eine strahlenhygienische Arbeitsweise in der Kinderröntgenologie enthalten:

Die gute *Ausbildung* von Arzt und technischer Assistentin,
eine klare *Indikationsstellung* der Röntgenuntersuchung,
eine geeignete *technische Ausrüstung*.

Es gibt keine speziellen Röntgenapparate und -geräte für das Kindesalter. Nur stichwortartig sollen hier zweckmäßige technische Einrichtungen für die Röntgendiagnostik im Kindesalter aufgeführt werden:

Zur Erzeugung der Röntgenstrahlen ein moderner *Hochleistungsapparat* mit kürzesten Belichtungszeiten (minimal 3 msec).

Moderne *Hochleistungsdiagnostikröhre* mit Doppelfocus. Die Gesamtfilterung der Röhre soll mindestens 3 mm Aluminium-Gleichwert betragen.

Die *Sekundärstrahlenblende* (Bucky-Blende) braucht kein höheres Schachtverhältnis als 1:7 (FF-Raster), ein sogenanntes Hartstrahlraster ist nicht erforderlich und erhöht die Belichtungszeiten. Viele Aufnahmen insbesondere des Skelets können auch ohne Bucky-Blende gemacht werden.

Die *Belichtungsautomatik* soll unter anderem Fehlbelichtungen und daher Wiederholungsaufnahmen vermeiden. Nach den bisherigen Erfahrungen hat sich die Belichtungsautomatik bei

Thoraxaufnahmen im Kindesalter (Meßkammer hinter der Kassette) bewährt. Bei Zielaufnahmen am Durchleuchtungsgerät sind wir mit einer speziell angefertigten Amplimat-Meßkammer zu guten Ergebnissen gekommen. Für die übrigen Aufnahmen in der Kinderradiologie ist das Problem der automatisierten Belichtung noch nicht endgültig gelöst.

Die *automatische Auslösung* der Thoraxaufnahme im Inspirium ist ein altes Problem in der Kinderradiologie, weil Aufnahmen im Exspirium diagnostisch unbrauchbar sind. Um Wiederholungsaufnahmen zu vermeiden, hat SCHALL schon vor 40 Jahren eine entsprechende Konstruktion angegeben (1926, 1928). Neuerdings gibt es eine Möglichkeit, durch den Temperaturunterschied des Luftstromes bei Ein- und Ausatmung die Aufnahme auszulösen (X-Ray Actuator, Air-Shields). Erfahrungsberichte mit diesem Gerät sind uns nicht bekannt.

Bei *Schichtuntersuchungen* bietet die Simultankassette gegenüber den Einzelschichten den Vorteil, mit einem Belichtungsvorgang alle Schichten in identischer Position, Atemphase etc. exponieren zu können. Die Untersuchungsdauer ist kürzer. Die Zeichenschärfe der Folien ist dabei meistens in 5 Schichten befriedigend. Der Verstärkungsfaktor der einzelnen Folienpaare ist so aufeinander abgestimmt, daß annähernd gleiche Schwärzung in allen Schichttiefen entsteht. Dazu muß allerdings der Verstärkungsfaktor des ersten Folienpaares sehr gering gehalten werden. Bei gleicher Schwärzung ist die Dosis an diesem ersten Folienpaar gegenüber einer Universalfolie um den Faktor 4—6 höher (je nach Fabrikat und kV-Abstimmung). Eine verminderte Strahlenbelastung bei Gebrauch der Simultankassette gegenüber Einzelschichten ist also nur zu erzielen, wenn mindestens 5—7 Filme belichtet werden (STIEVE). Eine wesentliche Reduktion der Dosis entsteht, wenn man das erste Folienpaar der Simultankassette nicht benutzt. Die Dosis nimmt ebenfalls mit dem Pendelwinkel ab, daher ist die *Zonographie* zusammen mit ihren wesentlich kürzeren Belichtungszeiten die Methode der Wahl für die Kinderröntgenologie. Technische Einzelheiten s. im Kapitel Thoraxorgane.

Auch die *Anordnung der Geräte* ist wesentlich; der Patient muß vom Schaltort aus gut zu sehen sein. Ein *Handschalter* am Apparat gibt der technischen Assistentin größere Bewegungsfreiheit. Durch eine zweiphasige Auslösung der Aufnahme (Vorbereitung—Aufnahme) läßt sich bei unruhigen Patienten der günstigste Augenblick zur Exposition besser erfassen.

Für Aufnahmen im Operationssaal oder am Bett des Kindes ist ein *fahrbarer Vier-Ventil-Apparat* mit Lichtvisier wesentlich leistungsfähiger als eine Röntgenkugel. Er hat Belichtungszeiten bis minimal etwa 0,04 sec, ist meist auch für Hartstrahltechnik geeignet und hat eine Anschlußmöglichkeit für eine Sekundärstrahlenblende.

Bei allen Röntgenuntersuchungen mit Durchleuchtung kann durch die routinemäßige Anwendung eines *Bildverstärkers* die Strahlendosis, vor allem bei Säuglingen und Kleinkindern, auf Bruchteile der Dosis bei der üblichen Leuchtschirm-Durchleuchtung gesenkt werden. In Verbindung mit einer *Fernsehkette* ist ein optimales Arbeiten möglich, eine Adaptation ist nicht mehr nötig, es braucht auch nicht in völliger Dunkelheit gearbeitet zu werden. Diese Faktoren bedeuten indirekt eine weitere Verminderung der Strahlendosis, die an sich durch die Fernsehkette gegenüber der Bildverstärker-Durchleuchtung nicht zu erreichen ist. Ein Fußschalter verkürzt erfahrungsgemäß die Durchleuchtungszeiten bei längeren Untersuchungen (Herz-Katheter); für Untersuchungen mit Zielaufnahmen ist er nur sinnvoll, wenn auch eine Vorrichtung zur Auslösung der Zielaufnahmen besteht.

Die *automatische Tiefenblende* am Zielgerät ist eine sinnvolle Ergänzung der Bildverstärker-Fernsehkette. Sie erspart so viel Durchleuchtungszeit, wie sonst zur Formateinstellung nötig war; außerdem können auf dem Monitor nicht mehr kontrollierbare Filmformate exakt eingeblendet werden.

Auch die elektronische Detailverdeutlichung oder Kontrastharmonisierung (FUCHS u. MESSERSCHMID, BISCHOFF) wird durch die zusätzliche Informationsverbesserung möglicherweise eine Einsparung an Strahlendosis erbringen.

Aufnahmen des Bildverstärkerausgangsbildes auf *70 mm-Film* mit einer Spezialkamera können in vielen Fällen die üblichen Zielaufnahmen ersetzen und erfordern nur 10% von deren Strahlendosis.

Bei Verwendung der *Röntgen-Kinematographie* ist mit Hilfe der *Pulsbelichtung* eine erhebliche Einsparung an Strahlendosis zu erreichen.

Die magnetische *Bandaufzeichnung* des Fernsehdurchleuchtungsbildes ist eine neue Möglichkeit der Dokumentation und Selbstkontrolle. Unklare Befunde können hiermit sofort beliebig oft studiert werden, wodurch sich die Fortsetzung der Durchleuchtung erübrigt.

Die verfügbaren *Röntgenfilme* sind in ihrer Empfindlichkeit ziemlich gleichwertig; sogenannte Rapidfilme sind nicht für Entwicklungsmaschinen und hohe Entwicklungstemperaturen geeignet, man kann mit ihnen jedoch etwa 30% an Strahlendosis einsparen. *Papieraufnahmen* sind in der Kinderröntgenologie nicht angebracht, da sie gegenüber den Filmen etwa die doppelte Dosis benötigen.

Die *Verstärkungsfolien* unterscheiden sich in der erforderlichen Strahlenmenge für die gleiche Filmschwärzung um den Faktor 4 zwischen hochverstärkenden und feinzeichnenden Folien. Es empfiehlt sich daher, die Anwendung der feinzeichnenden Folien auf Fälle mit dringend erwünschter hoher Detailerkennbarkeit (Knochenzeichnung z. B.) zu beschränken.

Zur Strahlenhygiene gehört auch die weitestgehende *Ausnutzung bereits vorhandener Röntgenaufnahmen* fremder Herkunft, auch wenn deren Beschaffung Zeit und Mühe kostet. Umgekehrt muß man selbstverständlich die Filme der eigenen Abteilung einem anderen Untersucher zur Verfügung stellen; gibt man die Originale in bestimmten Fällen ungern aus der Hand, so lassen sich Kopien auf direktem (Papier, Umkehr-Röntgenfilm) oder auf photographischem Wege mit einer Polaroid- oder Kleinbildkamera herstellen.

Ein entscheidender Faktor der Strahlenhygiene ist die *Vorbereitung* des Patienten einschließlich der *Ruhigstellung* in der jeweils zweckmäßigen Form. Diesem Thema ist deshalb ein spezielles Kapitel „Ruhigstellung" gewidmet.

Nachdem die technischen Voraussetzungen der Strahlenhygiene geschildert wurden, sind noch die wesentlichsten Möglichkeiten des **direkten Strahlenschutzes,** die Strahlenhygiene im engeren Sinne, zu erwähnen.

Hierzu gehören:

1. der Strahlenschutz der Körperregionen, die außerhalb des abzubildenden Bezirkes liegen,
2. eine sorgfältige Arbeitsweise, vor allem bei Durchleuchtungen,
3. der Strahlenschutz der Begleit- und Haltepersonen.

Zu 1. Zum Einblenden des Nutzstrahles auf das erforderliche Filmformat dient in erster Linie das *Lichtvisier*; es ist jedoch objektfern und bietet daher keinen absoluten Schutz gegen Streustrahlung (Abb. 1). Je nach Aufnahmeposition muß zusätzlich das gesamte Abdomen mit den Gonaden oder wenigstens diese allein geschützt werden *(objektnaher Strahlenschutz)*. Hierzu eignen sich die vielseitig verwendbaren Bleigummischürzen mit Stahlbügel oder Klettenverschluß (Abb. 8, 19, S. 10, 15).

Andere Möglichkeiten sind z. B. verschiebliche oder schwenkbare Bleiplatten oder ein Bleigummivorhang mit Deckenaufhängung am Thoraxaufnahmestativ (Abb. 14—16); weitere Einzelheiten finden sich in den speziellen Kapiteln.

Zu 2. Bei der Durchleuchtung bringt enges *Einblenden* des Feldes den größten Effekt. Untersuchungen mit dem Leuchtschirm erfordern eine gute *Adaptation* von mindestens 15 min. Auch beim Durchleuchten mit dem Bildverstärker allein ist eine Adaptation erforderlich! Bei Säuglingen und Kleinkindern braucht man dann nicht mehr als 1—1,5 mA Röhrenstrom, bei einem guten Bildverstärker 0,1—0,5 mA, je nach Objekt und Untersuchungsart.

Hohe Röhrenspannung und *Kompression* bei Zielaufnahmen vermindern die Volumendosis weiter; wir durchleuchten Thoraxorgane auch bei Säuglingen mit mindestens 65 kV, bei Kontrastmitteluntersuchungen mit 80 kV und höher. Selbstverständlich muß die Durchleuchtungszeit so kurz wie möglich gehalten werden. Bei allen unerwarteten Bewegungen des Kindes und diagnostisch unergiebigen Positionsänderungen muß der Durchleuchtungsstrom abgeschaltet werden.

Einen gewissen Gewinn an Strahlenschutz bringt die Ausnützung des *Quadratabstandsgesetzes*: durch einen Aufsatztisch (Hartung), eine Holzwanne (Abb. 2) oder dicke, nicht strahlenabsorbierende Schaumgummikissen läßt sich der Focus-Objektabstand bei Säuglingen erhöhen und dadurch die Belastung der Haut mit weichen Strahlen vermindern; außerdem kommt das Kind der Kassette und dem Durchleuchtungsschirm näher, wodurch die Detailerkennbarkeit besser wird. Der Verzicht auf eine *Sekundärstrahlenblende* am Durchleuchtungsgerät vermindert die erforderliche Durchleuchtungs- oder Aufnahmedosis und ist von Fall zu Fall zu erwägen.

Schwierig einzustellende Spezialaufnahmen (Felsenbeine, Nasennebenhöhlen) sollten nur in Ausnahmefällen am Zielgerät unter Sichtkontrolle eingestellt und exponiert werden.

Zur eigenen Kontrolle ist eine *Buchführung* über Durchleuchtungszeiten sehr zu empfehlen. Exakte Aufzeichnungen erhält man durch ein Dosimeter „Diamentor“ der physikalisch-technischen Werkstätten Dr. Pychlau K.G., Freiburg. Weitere Dosimeter liefern die Firmen Siemens und C. H. F. Müller. Es werden hierbei die Volumendosen aufgezeichnet.

Zu 3. Das Bestreben, ohne Halteperson auszukommen, ist bei einiger Mühe und unter Verwendung von Hilfsmitteln (s. Kapitel Ruhigstellung) in vielen Fällen durchführbar und eine Frage der Zeit und der Geduld. — In der Klinik müssen die Schwestern, die die Kinder zur Röntgenuntersuchung bringen und dabei halten, häufig wechseln. Keinesfalls darf die medizinisch-technische Assistentin als Halteperson mitwirken. Schon aus psychologischen Gründen müssen alle Helfer während der Untersuchung moderne Bleigummi-Mantelschürzen tragen; die Hände sollen mit Bleigummihandschuhen geschützt werden; befinden sie sich im Nutzstrahl, muß der Bleigleichwert mindestens 0,5 mm betragen. Schwangere dürfen in keinem Fall als Halteperson arbeiten.

Zum Abschluß des Kapitels Strahlenhygiene mögen zwei Tabellen eine Orientierung über technische Faktoren des Strahlenschutzes und somatische wie genetische Strahlendosen bei häufigen Röntgenuntersuchungen geben. Dabei ist zu bedenken, daß ungünstige Faktoren, wie schlechte Arbeitstechnik, große Felder bei der Durchleuchtung usw. zur Multiplikation der angegebenen Werte führen, die dann das Mehrhundertfache erreichen (Seelentag, 1958; Frik, 1966).

Tabelle 1. *Relative Strahlenexposition nach* Frik (1966)

1 Aufnahme mit Universalfolie	1
1 Aufnahme mit feinzeichnender Folie	2
1 Aufnahme mit hochverstärkender Folie	0,5
1 Aufnahme ohne Folie	5 —10
70 mm-Aufnahme vom Bildverstärker	0,05— 0,1
1 min konventionelle Durchleuchtung	1,2 — 6
1 min Bildverstärker-Fernsehdurchleuchtung (bei Erwachsenen)	0,6 — 2,4
1 min Bildverstärker-Kinematographie (je nach Bildfrequenz und Verwendung der Pulsbelichtung)	4 —15

Tabelle 2. *Nach* Fendel *(1964)*

Flächendosis in Prozent der natürlichen Strahlenexposition pro Jahr		Gonadendosis, zeitlicher Anteil der natürlichen jährlichen Strahlenexposition	
Thoraxaufnahme	<1%	2—3 Std	
Beckenaufnahme (Säugling ohne Blende)	<1%	2—3 Std	(Knaben, mit Gonadenschutz)
		20 Tage	ohne Gonadenschutz
Abdomenübersicht mit Blende	5%	70 Tage	ohne Gonadenschutz
Schädel in 2 Ebenen mit Blende	15—20%	10—12 Std	(Knaben, mit Gonadenschutz)

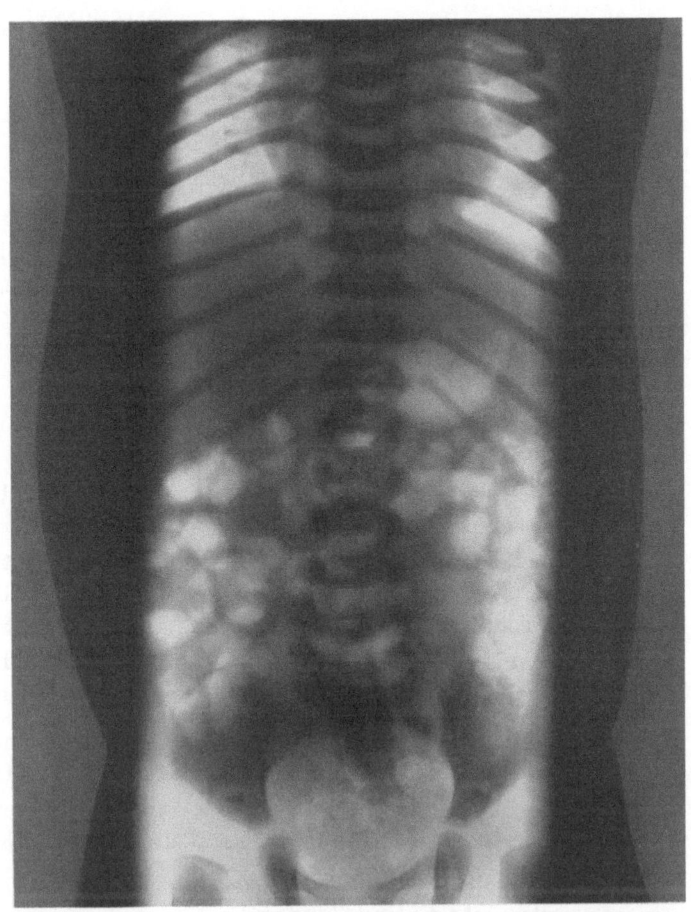

Abb. 1. Objektferne Einblendung (Lichtvisier); die Streustrahlung bildet noch schemenhaft die Körperumrisse ab

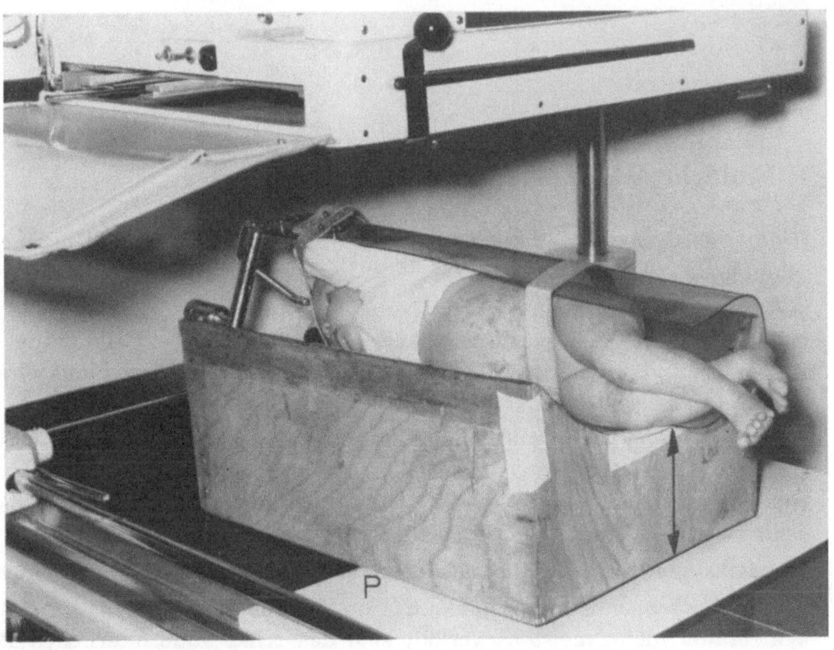

Abb. 2. Holzwanne zur Vergrößerung des Focus-Objekt-Abstandes. Länge 50 cm, Breite 35 cm, Höhe bei ↕ 14 cm. Rahmen aus Holz, Auflagefläche aus Plastikfolie. Ⓟ verschiebliche Bleiplatte auf dem Durchleuchtungstisch. (Nach WILLICH, 1965)

II. Die Ruhigstellung des Kindes zur Röntgenuntersuchung

Einsicht und aktive Mitarbeit unserer Patienten sind im allgemeinen erst vom Schulalter an zu erwarten. Jüngere Kinder bedürfen aus Gründen der mangelnden statischen Entwicklung, vor allem aber wegen ihrer instinktiven Angst der Beruhigung und häufig auch der Ruhigstellung durch Hilfsgeräte, Medikamente oder Haltepersonen. Einige wichtige Voraussetzungen erleichtern die Ruhigstellung:

Dem Alter gemäß soll das Kind *vorher* möglichst genau erfahren, welche Untersuchung vorgesehen ist und wie sie im einzelnen ablaufen wird.

Unangenehme oder schmerzhafte *Eingriffe* kurz vor der Untersuchung (Blutbild, Injektionen usw.), soweit sie nicht der Vorbereitung dienen, sind zu vermeiden.

Ein hektischer, *unruhiger Massenbetrieb* in der Röntgenabteilung und lange *Wartezeiten* wirken auf das Kind und die Angehörigen ungünstig. Dagegen kann die Beobachtung eines anderen Kindes, das sich bei einer Untersuchung ruhig und vernünftig verhält, sehr nützlich sein.

Arzt und technische Assistentin müssen vor allem Zeit und Ruhe haben und sich bemühen, das *Vertrauen* des Kindes durch persönliche Ansprache zu gewinnen.

Aus dem Gesagten ergibt sich, daß in einem allgemeinen Röntgeninstitut eine gewisse *Absonderung* der Kinder zweckmäßig ist; dies gilt, auch aus hygienischen Gründen, ebenso für den *Warteraum*.

Je nach Alter und Reaktion des Kindes, Art, Schwierigkeit, Dauer und Schmerzhaftigkeit der Untersuchung gibt es verschiedene Möglichkeiten, die erforderliche Ruhigstellung zu erzielen:

Einfache Maßnahmen zur *Beruhigung*,
die *mechanische Ruhigstellung* und
die *medikamentöse Ruhigstellung*.

1. Einfache Maßnahmen zur Beruhigung

Hierher gehören die Methoden und kleinen Kniffe, die allen im Umgang mit Kindern Erfahrenen geläufig sind:

beim Säugling der „Schnuller“ oder ein mit Traubenzuckerlösung getränkter Tupfer, beruhigende monotone Worte, eine sanfte schaukelnde Bewegung in der Cellonhülle, Streicheln am Kopf usw.; Kältereize und Hunger sowie Lärm und Unruhe in der Umgebung wirken auch schon auf kleine Säuglinge erregend;

bei älteren Säuglingen und Kleinkindern haben akustische und optische Reize häufig Erfolg; sie erregen die Aufmerksamkeit des Kindes und lenken von der Untersuchung ab: das Klappern eines Schlüsselbundes, eine Glocke, eine Spieluhr und andere improvisierte Maßnahmen bis zur elektrisch eingeschalteten beweglichen Spielfigur (Krogmann).

Zweifellos gibt es auch Fälle, bei denen ein energisches Vorgehen nicht zu vermeiden ist.

Sind die *Eltern* mit dem Kinde zur Untersuchung gekommen, so läßt man sie in der Regel im Warteraum, denn meistens verhält sich das Kind ohne elterlichen Beistand ruhiger und vernünftiger. Auch hier gibt es Ausnahmen; eine einsichtige und beherrschte Mutter kann natürlich als Halteperson, zur Fütterung von Kontrastbrei etc. eine sehr gute Hilfe sein (Strahlenschutz!).

2. Die mechanische Ruhigstellung

Selbst bei erfolgreich beruhigten Kindern ist zur Erhaltung der richtigen Aufnahmeposition eine gewisse Fixierung des Patienten oder des zu untersuchenden Körperabschnittes nötig, erst recht natürlich bei unruhigen Kindern. Bei ihnen ist eine intensive Ruhigstellung mit Hilfsgeräten, u. U. bis zur Immobilisierung des ganzen Kindes, erforderlich. Das Bestreben, jede zusätzliche menschliche Hilfe zu vermeiden, ist nicht in jedem Fall erfüllbar und sei es auch nur eine mit dem entsprechenden Strahlenschutz versehene Krankenschwester oder Mutter, die, weit außerhalb des Strahlenkegels, vom Kinde gesehen wird und beruhigend wirkt. Diese Hilfestellung ist strahlenhygienisch völlig unbedenklich.

Die Fixierung zur Röntgenaufnahme auf dem Bucky-Tisch

Die Anwendung der verschiedenen Hilfsmittel ist in den speziellen Kapiteln bei den einzelnen Untersuchungsverfahren geschildert. Als Grundausstattung haben sich bewährt:

zwei Fixiergurte (Kompressorien), mindestens einer davon mit einer durchsichtigen Plastikfolie, (Abb. 3 und 4),
Sandsäcke verschiedener Größe in abwaschbarer Hülle, nicht prall gefüllt,
Schaumgummikissen in verschiedener Form und Größe (Sortiment der Firma Bocollo),
Stoff- und Plastikbänder, die an den Enden mit Gewichten beschwert sind (Abb. 85),
Schädelstützen, Beispiele s. Abb. 20, 22,
Elastische Binden verschiedener Breite; mit ihnen können bei Säuglingen die Arme am Thorax und die Beine aneinandergewickelt werden (Abb. 4),

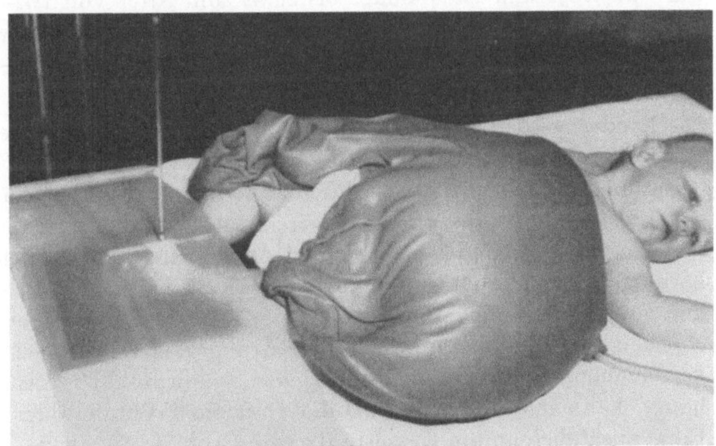

Abb. 3. „Flexicast", Fixierung des gesamten Körpers. Fixiergurt mit durchsichtiger Plastikfolie bei Aufnahme beider Füße. (Nach Darling)

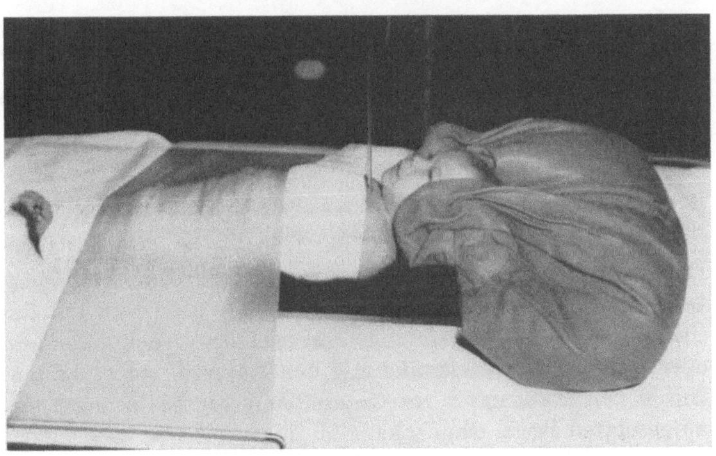

Abb. 4. „Flexicast", Fixierung des Kopfes, Aufnahme der Schlüsselbeine und Schultergelenke beiderseits. Arme und Beine durch Wickelung mit elastischen Binden fixiert, der ganze Körper außerdem durch ein Kompressorium gehalten. (Nach Darling)

DARLING verwendet elastische Schlauchbinden, die über Arme bzw. Beine gestreift werden, zur Fixierung,
Abgewaschene Filmstreifen zur Fixierung von Händen und Füßen (Abb. 85).

Praktisch ist eine dünne Schaumgummiunterlage mit einem abwaschbaren Plastiküberzug, die den ganzen Bucky-Tisch bzw. die Rückwand des Durchleuchtungsgerätes bedeckt. Das Kind kommt so nicht direkt mit der harten und kalten Holzplatte in Berührung (Abb. 19).

Ein nach DARLING vielseitig verwendbares Hilfsmittel zur Fixierung ist „Flexicast" der Fa. Picker. Es besteht aus einem Gummisack, der zahlreiche kleine Plastikplättchen, ähnlich einem schlaff gefüllten Sandsack, enthält. Nach Anmodellieren dieses Gebildes an den zu fixierenden Körperteil wird durch eine elektrische Pumpe ein Vakuum erzeugt, und wie bei einer Vakuumpackung von Erdnüssen erstarrt der Gummisack in der gegebenen Form und fixiert sehr wirksam, ohne einen schmerzhaften Druck zu erzeugen. Nach Öffnen eines Ventils strömt wieder Luft in den Sack und er wird schmiegsam wie zuvor. Nach persönlichen Mitteilungen von Kollegen aus den USA hat sich „Flexicast" sehr bewährt, gerade bei längeren Prozeduren, insbesondere in der Strahlentherapie (Abb. 3 und 4).

Fixierung in aufrechter Position am Aufnahmestativ

Säuglinge werden im Hängen, Kleinkinder im Sitzen, größere Kinder je nach Möglichkeit im Sitzen oder Stehen untersucht.

Für *Säuglinge* und Kleinkinder bis etwa zum Alter von $1^1/_2$—2 Jahren hat sich die Cellonhülle — „Babix", von KROGMANN mit der Fa. Rost, Kiel, 1951 entwickelt — als vielseitig verwendbar erwiesen. Man muß für die verschiedenen Altersstufen 3—4 Größen dieser Hüllen zur Verfügung haben.

Die Kinder werden durch Gummiknopfbänder an den Handgelenken fixiert, der Körper und die Beine werden gestreckt und nach Kompression mit einem keilförmigen Schaumgummikissen — breite Seite nach caudal — durch außen herumgeführte Bänder festgeschnürt. Die Hülle liegt gleichmäßig am Rumpf und den Extremitäten an und umschließt sie zum größeren Teil; so hängt das Gewicht des Kindes nicht an den Armen allein. Diese gleichmäßige Umhüllung wirkt häufig beruhigend, nicht wenige Säuglinge schlafen ein. Durch den Bügel am Kopfende der Hülle und den verstellbaren Haken mit passender Aufhängevorrichtung ist das Gerät leicht an Aufnahmestativen, Vertigraphen und Durchleuchtungsgeräten zu befestigen. Das Kind wird dann vor der verschieblichen Kassettenhalterung in die gewünschte Position gebracht. Falls es nicht ruhig hängt, kann man die ganze „Hülle" mit einer Windel oder einem an den Enden beschwerten Band zusätzlich an die Kassette fixieren (Abb. 5—9).

„Babix" hat sich auch für zahlreiche andere Aufnahmen in den verschiedenen Positionen bewährt; für Aufnahmen des Beckens und der Wirbelsäule benutzen wir ein etwas abgeändertes Modell (Abb. 137/138, S. 97).

Für *Kleinkinder* haben die Aufnahmestative einen Schemel oder Sattel. Die Beine werden durch Anpressen des entsprechend modellierten unteren Randes des verschieblichen Kassettenrahmens fixiert — „Thoracomat", Fa. Siemens, „Thorafix" Fa. Rost (Abb. 11).

Es empfiehlt sich, den verschieblichen Fuß des Schemels durch einen Riegel zu sichern, unruhige Kinder stoßen sich sonst mit den Beinen zurück (Abb. 10).

Die Fixierung der Arme erfolgt, wenn nötig, durch eine Hilfsperson, die hinter einer Strahlenschutzwand mit Bleiglasfenster steht (Abb. 12). Je nach dem Typ des Stativs können Kinder, die alleine sitzen, auch durch Armklemmen mit leichtem Druck in der gewünschten Position gehalten werden oder sich durch Umklammerung der Kassette selbst halten (Abb. 13 und 16). Für den Kopf wurde von KROGMANN ein Gummiband zur Fixierung angegeben, es wird in einen zusätzlich aufgesetzten Bügel eingehakt (Abb. 14).

Abb. 5—9. Einpacken eines Säuglings in die „Babix"-Hülle

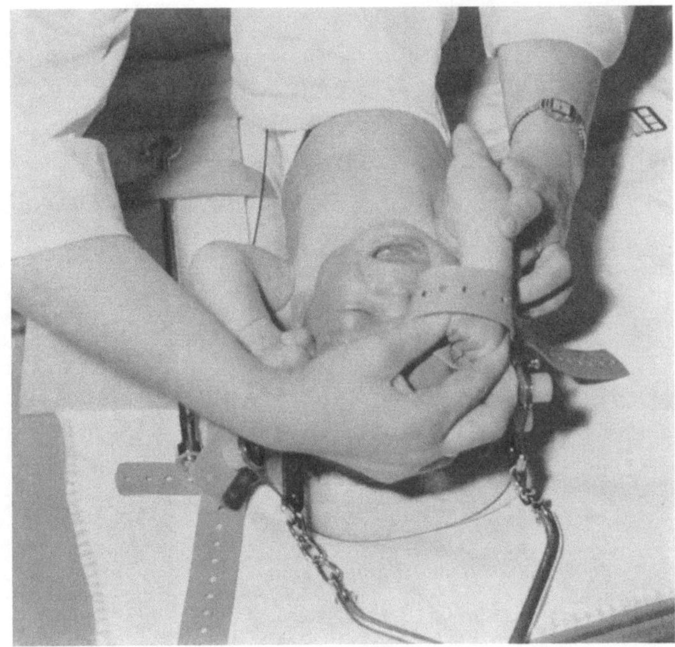

Abb. 5. Fixierung der Handgelenke mit Gummiknopfbändern

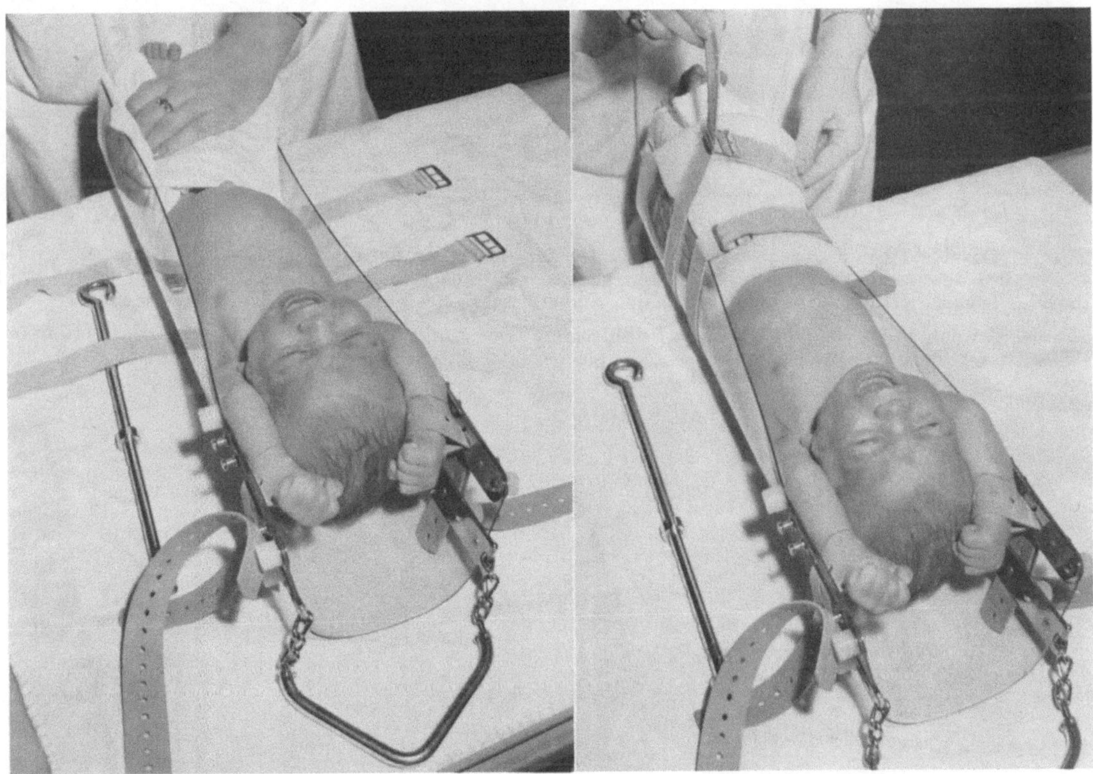

Abb. 6. Nach Fixierung der Arme wird das Kind gestreckt, eine Windel bleibt umgeschlagen

Abb. 7. Bei gestreckten Beinen wird über Hüften und Oberschenkel ein keilförmiges Schaumgummikissen, breite Seite unten, gelegt und mit zwei Gurten fest umwickelt

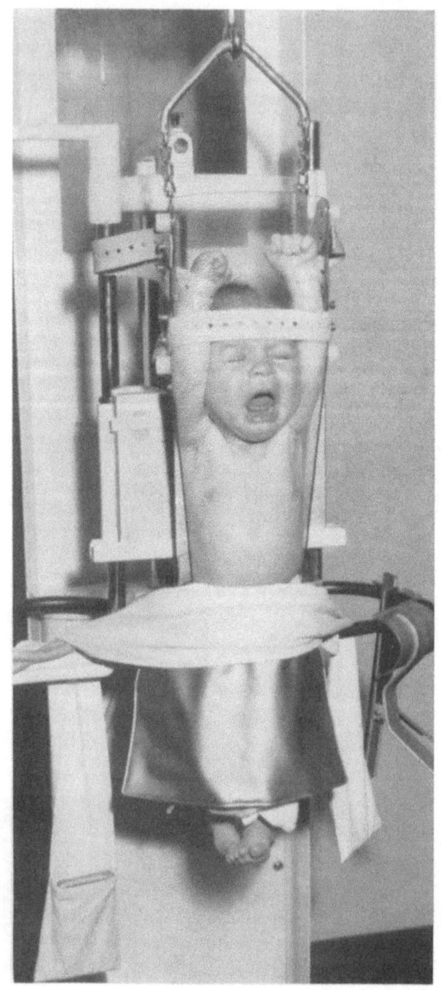

Abb. 8

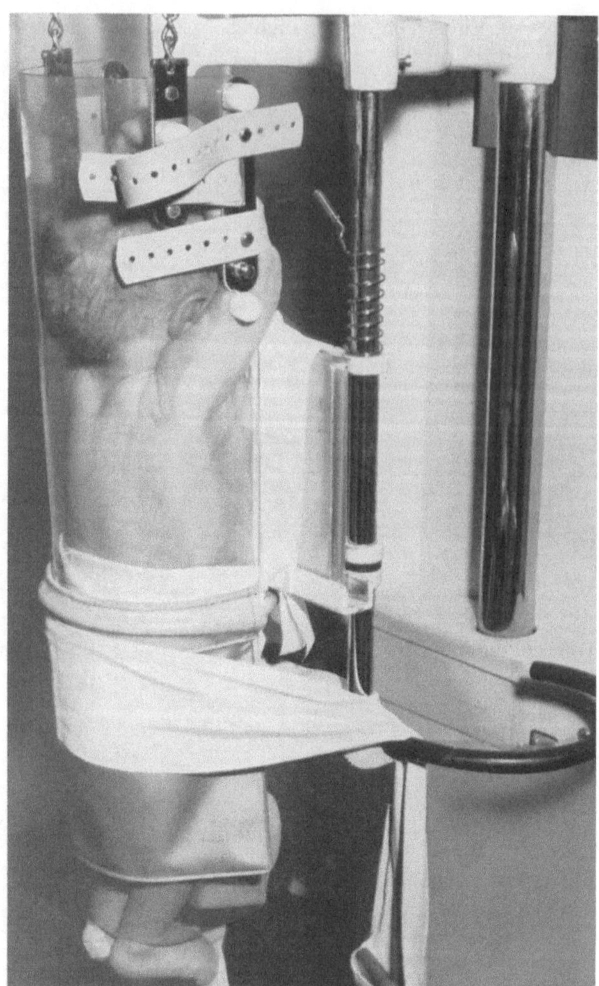

Abb. 9

Abb. 8. Das Kind hängt vor dem Aufnahmestativ zur Aufnahme im antero-posterioren Strahlengang. Der Kopf wird durch ein zusätzliches Knopfband gehalten. Strahlenschutz durch Bleigummischürze mit Stahlbügel. Die ganze „Hülle“ wird durch ein an den Enden beschwertes Stoffband an die Kassette gedrückt

Abb. 9. Aufnahme im postero-anterioren Strahlengang. Der Mund berührt etwa den oberen Kassettenrand. Kassette mit einer Papierserviette bedeckt. Strahlenschutz und beschwertes Stoffband wie Abb. 8

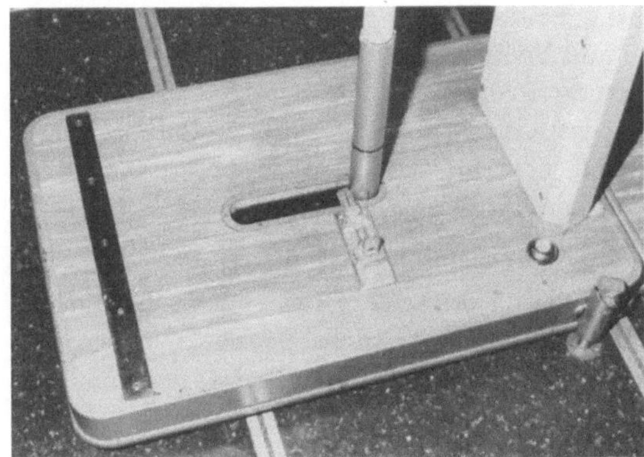

Abb. 10

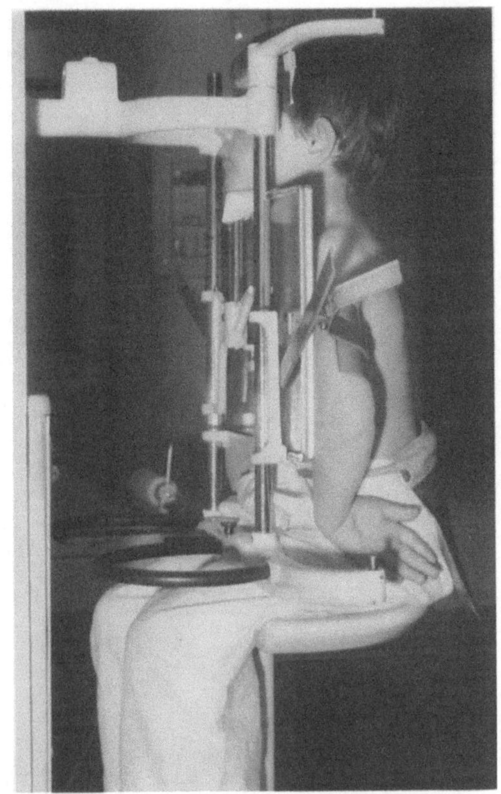

Abb. 11

Abb. 10. Sicherung des verschieblichen Schemelfußes durch Riegel am Bodenbrett des „Thorafix"

Abb. 11. Thoraxaufnahme im Sitzen. Oberschenkel durch den unteren Kassettenrahmen fest auf den Sitz gepreßt, die Arme werden durch Halteklammern an die Kassette fixiert. Strahlenschutz

Abb. 12. Thoraxaufnahme im Sitzen mit gehaltenen Armen. Strahlenschutz des Patienten durch Mavig-Bleigummischürze mit Spannbügel; die Halteperson hinter Strahlenschutzwand mit Bleiglasfenster, Bleigummischürze und -handschuhe

Abb. 13. Thoraxaufnahme im Sitzen, Ansicht von hinten. Fixierung der Arme an die Kassette durch Halteklammern. Strahlenschutz. Die Kinder können sich auch durch Umklammerung der Kassette fixieren, s. Abb. 16

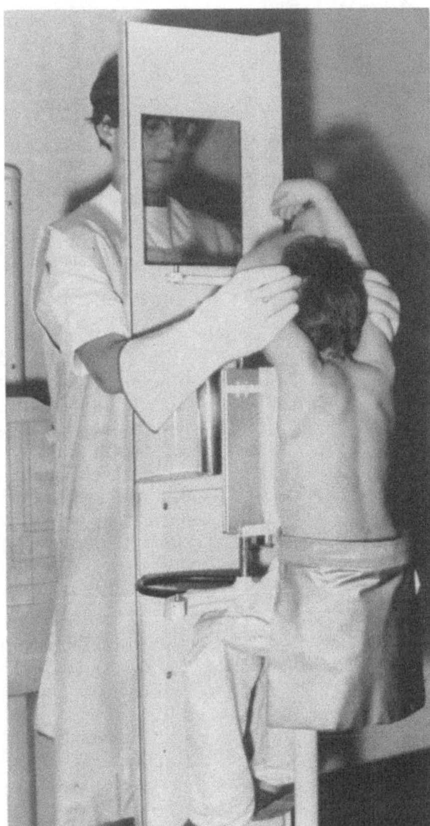

Abb. 12

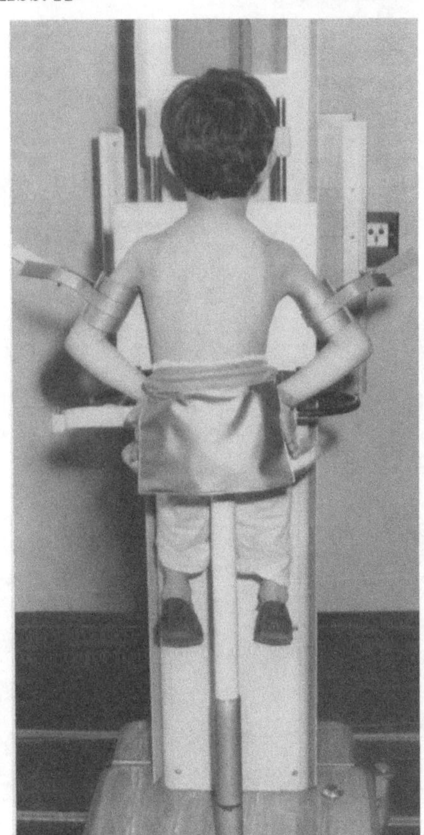

Abb. 13

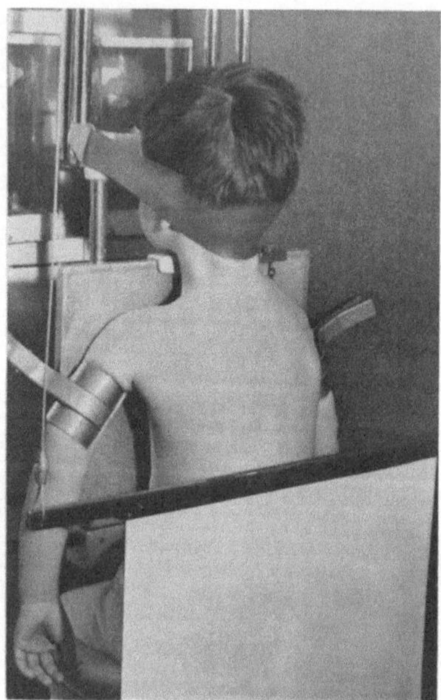

Abb. 14

Bei dem zum „Paidoskop“* gehörigen Aufnahmestativ werden Arme und Beine durch Schlaufen in möglichst gestreckter Haltung an Querstangen befestigt; die Stangen sind der Größe des Kindes entsprechend verstellbar. Dieses Prinzip hat sich bewährt und kann auch zusätzlich an anderen Aufnahmestativen angebracht werden (Abb. 15 und 16).

Für die Untersuchung *größerer Kinder* im Stehen gelten die gleichen Regeln wie für Erwachsene. Die oben erwähnten Armklemmen können auch hier bei zappeligen und aufgeregten Kindern nützlich sein.

* Fa. Koch u. Sterzel, Essen

Abb. 14. Gleiche Position wie Abb. 13. Zusätzliche Kopfhalterung durch Gummiband, Strahlenschutz durch Bleigummiplatte mit Deckenaufhängung. (Aus: Krogmann, 1965)

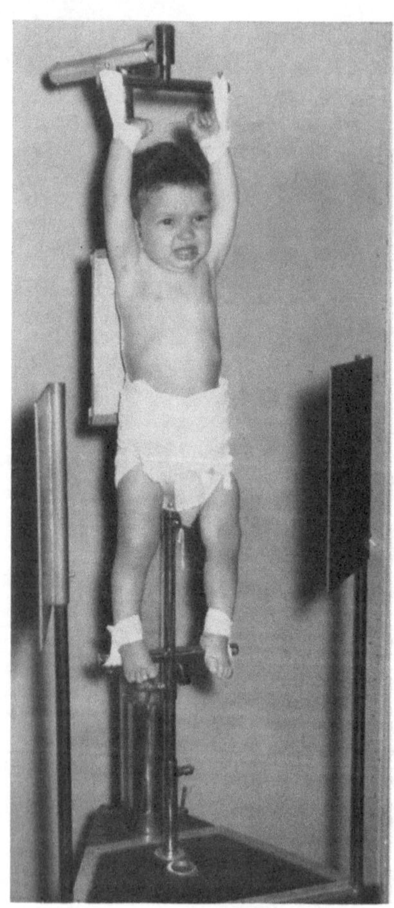

Abb. 15

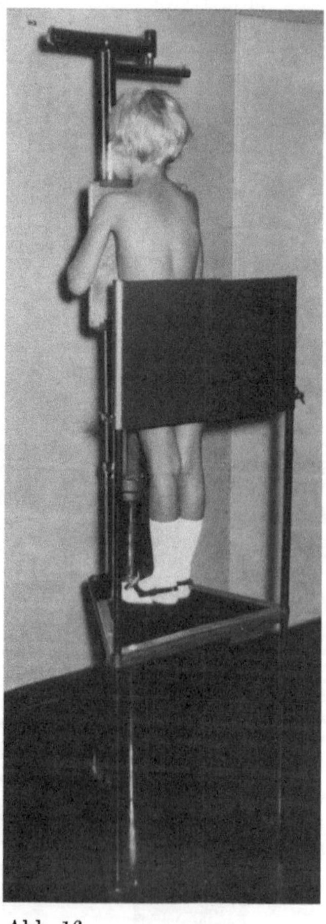

Abb. 16

Abb. 15. Thoraxaufnahme, antero-posteriorer Strahlengang bei Kleinkind. Aufnahmestativ des Paidoskops. Das Kind sitzt auf einem Sattel, Hände und Füße durch Schlaufen an verstellbaren Querstangen befestigt. Die schwenkbaren Bleiplatten zum Strahlenschutz sind zur besseren Übersicht ausgeschwenkt

Abb. 16. Thoraxaufnahme im Stehen am Aufnahmestativ des Paidoskops. Das Kind hält sich selbst durch Umklammerung der Kassette. Strahlenschutz geschlossen. Die Bodenplatte ist verstellbar

Fixierung bei der Röntgendurchleuchtung

Da bei der Durchleuchtung der Patient beweglich und für Manipulationen — Kontrastmittelfütterung, Kontrasteinlauf, Palpation etc. — zugänglich sein muß, sind hier die Halterungsprobleme am schwierigsten zu lösen. Viele Pädiater haben sich schon darum bemüht.

Wimberger gab 1922 als erster ein Stützbänkchen zur Röntgenuntersuchung des Säuglings in aufrechter Haltung an, Viethen verbesserte es durch Einführen der Glisson-Schlinge zur Kopfhalterung (1926) und gab ihm später eine drehbare Form. Die Beobachtung, daß schon der junge Säugling bei der Drehung des fixierten Beckens mit der oberen Körperhälfte folgt, führte zum Prinzip der verbindungslosen Halterung (Schall). Dabei waren aufrechte Körperhaltung und Drehung in jede Richtung ohne störende Rahmenteile gewährleistet. Zur gleichen Zeit beschritten Pouzin-Malègue sowie Heegewaldt einen neuen Weg, indem sie eine Hosen. kombination für den Säugling entwickelten, die an einem drehbaren Haken am Stativ aufzuhängen war-Krogmann setzte schließlich an deren Stelle die Cellonhülle, die sich jetzt fast überall durchgesetzt hat.

Schall faßte die Forderungen an ein modernes Halterungsgerät (1959) folgendermaßen zusammen:

1. Beschwerdelose Lagerung und Ruhigstellung.
2. Untersuchungsmöglichkeiten in jeder Körperlage und Strahlenrichtung durch automatische Steuerung.
3. Anpassungsmöglichkeiten an alle Körpergrößen und Halterungswünsche ohne großen Umbau.
4. Verwendbarkeit an allen üblichen Durchleuchtungsgeräten.
5. Optimaler Strahlenschutz für den Patienten.
6. Entbehrlichkeit von Hilfspersonen.
7. Keine Strahlenexposition des Untersuchers einschließlich seiner Hände.
8. Keine Verlängerung der Untersuchunszeit durch Verständigung über Positionsänderungen mit einer Halteperson.
9. Leichte Reinigungs- und Desinfektionsmöglichkeit.
10. Im Strahlengang liegende Teile (Halterungsbänder) dürfen keine störenden Schatten geben und sich nicht mit Kontrastmittel vollsaugen.

Nach diesen Forderungen hat Schall das „Paidoskop" entwickelt.
Das Kernstück des Gerätes ist eine um 360° elektromotorisch bewegte Drehscheibe, in die ein üblicher Säuglingssattel oder, wenn ein Übergang von aufrechter Körperhaltung in Schräg- oder Horizontallage notwendig wird, eine Plastikmulde eingesteckt werden kann. Ältere Kinder und auch Erwachsene können sich direkt auf die Drehscheibe stellen. Die Arme finden einen Halt an einem höhenverstellbaren, sich freidrehenden Bügel, der sich an einem Querstab je nach Größe des Patienten arretieren läßt.

Die Streckung des Körpers geschieht dann durch ein nach dem Prinzip des Wagenhebers weich arbeitendes Hebelsystem. Die Drehscheibe besitzt zur Orientierung der jeweiligen Körperstellung eine auch im Dunkeln ablesbare Gradeinteilung. Die Drehachse aller Teile des Gerätes fällt mit der Längsachse des Körpers zusammen, so daß das Bild auf dem Schirm während der Drehung nicht nach den Seiten wandert. Zur Befestigung des Kindes auf dem Sattel dienen Leinenschlaufen, welche Füße und Arme ohne Schnürung umfassen und unter dem Sattel bzw. am Querbügel eingehakt werden. Bei jungen Säuglingen, die den Kopf nicht selbständig halten, wird dieser mit einem Leinenhalfter (Glisson-Schlinge) am Querbügel befestigt. Liegt das Kind in der Mulde, wird der Körper von abwaschbaren Plastikbändern gehalten, die über Kreuz mit Saugknöpfen an der Mulde angebracht werden. Diese Stütze ist ausreichend, um bei Bauchlage ein Heraushängen des Körpers aus der Mulde zu vermeiden. Die Bänder sind abwaschbar und können sich nicht mit Kontrastmittel vollsaugen.

Diese auf den ersten Blick mühsam erscheinende Halterung des Säuglings bedeutet für den Untersucher keinen Zeitverlust, da Schlingen und Halfter schon im Wartezimmer oder auf der Station angelegt werden können; in der Röntgenabteilung ist das Kind mit wenigen Griffen zur Untersuchung im Gerät fixiert (Abb. 17, 18).

Vom Gesichtspunkt des *Strahlenschutzes* bietet das Gerät außer den oben bereits angeführten Punkten den Vorteil einer größeren Entfernung des Körpers von der Röhre und den Schutz nicht zu untersuchender Körpergegenden durch eine auf der Fläche des Durchleuchtungstisches verschiebliche Bleiplatte.

Auch *Kontrastmitteluntersuchungen* können ohne Hilfspersonal mit dem Gerät durchgeführt werden. Siehe im speziellen Teil am Beispiel des Kontrasteinlaufes S. 170.

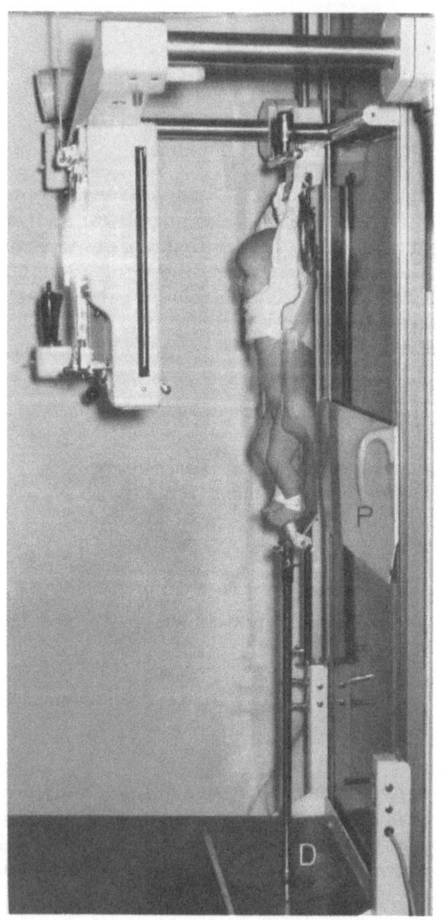

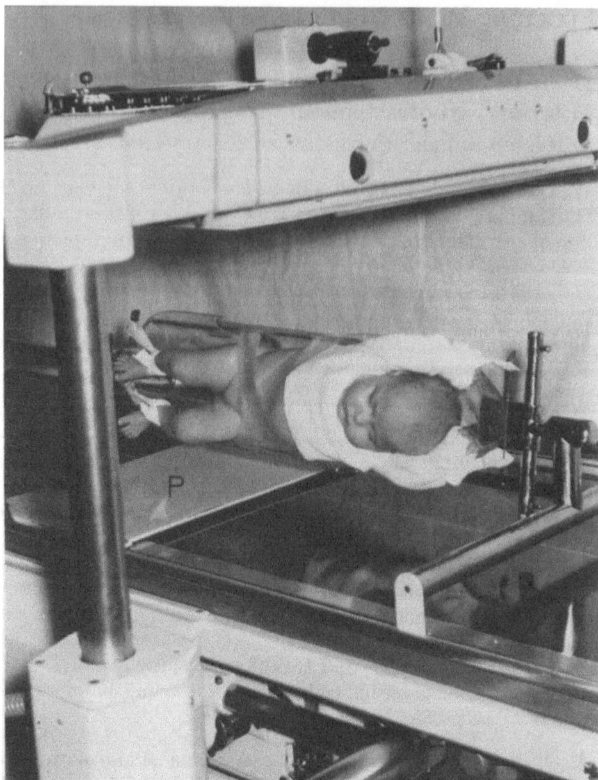

Abb. 18

Abb. 17

Abb. 17. Säugling im Paidoskop, Durchleuchtungsgerät, aufrechte Position. *D* elektromotorisch bewegte Drehscheibe. Das Kind befindet sich in einer Plastikmulde, Arme und Beine an Querstäben wie bei dem Aufnahmestativ fixiert. Der Körper durch über Kreuz gehende Plastikbänder gehalten. *P* verschiebliche Bleiplatte

Abb. 18. Paidoskop, Horizontallage. Das Kind ist durch Drehung der in der Drehscheibe ruhenden Achse in Seitenlage gebracht, die Plastikmulde bewegt sich durch Befestigung an den drehbaren Querstäben mit. Gekreuzte Plastikbänder über dem Abdomen. *P* Bleiplatte

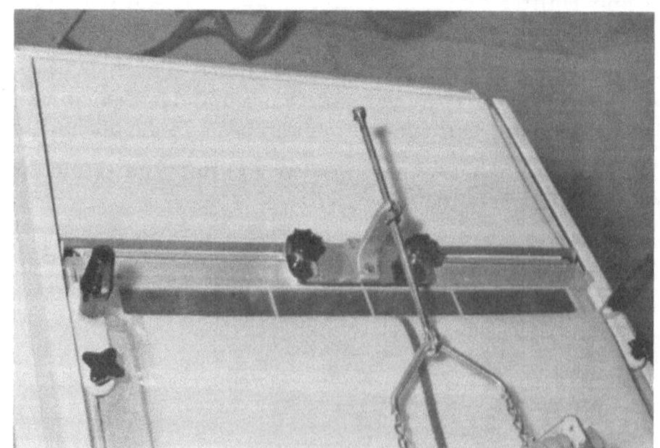

Abb. 19 c

Abb. 19a—c. a Kind in der „Babix"-Hülle am Durchleuchtungsgerät. Strahlenschutz: Bleigummischürze mit Spannbügel, Sonderanfertigung für Durchleuchtung, um auch bei stärkeren Drehbewegungen die Gonaden stets zu schützen. Befestigung der Hülle mit Haken in der Schiene des Durchleuchtungstisches, siehe c. Schaumgummiunterlage in abwaschbarem Plastiküberzug bedeckt die ganze Tischplatte. b Kleinkind am Durchleuchtungsgerät. Rückwand etwas schräg gestellt. Zirkulärer Strahlenschutz für Gonaden und Abdomen mit Klettenverschluß. c Siehe S. 14

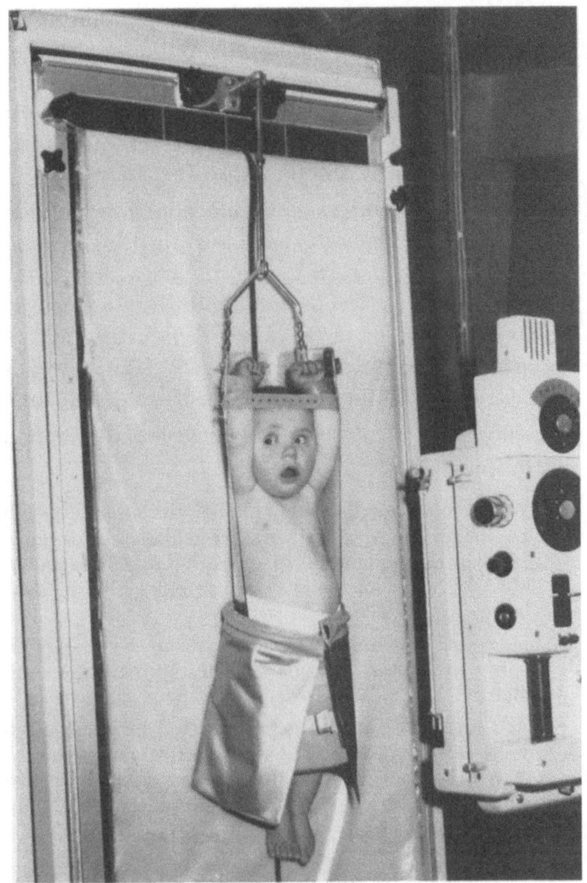

Abb. 19 a

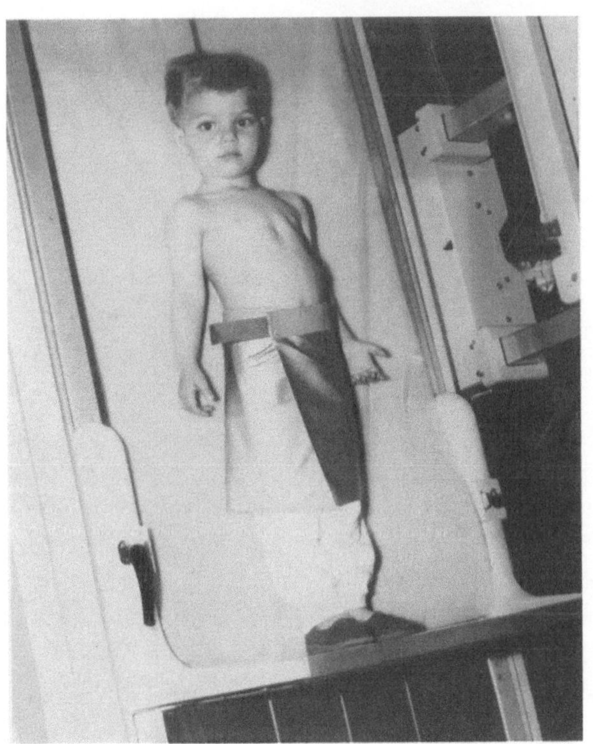

Abb. 19 b

Bei der *Durchleuchtung ohne Paidoskop* empfiehlt es sich auch hier, bei den jüngsten Patienten weitgehend von der Cellonhülle Gebrauch zu machen. Falls vorher schon Aufnahmen mit dem „Babix"-Gerät angefertigt wurden, kann das Kind einfach an die entsprechende Vorrichtung des Durchleuchtungsgerätes umgehängt werden. Untersuchungen im Hängen und Liegen sind ohne Schwierigkeiten möglich, mit einer Hand kann der Untersucher das Kind schnell in die gewünschte Position drehen (Abb. 19).

Ohne „Babix" untersucht man alle Kinder möglichst im Liegen; hier sind sie am besten zu halten und zu regieren; auch für die Bildverstärker- bzw. Bildverstärkerfernsehdurchleuchtung ist dies die günstigste Position. Wenn nötig, stellt sich eine Hilfsperson an das Kopfende des Durchleuchtungstisches und hält die Arme des Kindes gestreckt am Kopf entlang. Drehbewegungen müssen nach vorher besprochenen Anweisungen koordiniert erfolgen. Bei länger dauernder Manipulation, bei denen keine Bewegung des Patienten erforderlich ist, kann auch ein Fixiergurt vom Bucky-Tisch am Durchleuchtungstisch nützlich sein.

Weitere Einzelheiten finden sich bei den mit Durchleuchtung verbundenen Untersuchungsverfahren.

Aus der reichhaltigen Literatur über Halterungsgeräte geben wir abschließend einige Hinweise in Stichworten: Ein nach dem Prinzip des Rhönrades gebautes Halterungsgerät, das die Drehung des darin befestigten Säuglings um die Sagittal- und die Vertikalachse erlaubt (Fa. Varay). PALDY publizierte kürzlich ein ganz ähnliches Gerät; es läßt sich auch an der Rückwand eines Durchleuchtungsgerätes befestigen und macht dessen Bewegungen mit.

In einem von PIGG angegebenen Gerät sitzt der in einer Cellonhülle befestigte Säugling auf einem Sattel, welcher auf einer drehbaren Holzplatte befestigt ist. In dieser befinden sich Aussparungen zum Hindurchstecken der Beine.

SZÁNTÓ und MERK gaben ein Rohrgestell mit gepolsterten verstellbaren Arm- und Kopfstützen an; es ist mit einer Kassettenhalterung auf eine Holzplatte geschraubt, auf welcher das Kind sitzt. Die Arme werden nach der Seite abgespreizt und auf den Armstützen fixiert, der Kopf wird seitlich und von hinten durch Stützen gehalten, von vorn mit Gummibändern unter dem Kinn.

3. Die medikamentöse Ruhigstellung (Sedierung und Narkose)

Die Anwendung von Medikamenten zur Ruhigstellung in der Kinderröntgenologie soll in der Regel erst nach Versagen der erwähnten suggestiven oder mechanischen Methoden erfolgen. In bestimmten Fällen sind Sedativa bzw. Narkotica nicht zu entbehren:

aus psychologischen Gründen, um dem Kind eine stärkere Aufregung oder Schmerzen zu ersparen,

aus technischen Gründen, wenn eine Entspannung oder eine kurzdauernde Apnoe nötig ist, oder um bei sehr unruhigen Kindern eine bestimmte Röntgenaufnahme technisch überhaupt möglich zu machen, besonders bei schwierigen Spezialeinstellungen,

aus strahlenhygienischen Gründen, um die Wiederholung von Röntgenuntersuchungen besonders im Bereich der Gonaden zu vermeiden. Die Sedierung empfiehlt sich spätestens *vor* der Wiederholung einer verwackelten Röntgenaufnahme, z.B. des Beckens.

Mit zunehmender Erfahrung vor allem der medizinisch-technischen Assistentinnen wird die Verwendung von Medikamenten zur Ruhigstellung immer seltener werden.

Sedierung

Die hier angeführten Medikamente stellen eine Auswahl dar. In der gegebenen Reihenfolge nehmen sie an Wirkungsstärke zu. Bei richtiger Indikation können sie großzügig angewendet werden. In erster Linie wird man sie im Säuglings- und Kleinkindesalter benötigen, z.B. für schwierige Spezialeinstellungen wie Felsenbeinaufnahmen, Schichtuntersuchungen, Miktions-Cystourethrographie, Herzkatheter und gegebenenfalls auch Luftencephalogramme.

Valium. Außer der Sedierung erreicht man auch eine gewisse relaxierende Wirkung auf die Muskulatur. Gute Verträglichkeit. Orale Gabe etwa $^1/_2$ Std vor der Untersuchung; intramuskulär sicherer und schneller wirksam.

I	ca. 2 mg = 1 Meßlöffel E.D.	I = Säuglinge
II	4—6 mg = 2—3 Meßlöffel E.D.	II = Kleinkinder
III	6—10 mg = 3—5 Meßlöffel E.D.	III = Schulkinder

1 Ampulle zu 2 ml enthält 10 mg Wirkstoff

Chloralhydrat. Gut verträglich und rasch wirksam. Sedierung leicht bis mittelstark. Es eignet sich auch zur Kombination mit einem oral gegebenen Sedativum. Applikation am besten als Rectiole, sonst als Klysma.

I = 0,2—0,5 g E.D.
II = 0,5—1,0 g E.D.
III = 1,0—2,0 g E.D.
1 Rectiole = 0,6 g

Dehydrobenzperidol. In neuester Zeit mit gutem Erfolg verwendet. Es ist anscheinend weniger gefährlich als Barbiturate, die Ruhigstellung ist intensiv, auch bei höherer Dosierung tritt keine Atemdepression ein. Überdosierungserscheinungen wurden bisher nicht beobachtet. Parenterale Applikation.

I	0,5 mg = 0,2 ml (Minimaldosis) E.D.
II	1—1,5 mg = 0,4—0,6 ml E.D.
III	1,5—2,5 mg = 0,6—1,0 ml E.D.

Phenothiazine. Zum Beispiel als Verophen und Atosil; gut verträglich und gut wirksam, Anlaufzeit etwa 30 min. Die Wirkung wird durch die Kombination beider Medikamente wesentlich verstärkt.

Dosierung einzeln oder kombiniert, je 1 mg pro kg Körpergewicht. Reicht die Wirkung nicht aus, kann die Dosis bis zu 2 mg pro kg erhöht werden.

Eine besonders wirksame Kombination ergeben die beiden Phenothiazine mit der gleichen Dosis Dolantin („lytischer Cocktail“).

Barbiturate benötigen eine zu lange Anlaufzeit und wirken nur, so lange der Patient in Ruhe ist. Beginnt die Vorbereitung zur Aufnahme, wachen die Kinder auf und werden meist unruhig. Cerebralgeschädigte Kinder zeigen oft konträre Reaktionen auf Medikamente, die Dosis muß erhöht oder ein zweites Mittel zusätzlich gegeben werden.

Narkose

Narkosen werden vor allem bei schmerzhaften Untersuchungen nötig. Als souveränes Mittel hat sich Bromchlortrifluothan, Kurzname Halothane, allein oder in der Kombination mit Lachgas bewährt. Das Risiko ist gering, der Untersucher kann in Ruhe arbeiten, ohne durch die Motorik des Kindes gestört zu werden. Die Narkosetiefe ist gut steuerbar, eine zusätzliche Muskelrelaxation möglich, die Wirkungsdauer bei Kindern sehr kurz; die Patienten wachen kurz nach Ende der Narkose auf, der Stoffwechsel wird nicht belastet. Es ist wünschenswert, aber nicht unbedingt erforderlich, daß die Patienten nüchtern sind.

Langnarkosen kommen vor allem in der Kinderurologie, bei Bronchographien, Angiographien und eventuell Angiocardiographien zur Anwendung. Abgesehen vom Säuglingsalter ist auch für die Luftencephalographie die Narkose die Methode der Wahl und erleichtert dem Untersucher und den Haltepersonen die Arbeit.

Die Narkoseeinleitung erfolgt bei Säuglingen und Kleinkindern am besten mit Halothane, bei größeren mit einem Barbiturat i. v. und anschließend Inhalation mit Halothane und Lachgas oder Äther und Lachgas. Anstelle der Barbiturate kann man auch Steroidnarkotica zur Einleitung benutzen und mit Lachgas bzw. Äther und Lachgas kombinieren.

Reflexlosigkeit läßt sich durch eine entsprechende Narkosetiefe oder durch die Kombination mit Relaxantien erreichen und über eine beliebig lange Zeit erhalten.

Die Intubation empfiehlt sich aus Sicherheitsgründen in allen Risikofällen und vor allem bei der Bronchographie. Dankbare Indikationsgebiete für die Narkose mit Intubation sind die aktive Beatmungstherapie und die Bronchialtoilette unter Durchleuchtungskontrolle (s. S. 133).

Lokalanaesthesie

Sie wird meist bei der Herzkatheterisierung größerer Kinder verwendet, während bei Säuglingen und Kleinkindern eine zusätzliche Sedierung oder u. U. auch Narkose erforderlich sind. Mit den modernen Narkotica läßt sich meist eine Atemdepression und damit eine Veränderung der Sauerstoffwerte des Blutes verhindern. Örtliche Anaesthesie empfiehlt sich ferner bei der Lymphographie, bei der Urographie, wenn das Kontrastmittel ausnahmsweise intramuskulär injiziert werden muß, und als Zusatz bei der Arthrographie des Hüftgelenkes.

Spezieller Teil

I. Röntgenuntersuchung des Schädels und des Zentralnervensystems

Allgemeines

Bei *Neugeborenen und jungen Säuglingen* beschäftigen den Röntgenologen Mißbildungen des Schädels und des Gehirns als isolierte Abartungen oder im Rahmen von Syndromen mit und ohne Chromosomenanomalien, ferner Geburtstraumen.
Dazu kommen bei *älteren Säuglingen und Kleinkindern* die Traumafolgen (Frakturen, epi- und subdurale Hämatome), ferner die Meningitiden und ihre Komplikationen. Als Teil des Skelets ist der Schädel bei vielen generalisierten Skeleterkrankungen in oft charakteristischer Weise verändert. Nicht ganz selten sind die vorwiegend infratentoriellen Hirntumoren. Destruierende Prozesse finden wir bei Neuroblastomen, Leukämien und Retikulosen.
Im *Schulalter* steht neben den bereits aufgezählten Indikationen die Untersuchung der Nasennebenhöhlen quantitativ im Vordergrund.
In *allen Altersstufen* sind frühkindliche Hirnschäden mit und ohne Anfallsleiden eine häufige Indikation zur Röntgenuntersuchung.
In über 90% der Untersuchungen kann man sich mit den Standardeinstellungen und gegebenenfalls einigen zusätzlichen Spezialaufnahmen begnügen.

A. Untersuchungen ohne Kontrastmittel

Übersichtsaufnahmen des Schädels in 2 Ebenen

Indikationen. Sie wurden oben ausführlich geschildert. In der Regel müssen die Aufnahmen Nr. 1 und 3 bzw. 2 und 3 vor weiteren speziellen Untersuchungen angefertigt werden.

1. Schädel im sagittalen Strahlengang, fronto-occipital

Position. Rückenlage, das Kind sieht senkrecht nach oben, die Auge-Ohr-Linie* soll etwa 15° kopfwärts zur Vertikalen verlaufen, dann bilden sich die Oberkanten der Felsenbeine etwa in der Mitte der Orbitae ab.

Je mehr sich in dieser Position die Auge-Ohr-Linie der Senkrechten nähert, desto höher projizieren sich die Felsenbeinoberkanten in die Orbitae; dabei wird ein größerer Teil der Hintorhauptschuppe sichtbar, was bei Frakturverdacht in ihrem Bereich günstig ist.

Fixierung. *Säuglinge* und *Kleinkinder* werden — je nach Verhalten — am Stamm und den unteren Extremitäten mit einem Kompressorium fixiert; die Arme können mit Sandsäcken beschwert oder mit elastischen Binden an den Thorax gewickelt werden (Abb. 4). Der Kopf wird mit zwei

* Verbindungslinie äußerer Augenwinkel → Gehörgang.

durch Schaumgummi gepolsterten Kopfstützen gehalten, die nach Bedarf auch einen mehr oder minder festen Druck ausüben können (Abb. 20 und 21).

Wenn bei *größeren Kindern* die allgemeine Fixierung unnötig ist, sollte man doch immer die Kopfstützen verwenden.

Bei sehr unruhigen Kindern ist eine *Sedierung* und notfalls auch eine Halteperson nicht immer zu entbehren.

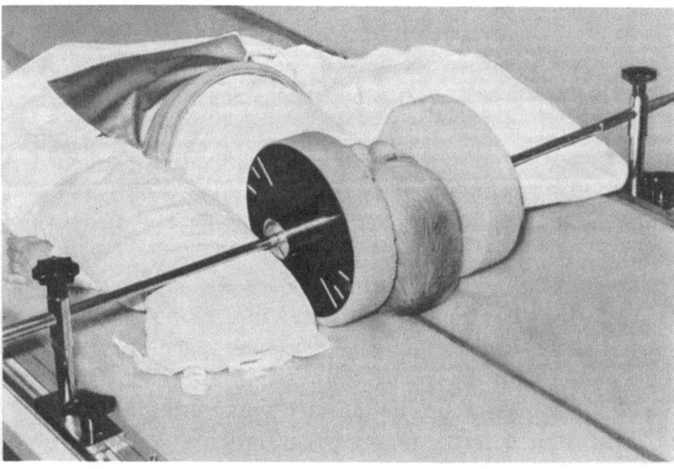

Abb. 20. Fixierung eines Säuglings zur Schädelaufnahme Nr. 1: Kopfstützen, Arme mit Sandsäcken beschwert, Beine durch einen Fixiergurt mit Stoffbespannung gehalten. Strahlenschutz

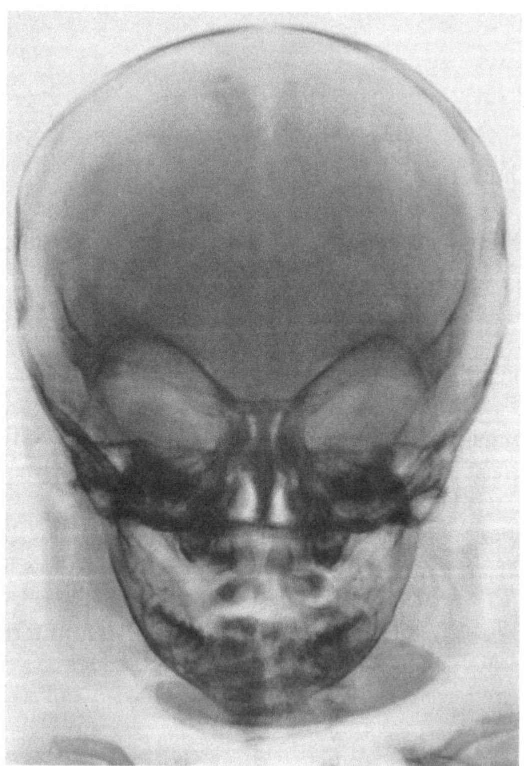

Strahlenschutz. Abdecken des Abdomen einschließlich der Gonaden durch Bleigummi etc., Einblenden mit dem Lichtvisier.

Zentralstrahl. Nasenwurzel, vertikal.

Abstand: 1 m	Folie: feinzeichnend
Raster: FF	Focus: groß

Bemerkungen. Wenn die Aufnahmen an der oberen Kalottenbegrenzung überbelichtet werden, kann man durch eine Bleiabdeckung für gekrümmte Körperteile (Fa. Mavig) oder ein entsprechend geschnittenes Stück Bleigummi bessere Ergebnisse erhalten (Abb. 22).

Abb. 21. Röntgenaufnahme zu Abb. 20

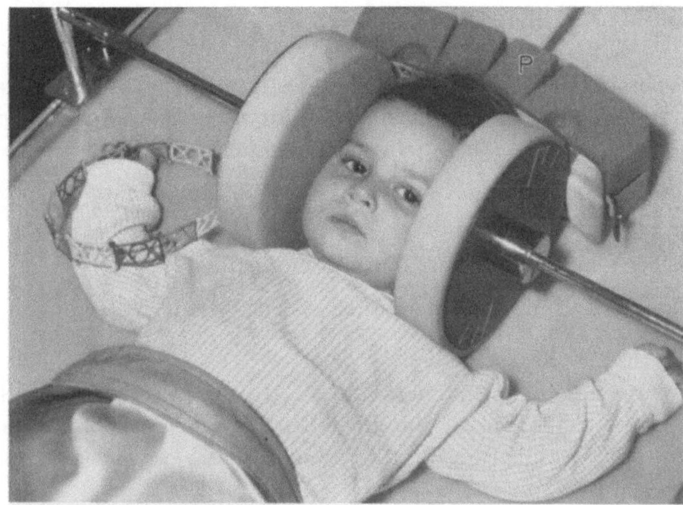

Abb. 22. Bleiabdeckung (*P*) an der Schädelkalotte bei Schädelaufnahmen mit sagittalem Strahlengang

2. Schädel im sagittalen Strahlengang, occipito-frontal

Indikationen. Veränderungen im Bereich des Gesichtsschädels und der Stirn. Unruhige und ängstliche Kinder sind aber in dieser Position schlecht zu fixieren, deshalb wird man trotz gegebener Indikation mit einer fronto-occipitalen Aufnahme zu besseren Ergebnissen kommen.

Position. Bauchlage, Thorax durch Schaumgummikissen angehoben, Nase und Stirn liegen auf dem Tisch. Auge-Ohr-Linie senkrecht.

Zentralstrahl. Senkrecht, im Verlauf der Auge-Ohr-Linie (Abb. 23).

Technik. Sonst wie bei Nr. 1, s. auch unter Bemerkungen.

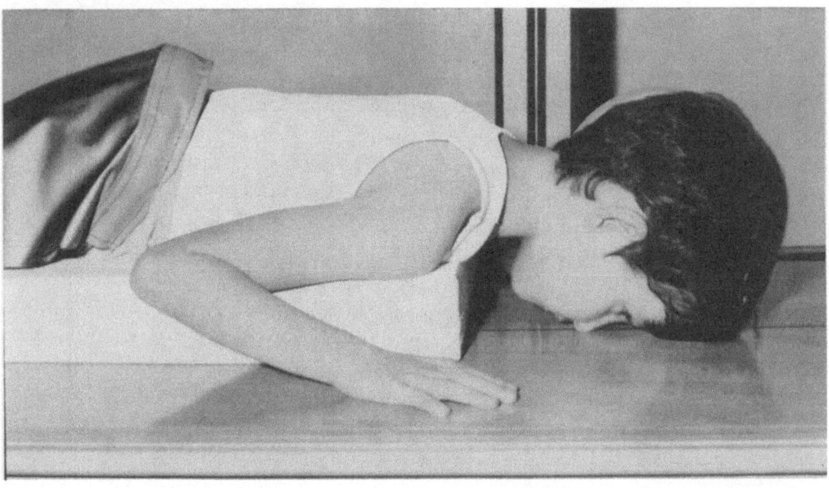

Abb. 23. Position zur Schädelaufnahme Nr. 2. Auge-Ohr-Linie nicht ganz senkrecht. Die dem Betrachter zugewandte Schädelstütze ist hier weggelassen worden. Strahlenschutz

3. Schädel im frontalen Strahlengang

Position. Bei den meisten Kindern gelingt es bei reiner Rückenlage, den Schädel in exakte Seitenlage zu bringen. Ist dies nicht möglich, wird die hinten gelegene Schulter durch ein Schaumgummikissen etwas angehoben. Kranke Seite plattennahe.

Fixierung. Ein Kompressorium mit durchsichtiger Plastikfolie hält den Kopf, sonst wie bei Nr. 1 (Abb. 24 und 25).

Strahlenschutz. Körper abdecken, auf das Format einblenden.

Zentralstrahl. Etwas oberhalb und vor dem äußeren Gehörgang, vertikal.

Technik. Wie bei Nr. 1.

Bemerkungen. Bei jungen Säuglingen, deren Schädel nicht vergrößert sind, kann diese Aufnahme auch ohne Streustrahlenblende durchgeführt werden (Krogmann). Die Belichtungszeit wird deutlich kürzer. Der Vergrößerungsfaktor vermindert sich, was bei Vergleichsuntersuchungen beachtet werden muß (Abb. 26).

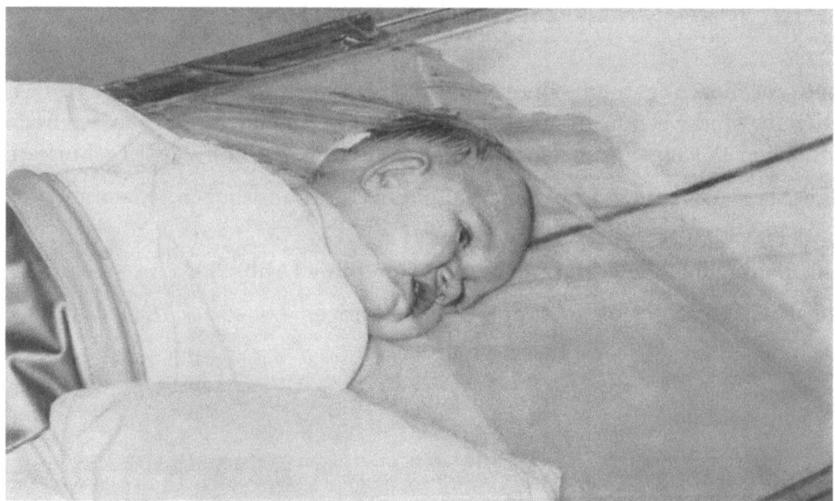

Abb. 24. Position zur Schädelaufnahme Nr. 3. Fixierung des Kopfes durch fest angezogenes Plastikkompressorium. Arme durch Sandsäcke gehalten. Strahlenschutz

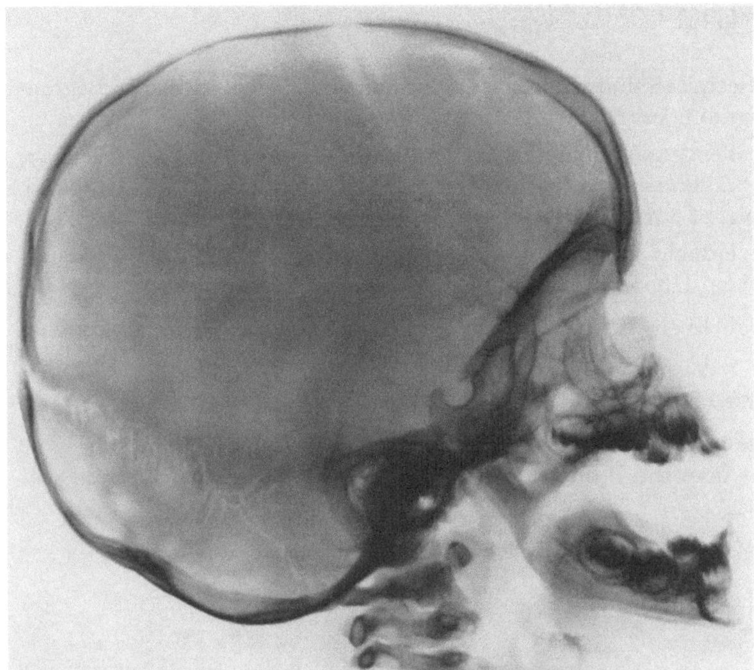

Abb. 25. Röntgenaufnahme zu Nr. 3. 12 Monate altes Kind

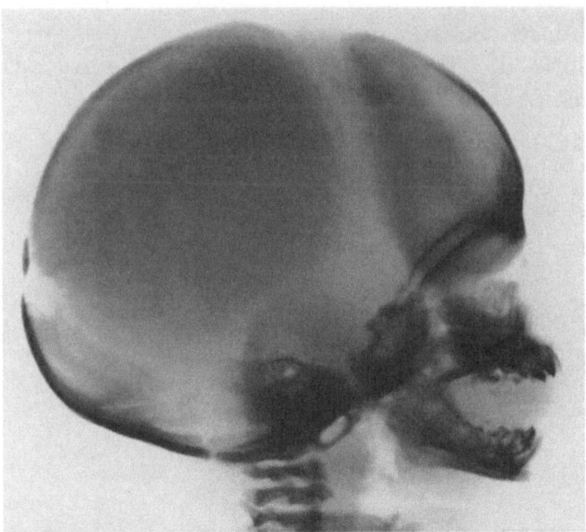

Abb. 26. Röntgenaufnahme zu Nr. 3,
ohne Sekundärstrahlenblende. 14 Tage alter Säugling

4. Schädel halbaxial, fronto-occipital

Indikationen. Darstellung der Occipitalschuppe mit der Lambdanaht, der hinteren Begrenzung des Foramen occipitale magnum, vergleichende Darstellung der Felsenbeine.

Die Aufnahme ist angezeigt bei allen unklaren Befunden der geschilderten Region, die sich auf den Übersichtsaufnahmen ergeben, z. B. Asymmetrien der Sinus, der Impressiones oder der Schuppenbegrenzung. Sie ist ferner geeignet zur Lokalisation intracerebraler Verkalkungen.

Sie sollte besonders bei Frakturverdacht im Occipitalbereich — vor allem nach direkten Traumen — als Ergänzung zu den beiden Übersichtsaufnahmen angefertigt werden.

Position. Rückenlage, nach Möglichkeit Kinn angezogen, die Auge-Ohr-Linie soll senkrecht stehen (Abb. 27 und 28).

Fixierung und Strahlenschutz. Wie bei Nr. 1.

Zentralstrahl. Etwa 25° fußwärts gekippt, auf den Stirn-Haaransatz gerichtet. Kann das Kind das Kinn nicht anziehen, nimmt man die Position von Nr. 1 und kippt den Zentralstrahl entsprechend mehr, etwa 40°.

Technik. Wie bei Nr. 1.

5. Schädelbasis, submento-vertikal

Indikationen. Mißbildungen, insbesondere stärkere Asymmetrien, Verdacht auf Veränderungen im Bereich des Hinterhauptloches und Tumoren an der Basis, vergleichende Beurteilung der Labyrinthanlagen bei Mißbildungen des äußeren Ohres. Zur Diagnostik von Schädelbasisfrakturen ist diese Einstellung nicht sehr ergiebig (s. S. 276).

Position. Rückenlage, der Körper wird durch Schaumgummikissen so hoch gelagert, daß der Kopf beim Zurücksinken mit der Kalotte die Tischplatte berührt und die Auge-Ohr-Linie möglichst parallel zur Tischplatte verläuft (Abb. 29 und 30).

Fixierung und Strahlenschutz: Wie bei Nr. 1.

Zentralstrahl. Vertikal, halbiert etwa die Auge-Ohr-Linie.

Technik. Wie bei Nr. 1.

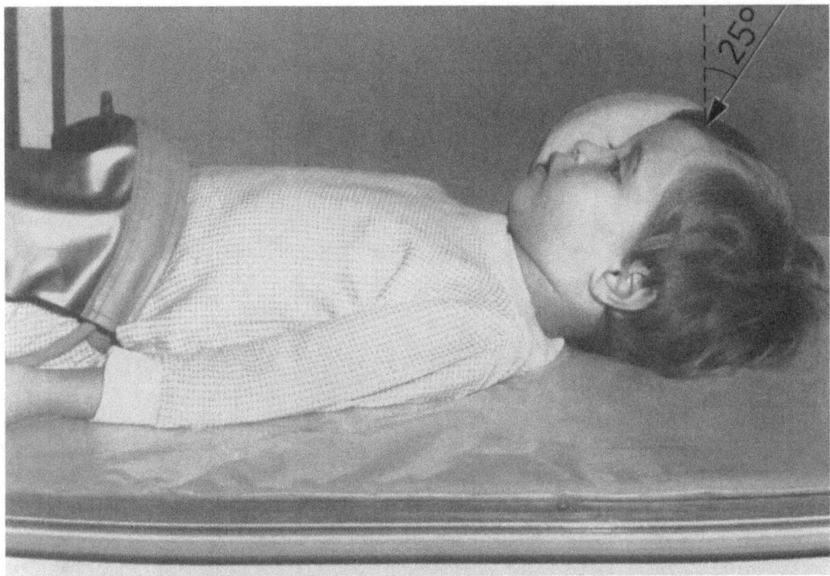

Abb. 27. Position zur Schädelaufnahme Nr. 4, Auge-Ohr-Linie senkrecht, Kinn angezogen (eine Schädelstütze weggelassen). Strahlenschutz

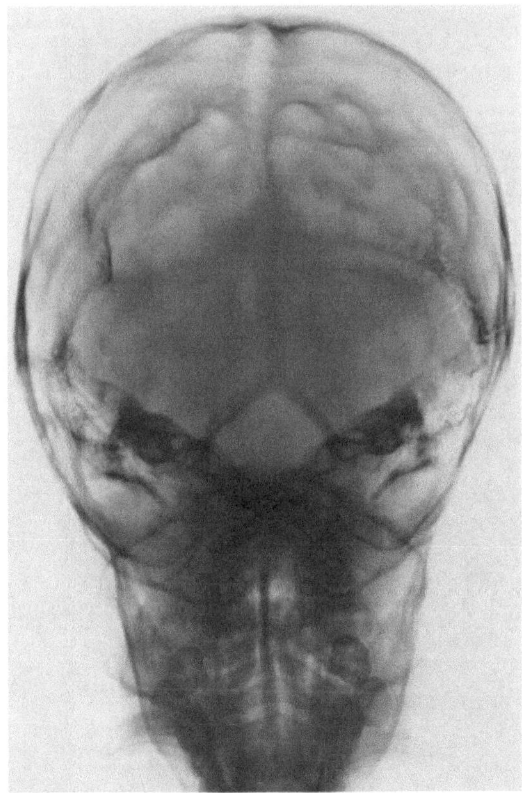

Abb. 28. Röntgenaufnahme zu Nr. 4

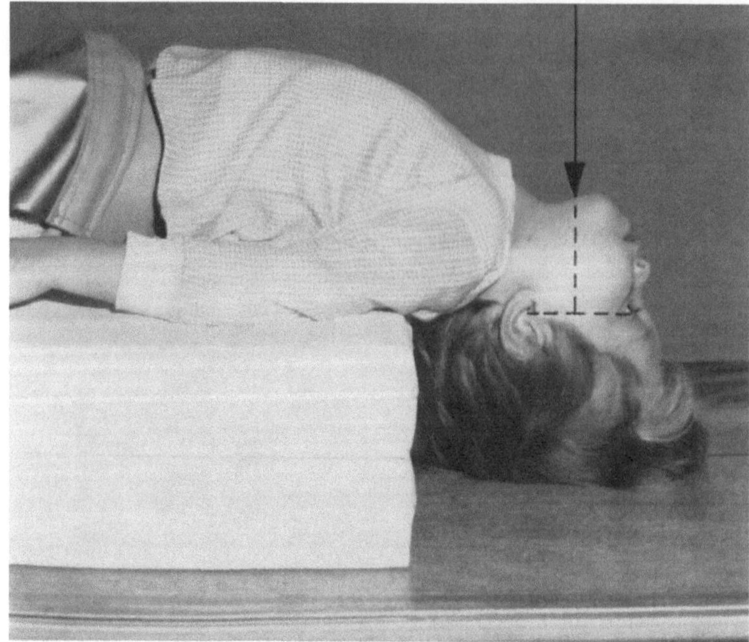

Abb. 29. Position zu Schädelaufnahme Nr. 5. Beide Schädelstützen sind auf dem Bild weggelassen. Strahlenschutz

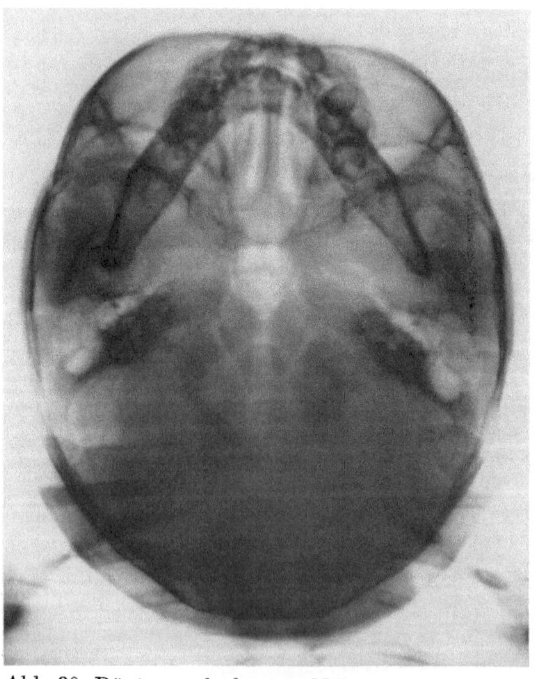

Abb. 30. Röntgenaufnahme zu Nr. 5, $1^1/_2$jähriges Kind

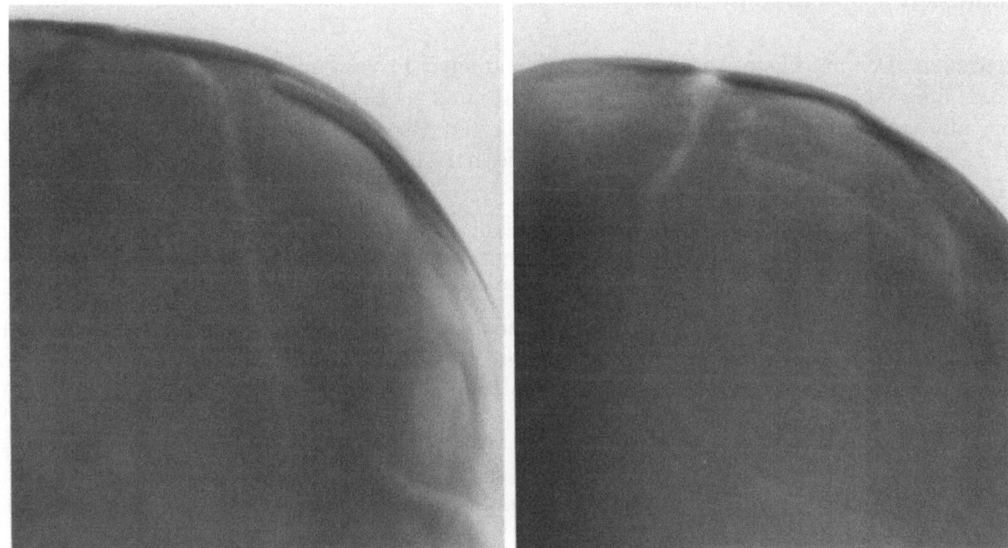

Abb. 31. Zielaufnahmen zur Darstellung einer Impressionsfraktur am linken Scheitelbein

6. Tangentialaufnahmen der Schädelkalotte

Indikation. Alle unklaren lokalisierten Veränderungen am Schädeldach, vor allem bei Verdacht auf Impressionsfraktur! Die verdächtige Stelle muß möglichst vom Arzt selber so eingestellt werden, daß die Kalotte in dem gewünschten Bereich tangential vom Zentralstrahl getroffen wird. In schwierigen Fällen empfiehlt es sich, mehrere Zielaufnahmen in verschiedenen Positionen unter Bildverstärkerkontrolle anzufertigen (Abb. 31).

Technik. Wie bei Nr. 1 oder Durchleuchtung mit Zielaufnahmen.

Bemerkung. Befestigt man an der betreffenden Stelle einen Metallring, so stellt sich dieser bei richtiger Tangentialprojektion als Strich dar (E. G. Mayer).

7. Spezialaufnahme der Sella turcica im frontalen Strahlengang

Indikation. Veränderungen im Bereich des Türkensattels können mit dieser Aufnahme u. U. klarer dargestellt werden. Die lange Zeit übliche Anwendung beim Adiposogigantismus hat sich inzwischen als überflüssig erwiesen.

Die Sellagröße messen wir nach Bergerhoff an der seitlichen Schädelübersichtsaufnahme.

Position und sonstige Technik. Wie bei Nr. 3, zum Einblenden kann auch der Ohr-Tubus verwendet werden.

8. Spezialaufnahmen der Schädelnähte

Indikationen. Verdacht auf prämature Synostosen.

Pfeilnaht. Wenn die Aufnahme Nr. 1 nicht genügt, kann man eine weitere Aufnahme in dieser Position anfertigen, dabei die Auge-Ohr-Linie etwas stärker — 20° — nach cranial kippen. Eine geringe Neigung der Median-Sagittal-Ebene verhindert eine Täuschung durch eine noch vorhandene Frontalnaht.

Kranznaht. Aufnahme Nr. 3; besteht der Verdacht auf einseitige prämature Synostose, so werden Stirn oder Hinterkopf etwas angehoben, damit sich die beiden Kranznahtschenkel nicht aufeinander projizieren. Die Naht wird bei Nr. 4 in der Occipitalschuppe sichtbar.

Frontalnaht. Die Nahtverhältnisse beim Trigonocephalus werden am besten mit den Aufnahmen Nr. 2 und Nr. 5 dargestellt.

Lambdanaht. Günstigste Darstellung bei Aufnahme Nr. 4.

Aufnahmen des Schläfenbeines

Indikationen. Der häufigste Anlaß ist ein entzündlicher Prozeß im Bereich des Antrum oder des Mastoid; hier kommt die Einstellung nach Schüller in Betracht. Eine Variation dieser Aufnahme mit etwas vereinfachter Technik stammt von Rossmann, sie eignet sich besonders für das 1. Lebensjahr. Eine weitere Einstellung zu dieser Indikation — für alle Altersstufen — wurde von Biesalski angegeben.

Die Ergebnisse der Röntgenuntersuchung bei Verdacht auf die sog. occulte Mastoiditis bei jungen Säuglingen befriedigen bei Vergleich mit den operativen Befunden nicht ganz; bei dieser Verdachtsdiagnose sollte die Indikation zur Röntgenuntersuchung streng gestellt werden.

Bei chronischen Mittelohreiterungen ist neben der Aufnahme nach Schüller ergänzend die Einstellung nach E. G. Mayer indiziert, da sie besonders gut zur Beurteilung der Mittelohrräume einschließlich des Atticus und des angrenzenden Antrum geeignet ist.

Bei Mißbildungen sind *Vergleichsaufnahmen beider Felsenbeine* nötig: die halbaxiale Übersicht (Nr. 4) mit Einblendung auf die Felsenbeine, die sagittale Übersicht (Nr. 1), bei der sich die Felsenbeine in die Orbitae projizieren, und die Aufnahme der Schädelbasis (Nr. 5) (Abb. 32 und 33).

Zur Diagnostik einer Schädelbasisfraktur werden drei verschiedene Einstellungen gefordert:
nach Schüller zur Beurteilung der Schläfenbeinschuppe und des Mastoid,
nach Stenvers zur Darstellung des Labyrinths und der Pyramide, insbesondere ihrer Spitze
und nach E. G. Mayer zur Erkennung von Veränderungen im Mittelohrgebiet.

Außer in ganz eindeutigen Fällen werden grundsätzlich die verschiedenen Einstellungen auf *beiden* Seiten ausgeführt.

Für die Aufnahmen des Schläfenbeines eignet sich auch bei kleinen Kindern das Zusatzgerät „Otograph" nach Dr. Henze, Hagen. Kleine Kinder müssen erhöht gelagert werden. Die Winkeleinstellungen werden mit Hilfe eines beweglichen Tischchens erreicht, der Zentralstrahl verläuft senkrecht. Ein Spiegel ermöglicht die Kontrolle der Einstellung des plattennahen Ohres, bevor die Kassette eingeschoben wird (Abb. 36). Ideal ist das Spezialgerät für Schädeleinstellungen nach Lysholm.

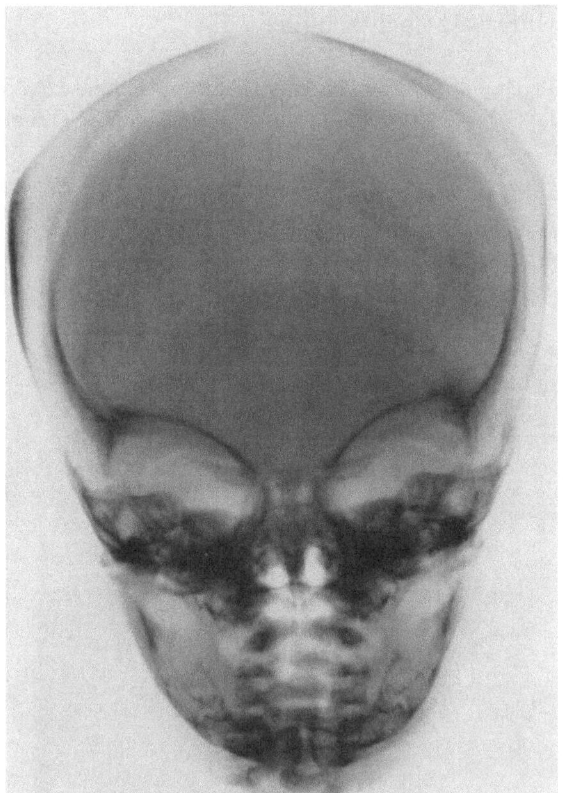

Abb. 32. Vergleichende Übersichtsaufnahme beider Felsenbeine im sagittalen Strahlengang. 3 Wochen alter Säugling

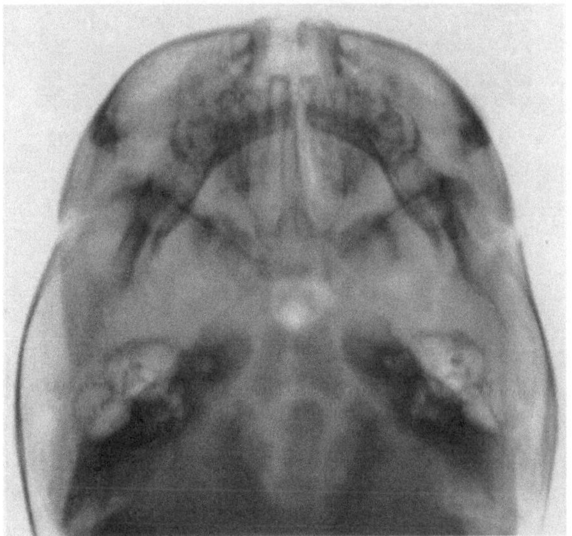

Abb. 33. Vergleichende Übersicht beider Felsenbeine, Schädelbasisaufnahme submento-vertikal. 2 Wochen alter Säugling

9. Felsenbein mit Warzenfortsatz nach Schüller

Position. Das Kind liegt in Bauchlage, der Kopf wie zur seitlichen Schädelaufnahme (Nr. 3) auf der mit einer Papierserviette bedeckten Kassette. Die anliegende Ohrmuschel wird nach vorn umgeklappt und mit Leukoplast festgeklebt.

Fixierung und Strahlenschutz. Wie bei Nr. 3.

Zentralstrahl. 25° fußwärts gekippt auf den äußeren Gehörgang des plattennahen Ohres; langer Ohrtubus, Durchmesser 7 cm, dient gleichzeitig mit zur Fixierung des Kopfes. Variationen sind der sogenannte „steile Schüller" (35°) und der „flache Schüller" (15° Neigung des Zentralstrahls) (Abb. 34—36).

Abstand: 70 cm	Folie: feinzeichnend
Raster: ohne	Focus: groß

Bemerkung. Bei Säuglingen empfiehlt Krogmann für Ohraufnahmen die Cellonhülle („Babix").

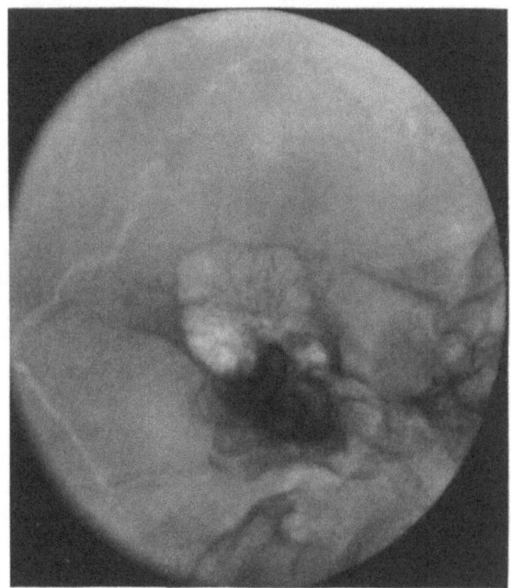

Abb. 34. Röntgenaufnahme zu Nr. 9 (Schüller)

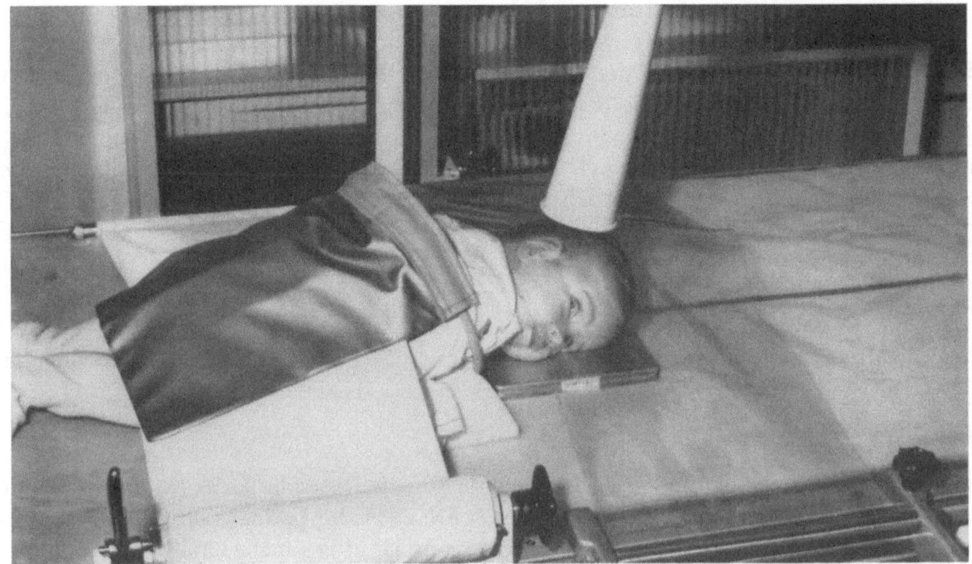

Abb. 35. Position zur Aufnahme Nr. 9 (SCHÜLLER). Der Kopf ist mit dem Plastikkompressorium fixiert, der Körper mit einem stoffbespannten Fixiergurt. Die Arme sind am Thorax festgewickelt, Strahlenschutz. (Die Papierserviette auf der Kassette ist hier weggelassen)

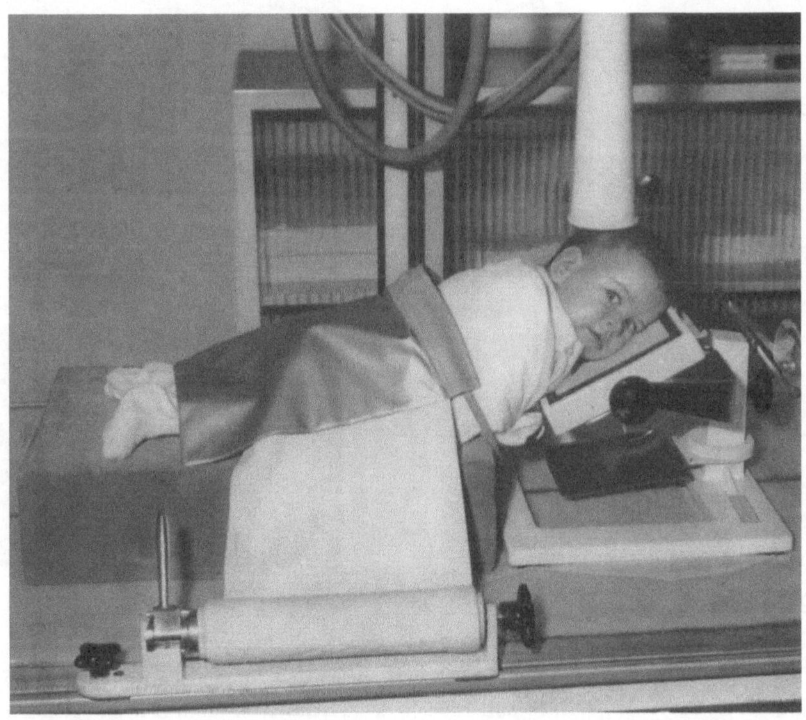

Abb. 36. Lagerung zur Aufnahme nach SCHÜLLER mit dem „Otograph" nach Dr. HENZE

10. Felsenbein mit Warzenfortsatz nach Rossmann

Position. Bauchlage, Ohrmuschel der zu untersuchenden Seite nach vorne umgeklappt und festgeklebt. Bei der Seitwärtsdrehung des Kopfes nimmt das Kind spontan eine Lage ein, „wobei der Kopf seitwärts gedreht auf der lateralen Oberfläche des Gesichtes ein wenig schräg doch in ziemlich sicherer Position liegt" (nach ROSSMANN). Dabei kommt eine Abwinkelung der vertikalen Schädel- gegenüber der Körperachse um etwa 15° zustande, ferner eine Neigung der Median-Sagittal-Ebene durch Annäherung der Nase zur Platte um etwa 10°. In dieser Projektion soll das Kind mit der Hand und durch den bis auf den Kopf gesenkten Ohrtubus fixiert werden.

Fixierung und Strahlenschutz. Wie bei Nr. 1.

Zentralstrahl. 15° fußwärts gekippt, auf den Warzenfortsatz der zu untersuchenden Seite gerichtet (Abb. 37 und 38).

Technik. Wie bei Nr. 9.

Bemerkungen. Die Darstellung der noch geringen Pneumatisation ist hier bei jungen Säuglingen etwas günstiger als bei der Aufnahme nach SCHÜLLER; die perinatalen Zellen projizieren sich mehr *hinter* den hinteren Bogengang. Die Einstellung ist etwas mehr zufälligen Einflüssen unterworfen. Eine ähnliche Aufnahme stammt von LAW (bei DARLING).

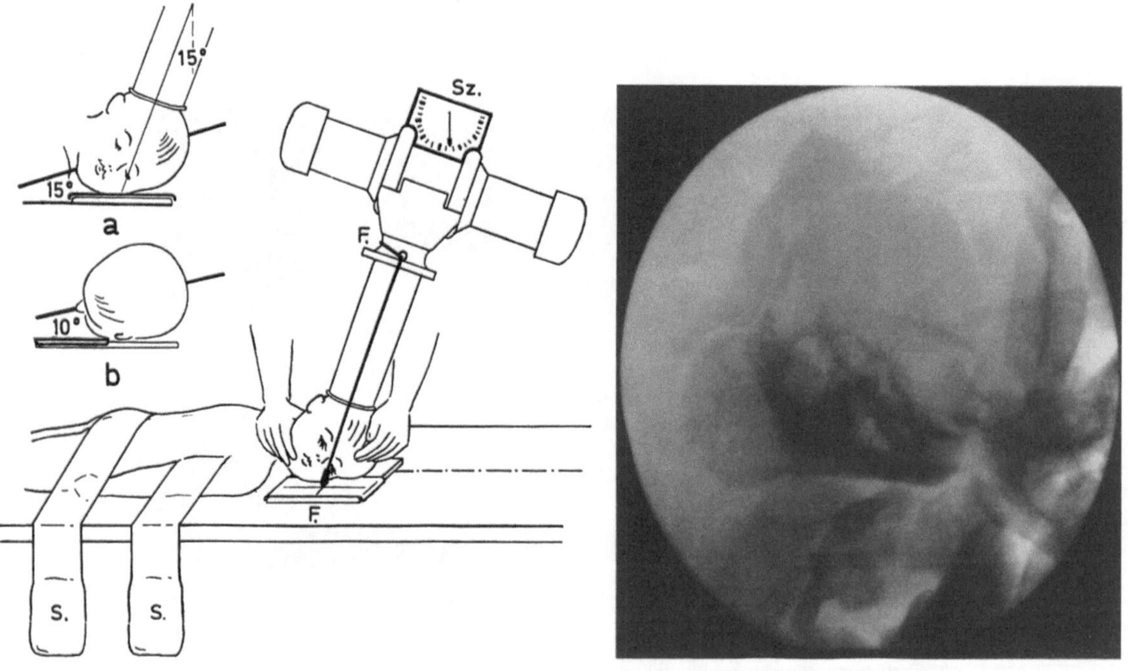

Abb. 37a u. b

Abb. 38

Abb. 37a u. b. Einstellung zur Aufnahme Nr. 10 (ROSSMANN). Der Kopf liegt auf der Seite, a Seitenansicht: sowohl Schädeldach als auch Schläfengegend sind angehoben. Die cranio-caudale Schädelachse bildet mit der Tischfläche einen Winkel von 15°, die Röhre ist um 15° caudalwärts gekippt, der Tubus fixiert den Kopf. b Ansicht vom Kopfende: das Gesicht nähert sich der Tischplatte, die mit der Sagittalebene des Schädels einen nach dorsal offenen Winkel von 10° bildet. *Sz* Winkelmesser; *F-F* Zielfaden; *F* Filmkassette; *S* Haltebänder (Fixiergurt oder Beschwerung mit Sandsack)

Abb. 38. Röntgenaufnahme zu Nr. 10, 2 Monate alter Säugling

11. Felsenbein nach Stenvers

Position. Bauchlage, Median-Sagittal-Ebene des Schädels 45° zur Tischplatte geneigt, Kinn angezogen, Stirn und Nase liegen der Kassette an. Hierbei wird das unten liegende Felsenbein plattenparallel projiziert.

Fixierung. Die Neigung des Kopfes wird durch einen entsprechend geformten Schaumgummikeil hergestellt; Fixierung mit dem Ohrtubus und eventuell zusätzlich durchsichtigem Kompressorium oder schmalem, an den Enden beschwertem Kopfband. Notfalls muß eine Halteperson mit der bleigummigeschützten Hand den Kopf am Kinn festhalten. Über „Otograph“ und Babix-Hülle s. oben.

Fixierung des Körpers wie bei den übrigen Schädelaufnahmen.

Strahlenschutz. Abdomen einschließlich Gonaden abdecken, gut auf das Format einblenden.

Zentralstrahl. 12° kopfwärts geneigt; er zielt durch die Protuberantia occipitalis externa auf die anliegende Seite und halbiert dort die Auge-Ohr-Linie. Ohrtubus (Abb. 39 und 40).

Abstand: 70 cm	Folie: feinzeichnend
Raster: ohne	Focus: groß

Bemerkungen. Die Einstellung ist nicht ganz leicht, hier wie auch bei anderen schwierigen Spezialaufnahmen ist eine Sedierung gelegentlich angebracht.

Modifikation nach Darling: senkrecht einfallender Zentralstrahl; diese Technik entspricht der von Biesalski angegebenen Darstellung des Felsenbeins mit Warzenfortsatz.

Bei unruhigen Kindern kann man die Aufnahme in Rückenlage ausführen, Median-Sagittal-Ebene 45° zur Tischplatte geneigt; es wird dann das plattenferne Felsenbein aufgenommen. Zentralstrahl senkrecht, etwas lateral vom äußeren Orbitarand des focusnahen Auges in der Auge-Ohr-Linie (Darling).

12. Felsenbein nach E. G. Mayer

Position. Rückenlage, die Median-Sagittal-Ebene des Kopfes 45° zur kranken Seite geneigt, Kinn leicht angezogen. Der äußere Orbitarand der focusnahen Seite befindet sich senkrecht über dem Warzenfortsatz der plattennahen Seite.

Fixierung und Strahlenschutz. Wie bei Nr. 11.

Zentralstrahl. 45° fußwärts geneigt, auf den plattennahen Warzenfortsatz gerichtet (Abb. 41 und 42).

Technik. Wie bei Nr. 11.

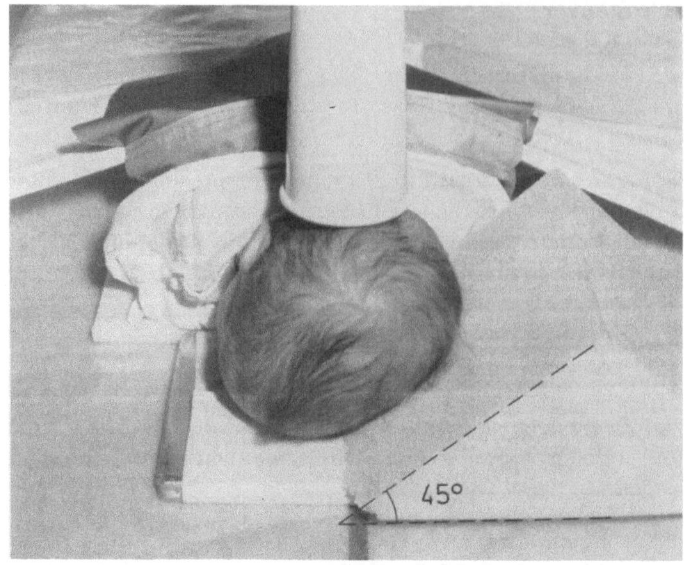

Abb. 39. Position zu Aufnahme Nr. 11; der Kopf kann zusätzlich durch ein Plastikkompressorium unter Einbeziehung des Schaumgummikeiles fixiert werden. Arme am Thorax angewickelt. Stoffkompressorium über dem Rücken. Strahlenschutz

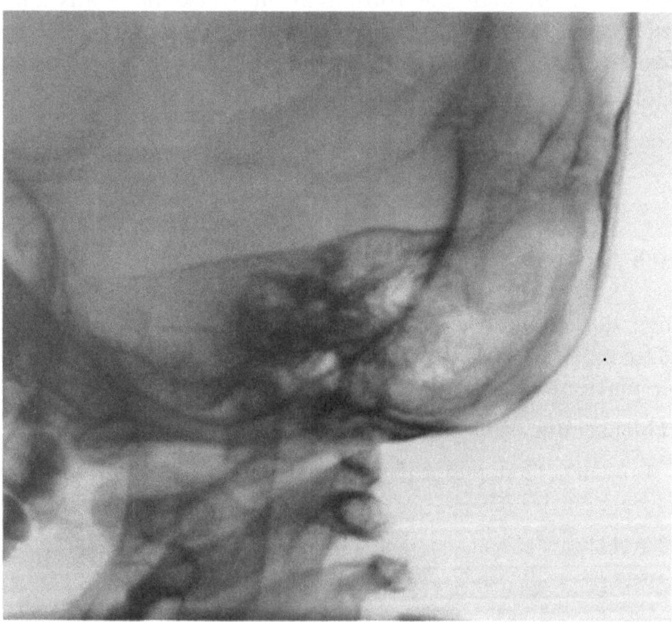

Abb. 40. Röntgenaufnahme zu Nr. 11

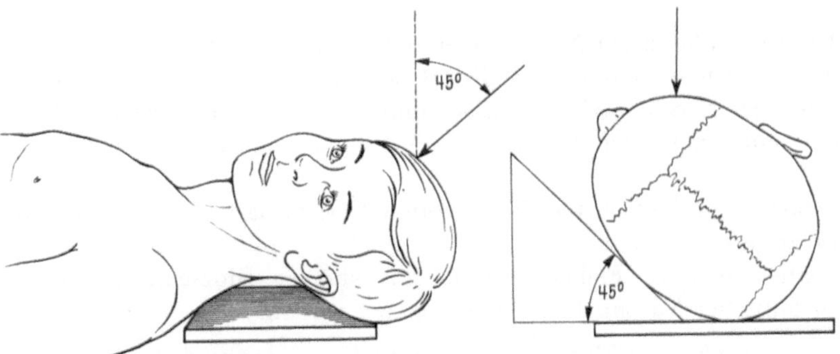

Abb. 41. Situationsskizze zu Nr. 12

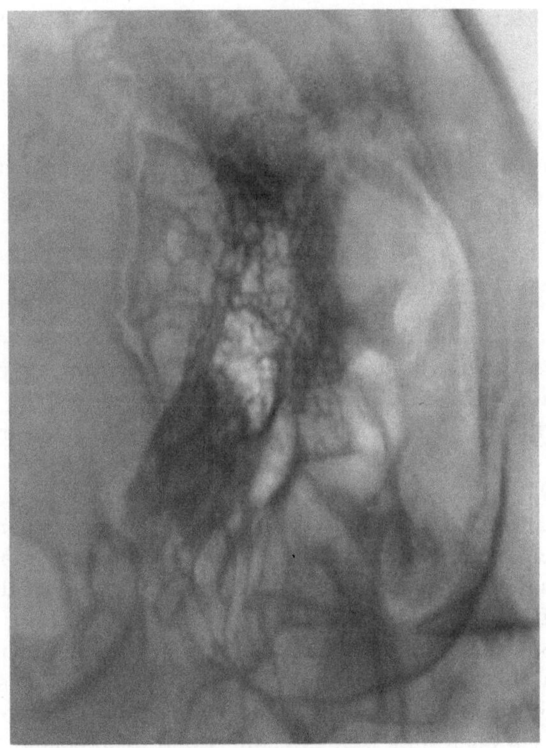

Abb. 42. Röntgenaufnahme zu Nr. 12

Aufnahmen des Gesichtsschädels

13. Nasennebenhöhlen, occipito-frontal

Indikationen. Die Erkrankung der Nasennebenhöhlen im Kleinkindes- und Schulalter ist außerordentlich häufig. Die Untersuchung ist indiziert bei allen hartnäckigen, chronischen oder rezidivierenden Infekten des Nasen-Rachen-Raumes und der übrigen Luftwege; ferner bei chronisch-rezidivierenden Pneumonien oder Atelektasen, Status asthmaticus, Bronchiektasen und Mucoviscidose.
Auch bei rheumatischem Fieber und Nephritiden findet man nicht selten eine entzündliche Nebenhöhlenerkrankung.
Gelegentlich können unklare Fieberzustände mit starker Blutsenkungserhöhung durch die Röntgenuntersuchung der Nasennebenhöhlen geklärt werden.

Position. Occipito-frontaler Strahlengang, Nase und Kinn berühren die Unterlage.
Bei *Säuglingen und Kleinkindern* im Liegen, Bauchlage, *Schulkinder* kann man auch im Sitzen am Vertigraphen untersuchen (Darstellung von Sekretspiegeln). Der Mund soll möglichst geöffnet sein, die Auge-Ohr-Linie bildet mit der Unterlage einen Winkel von 45—50°; bei jüngeren Säuglingen muß die Neigung steiler sein als bei älteren Kindern (GEFFERTH).

Fixierung. Im Liegen wie bei Nr. 1.
Im Sitzen wird der Kopf durch ein Kompressorium mit durchsichtiger Plastikfolie an den Vertigraphen fixiert.

Strahlenschutz. Abdecken des Abdomen einschließlich der Gonaden mit Bleigummi etc., Einblenden mit dem Lichtvisier auf 13×18 cm oder mit einem Tubus.

Zentralstrahl. Vertikal, er zielt etwas oberhalb der Protuberantia occipitalis externa in Richtung Oberlippe (Abb. 43 und 44).

Abstand: 1 m	Folie: Universal
Raster: FF oder ohne	Focus: groß

Bemerkungen. Sehr unruhige oder ängstliche Kinder lassen sich besser in Rückenlage untersuchen. DARLING benutzt die Einstellung wie bei Nr. 1, der Zentralstrahl wird dann um etwa 30° kopfwärts gekippt und zielt auf die Oberlippe. Hierbei werden die Kieferhöhlen vergrößert und deutlich verprojiziert, zur Beurteilung von entzündlichen Veränderungen reicht die Aufnahme aus (Abb. 45).
Je mehr man die Auge-Ohr-Linie nach cranial kippen kann, um so weniger muß der Zentralstrahl fußwärts geneigt werden. Beide Linien müssen immer einen Winkel von etwa 45° bilden. Wenn der Zentralstrahl senkrecht steht, fällt der ungünstige Projektionseffekt auf die Kieferhöhlen weg; Dorsalflexion des Kopfes durch Schaumgummikeil im Nacken. In Notfällen kann man die Untersuchung auch als Zielaufnahme ausführen.
Spezialaufnahmen der Siebbeinzellen, der Stirnhöhlen und der Keilbeinhöhle erübrigen sich im allgemeinen; die letzten beiden sind erst bei älteren Schulkindern ausreichend entwickelt, erkranken praktisch nie ohne Beteiligung der Kieferhöhlen und sind auf einer gut eingestellten Aufnahme, wie oben beschrieben, mit weit offenem Mund ausreichend beurteilbar.

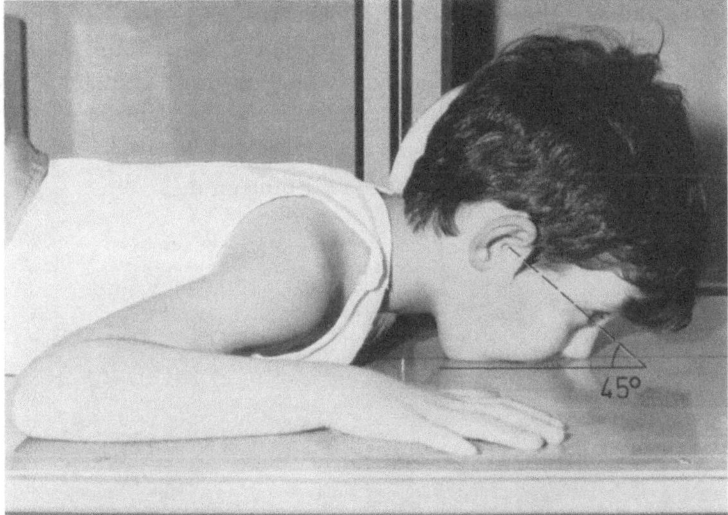

Abb. 43. Position zu Nr. 13. Die auf die Tischplatte gehörende Serviette und eine Schädelstütze sind weggelassen

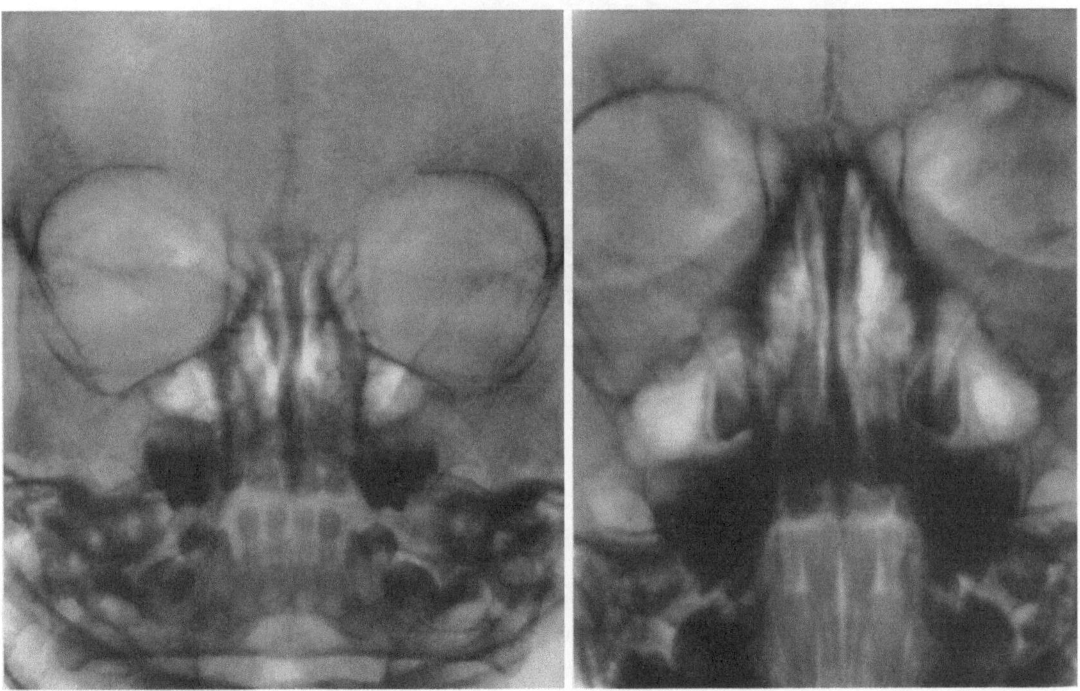

Abb. 44. Röntgenaufnahme zu Nr. 13 und Abb. 43, $1\frac{1}{2}$ j. Kind

Abb. 45. Nasennebenhöhlen, fronto-occipital nach Darling, Schulkind

14. Gesichtsschädel halbaxial, occipito-frontal

Indikationen. Außer den Nasennebenhöhlen zur Darstellung des Jochbeines und der Jochbögen, des unteren Orbitarandes und der unteren Begrenzung des Unterkiefers bei geschlossenem Mund (Abb. 46).

Technik. Sie entspricht der Aufnahme Nr. 13 ohne Einblendung.

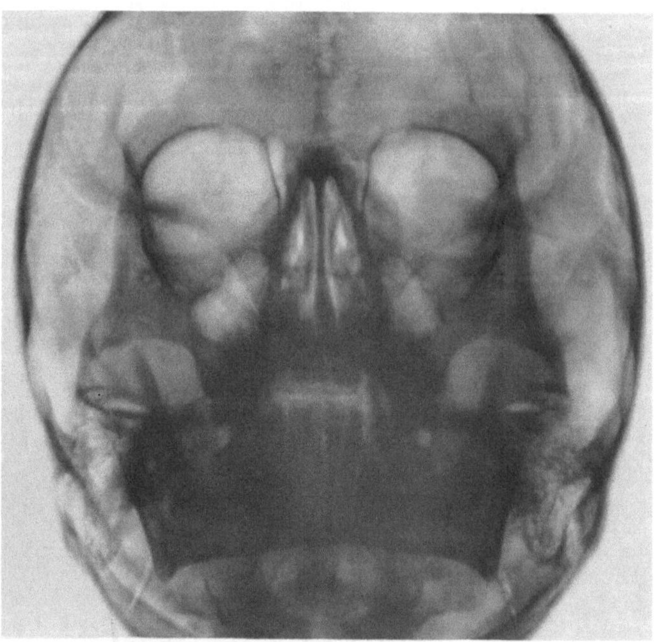

Abb. 46. Röntgenaufnahme zu Nr. 14

15. Gesichtsschädel axial, vertico-submental (nach Janker)

Indikationen. Darstellung der Jochbeine, der Kieferhöhlen mit den unteren Orbitarändern; der Unterkiefer ist mit dem Processus muscularis verkürzt zu übersehen, das Foramen occipitale magnum, der Dens epistrophei und der Atlas sind erkennbar.

Position. Bauchlage wie bei Nr. 13.

Zentralstrahl. 30° fußwärts gerichtet; er zielt durch den Scheitel auf die Mitte der Verbindungslinie beider Kiefergelenke. Der Zentralstrahl kann senkrecht verlaufen, wenn der Kopf so stark in den Nacken gebeugt wird, daß die Auge-Ohr-Linie fast waagerecht verläuft (Abb. 47 und 48).

Technik. Wie bei Nr. 13.

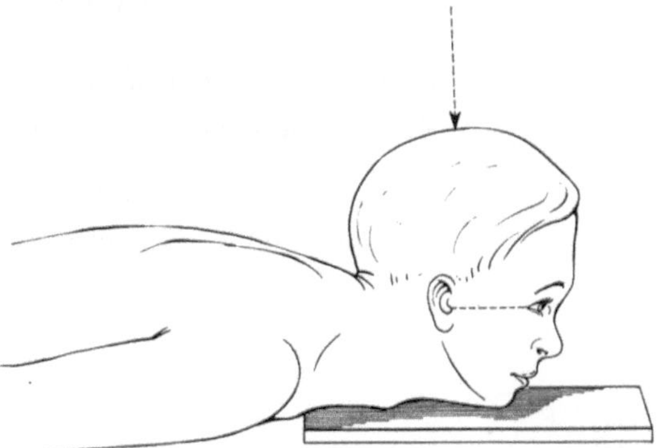

Abb. 47. Situationsskizze zu Nr. 15. (Nach JANKER)

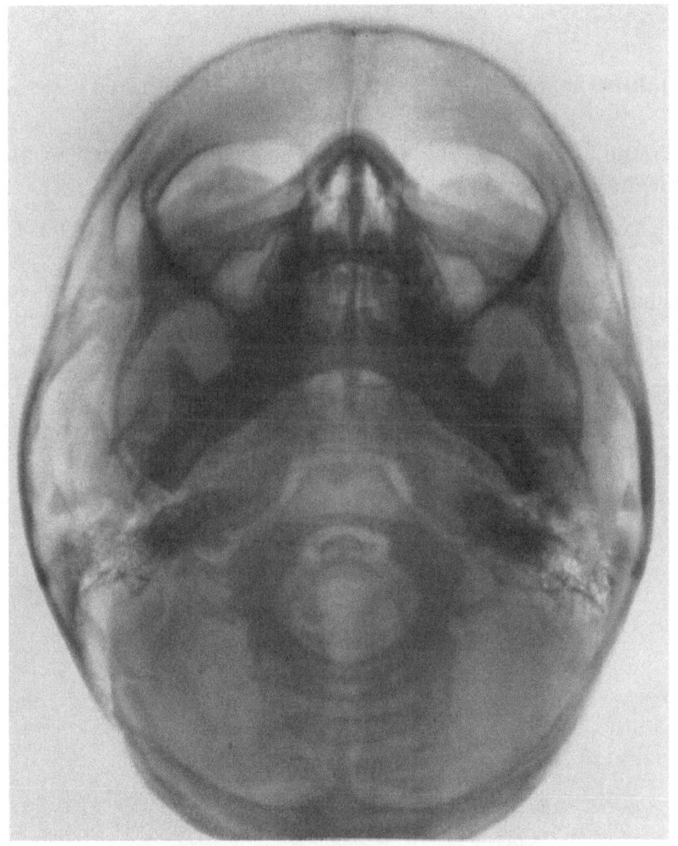

Abb. 48. Röntgenaufnahme zu Nr. 15

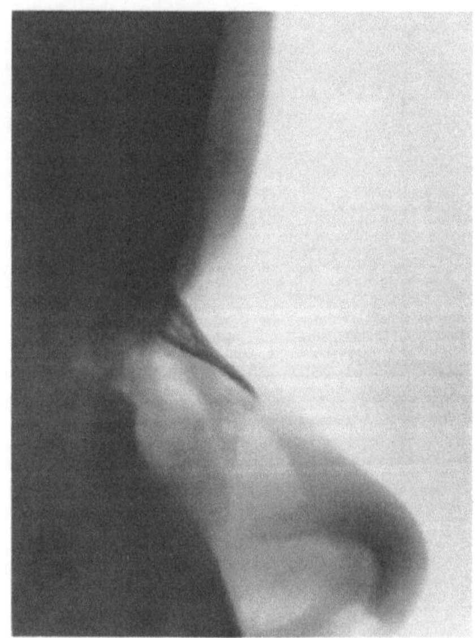

16. Nasenbein im seitlichen Strahlengang

Position und Fixierung wie bei Nr. 3.

Zentralstrahl. Vertikal, auf die Nasenwurzel (Abb. 49)

Abstand: 1 m	Folie: feinzeichnend oder ohne
Raster: ohne	Focus: klein

Abb. 49. Röntgenaufnahme zu Nr. 16

17. Übersichtsaufnahme beider Augenhöhlen („Brillenaufnahme"), occipito-frontal

Indikationen. Knöcherne Begrenzung der Orbitae, Darstellung der großen und kleinen Keilbeinflügel, der Fissura orbitalis cerebralis und der Lamina papyracea.

Position. Bauchlage, Nase und Stirn liegen auf der Unterlage, Auge-Ohr-Linie senkrecht, vgl. Nr. 2.

Fixierung und Strahlenschutz. Wie bei allen Schädelaufnahmen.

Zentralstrahl. 30° fußwärts gekippt, auf die Nasenwurzel gerichtet (Abb. 50).

Abstand: 1 m	Folie: feinzeichnend
Raster: FF	Focus: groß

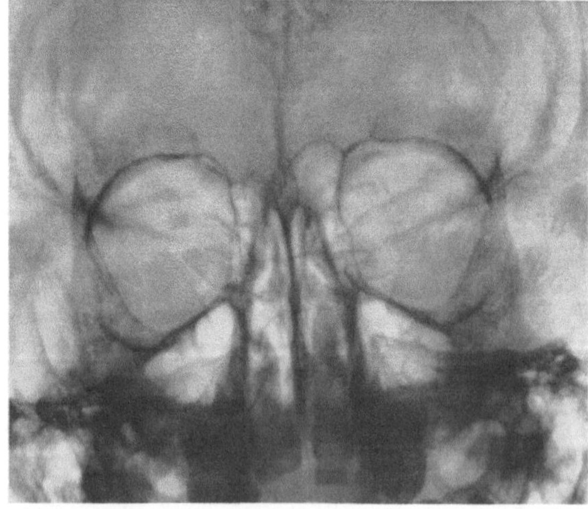

Abb. 50. Röntgenaufnahme zu Nr. 17

18. Sehnervenloch nach Rhese

Indikationen. Ausschluß knöcherner Veränderungen bei Opticusatrophien. Tumoren (z. B. Gliomen) des Fasciculus opticus, selten. Frakturverdacht.
In der Regel werden beide Seiten untersucht.

Position. Bauchlage, die knöcherne Begrenzung der anliegenden Orbita und der Nasenrücken liegen auf der Kassette. Dabei soll die Median-Sagittal-Ebene des Kopfes mit der Horizontalen einen Winkel von etwa 55° bilden. Die Stirn bleibt etwas von der Kassette abgehoben, die Auge-Ohr-Linie bildet mit dem Zentralstrahl einen Winkel von 30°, bei *Säuglingen* weniger (nach Evans u. Mitarb.).

Fixierung. Abpolsterung des Kopfes mit Schaumgummikeilen und Fixierung mit dem Plastikkompressorium. Notfalls muß der Kopf gehalten werden. Der Körper wird wie bei den übrigen Schädelaufnahmen in Bauchlage fixiert.

Strahlenschutz. Abdecken des Abdomen einschließlich der Gonaden durch Bleigummi etc., Einblenden mit Lichtvisier oder Ohrtubus.

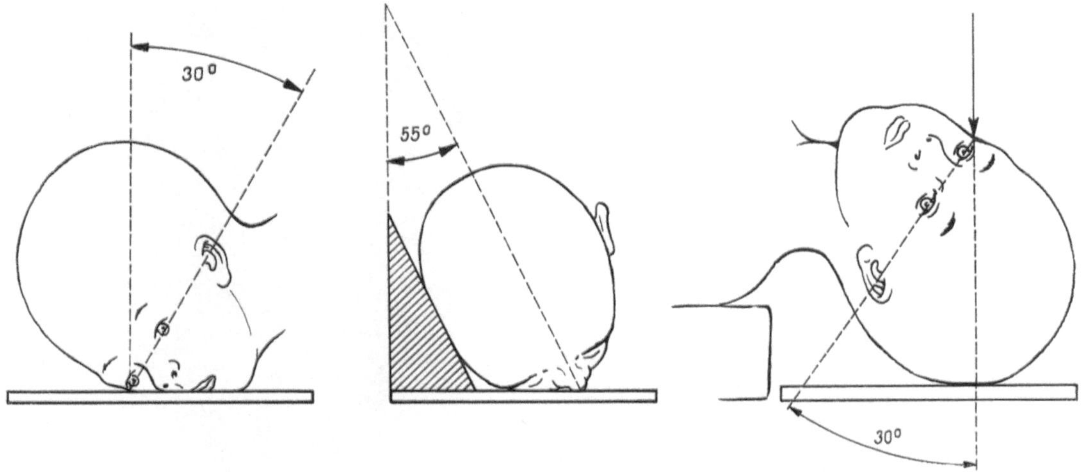

Abb. 51. Situationsskizze zu Nr. 18, links und Mitte in Bauchlage, rechts in Rückenlage

Zentralstrahl. Zielt auf die Mitte des anliegenden Auges. Vertikal bei entsprechender Lagerung des Kopfes, s. Position. Das Sehnervenloch projiziert sich dann in den unteren äußeren Quadranten der Orbita (Abb. 51 und 52).

Abstand: 1 m	Folie: feinzeichnend
Raster: ohne	Focus: groß

Bemerkungen. Bei unruhigen Kindern wendet Darling die Rückenlage an: Einstellung der Median-Sagittal-Ebene wie oben, die Auge-Ohr-Linie muß jetzt nach cranial zeigen und den entsprechenden Winkel mit dem Zentralstrahl bilden.

Zentralstrahl. Auf den lateralen Orbitarand des focusnahen Auges gerichtet.
Über die Einstellungshilfen nach Scheuermann und nach Pfeiffer s. bei Loepp-Lorenz.

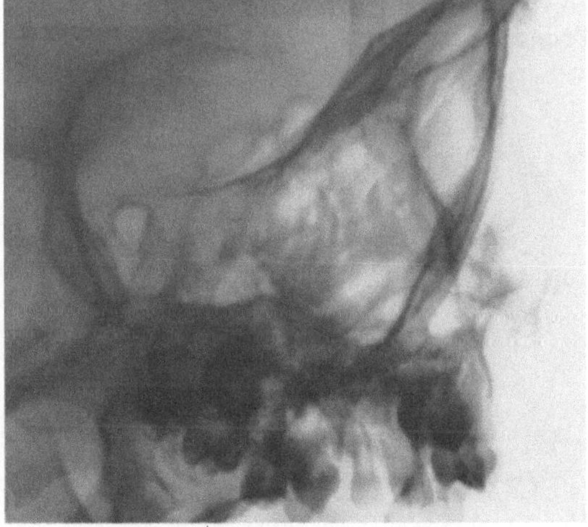

Abb. 52. Röntgenaufnahme zu Nr. 18

19. Übersichtsaufnahme des Oberkiefers, occipito-frontal (nach Clementschitsch)

Indikationen. Oberkiefer mit Fissura spheno-maxillaris und die Abschnitte lateral der Kieferhöhlen, laterale Wände der Nasenhöhlen und der Choanen. Auch der Unterkiefer mit seinen Gelenkfortsätzen kommt zur Darstellung.

Position, Fixierung und Strahlenschutz. Wie bei der occipito-frontalen Schädelaufnahme, Nr. 2. Mund möglichst weit geöffnet.

Zentralstrahl. Etwa 5° kopfwärts geneigt, durch den Nacken auf die Mitte des Nasenrückens gerichtet (Abb. 53 und 54).

Technik. Wie bei Nr. 2.

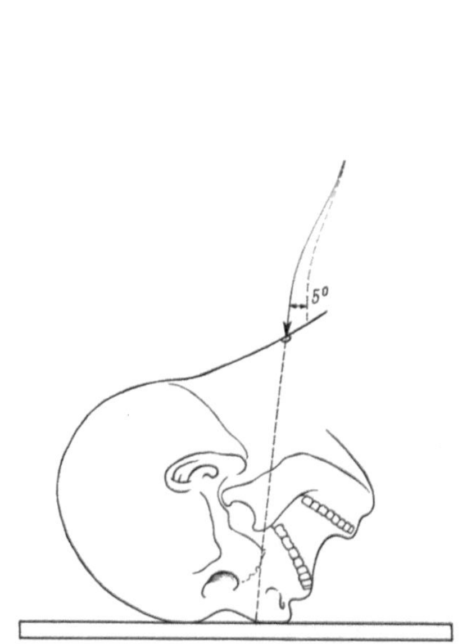

Abb. 53. Situationsskizze zu Nr. 19

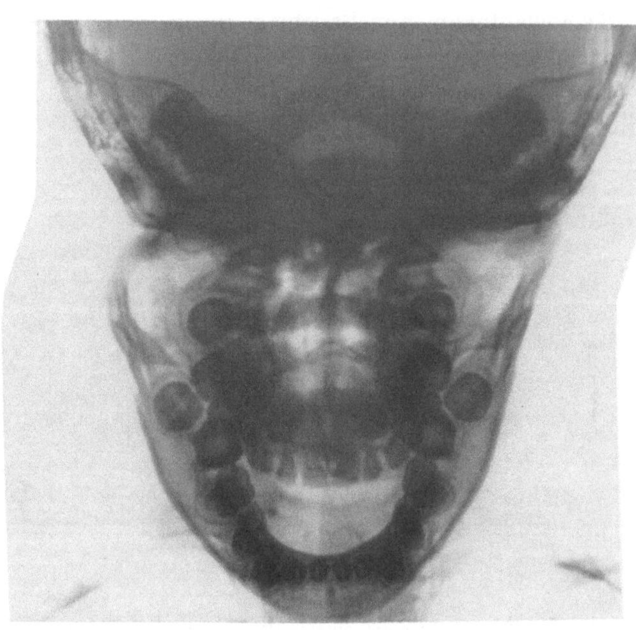

Abb. 54. Röntgenaufnahme zu Nr. 19

20. Extraorale Aufnahme der Zähne des Oberkiefers (nach Clementschitsch), Frontzahnbereich

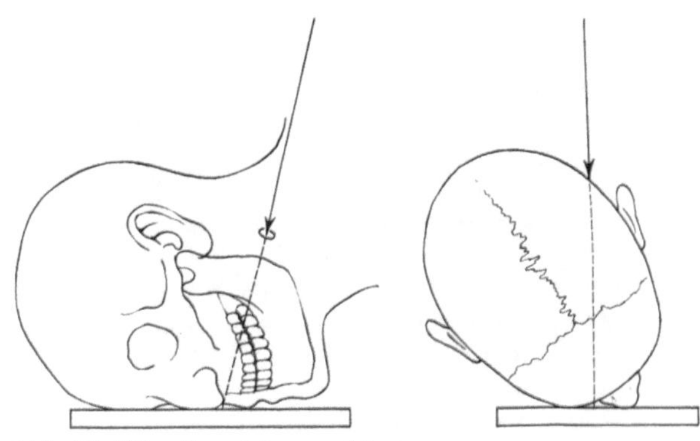

Abb. 55. Situationsskizze zu Nr. 20. (Nach Clementschitsch)

Position. Bauchlage; der Kopf wird so weit zur Seite gedreht, daß Mund, Nase und Augengegend auf der mit einer Papierserviette bedeckten Kassette liegen, Oberlippe Kassettenmitte.

Fixierung und Strahlenschutz. Wie bei Nr. 18.

Zentralstrahl. So weit kopfwärts geneigt, daß er hinter dem filmfernen Unterkieferwinkel auf die Wurzeln der oberen filmanliegenden Frontzähne zielt (Abb. 55).

Technik. Wie bei Nr. 18.

21. Extraorale Darstellung der Zähne des Oberkiefers, Seitenzahnbereich

Position. Der Kopf liegt mit der Wange auf der Kassette, die Gegend der oberen Molaren liegt über der Kassettenmitte.

Fixierung und Strahlenschutz. Wie bei Nr. 20.

Zentralstrahl. Kopfwärts und nasenwärts geneigt; oberhalb und hinter dem Kieferwinkel der filmfernen Seite verlaufend zielt er auf die Wurzeln der filmnahen oberen Molaren (Abb. 56).

Technik. Wie bei Nr. 20.

Bemerkungen. Nr. 20 und 21 sind besonders zur extraoralen Darstellung der Oberkieferzähne geeignet, wie sie in keiner anderen Einstellung möglich ist. Enorale Zahnaufnahmen s. Nr. 22, 29 und 30.

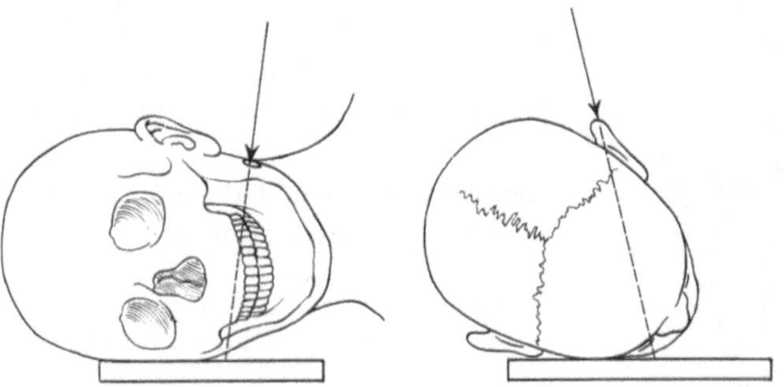

Abb. 56. Situationsskizze zu Nr. 21. (Nach Clementschitsch)

22. Oberkiefer halbaxial, enoral, Frontzahnbereich

Indikationen. Darstellung der Schneidezähne, des Gaumens und des Nasenhöhlenbodens.

Position. Je nach Alter im Sitzen oder in Rückenlage.

Fixierung. Die Aufnahme ist nur bei ruhigen Kindern möglich. Der Zahnfilm wird zwischen beiden Kieferhälften durch Schließen des Mundes gehalten oder durch eine Hilfsperson bei geöffnetem Mund an den Oberkiefer gedrückt.

Bei unruhigen Kindern hat die extraorale Aufnahme Nr. 20 mehr Aussicht auf Erfolg.

Strahlenschutz. Wie bei allen Schädelaufnahmen.

Zentralstrahl. In der Medianebene von der Mitte des Nasenrückens zur Mitte des harten Gaumens, etwa in Höhe des 5. Zahnes zielend. — Verläuft der Zentralstrahl von der Stirnhöhe zur gleichen Zielhöhe am harten Gaumen, entsteht eine axiale Aufnahme des Oberkiefers. Ohrtubus bzw. Zahnkugel (Abb. 57 und 58).

Abstand: 70 cm	Folie: Zahnfilm
Raster: ohne	Focus: klein

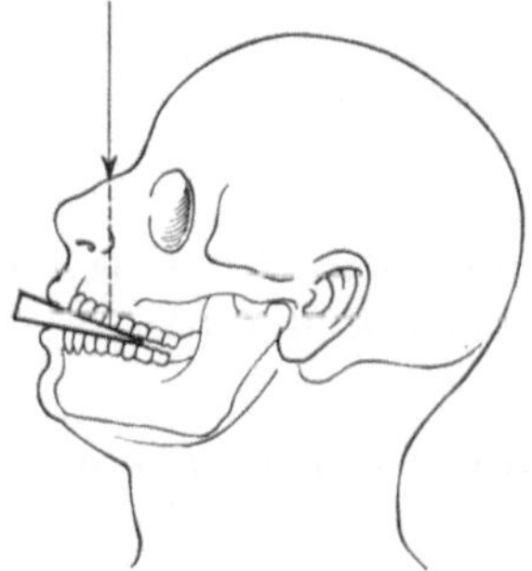

Abb. 57. Situationsskizze zu Nr. 22

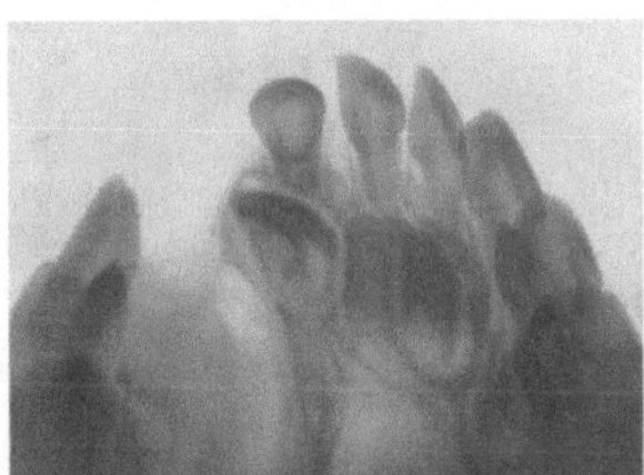

Abb. 58. Röntgenaufnahme zu Nr. 22. 3jähriges Kind mit rechtsseitiger Lippen-Kiefer-Gaumen-Spalte

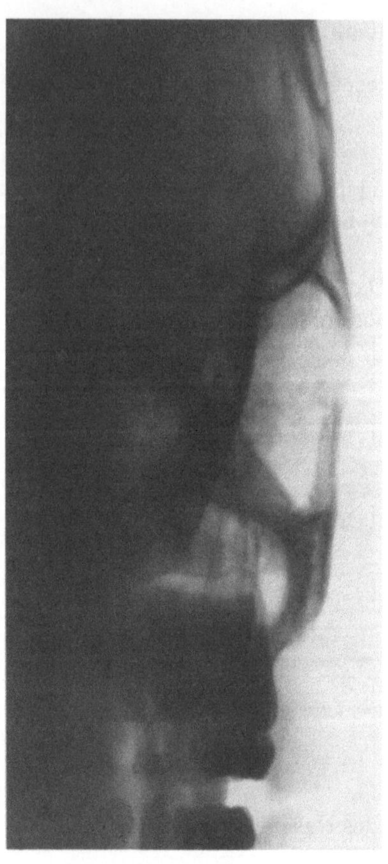

23. Jochbein tangential (nach Clementschitsch)

Indikationen. Außer dem Jochbein werden die laterale Orbitawand in Durchsicht, der laterale Orbitarand, der Recessus zygomaticus der Kieferhöhle und der Oberkiefer (tangential) im Eckzahnbereich dargestellt.

Position. Bauchlage; Nase, Wange und Mund der nicht darzustellenden Seite liegen der Kassette an.

Fixierung. Der Kopf wird in der gewünschten Lage durch Schaumgummikissen fixiert und durch ein Plastikkompressorium oder die seitlichen Schädelstützen gehalten. Der Körper wird wie bei den übrigen Schädelaufnahmen fixiert.

Strahlenschutz. Abdecken des Abdomen einschließlich der Gonaden mit Bleigummi etc., Einblenden mit dem Lichtvisier.

Zentralstrahl. Vertikal, tangential auf das kassettenferne Jochbein gerichtet (Abb. 59).

Abstand: 1 m	Folie: feinzeichnend
Raster: FF	Focus: groß

Bemerkung. Andere Möglichkeiten der Jochbeindarstellung sind die Aufnahmen Nr. 4, 14 und 15.

Abb. 59. Röntgenaufnahme zu Nr. 23

24. Unterkiefer (Kiefergelenke und Kieferäste nach Clementschitsch)

Indikationen. Vergleichende Darstellung der Kiefergelenke und Unterkieferäste, auch das Corpus mandibulae ist zu beurteilen.
Weitere Übersichtsaufnahmen des Unterkiefers sind Nr. 2 und Nr. 15.

Position. Sie entspricht der Nr. 19. Durch maximale Öffnung des Mundes treten die Kieferköpfchen tiefer und werden dadurch besser dargestellt.

Fixierung und Strahlenschutz. Wie bei Nr. 19.

Zentralstrahl. Vertikal, verläuft in Richtung Nacken, Höhe des äußeren Gehörganges, Nasenwurzel.

Abstand: 1 m	Folie: feinzeichnend
Raster: FF	Focus: groß

25. Unterkiefer schräg (nach Darling)

Position. Wie zur Aufnahme des Schädels im frontalen Strahlengang, Nr. 3. Das Kinn muß vorgestreckt werden, damit sich der Unterkiefer von der Wirbelsäule freiprojiziert.

Fixierung und Strahlenschutz. Wie bei Nr. 3.

Zentralstrahl. 30° kopfwärts geneigt, auf den kassettennahen Kieferwinkel gerichtet.

Technik. Wie bei Nr. 3.

Bemerkung. Durch Neigung der Nase zur Kassette werden der vordere Anteil des Corpus mandibulae und der Frontzahnbereich besser dargestellt.

26. Unterkiefer am „hängenden Kopf"

Position. Bauchlage, der Körper wird durch Schaumgummikissen soweit angehoben, daß der exakt seitlich liegende Kopf, unterpolstert von Schaumgummikeilen, mit seiner Sagittalebene im Winkel von 25° zur Tischplatte auf der Kassette liegt.

Fixierung und Strahlenschutz. Wie bei Nr. 3.

Zentralstrahl. 12° kopfwärts geneigt zielt er auf den Kieferwinkel der kassettennahen Seite (Abb. 60 und 61).

Abstand: 1 m	Folie: feinzeichnend
Raster: ohne	Focus: klein

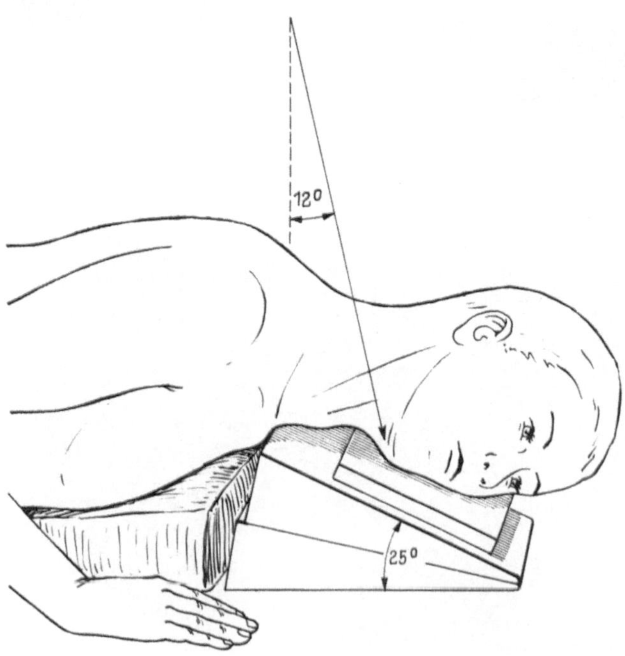

Abb. 60. Situationsskizze zu Nr. 26

Bemerkungen. Bei geschlossenem Mund kommt der hintere Anteil des Unterkiefers, bei geöffnetem Mund der Processus muscularis bevorzugt zur Darstellung (Poppe).

Entsprechend dem Vorgehen bei Nr. 25 wird auch hier durch Anlegen der Nasenspitze an die schräge Kassettenebene der vordere Teil des Unterkiefers mit dem Frontzahnbereich besser dargestellt.

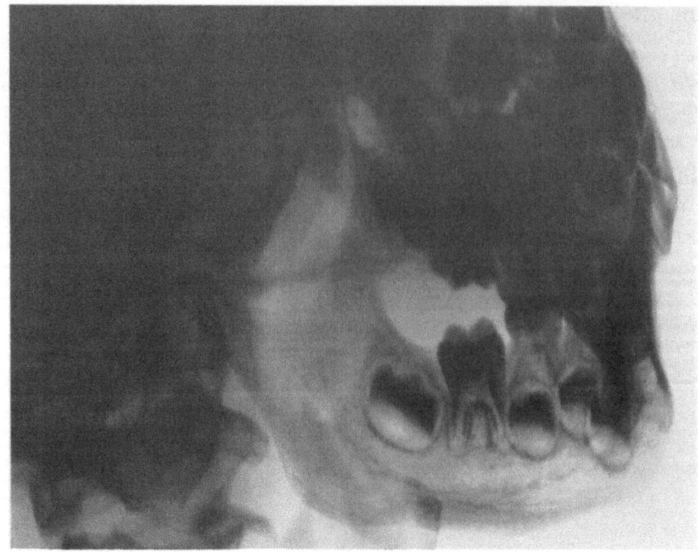

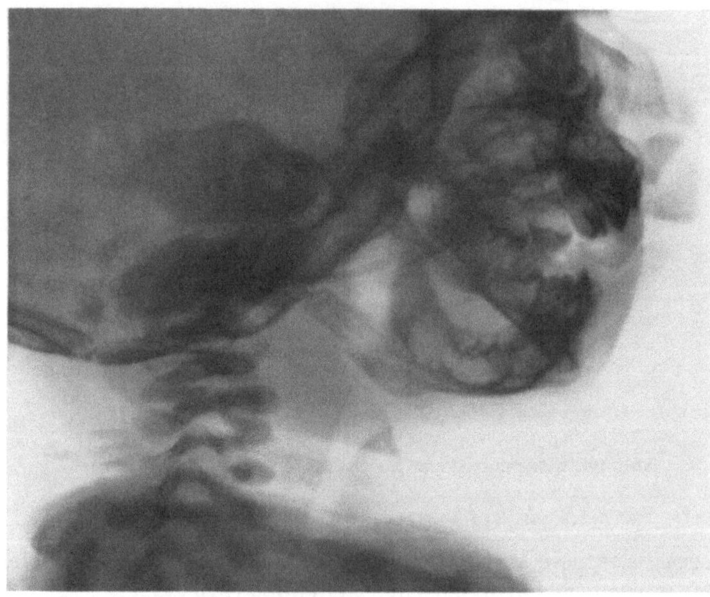

Abb. 61. Röntgenaufnahmen zu Nr. 26, unten: 2 Wochen altes Kind, Gelenkfortsatz noch nicht endgültig verknöchert; oben: 5jähriges Kind

27. Kiefergelenk, modifizierte Aufnahme nach Schüller (Nr. 9)

Position. Das Vorgehen entspricht der Aufnahme Nr. 9.

Zentralstrahl. 30—35° fußwärts geneigt; er zielt durch den Mittelpunkt einer Verbindungslinie zwischen dem gesunden Kieferköpfchen und der Scheitelhöhe auf das kassettennahe Kieferköpfchen (Abb. 62).

Technik. Wie bei Nr. 9.

Bemerkungen. Zur Beurteilung der Funktion kann auch eine Aufnahme mit offenem und eine mit geschlossenem Mund angefertigt werden.

Weitere Spezialaufnahmen des Kieferköpfchens sind die Kontaktaufnahme nach Janker (hohe Strahlenbelastung!) und die Schichtuntersuchung.

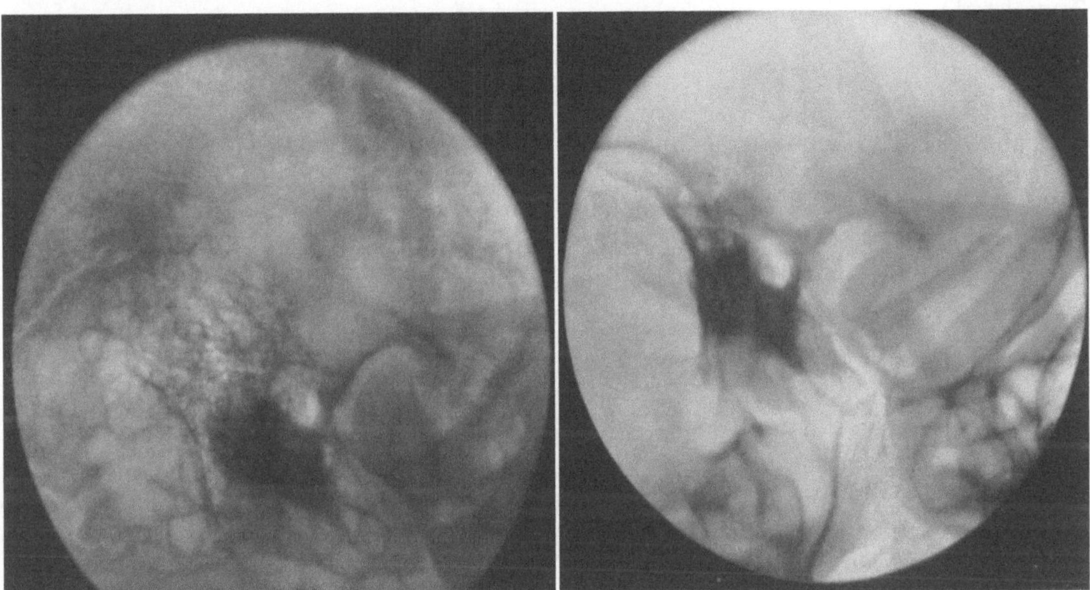

Abb. 62. Röntgenaufnahmen zu Nr. 27, links: bei geschlossenem Mund, rechts: bei geöffnetem Mund

28. Unterkiefer mit Mundboden axial, enoral (nach Clementschitsch)

Indikationen. Darstellung des Unterkiefers in einer anderen Ebene. Untersuchung des Mundbodens bei Verdacht auf Speichelsteine.

Position. Rückenlage, Körper durch Schaumgummikissen angehoben, damit der Kopf weit in den Nacken sinkt.

Fixierung und Strahlenschutz. Wie bei Nr. 22. Der Zahnfilm wird jetzt gegen den Unterkiefer gedrückt.

Zentralstrahl. Von submental auf die Mitte des Filmes in Richtung der Glabellagegend, parallel zur Längsachse der unteren Schneidezähne.

Technik. Wie bei Nr. 22.

29. Aufnahmen der Zähne

Indikationen. Eine routinemäßige Anfertigung eines „Zahnstatus", z. B. bei der Focussuche, ist bei Kindern abzulehnen. Die verdächtigen Zähne müssen angegeben und dann gezielt mit den üblichen enoralen Aufnahmen dargestellt werden. Besser und strahlensparender ist es, die extraoralen Einstellungen des Ober- und Unterkiefers zu benutzen, Nr. 20, 21, 25 und 26.

Andere Indikationen sind Frakturen und Mißbildungen, z. B. Kieferspalten.

Position. Bei kleinen Kindern lassen sich die enoralen Aufnahmen recht gut auf dem Bucky-Tisch ausführen, größere Kinder können im Sitzen mit einer Zahnkugel untersucht werden.

Fixierung. Je nach Alter muß eine Hilfsperson den Zahnfilm in der gewünschten Position halten, dabei gleichzeitig das Kind soweit nötig fixieren.

Strahlenschutz. Abdecken des Abdomen einschließlich der Gonaden mit Bleigummi etc., auch bei Aufnahmen mit der Zahnkugel!

Zentralstrahl. Auf das gewünschte Zahngebiet gerichtet.

30. Panoramix-Aufnahme der Zähne

Indikationen. Alle Fragestellungen, die die Zähne und die angrenzenden Kieferabschnitte betreffen.

Position. Nur bei Kindern möglich, die allein sitzen und eine Kassette halten können.

Fixierung. Keine.

Strahlenschutz. Nicht nötig.

Untersuchungsgang

Die Stielanode einer Körperhöhlenröhre mit einem Brennfleck von 0,1 mm wird tief in die Mundhöhle eingeführt. Der Focus wird für Oberkieferaufnahmen schräg nach oben auf den 2. Molaren, für Unterkieferaufnahmen entsprechend schräg nach unten gerichtet. Der Patient hält einen Film (10 × 24 cm) vor den Mund. Strahlenrichtung von enoral nach außen.
Strahlenbelastung der Mundhöhle 0,05 r pro Aufnahme.

Technik. Filme ohne Folie oder mit flexiblen Verstärkerfolien (Abb. 63).

Bemerkungen. Ein anderes Gerät für Übersichtsaufnahmen der Kiefer ist der „Orthopantomograph" nach Paatero. Mit einer Aufnahme werden Ober- und Unterkiefer zugleich als Panoramabild dargestellt. Belichtungszeit 15 sec; die Methode ist also nur für große Kinder geeignet.

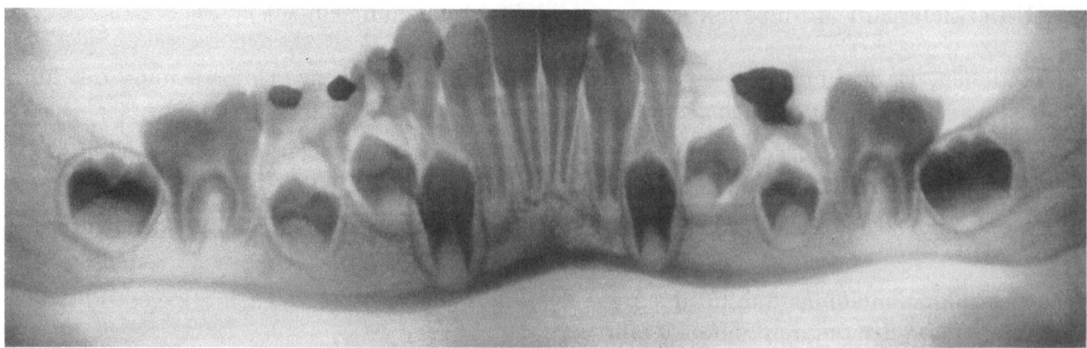

Abb. 63. Röntgenaufnahme zu Nr. 30. 7jähriges Kind

31. Schichtuntersuchungen

Indikationen. Wenn Einzelheiten auf den bisher dargestellten Einstellungen nicht genügend zu beurteilen sind und der Klärung dringend bedürfen, z.B. Frakturen der Kieferköpfchen, der Siebbeinplatte, der Stirnhöhlenhinterwand, am Boden der hinteren Schädelgrube (Abb. 64); gelegentlich zur Tiefenlokalisation von Verkalkungen und zur subtilen Selladiagnostik.

Technik. Einzelschichten, der Schichtwinkel muß sich nach der erwünschten Schichtdicke richten, nach Möglichkeit ist aus den auf S. 2 angegebenen Gründen der Zonographie mit 5—10° Schichtwinkel der Vorzug zu geben.

Durch Aufeinanderlegen mehrerer Folienpaare, z.B. aus der Simultankassette, kann man Simultanschichtaufnahmen mit einem Schichtabstand von etwa 1 mm herstellen; diese Methode ist auch für Schichtuntersuchungen am Schädel geeignet (Couch und Brodie).

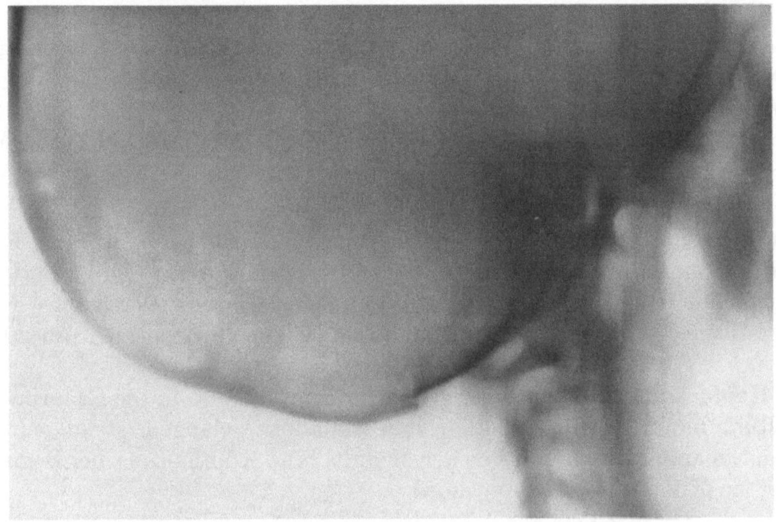

Abb. 64. Schichtaufnahme der hinteren Schädelgrube, Fraktur mit Stufenbildung

B. Untersuchungen mit Kontrastmitteln

32. Die lumbale Luftencephalographie

Indikationen. Hydrocephalus und andere Hirnmißbildungen. Hirnatrophische Prozesse, besonders bei Verdacht auf einseitige Veränderungen, die u. U. schon aus den Schädelübersichtsaufnahmen zu erkennen sind.

Cerebrale Anfallsleiden, die medikamentös schwer oder gar nicht beeinflußbar sind und im EEG Herdsymptome oder eine ausgeprägte Seitenbetonung erkennen lassen. Hirntumoren unter dem Bild eines Krampfleidens sind im Kindesalter sehr viel seltener als bei Erwachsenen.

Bei Zeichen eines erhöhten Schädelinnendruckes jeder Genese ist eine Überdruckmethode indiziert, bei offener Fontanelle ist eine Ventrikulographie vorzuziehen; besteht der Verdacht auf einen Hirntumor (bei Kindern meist infratentoriell), so sollte eine Kontrastmitteluntersuchung nur in Zusammenarbeit mit einem Neurochirurgen vorgenommen werden.

Vorbereitung. Bei *Säuglingen* genügt im allgemeinen eine stärkere Sedierung, z.B. Verophen-Atosil 30—40 min vor Beginn der Untersuchung. Zur Prophylaxe eines Kreislaufkollapses ist gleichzeitig *Depot-Novadral* intramuskulär zu empfehlen (Säuglinge 2—3 mg, Kleinkinder 5—7 mg, Schulkinder 8—10 mg).

Sedierung bei *größeren Kindern* ebenso oder mit dem lytischen Cocktail. Nach Möglichkeit ist in diesem Alter die Untersuchung in Allgemeinnarkose durchzuführen (s. S. 18).

Die Kinder müssen nüchtern und fieberfrei sein.

Position. Wenn keine entsprechende Haltevorrichtung vorhanden ist, sitzt das Kind auf einem Untersuchungstisch, eine Halteperson hält es unter den Armen, eine zweite fixiert den Kopf.

Die Lendenwirbelsäule ist gebeugt, um die Punktion zu erleichtern. Der Kopf wird streng in der Median-Sagittal-Ebene gehalten, die Auge-Ohr-Linie ist zur Horizontalen um 20° gesenkt, das Kinn angezogen.

Bei zu starker Kopfneigung nach vorn steigt die Luft vorwiegend in die Cisterna magna, bei zu steiler Kopfhaltung kann die Luft direkt in den Aquädukt gelangen, steigt jedoch gleichzeitig vermehrt in den Subarachnoidalraum vor der Medulla. Die Kopfhaltung bei Beginn der Füllung ist daher immer ein Kompromiß (ROBERTSON).

Eine abgewandelte Position empfiehlt DECKER für schwer kranke Kinder und bei fehlender Halterungsmöglichkeit: schräge Bauchlage, kopfwärts 45° ansteigend, das Kinn wird soweit angehoben, daß auch eine Narkosebeatmung möglich ist; der 4. Ventrikel steht dabei fast senkrecht.

Untersuchungsgang.

Nach der Lumbalpunktion wird sofort mit der Luftfüllung begonnen, ohne Liquor abtropfen zu lassen. Durch einen der Kanüle aufgesetzten Hahn wird das Abfließen von Liquor während des Spritzenwechsels verhindert. Mit einer leicht gehenden 5- oder 10-ml-Spritze wird die Luft langsam injiziert, durch Anziehen des Kolbens kann man sich überzeugen, ob nur Liquor und keine Luft zurückfließt. So wird schrittweise die Luft in der Spritze gegen Liquor ausgetauscht.

Injektionsgeschwindigkeit. Nicht mehr als 5 ml Luft pro Minute, da die Passage durch den Aquädukt nicht schneller geht.

Gesamtmenge je nach Alter 15—40 ml Luft, nur bei erheblichem Hydrocephalus mehr.

Gegenüber der früher üblichen Technik, eine dem injizierten Luftvolumen entsprechende oder größere Liquormenge abzulassen, haben sich neuerdings die *Überdruckmethoden* in verschiedenen Variationen bewährt und durchgesetzt.

a) Es wird weniger Liquor — etwa die Hälfte — abgelassen als Luft injiziert (LINDGREN, LENNARTZ u.a.).

b) Es wird praktisch kein Liquor entnommen (SLOSBERG).

Druckmessungen haben gezeigt, daß sich bei beiden Methoden die intrakraniellen Druckverhältnisse innerhalb weniger Stunden wieder normalisieren. Die subjektiven Beschwerden sollen

geringer sein als bei der früher üblichen Füllungstechnik. Weitere Literatur s. bei PARAICZ u. SZENASY.
Gegen Ende der Füllung wird die Neigung des Kopfes verringert, dadurch kann man eine maximale Füllung der Ventrikel erhalten. Bei leichter Rückwärtsneigung des Kopfes steigt die Luft in die basalen Cisternen.
Ist die Füllung beendet, wird die Lumbalkanüle entfernt und das Kind auf den Rücken gelegt.

Sechs Standardaufnahmen werden angefertigt:

1. Fronto-occipitale Aufnahme

Wie bei der entsprechenden Schädelübersichtsaufnahme Nr. 1 (Abb. 65).

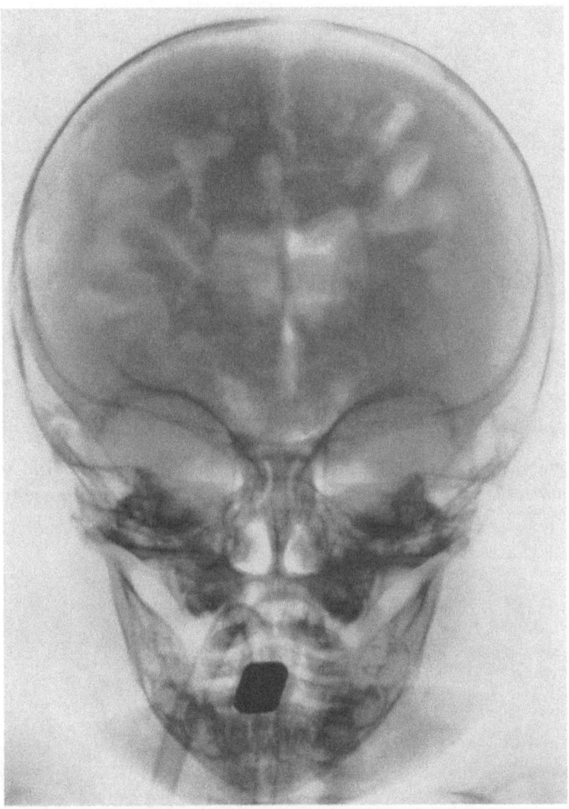

Abb. 65. Röntgenaufnahme zu Nr. 32. Ventrikelsystem fronto-occipital. Intubationsnarkose

2. Frontale Aufnahme

Bei horizontalem Strahlengang, zur Darstellung der Vorderhörner und der vorderen Teile des 3. Ventrikels.
Position. Rückenlage, Median-Sagittal-Ebene des Kopfes steht senkrecht. Das Kind wird durch Schaumgummikissen erhöht gelagert, damit der Schädel von der Tisch-Ebene frei projiziert dargestellt werden kann. Verwendung einer Lysholm-Blende oder eines stehenden Rasters. Der Kopf wird an ein der Schulterbreite entsprechendes Schaumgummikissen angelegt.
Fixierung. Bei *Säuglingen* Körper durch Kompressorium gehalten, der Kopf am Kinn mit der strahlengeschützten Hand. Arme am Thorax angewickelt. *Größere Kinder* entsprechend; bei Anaesthesie erübrigt sich eine spezielle Fixierung.

Strahlenschutz. Abdomen einschließlich der Gonaden mit Bleigummi etc., Einblenden mit dem Lichtvisier.

Zentralstrahl. Etwas oberhalb und vor dem äußeren Gehörgang, horizontal (Abb. 66 und 67).

Abstand: 1 m	Folie: universal
Raster: Lysholm-Blende oder stehendes Raster	Focus: groß

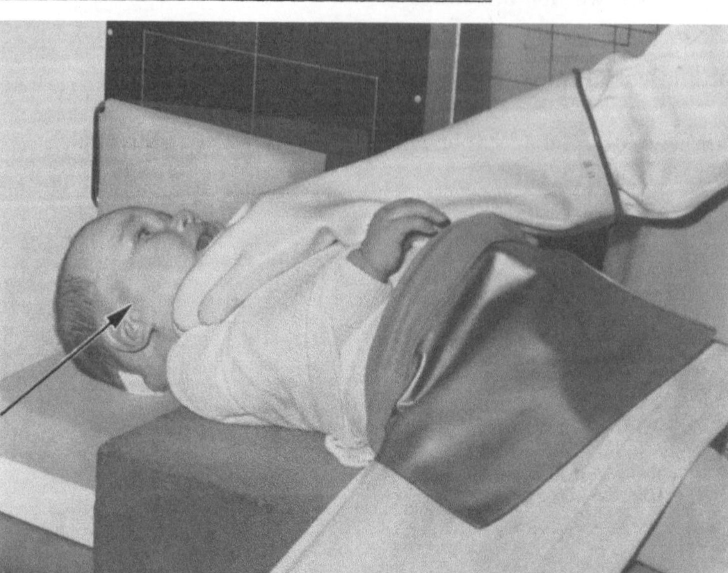

Abb. 66. Position zu Nr. 32, Aufnahme 2: frontale Aufnahme der Vorderhörner bei horizontalem Strahlengang. Lysholm-Blende. Strahlenschutz

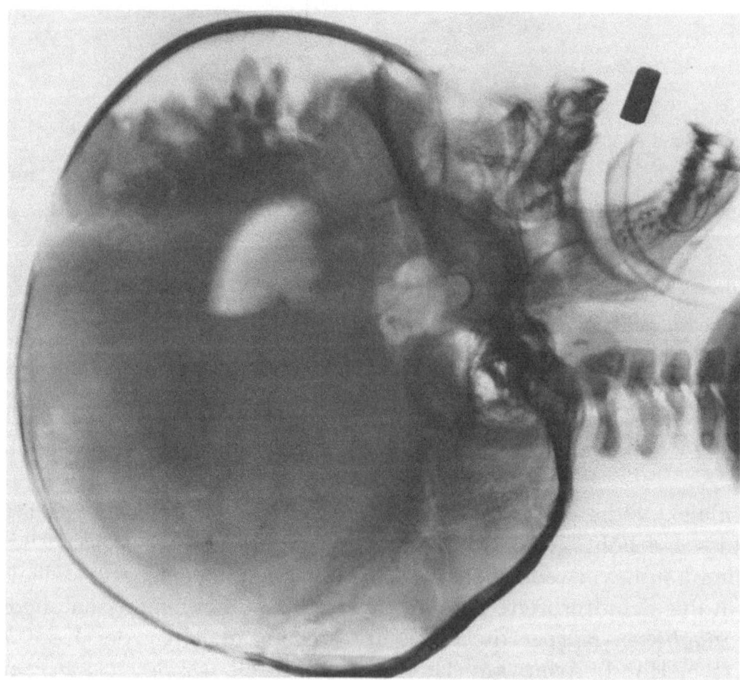

Abb. 67. Röntgenaufnahme zu Abb. 66

3. Frontale Aufnahme

Horizontaler Strahlengang zur Darstellung der Hinterhörner und des hinteren Teiles des 3. Ventrikels, des Aquäduktes und des 4. Ventrikels.

Position. Bauchlage, erhöht wie bei 2, der Kopf wird durch Schaumgummikissen an der Stirn abgestützt, dadurch bleiben Mund und Nase frei für die Atmung bzw. für die Intubationsnarkose.

Technik. Sonst wie Aufnahme 2 (Abb. 68 und 69).

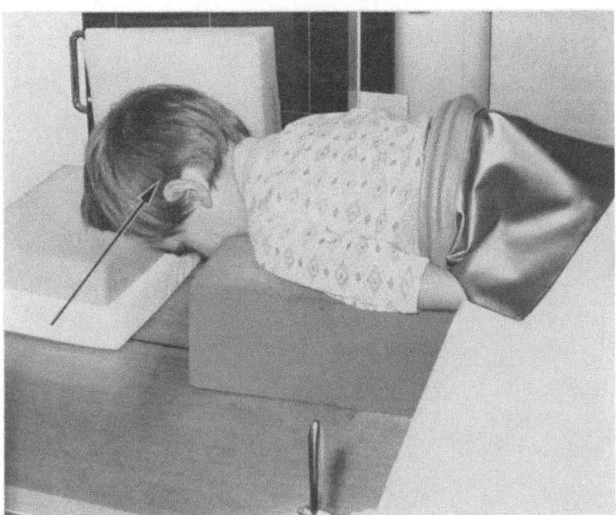

Abb. 68. Position zu Nr. 32, Aufnahme 3: frontale Aufnahme der Hinterhörner bei horizontalem Strahlengang. Das Kind ist so gelagert, daß Mund und Nase für die Narkose frei zugänglich sind

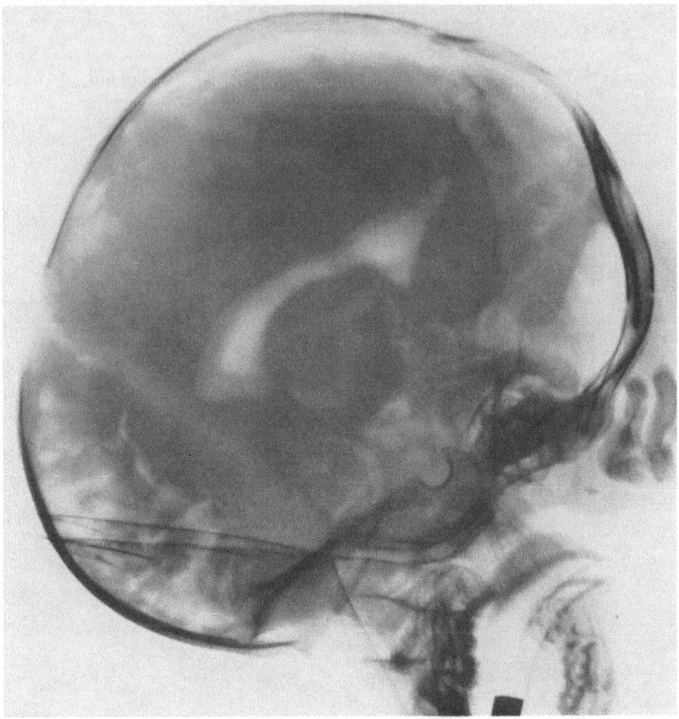

Abb. 69. Röntgenaufnahme zu Abb. 68. Intubationsnarkose

4. Occipito-frontale Aufnahme

Vertikaler Strahlengang, zur Darstellung der Hinterhörner (Abb. 70).
Technik. Wie die entsprechende Schädelaufnahme Nr. 2.

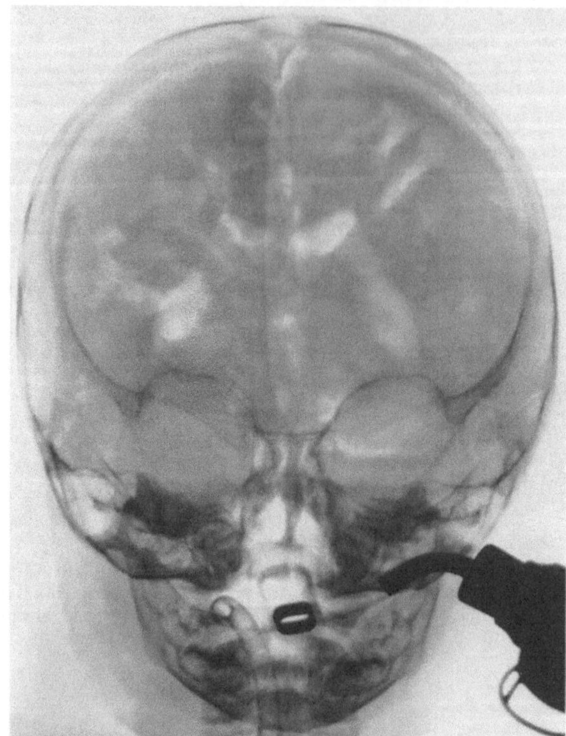

Abb. 70. Röntgenaufnahme zu Nr. 32, 4. Aufnahme, occipito-frontal

5. und 6. Frontale Aufnahmen

In rechter bzw. linker Seitenlage (Abb. 71 und 72).

Technik. Wie die entsprechende Übersichtsaufnahme des Schädels Nr. 3. —

Die Aufnahmen werden sofort entwickelt und beurteilt. In den meisten Fällen wird das diagnostische Ziel mit diesen 6 Bildern zu erreichen sein. —

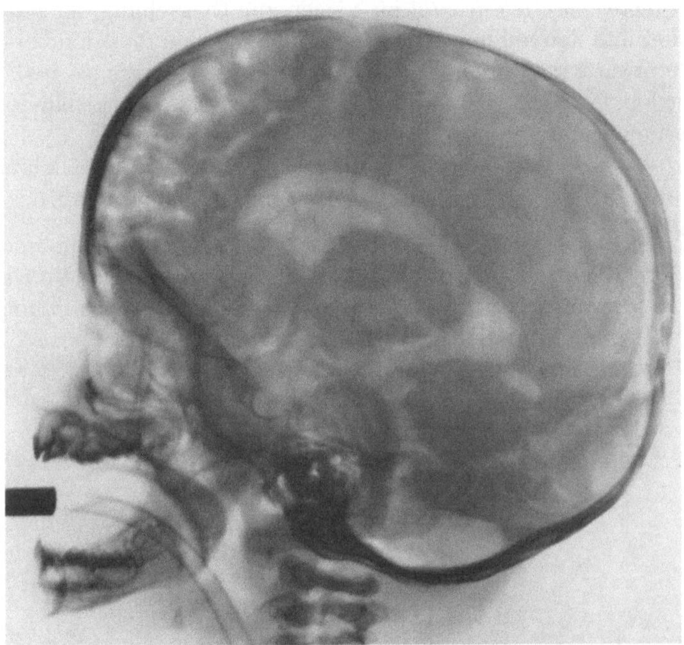

Abb. 71. Röntgenaufnahme zu Nr. 32, 5. Aufnahme, frontal in rechter Seitenlage

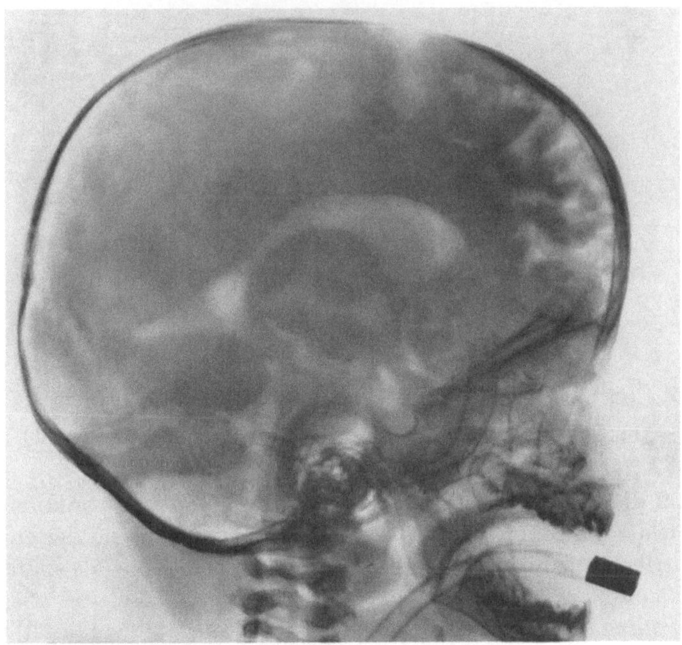

Abb. 72. Wie Abb. 71, linke Seitenlage

Ergänzungen. Bei stärkerer Seitendifferenz in der Füllung der Seitenventrikel kann man versuchen, durch entsprechende Lagerungsmanöver einen Ausgleich herzustellen, eventuell unter Durchleuchtungskontrolle.

Fronto-occipitale und *frontale Aufnahmen.* Horizontaler Strahlengang in aufrechter Position. Hiermit können Höhendifferenzen in der oberen Begrenzung der Seitenventrikel besser beurteilt werden, ferner subdurale Luftansammlungen und deren Ausdehnung (SCHÄFER).

Halbaxiale Aufnahme, occipito-frontal im Liegen zur Darstellung der hinteren Schädelgrube mit dem 4. Ventrikel und den angrenzenden Cisternen. Wie bei Schädelübersicht Nr. 2, Zentralstrahl jedoch 25° kopfwärts gekippt, vom Nacken zur Stirn-Haargrenze verlaufend.
Eine andere Projektion der Schädelbasis und auch der Ventrikel zur genaueren Beurteilung einer fraglichen Verlagerung bietet die

halbaxiale Aufnahme im fronto-occipitalen Strahlengang, wie Schädelaufnahme Nr. 4, oder auch im Sitzen, horizontaler Strahlengang bei entsprechender Neigung des Kopfes nach vorn.

Spitzen der Temporalhörner, dargestellt in Projektion auf die Augenhöhlen: fronto-occipital, Kopf etwas nach dorsal flektiert, Auge-Ohr-Linie 20° cranialwärts der Vertikalen, Zentralstrahl senkrecht auf die Nasenwurzel gerichtet. Zur Förderung der Luftansammlung in den Temporalhörnern empfiehlt TAVERAS, mit dem Patienten aus der Bauchlage einen Purzelbaum in die Rückenlage auszuführen (Abb. 73).

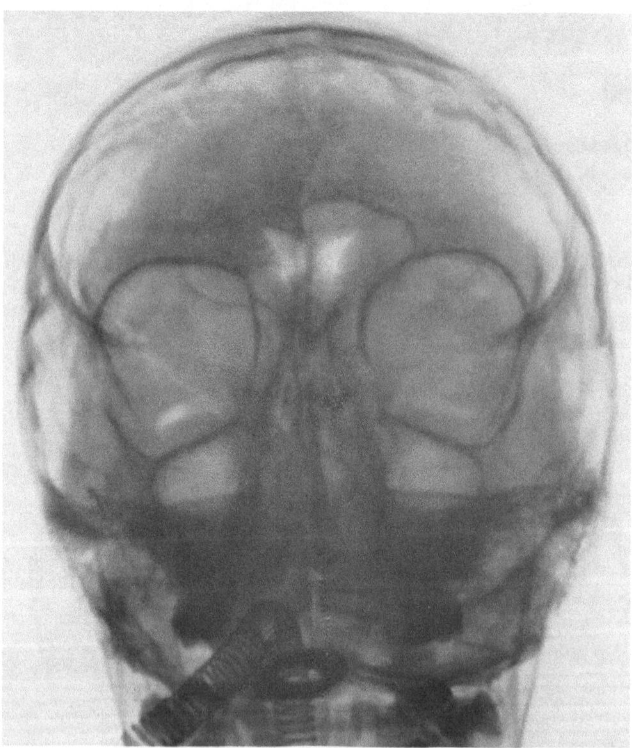

Abb. 73. Darstellung der Temporalhörner

Wenn es speziell auf die *Darstellung des 4. Ventrikels und Aquäduktes* ankommt, macht man eine Aufnahme im seitlichen horizontalen Strahlengang im Sitzen während der ersten Füllungsphase; die genannten Ventrikelabschnitte stellen sich hierbei oft besser dar als später, da sie dann u.U. wieder luftleer sein können.
Die *gesteuerte Luftfüllung* setzt ein entsprechendes Aufnahmegerät voraus. Weitere spezielle Einstellungen finden sich bei KAUTSKY und ZÜLCH, TAVERAS, E. G. ROBERTSON, LINDGREN.

33. Die Ventrikulographie

Indikationen. Erhöhter Schädelinnendruck bei noch offener großer Fontanelle. Bei sehr großem Hydrocephalus, wenn die Lumbalpunktion z.B. wegen einer Meningocele nicht möglich ist. Bei dieser Methode wird Hirngewebe verletzt; auf den Röntgenbildern sind oft ein bis mehrere Millimeter breite luftgefüllte Stichkanäle dargestellt.

Kontraindikationen. Verdacht auf Massenverschiebung des Gehirns. Bei Punktion der Arteria pericallosa, die genau median auf dem Balken verläuft, ist eine tödliche Blutung möglich.

Vorbereitung. Wie zur lumbalen Luftencephalographie.

Position. Zur Ventrikelpunktion liegt das Kind in Rückenlage, die Median-Sagittal-Ebene des Schädels steht genau senkrecht, der Kopf wird von beiden Seiten mit flachen Händen gehalten.

Untersuchungsgang.

Ventrikelpunktion. Einstich in der rechten Ecke der großen Fontanelle, 1,5—2,0 cm neben der Mittellinie und vor der Kranznaht. Hilfslinien: eine sagittale, die durch den medialen Augenwinkel geht und eine frontale, die beiderseits die Augen-Ohr-Linie halbiert; die Einstichstelle liegt an dem Kreuzungspunkt beider Hilfslinien (Abb. 74).

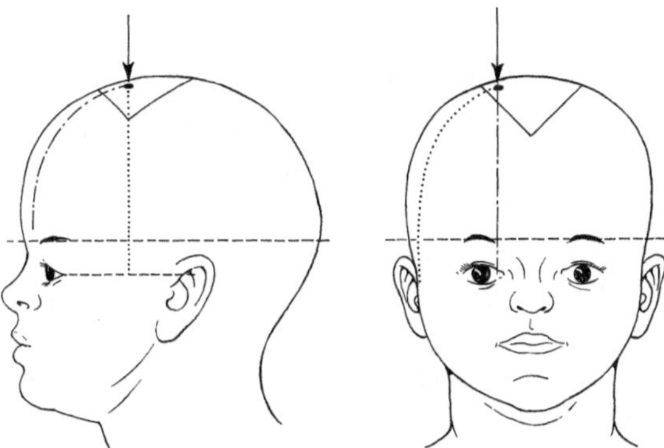

Abb. 74. Situationsskizze zur Ventrikelpunktion. (Nach MISKOLCZNY u. WALTNER.) —·—·— sagittale Hilfslinie; ········ frontale Hilfslinie. Der Kreuzungspunkt beider Linien im Bereich der Fontanelle entspricht der Einstichstelle. - - - - - - - Augenbrauenebene

Man führt die Nadel in Richtung auf den medialen Augenwinkel oder senkrecht zur Schädeloberfläche ein. Die maximale Einstichtiefe wird durch eine Ebene bestimmt, die durch beide Augenbrauen gelegt wird.

Es hat sich praktisch bewährt, zu Beginn eine Fontanellenpunktion auszuführen und erst nach deren negativem Ergebnis die Ventrikelpunktion anzuschließen.

Nach Erreichen des Vorderhornes langsamer Liquorluftaustausch mit einer leicht gehenden 2—5 ml-Spritze, Gesamtmenge 10—15 ml Luft, bei großem Hydrocephalus mehr. Über die Druckverhältnisse kann man sich durch Kontrolle der Fontanellenspannung orientieren.

Läßt sich kein Liquor mehr ansaugen, so liegt die Spitze der Kanüle nicht mehr unterhalb des Luftliquorspiegels. Man dreht den Kopf des Kindes vorsichtig auf die Seite, anpunktierter Ventrikel unten, bis wieder Liquor abfließt.

Nach Beendigung der Füllung Entfernung der Kanüle und Druckverband auf die Punktionsstelle.

Standardaufnahmen und *Ergänzungen* wie bei der lumbalen Luftencephalographie. Asymmetrische Ventrikelfüllungen müssen durch entsprechende Lagerung ausgeglichen werden, eventuell unter Durchleuchtungskontrolle.

Ergänzungen. Bei Mißbildungen, wie Meningomyelocelen und der Arnold-Chiari-Deformität, kann man durch Überführung der Luft aus dem Ventrikelsystem in den Spinalraum seine Darstellung erreichen (LEWIT): Der Patient wird wie zur submento-vertikalen Schädelaufnahme gelagert. Die Luft steigt dabei durch den 3. Ventrikel, Aquädukt, 4. Ventrikel in den Vertebralkanal. Es muß soviel Luft im Ventrikelsystem sein, daß in dieser Position der Liquorluftspiegel unterhalb des Foramen Monroi steht.

1. Aufnahme: Darstellung des ventralen cervicalen Subarachnoidalraumes, horizontaler Strahlengang, frontal.

2. Aufnahme: Das Kind wird bei tief gehaltenem Kopf in Bauchlage gebracht, Aufnahme in horizontalem Strahlengang, frontal zur Darstellung des dorsalen cervicalen Subarachnoidalraumes und der Cisterna cerebello-medullaris. Dabei läßt sich die Arnold-Chiarische Mißbildung diagnostizieren.

3. Durch Anheben des Beckens kann die Luft auch in den lumbalen Teil des Spinalkanals aufsteigen und dort zur Darstellung von Meningocelen dienen. Bei Säuglingen genügt die überführte Luft aus dem dilatierten Ventrikelsystem (s. Nr. 35b).

Bemerkungen. In seltenen Fällen wird die Ventrikulographie mit einem positiven Kontrastmittel wie Pantopaque, z. B. zur Tumordiagnostik, ausgeführt (DECKER). Problematisch ist hier wie bei der Myelographie die Entfernung der nicht resorbierbaren Substanz.

34. Die Darstellung des Subduralraumes mit Luft

Indikationen. Verdacht auf subdurale Hämatome postpartal oder nach Frakturen, subdurale Ergüsse nach Meningitiden. Die Untersuchung ist nur möglich bei noch offener großer Fontanelle.

Vorbereitung. Entsprechend der Ventrikulographie.

Position. Rückenlage, der Kopf wird mit beiden Händen gehalten, Median-Sagittal-Ebene senkrecht.

Punktion. Fingerbreit neben der Mittellinie wird ganz flach durch das Bindegewebe der Fontanelle eingestochen. Sofern sich Flüssigkeit entleert, wird diese mit einer 2—5 ml-Spritze langsam gegen Luft ausgetauscht.

Untersuchungsgang.
Da es auf die Darstellung eines Flüssigkeitsspiegels ankommt, werden die folgenden Standardaufnahmen im horizontalen Strahlengang ausgeführt:

1. Sagittal, fronto-occipital in aufrechter Position.

Fixierung. Die Kinder müssen im Sitzen gehalten werden; da es sich stets um Säuglinge handelt, ist am günstigsten für alle Aufnahmen die „Babix"-Hülle, Aufnahme im Hängen am Aufnahmestativ oder Vertigraphen.

Strahlenschutz. Abdomen einschließlich der Gonaden abdecken, Einblenden mit dem Lichtvisier.

Zentralstrahl. Nasenwurzel (Abb. 75).

Abstand: 1 m	Folie: universal
Raster: Bucky-Blende am Vertigraphen, stehendes Raster am Aufnahmestativ, notfalls auch ohne	Focus: groß

Ergänzung. Eine Aufnahme im frontalen Strahlengang bei Position wie Aufnahme 1 zeigt den Ergußspiegel in seiner sagittalen Ausdehnung.

2. Aufnahme in Rückenlage, frontaler Strahlengang, wie Aufnahme 2 von Nr. 32 (Abb. 76).

3. Bauchlage, frontaler Strahlengang, Technik wie Aufnahme 3 von Nr. 32 (Abb. 77).

4. Seitenlage, sagittaler Strahlengang. Wenn sich bei den bisherigen Aufnahmen eine einseitige

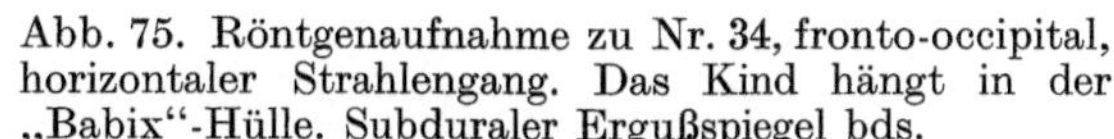
Abb. 75. Röntgenaufnahme zu Nr. 34, fronto-occipital, horizontaler Strahlengang. Das Kind hängt in der „Babix"-Hülle. Subduraler Ergußspiegel bds.

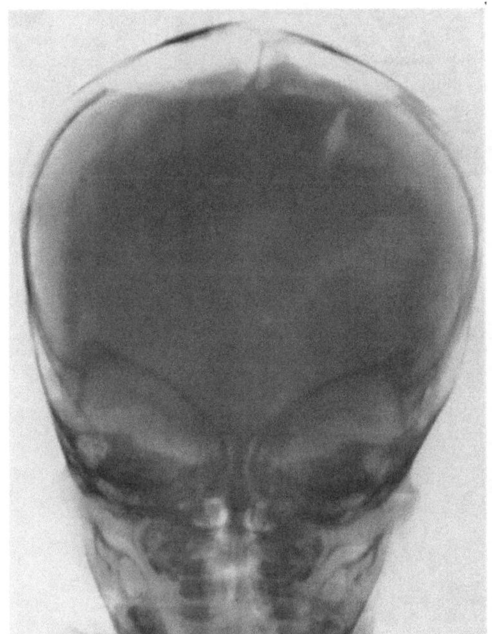
Abb. 75

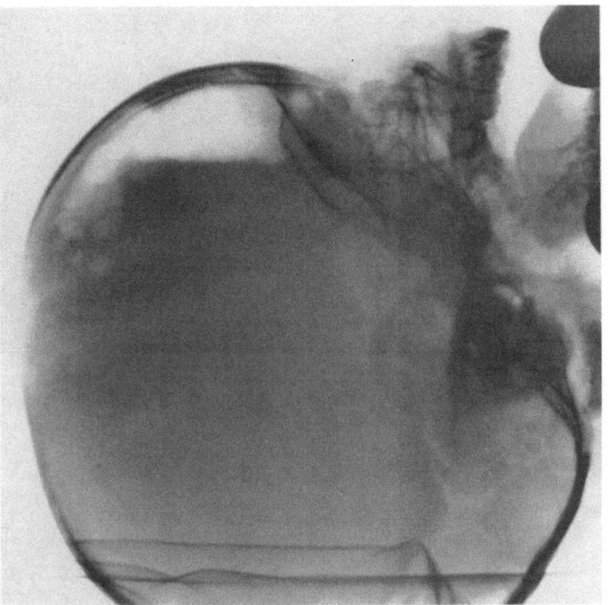
Abb. 76

Abb. 76. Röntgenaufnahme zu Nr. 34. Rükkenlage, frontaler Strahlengang

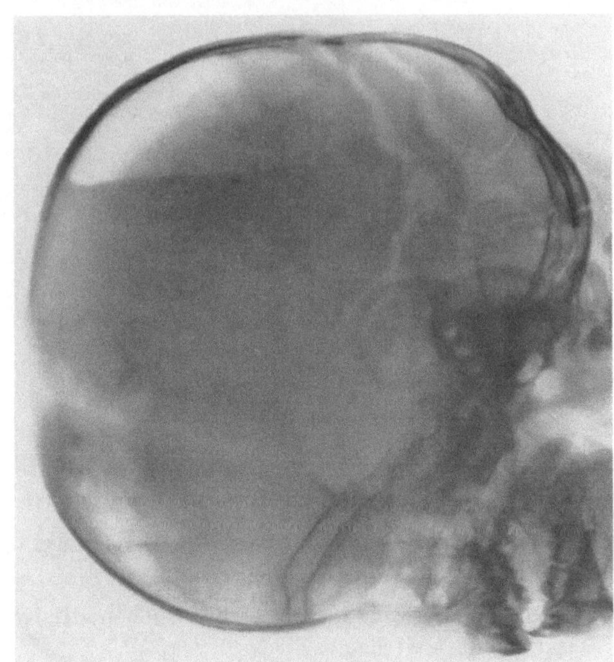
Abb. 77

Abb. 77. Röntgenaufnahme zu Nr. 34, Bauchlage, frontaler Strahlengang

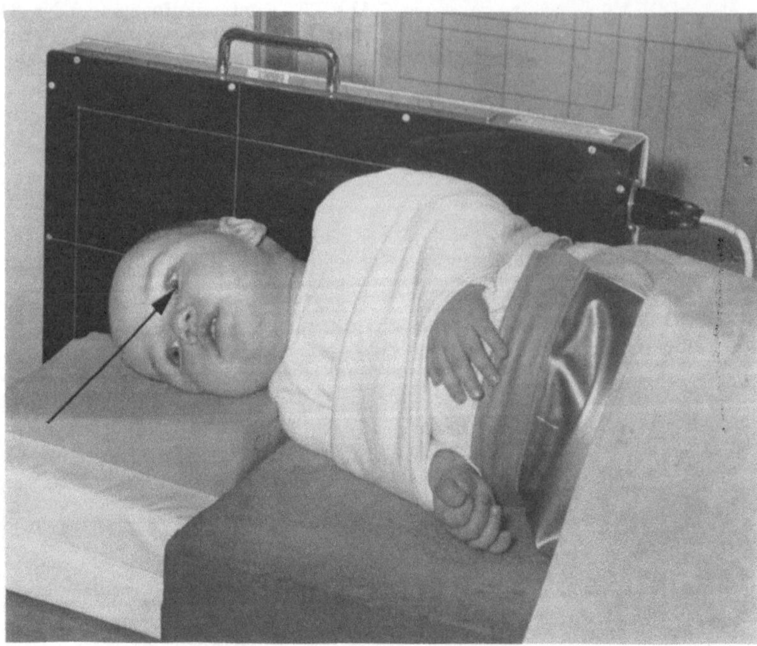

Abb. 78. Position zu Nr. 34, rechte Seitenlage, horizontaler Strahlengang. Arme mit Binden am Thorax festgewickelt, Becken mit Fixiergurt gehalten. Lysholm-Blende, Strahlenschutz

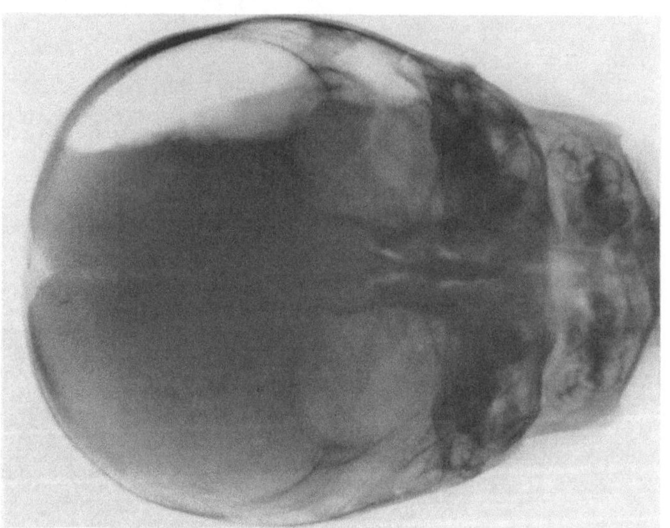

Abb. 79. Röntgenaufnahme zu Abb. 78

Füllung ergeben hat, liegt die gesunde Seite unten, sind beide Seiten gefüllt, muß diese Aufnahme in rechter und linker Seitenlage ausgeführt werden (Abb. 78 und 79).

Position. Das Kind wird mit Körper und Kopf auf der Schaumgummiunterlage in exakte Seitenlage gebracht.

Fixierung. Körper und Arme wie beschrieben, der Kopf muß notfalls am Kinn von der geschützten Hand gehalten werden.

Zentralstrahl. Auf das oben liegende Auge.

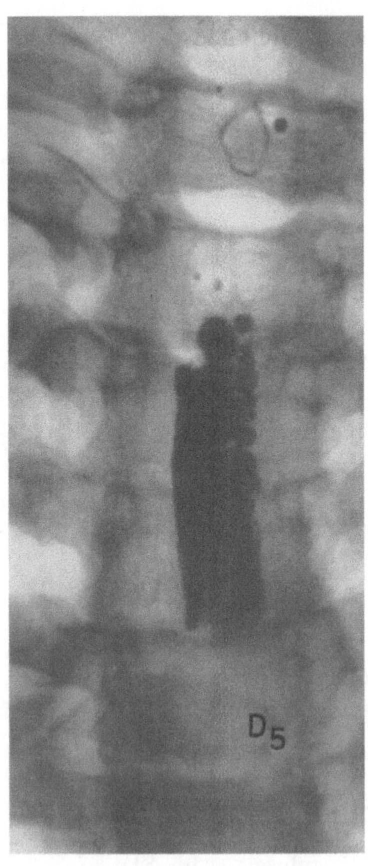

35. Die Myelographie

Indikationen. Die bei Kindern seltenen intra- und extraduralen Tumoren.

Neurologische Symptome, die auf einen spinalen Prozeß hinweisen und an eine vordere Meningocele denken lassen (Hauteinziehungen über der Wirbelsäule),

multiple Anomalien der Wirbelsäule mit neurologischen Ausfällen bei und ohne Vorliegen eines Lipoms über der Wirbelsäule.

a) Darstellung mit positivem Kontrastmittel: Jodester (Pantopaque) wird nur geringfügig resorbiert, muß nach der Untersuchung möglichst vollständig entfernt werden. Nur bei strenger Indikation (Abb. 80).

b) Darstellung mit negativem Kontrastmittel: Gas-Liquoraustausch in Beckenhochlagerung bis kein Liquor mehr kommt und ein Überdruck von 200—250 mm H_2O herrscht. Verwendung von Sauerstoff oder Luft. Übersichtsaufnahmen in Bauch- und eventuell in Rückenlage frontal, horizontaler Strahlengang, *Schichtuntersuchung.* Die Methode ist wesentlich harmloser als a), 95% der Tumoren wurden nachgewiesen; auch inkomplette Stops sind im Gegensatz zur Pantopaque-Myelographie zu erfassen (LINDGREN). Weitere Angaben s. bei TAVERAS und DECKER.

Abb. 80. Myelographie mit Pantopaque: Passage-Stop durch Tumor in Höhe von D_5

36. Szintigraphie der Liquorräume

Menschliches Serumalbumin, das mit ^{131}J markiert ist, wird in die Ventrikel oder in den Spinalkanal injiziert. Durch Szintigraphie können im Lumbalkanal raumfordernde Prozesse, auch inkomplette Stops nachgewiesen werden. Für die pädiotrische Neuro-Radiologie von besonderem Interesse ist die Funktionskontrolle eines Drainage-Systems bei Hydrocephalus (Spitz-Holter-Ventil etc.). Die Strahlenbelastung des Liquorraumes wird je nach Dosis mit 3—20 r angegeben (DIETZ, ZEITLER und WOLF).

Hirntumoren, Hirnmetastasen von Tumoren und Hirnabscesse führen zu einer Störung der Bluthirnschranke. Dadurch lassen sie sich durch verschiedene Verfahren der Szintigraphie lokalisieren und teilweise auch spezifizieren. Die Treffsicherheit der Methode ist bei den im Kindesalter häufigeren infratentoriellen Tumoren schlechter als bei den supratentoriellen. Einzelheiten über die Isotopen und ihre Anwendungstechnik bei O. WILCKE.

37. Die cerebrale Angiographie

Für die Untersuchung sind Serienaufnahmen in 2 Ebenen erforderlich. Die Technik unterscheidet sich im Prinzip nicht von der bei Erwachsenen üblichen.

Indikationen. Verdacht auf Gefäßmißbildungen, wie arteriovenöse Fisteln und Aneurysmen. Supratentorielle Geschwülste, Verdacht auf traumatisch bedingte epidurale und sub-durale Blutungen. Gefäßverschlüsse und frühkindliche Gefäßprozesse mit Cerebralschäden.

Die Versorgungsgebiete der Aa. cerebri ant. et med. werden durch Füllung der gleichseitigen A. carotis int., die Gefäße des Vertebralis-Basilaris-Kreislaufes in der hinteren Schädelgrube durch Füllung einer A. vertebralis dargestellt. Eine technische Erleichterung wurde neuerdings durch die retrograde Kontrastinjektion in die A. brachialis oder femoralis erreicht. Bei der Injektion in die rechte A. brachialis stellen sich die Aufzweigungen von Carotis und Vertebralis dar, von der linken A. brachialis aus wird die A. vertebralis allein gefüllt.

38. Die Darstellung der Nasenhöhlen mit Kontrastmittel

Indikationen. Verdacht auf Choanalatresie. Bei doppelseitiger Atresie besteht schon beim Neugeborenen eine bedrohliche Atemstörung. Bei einseitigem Verschluß sind therapieresistente eitrige Rhinitis und Sinusitis sowie Behinderung der Nasenatmung hinweisende Zeichen.

Vorbereitung. Reinigung der vorderen Nasenabschnitte durch Absaugen und vorsichtiges Spülen.

Kontrastmittel. Wasserlöslich, viscös.

Position. Rückenlage wie zur sagittalen Schädelübersichtsaufnahme.

Fixierung. Am besten in der ,,Babix“-Hülle oder wie bei der Schädelaufnahme Nr. 1.

Strahlenschutz. Wie bei allen Schädeluntersuchungen.

Untersuchungsgang.

Mit einem feinen Polyvinyl-Katheter (Ernährungssonde für Frühgeborene) wird das Kontrastmittel in Rückenlage eingefüllt, nach etwa 1 ml wird die Sonde entfernt. Anschließend Aufnahmen des Gesichtsschädels in 2 Ebenen.

1. Fronto-occipital im sagittalen Strahlengang wie Nr. 1,

2. Frontal wie Nr. 3; oder, bei gleicher Position wie 1., im horizontalen Strahlengang.

Vor Füllung der 2. Nasenseite muß das Kontrastmittel aus der zuerst dargestellten Seite weitgehend entfernt werden, dann Wiederholung des beschriebenen Verfahrens (Abb. 81).

Bemerkungen. Die Untersuchung kann auch unter Durchleuchtungskontrolle mit Zielaufnahmen durchgeführt werden.

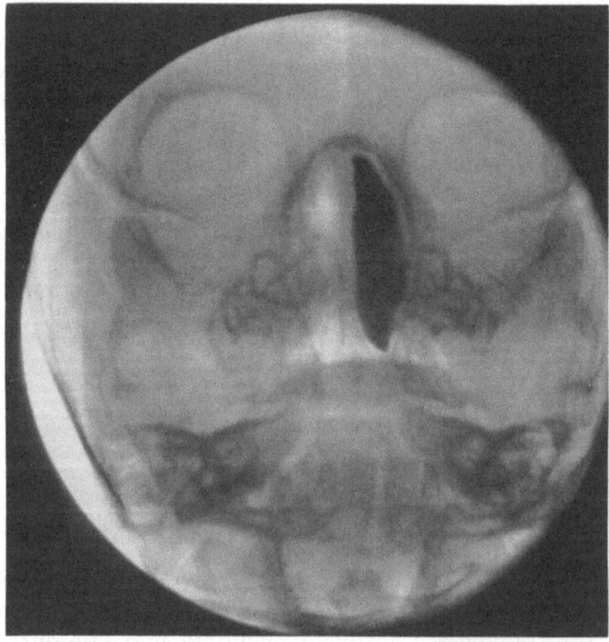

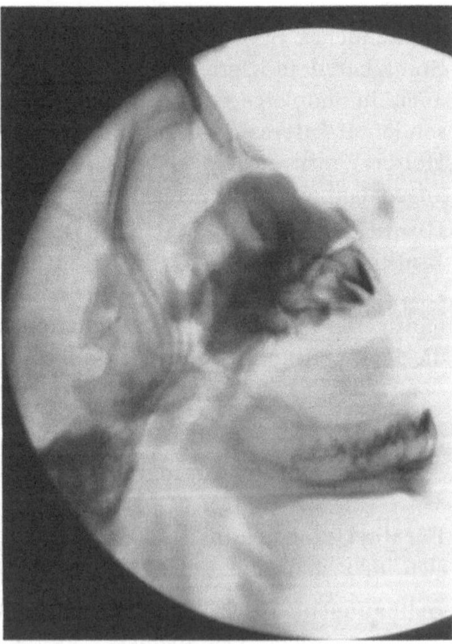

Abb. 81. Röntgenaufnahme zu Nr. 38. Choanalatresie bds. Darstellung der linken Seite in zwei Ebenen. 3 Monate alter Säugling

39. Die Sialographie

Indikationen. Chronische Sialoadenitiden bzw. Sialoadenosen, unklare rezidivierende Schwellungszustände, vor allem mit Verdacht auf Abflußbehinderung durch Speichelsteine. Stenosen anderer Genese, Fisteln und Tumoren sind bei Kindern außerordentlich selten.

Kontraindikationen. Akute Entzündungen der Speicheldrüsen.

Vorbereitung. Bei *Kleinkindern* am besten Intubationsnarkose, bei *größeren Kindern* nach Bedarf Sedierung.

Instrumentarium. Zur Füllung verwendet man entweder stumpfgeschliffene Punktionskanülen 0,5—1 mm stark oder Polyvinyl-Sonden 0,5—0,9 mm mit Führungsdraht, an der Spitze konisch zulaufend, oder bei jüngeren Kindern schräg zugespitzt.
Dazu eine 1 ml-Spritze und Mundsperrer, Spatel, kleine Kocherklemme, anatomische Pinzette.

Kontrastmittel. Schwerflüssige Jodöle, die nur langsam wieder ausgeschieden werden: Lipiodol F und UF 40% oder Neo-Jodipin 20% und 40%, Jodochloral-Dionosil. Diese eignen sich besonders für die blinde Füllung auf dem Buckytisch.
Bei der Untersuchung unter Sichtkontrolle mit dem Bildverstärker kann man auch viscöse wasserlösliche trijodierte Kontrastmittel, die relativ rasch wieder ausgespült werden, verwenden: Endografin viscös und andere. Als Anhaltspunkt für die etwa benötigten Kontrastmittelmengen möge die Tabelle 3 dienen:

Tabelle 3

	Parotis-Gangsystem		Submandibularis-Gangsystem	
	normal	pathologisch erweitert	normal	pathologisch erweitert
1— 3 Jahre	0,1—0,2 ml	—0,3 ml	0,1—0,2 ml (1—6 Jahre)	—0,3 ml (1—6 Jahre)
3— 6 Jahre	0,2—0,3 ml (3—10 Jahre)	—0,7 ml (3—10 Jahre)		
6—10 Jahre	0,2—0,4 ml		0,3 ml (6—14 Jahre)	—0,4 ml (6—14 Jahre)
10—14 Jahre	0,3—0,5 ml	—1,0 ml		

Fixierung. Bei Untersuchung im Liegen oder Sitzen müssen die Kinder von einer Hilfsperson gehalten werden. Bei Narkose erübrigt sich eine Fixierung.

Strahlenschutz. Abdecken des Abdomen einschließlich der Gonaden, Einblenden.

Untersuchungsgang.
Vor Beginn der Kontrastmittelfüllung eine oder mehrere Leeraufnahmen zur Feststellung von Speichelsteinen:

1. Bei der Parotis Sagittalaufnahme des Unterkiefers (Nr. 24) oder die gleiche Einstellung auf ein Kiefergelenk zentriert, parasagittal.

2. Bei der Submandibularis enorale Aufnahme des Unterkiefers (Nr. 28).

Sondierung und Kontrastmittelfüllung des Ductus parotidicus:

Die Öffnung des Ganges ist neben der Krone des 2. oberen Molaren gelegen. Die Identifizierung der Öffnung ist mit feinster Knopfsonde möglich oder wird durch wiederholtes Trockentupfen der Schleimhautregion mit einem psikaingetränkten Tupfer unter Zusatz von Privin erleichtert.
Einführen der Polyvinyl-Sonde. Nach etwa 1 cm stößt man wegen der Windung des Ductus auf Widerstand. Durch Vorziehen des Mundwinkels wird der Kanal gestreckt, und die Sonde gleitet bis zu 2 cm Tiefe. Fixierung der Sonde durch eine Gummischeibe, die über den Katheter geschoben wird und bei geschlossenem Mund zwischen Zahnreihe und Lippen den Katheter ausreichend festhält, oder man verwendet eine Halteklammer. Bei der nun folgenden Füllung Luftblasen vermeiden.
Bei der Sondierung mit starrer Punktionskanüle kann man nur $^1/_2$—1 cm tief in den Gang vordringen. Das Kind muß bei liegender Kanüle den Mund schließen und fest auf die Nadel beißen.

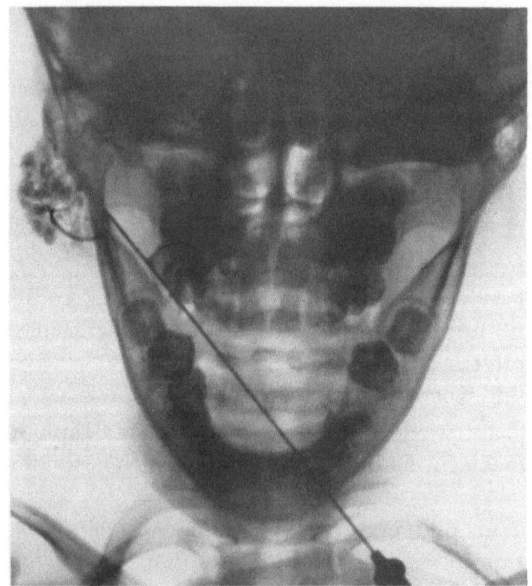

Abb. 82a

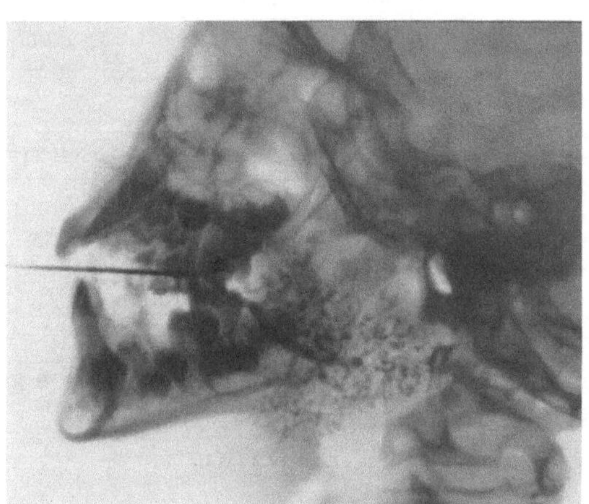

Abb. 82b

Auch nach der Injektion bleibt die Nadel im Mund, wird mit einem Pfropfen verschlossen und der Patient zur Röntgenaufnahme gelagert.

Aufnahmen:

1. wie die Aufnahme vor der Füllung des Ductus parotidicus, Nr. 24 (Abb. 82).

2. frontaler Strahlengang, Bauchlage, Schädel exakt seitlich. Der Kopf wird in den Nacken gebeugt, um die Drüse überlagerungsfrei in den Winkel zwischen Unterkieferast und Halswirbelsäule zu projizieren.

Zentralstrahl. Parotisgegend, Format einblenden.

Abstand: 1 m	Folie: universal
Raster: FF	Focus: groß

Bemerkungen. Erhöhte kV-Zahl wie bei Bronchographien, Überbelichtung und Unterentwicklung.

Bei der Untersuchung unter Bildverstärkerdurchleuchtung (Hettler und Lauth) kann die Kontrastmitteldarstellung unter Sichtkontrolle erfolgen. Sobald eine gute Füllung erreicht ist, werden Zielaufnahmen in den entsprechenden oben beschriebenen Positionen exponiert.

Abb. 82a u. b. Sialographie der rechten Glandula parotis mit starrer Kanüle. Sagittale und frontale Aufnahme

Wenn die technischen Möglichkeiten gegeben sind, können auch Panoramix-Aufnahmen gemacht werden.

Sondierung und Kontrastfüllung des Ductus submandibularis:

Die Mündung des Ganges liegt auf der prominierenden Caruncula salivaria unter der Zunge, ist enger und bedeutend schwieriger zu sondieren; der Gang selbst ist aber relativ weit. Man betupft die Papille wie oben beschrieben mit Psikain-Privin und fixiert sie mit einer kleinen stumpfen Kocherklemme, der Patient muß die Zungenspitze nach oben und hinten halten. Ist das Orificium überwunden, läßt sich der Katheter bzw. die Kanüle mehrere Zentimeter in den Ductus einführen. Auch hier gibt es beide Möglichkeiten: starre stumpfgeschliffene Kanüle oder dünner Polyvinyl-Katheter. Die Kanüle muß nach der Injektion entfernt werden.

Aufnahmen:

auf dem Buckytisch oder als Zielaufnahme unter Durchleuchtungskontrolle mit dem Bildverstärker, Schrägaufnahme des Unterkiefers wie Nr. 25 oder 26.

40. Die Darstellung der Tuba Eustachii mit Kontrastmittel nach Wittenborg und Neuhauser

Indikationen. Einzige Möglichkeit der anatomischen Beurteilung der Tuben, z.B. vor tympanoplastischen Operationen. Die Verlegung der Tubeneingänge durch „Tuben-Tonsillen" kann nachgewiesen werden.

Kontrastmittel. Dionosil aqueous.

Vorbereitung. Einführung eines Kunststoffkatheters entsprechender Stärke durch ein Nasenloch bis in den Epipharynx.

Position. Auf dem horizontalen Durchleuchtungstisch in Rückenlage, Körper angehoben, Kopf zurückgebeugt wie zur submento-vertikalen Aufnahme der Schädelbasis (Nr. 5).

Fixierung. Die am Körper anliegenden Arme und der Kopf müssen in der angegebenen Position von Hilfspersonen gehalten werden.

Strahlenschutz. Abdecken des Abdomens einschließlich der Gonaden. Enge Formateinblendung.

Untersuchungsgang.

Unter Durchleuchtungskontrolle wird das Kontrastmittel (10—20 ml) in den Epipharynx instilliert.

Zielaufnahmen in Ruhe, während des Schluckaktes und nach Möglichkeit während eines Valsalva-Versuches. Der Tubeneingang öffnet sich während des Schluckaktes, durch den zusätzlich erhöhten intranasalen Druck bei dem Valsalva-Versuch füllen sich die Tuben in ihrer ganzen Länge, manchmal bis in das Mittelohr hinein. Nach 10 min ist das Kontrastmittel wieder abgeflossen. Die Darstellung gelingt leichter bei Säuglingen als bei größeren Kindern (Abb. 83).

Nach den Zielaufnahmen im vertiko-submentalen Strahlengang kann man rasch noch eine *Aufnahme im frontalen Strahlengang* anschließen und dadurch die anatomischen Verhältnisse im Epipharynx — Darstellung von Adenoiden — untersuchen.

Abstand: Zielgerät	Folie: universal
Raster: FF	Focus: groß

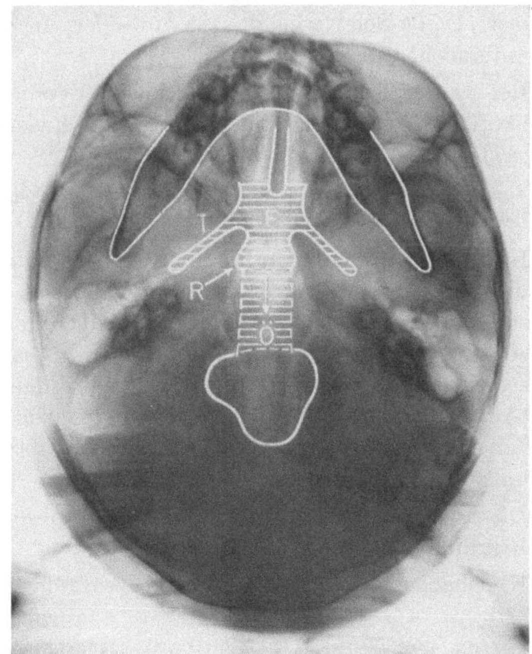

Abb. 83. Skizze zu Nr. 40 nach Wittenborg u. Neuhauser. *T* Tuba Eustachii; die Erweiterung am Ende ist der Mittelohrraum; *R* Recessus pharyngicus; *Ö* Richtung der Breipassage in den Oesophagus; *E* Epipharynx; ≡ Kontrastmittel

II. Die Röntgenuntersuchung des Skelets

Eine Domäne der Kinderradiologie ist die subtile Kenntnis des normalen Skeletsystems im Wachstumsalter, seine zahlreichen Variationen und seine Pathologie. In allen Altersstufen bieten die Wachstumszonen günstige Möglichkeiten zur Erkennung von Störungen verschiedenster Genese (metabolisch, toxisch, endokrin etc.).

Beim *Neugeborenen* interessieren Mißbildungs-Syndrome mit und ohne Chromosomenaberrationen, früh erkennbare Systemerkrankungen und Einzelmißbildungen.

An geburtstraumatischen Schäden finden sich häufig Frakturen der Schlüsselbeine, der langen Röhrenknochen und seltener, aber typisch, die (Osteo-)Epiphysenlösungen am Oberarm- und Femurkopf.

Im *Säuglingsalter* ist auch heute noch eine der häufigsten Indikationen zur Röntgenuntersuchung die Rachitis. Weitere typische Fragestellungen sind die Osteomyelitis, die Hypothyreose und die Hüftgelenksdysplasie.

Vom *Kleinkindesalter* an werden die Frakturen häufiger, besonders die charakteristischen Grünholzfrakturen. Bei den Verlaufsuntersuchungen während einer Knochenbruchbehandlung ist die sehr rasch eintretende Knochenatrophie bei Ruhigstellung und die große Seltenheit von Pseudarthrosen und Sudeckschen Atrophien bemerkenswert. Die Diagnose einer Knochenverletzung kann in Bereichen mit zahlreichen Ossifikationskernen (Ellenbogengelenk, Fußwurzel usw.) große Schwierigkeiten verursachen. In Zweifelsfällen muß die gesunde Seite zum Vergleich untersucht werden.

Bei traumatischen und entzündlichen Veränderungen ist eine gezielte Untersuchung wegen der häufig sehr unbestimmten Symptome schwierig. Hier gilt die Regel, *je jünger das Kind, desto größer der zu untersuchende Skeletabschnitt.*

Zum Beispiel bei der häufigen Angabe „das Kind schont ein Bein" wird man die ganze Extremität einschließlich Fuß- und Hüftgelenk untersuchen müssen.

Knochenveränderungen bei einer Osteomyelitis erscheinen in der Regel, je nach Alter des Kindes und Größe des befallenen Skeletabschnittes, nach 1—3 Wochen. Trotzdem sollte man bei bestehendem Verdacht schon eher eine Röntgenuntersuchung durchführen; man hat damit einen Ausgangsbefund und kann bei nicht zu harten Aufnahmen eine Infiltration der Weichteilschichten erkennen und damit die Verdachtsdiagnose Osteomyelitis begründen (Giedion) (Abb. 84). Nicht selten wird bei sehr frühzeitiger antibiotischer Therapie eine Knochenveränderung nur diskret oder gar nicht sichtbar. — Entzündliche Veränderungen durch Lues und Tuberkulose kommen zur Zeit sehr wenig vor.

Die sogenannten aseptischen Nekrosen an den verschiedenen Epiphysen sind ebenfalls typische Erkrankungen des Wachstumsalters.

Knochentumoren sind im Kindesalter relativ selten; die osteogenen Sarkome sind sehr bösartig.

Die bei Erwachsenen im Vordergrund stehende Diagnostik von Degenerations- und Verschleißerscheinungen spielt in der Kinderradiologie keine Rolle.

Zur Untersuchungstechnik

Die Standardeinstellungen für die einzelnen Skeletabschnitte entsprechen bei größeren Kindern, die bei der Untersuchung mitarbeiten können, den allgemein gebräuchlichen. Wir werden daher besonders auf die Fixierung und Halterung bei Säuglingen und Kleinkindern eingehen.
Aufnahmen in *2 Ebenen* sind routinemäßig nur bei Frakturverdacht erforderlich, bei den übrigen Indikationen sollte man erst nach der Übersichtsaufnahme entscheiden, ob die 2. Ebene nötig ist; das gleiche gilt für die *Vergleichsaufnahme* der anderen Extremität.

Zur Darstellung feinster Strukturen eignen sich in besonderer Weise die *folienlosen Filme*; wir verwenden sie möglichst nur für Aufnahmen der Hände und Füße. Um die Strahlenbelastung zu vermindern und eine Bewegungsunschärfe zu vermeiden, werden die übrigen Extremitätenaufnahmen mit feinzeichnenden Folien und ohne Sekundärstrahlenblende angefertigt. Nur bei sehr stark entwickelten Weichteilen ist eine Bucky-Blende erforderlich (Oberschenkel).

Die Röntgenaufnahmen mit *Vergrößerungstechnik* sind entbehrlich, da eine scharf gezeichnete Normalaufnahme mit feinzeichnender Folie die gleiche diagnostische Ausbeute liefert (Büchner).

Bei Aufnahmen im Gipsverband kann man die Strahlendosis vermindern, wenn man das Trocknen des Gipses abwartet.

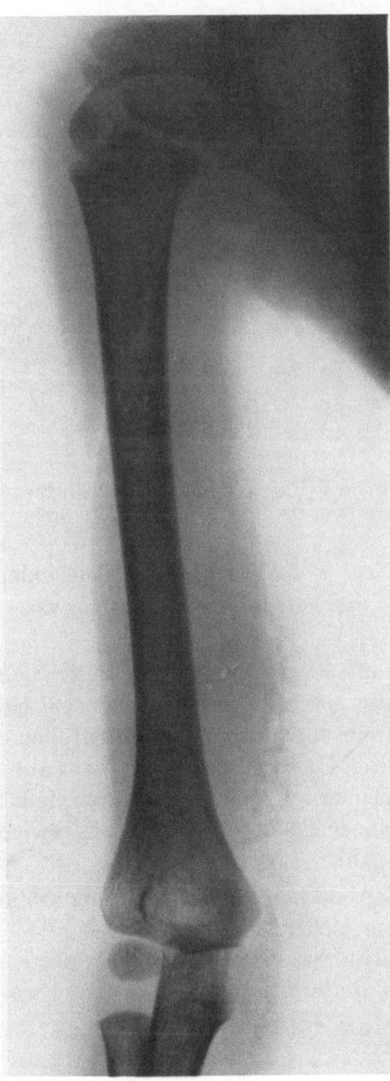

Abb. 84. Infiltration der Oberarmweichteile, beginnende Osteomyelitis?

A. Obere Extremität mit Schultergürtel

1. Ganze Hand dorso-ventral

Indikationen. Wichtigste Untersuchung zum Studium von Wachstums- und Stoffwechselstörungen jeglicher Genese (Rachitis!). Gelegentlich ist die Untersuchung beider Hände von Nutzen, z. B. bei Hemispastik und anderen seitenbetonten neurologischen Symptomen.
In der Regel wird die ganze Hand mit den distalen Enden von Radius und Ulna untersucht.

Die vielfältigen diagnostischen Möglichkeiten der Hand behandelt die Monographie von F. Schmid und H. Moll.

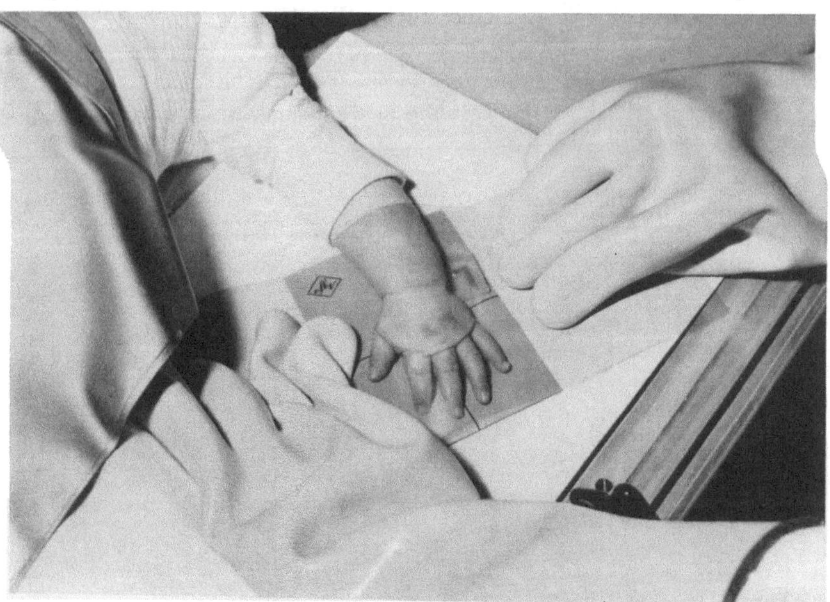

Abb. 85. Aufnahme der Hand, Fixierung mit abgewaschenem Filmstreifen. Bleigummischürze als Gonadenschutz, darunter ist links im Bild noch das Stoffkompressorium, das über das Abdomen gespannt ist, erkennbar

Position. *Säuglinge und Kleinkinder* in Rückenlage.
Größere Kinder im Sitzen, zweckmäßigerweise an einem Extratisch mit einstellbarer Höhe (Abb. 95).

Fixierung. Bei *Säuglingen* und *Kleinkindern* wird der freie Arm am Thorax angewickelt oder durch einen Sandsack beschwert, den Körper hält ein Kompressorium auf dem Tisch fest. Über die Hand wird ein abgewaschener Filmstreifen ausgespannt und von einer Hilfskraft mit bleigummigeschützten Händen straff gehalten (Abb. 85).
Kann das Kind quer auf dem Tisch liegen, läßt sich die ganze Extremität mit einem Kompressorium oder einem Plastikband mit Bleigewichten an den Enden fixieren entsprechend der Position Nr. 4 (Abb. 89).

Strahlenschutz. Abdecken des Abdomen einschließlich der Gonaden durch Bleigummi etc., Einblenden mit dem Lichtvisier.
Bei Aufnahmen im Sitzen wird außerdem der Körper von dem Tisch abgewendet.
Dicke Bleigummiunterlage unter Film bzw. Kassette.

Zentralstrahl. Mitte der Mittelhand.

Abstand: 1 m	Folie: ohne
Raster: ohne	Focus: klein

2. Hand seitlich und schräg

Indikationen. Streng seitliche Einstellung z.B. bei Fremdkörpern in den Weichteilen. Veränderungen an den Mittelhand- und Handwurzelknochen, vor allem auch die Naviculare-Frakturen untersucht man besser in schräger Position = „*Zitherspielerstellung*“.

Position. Wie bei Nr. 1.

Fixierung. Wie bei Nr. 1. Die Hand wird für die seitliche Aufnahme zwischen zwei Schaumgummikissen gehalten oder unter dem Kompressorium fixiert. Die Schrägstellung erreicht man durch Unterpolsterung mit Schaumgummi oder Zellstoffballen (Abb. 87).

Technik. Wie bei Nr. 1.

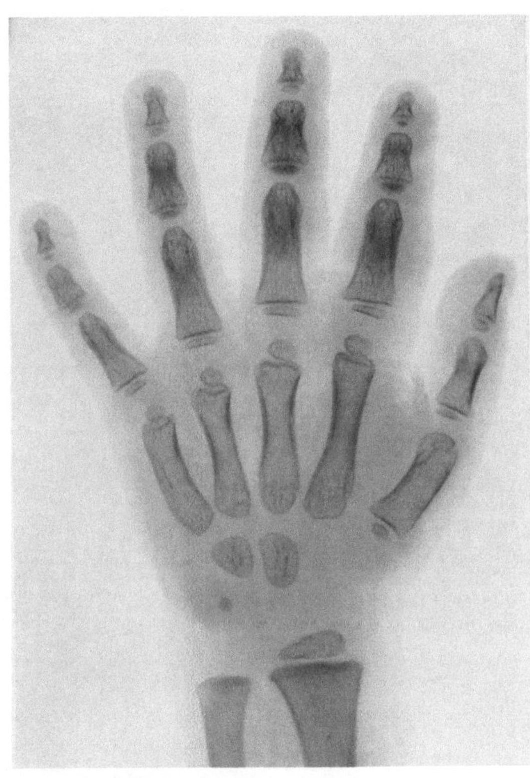

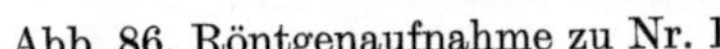

Abb. 86. Röntgenaufnahme zu Nr. 1

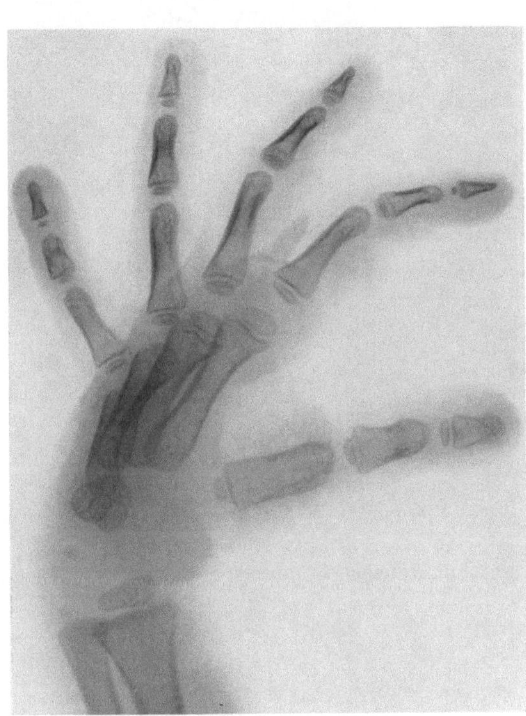

Abb. 87. Röntgenaufnahme zu Nr. 2

3. Einzelne Finger

Dorso-volarer Strahlengang wie bei Nr. 1.

Seitlicher Strahlengang. Der gewünschte Finger muß von den übrigen abgespreizt und, durch Schaumgummi oder Zellstoff abgepolstert, von einer Hilfskraft gehalten werden.

Unterarm mit Handgelenk

Indikationen. Hauptsächlich die häufigen Grünholzfrakturen des distalen Unterarmes, gelegentlich auch eine Osteoepiphysenlösung der distalen Radiusepiphyse.

4. Unterarm mit Handgelenk dorso-ventral bzw. ventro-dorsal

Position. *Säuglinge und Kleinkinder* in Rückenlage, längs oder quer auf dem Bucky-Tisch. Ellenbogengelenk gestreckt (Abb. 88 u. 89), bei Querlagerung besser gebeugt, Handfläche nach oben (Abb. 90).

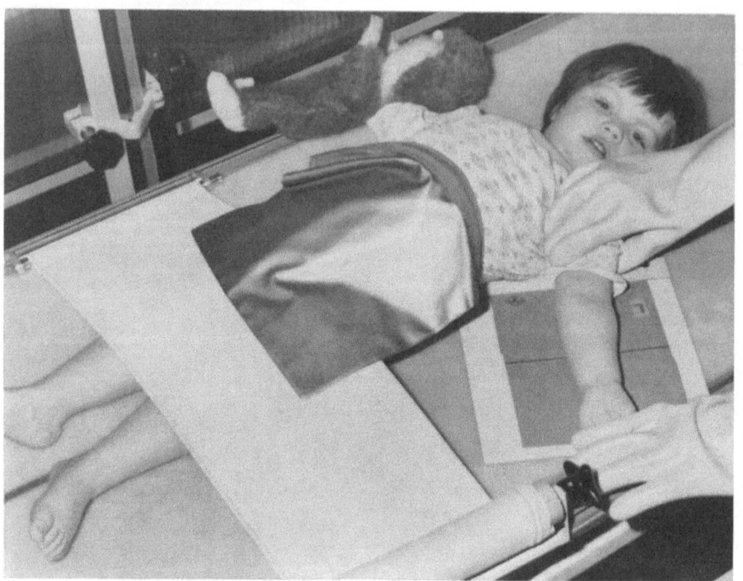

Abb. 88. Position zu Nr. 4, bei gestrecktem Arm, (folienloser Film, Bleigummiunterlage). Kompressorium über den Oberschenkeln. Strahlenschutz

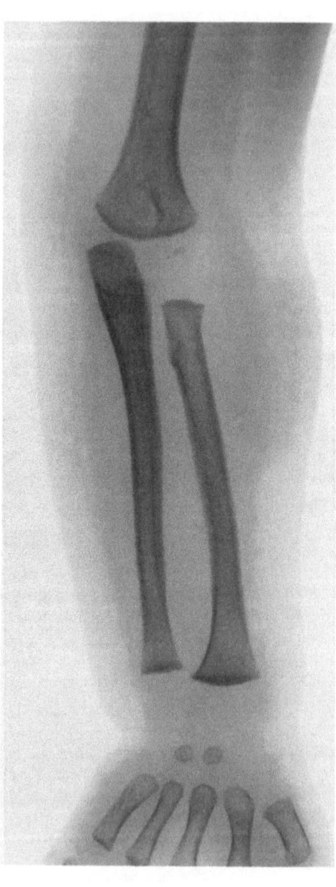

Abb. 89. Röntgenaufnahme zu Nr. 4

Größere Kinder im Sitzen am Extratisch, Handfläche nach unten. Siehe Nr. 7 (Abb. 94).

Fixierung. Der Arm wird durch eine Hilfsperson am Oberarm und an der Hand gehalten, bei ruhigen Kindern kann auch ein kleiner Sandsack auf der Handinnenfläche genügen. Bei Querlagerung Kompressorium über die ganze Extremität (Abb. 90).
Fixierung des Körpers wie bei Nr. 1.
Im Sitzen bei dorso-ventralem Strahlengang bleibeschwertes Band über die Mittelhand oder statt dessen ein kleiner Sandsack.

Strahlenschutz. Bleigummischürze über das Abdomen, gut einblenden. Bei Aufnahmen im Sitzen Körper vom Tisch wegdrehen, dickes Bleigummi unter den Film bzw. die Kassette.

Zentralstrahl. Objektmitte.

Abstand: 1 m	Folie: feinzeichnend
Raster: ohne	Focus: klein

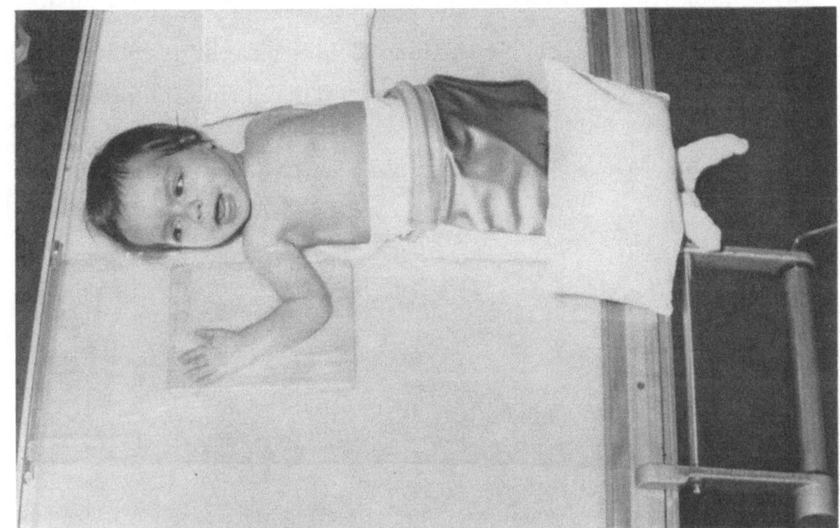

Abb. 90. Position zu Nr. 4, Kind liegt quer auf dem Bucky-Tisch, Ellenbogengelenk gebeugt. Fixierung mit Plastikkompressorium. Aufnahme mit Kassette. Strahlenschutz

5. Unterarm mit Handgelenk seitlich

Position

a) Ganzer Arm gestreckt und abduziert, die Hand wird gehalten, Handfläche senkrecht, radio-ulnarer Strahlengang (Abb. 91). Das Ellenbogengelenk wird hierbei antero-posterior dargestellt.

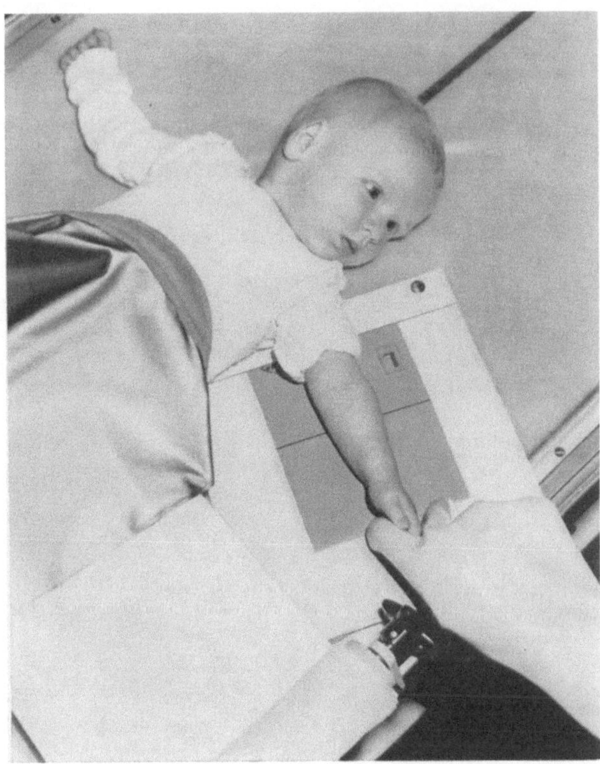

Abb. 91. Position zu Nr. 5a, hier mit folienlosem Film dargestellt. Kompressorium, Strahlenschutz

b) Unterarm 90° gebeugt, Handfläche senkrecht gestellt, ulno-radialer Strahlengang (Abb. 92 und 93). Das Ellenbogengelenk wird hierbei im seitlichen Strahlengang getroffen.

c) Untersuchung im Sitzen wie bei Nr. 7, Handfläche senkrecht gestellt.

Fixierung. Der Arm wird an der Hand gehalten oder mit einem Kompressorium unter entsprechender Abpolsterung der senkrecht gestellten Hand fixiert. Im übrigen wie bei Nr. 1 und 4.

Strahlenschutz und Technik. Wie bei Nr. 4.

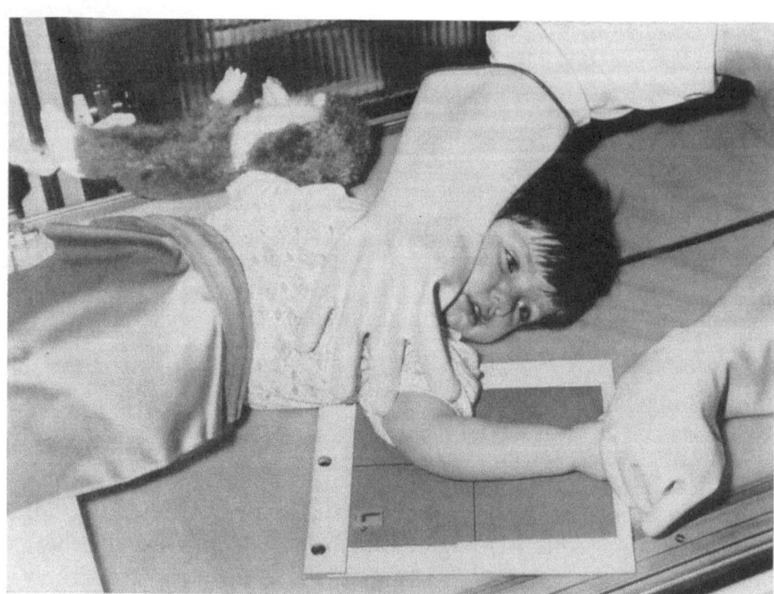

Abb. 92. Position zu Nr. 5b, hier mit folienlosem Film dargestellt. Strahlenschutz

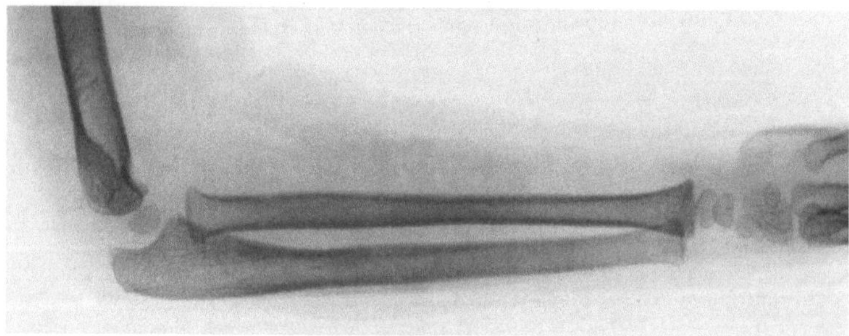

Abb. 93. Röntgenaufnahme zu Abb. 92

Ellenbogengelenk

Indikationen. Hauptsächlich per- und supracondyläre Humerusfrakturen.

Die zahlreichen Ossifikationskerne erschweren die Beurteilung, gelegentlich ist eine Vergleichsaufnahme der gesunden Seite nötig. Die im Kleinkindesalter typische Subluxation des Radiusköpfchens (CHASSAIGNAC) ist röntgenologisch nicht zu diagnostizieren, in Zweifelsfällen müssen jedoch begleitende Knochenverletzungen ausgeschlossen werden.

6. Ellenbogengelenk antero-posterior

Position. Im Liegen oder Sitzen, Unterarm gestreckt, Handfläche nach oben (s. Nr. 4, Abb. 88 und 90).

Fixierung und Strahlenschutz. Wie bei Nr. 4.

Zentralstrahl. In die Ellenbeuge.

Abstand: 1 m	Folie: feinzeichnend
Raster: ohne	Focus: klein

7. Ellenbogen seitlich

Position. *Säuglinge und Kleinkinder* mit abduziertem Arm und 90° gebeugtem Ellenbogengelenk wie bei Nr. 5b (Abb. 92).

Größere Kinder im Sitzen am Extratisch, Ellenbogengelenk 90° gebeugt. Die Handfläche kann dem Tisch aufliegen, die Projektion des Ellenbogengelenkes wird dadurch nicht verändert (Abb. 94—97).

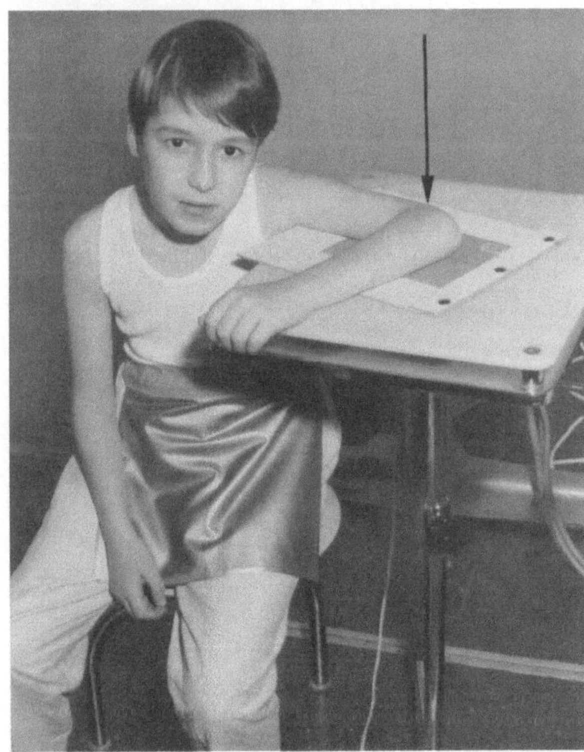

Abb. 94

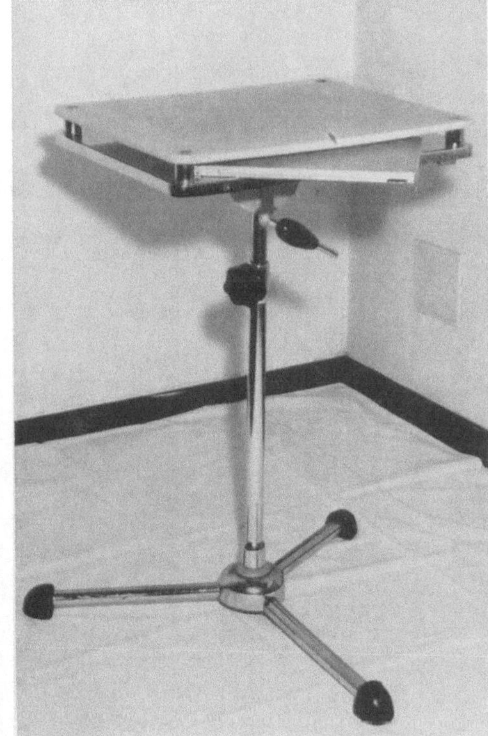

Abb. 95

Abb. 94. Position zu Nr. 7. Aufnahme am Extratisch (hier mit folienlosem Film und Bleiunterlage). Körper aus der Strahlenrichtung weggedreht, Strahlenschutz

Abb. 95. Extratisch für Aufnahmen der oberen Extremität. Die Höhe ist verstellbar. Der Arm liegt auf einer strahlendurchlässigen Platte, die Kassette kann darunter eingeschoben werden

Fixierung und Strahlenschutz. Wie bei Nr. 6.

Zentralstrahl. Auf den lateralen Epicondylus.

Technik. Wie bei Nr. 6.

Bemerkungen. Bei nicht streckbarem Ellenbogengelenk macht man 2 Aufnahmen:

1. Unterarm flach auf dem Tisch, der Kassette anliegend.

2. Oberarm flach auf dem Tisch, der Kassette anliegend; in beiden Fällen vertikaler Zentralstrahl in die Ellenbeuge. Eventuell noch eine 3. Aufnahme in Mittelstellung zwischen der 1. und 2., Olecranonspitze auf der Kassette. Hat man eine flexible Kassette, kann man diese an Ober- und Unterarm anlegen und das Gelenk mit in die Ellenbeuge gerichtetem Zentralstrahl untersuchen.

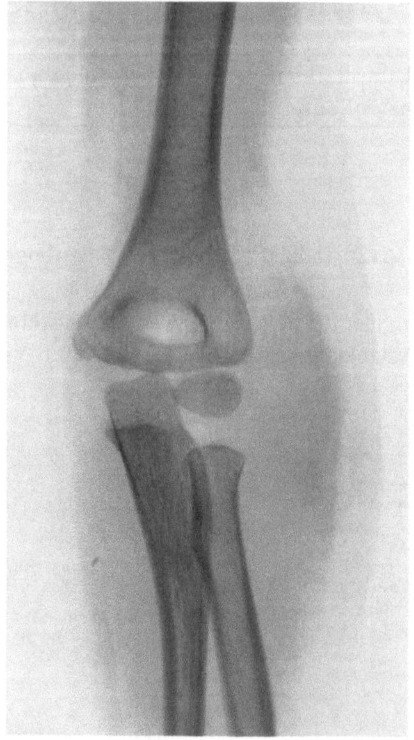

Abb. 96

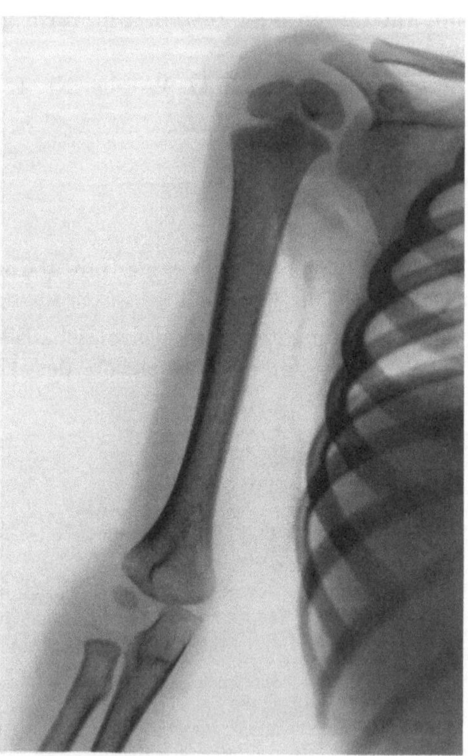

Abb. 98. Röntgenaufnahme zu Nr. 8

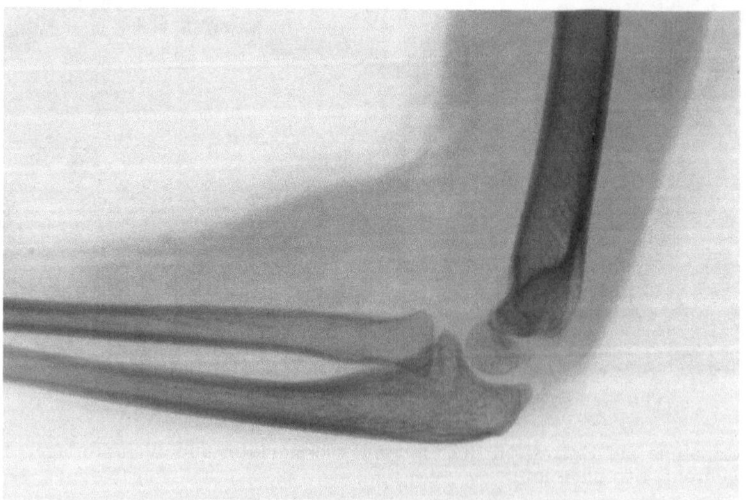

Abb. 97

Abb. 96 u. 97. Röntgenaufnahmen zu Nr. 6 und 7

Oberarm und Schultergelenk

Indikationen. Frakturen am proximalen Humerusende (s. Ellenbogengelenk), Schaft- und subcapitale Frakturen. Epiphysenlösung am proximalen Humerusende als Geburtstrauma. Schultergelenksluxationen, im Kindesalter selten.

8. Oberarm mit Schultergelenk antero-posterior

Position. Wie bei Nr. 4 oder 5a im Liegen bzw. Sitzen. Die exakte antero-posteriore Einstellung läßt sich am besten an der Lage des Ellenbogengelenkes kontrollieren.

Fixierung. Am Unterarm durch Sandsack, Kompressorium oder Hilfsperson, entsprechend variiert wie bei Nr. 4 und 5.

Strahlenschutz. Wie bei Nr. 4.

Zentralstrahl. Mitte des Oberarmes (Abb. 98).

Abstand: 1 m	Folie: feinzeichnend
Raster: ohne	Focus: klein

9. Oberarm seitlich

Position. Rückenlage, Oberarm fast 90° abduziert, Ellenbogengelenk 90° gebeugt, Handrücken aufliegend (wie Nr. 5b, Abb. 92 und 99).
Bei gestrecktem Arm Handinnenfläche etwas nach außen gedreht, bis die Condylen senkrecht übereinander stehen.

Technik. Wie bei Nr. 8.

Bemerkung. Bei entsprechender Kassettengröße und Einstellung des Zentralstrahles können die Positionen Nr. 4, 5, 8 und 9 auch zur Darstellung der ganzen oberen Extremität vom Schultergelenk bis zur Handwurzel dienen (Abb. 100).

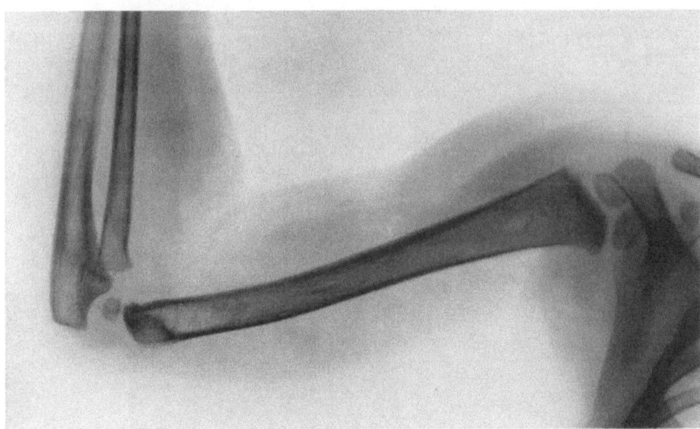

Abb. 99. Röntgenaufnahme zu Nr. 9

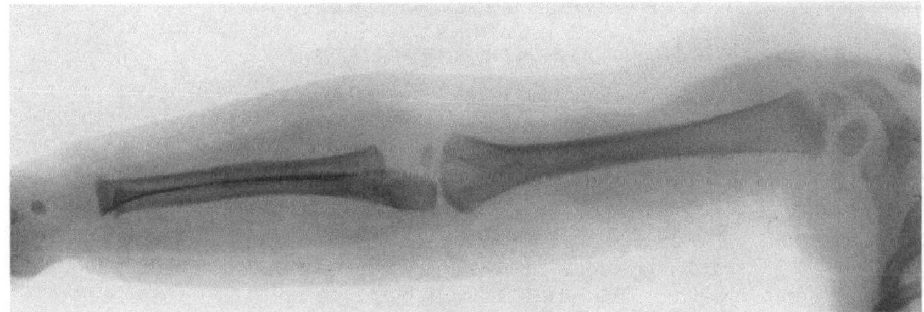

Abb. 100. Röntgenaufnahme der ganzen oberen Extremität, Hand und Unterarm seitlich, Ellenbogengelenk und Oberarm antero-posterior, entsprechend Position 5a

10. Oberarm mit Schultergelenk axial

Indikationen. An Stelle der Position Nr. 9, wenn Manipulationen am Oberarm möglichst vermieden werden sollen oder unmöglich sind, wie bei subcapitalen Humerusfrakturen und Luxationen. Siehe auch Nr. 12.

Position. Rückenlage auf einem Schaumgummikissen, dessen Oberkante mit der Schulterhöhe abschneidet. Arm 90° abduziert, gestreckt oder im Ellenbogengelenk gebeugt, die Handinnenfläche supiniert.
Die Kassette wird senkrecht hinter Oberarm und Schulter gestellt und bis zum Hals vorgeschoben (Abb. 101 und 102).

Fixierung. Der Arm wird an der Hand gehalten, der übrige Körper durch Sandsäcke oder, wenn möglich, durch Kompressorium fixiert.

Strahlenschutz. Abdomen und Gonaden in Richtung des Zentralstrahles abdecken, gut einblenden.

Zentralstrahl. Horizontal in die Achselgrube gerichtet, etwa 10° zur Körperachse abgewinkelt.

Abstand: 1 m	Folie: feinzeichnend
Raster: ohne	Focus: klein

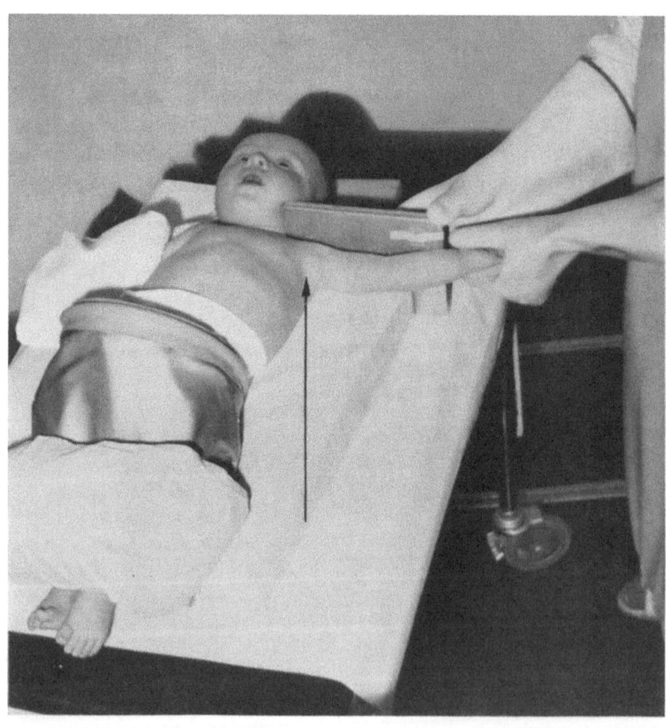

Abb. 101. Position zu Nr. 10, Oberarm axial

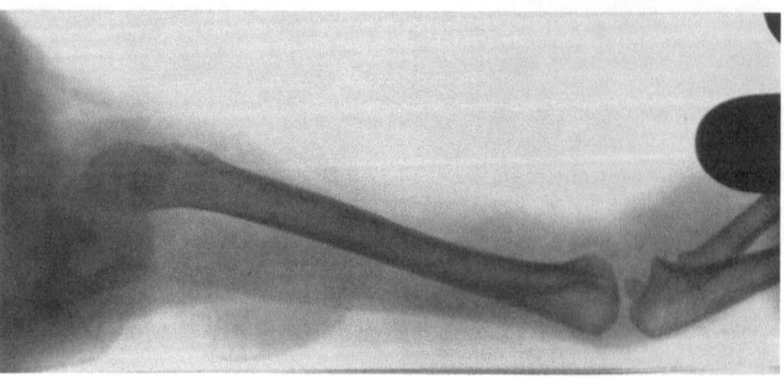

Abb. 102. Röntgenaufnahme zu Nr. 10

11. Vergleichende Aufnahmen der Oberarm- und Schultergelenke in drei verschiedenen Positionen (Funktionsuntersuchung)

Indikationen. Schwer erkennbare Funktionsstörungen eines Schultergelenkes. Vor allem bei Neugeborenen zur Differentialdiagnose zwischen Epiphysenlösung am proximalen Humerusende und oberer Plexuslähmung. Ossifikationszentren sind meistens noch nicht vorhanden. Mindestens eine der Aufnahmen soll den ganzen Thorax mit abbilden, um einen Zwerchfellhochstand durch Phrenicusläsion erkennen zu können. Bei klarer Diagnose kann die Untersuchung natürlich nach der ersten oder zweiten Aufnahme abgebrochen werden.

Strahlenschutz. Körper mit Abdomen einschließlich der Gonaden abdecken und gut einblenden.

1. Aufnahme. Beide Arme wie Nr. 8. Unterarme durch Sandsäcke, Kopf durch die Schädelstützen fixiert (Abb. 103 und 104).

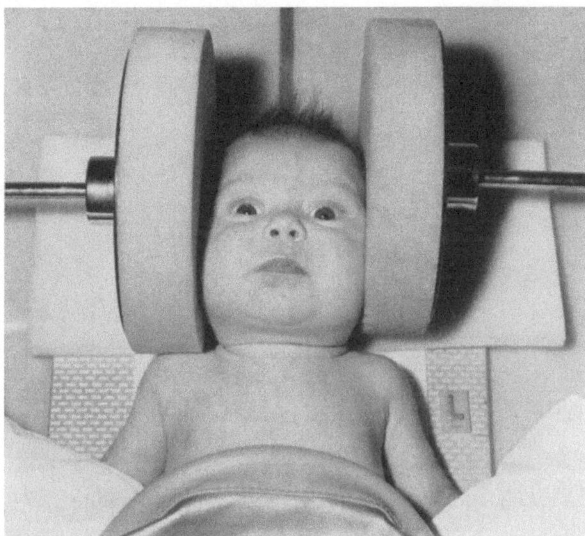

Abb. 103. Position zu Nr. 11, erste Aufnahme. Schädelstützen, Unterarme mit Sandsäcken beschwert, Papierserviette auf der Kassette. Strahlenschutz

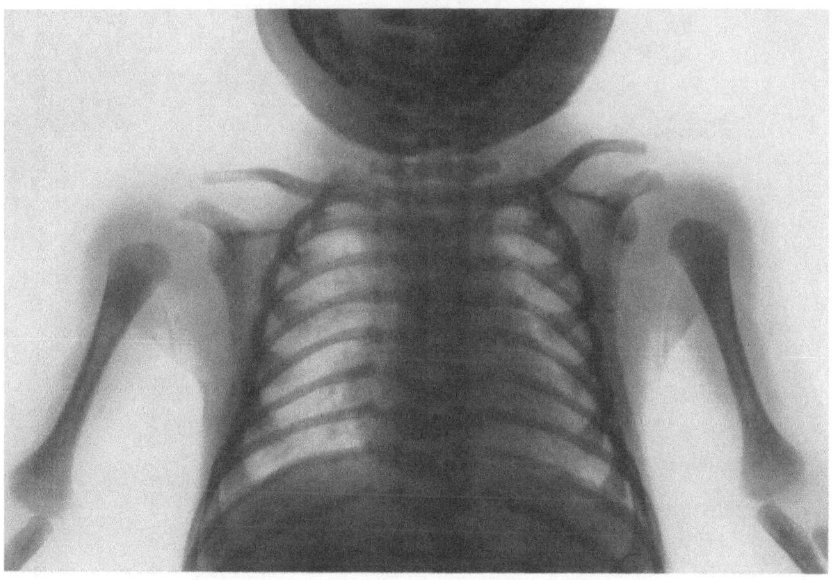

Abb. 104. Röntgenaufnahme zu Abb. 103

2. Aufnahme. Beide Arme in 90° Abduktion, Ellenbogengelenke 90° gebeugt (s. Nr. 9, Abb. 105 und 106).

3. Aufnahme. Beide Arme gestreckt am Kopf entlang gehalten oder durch Schlaufen um die Handgelenke fixiert. Entspricht einer Thoraxaufnahme im Liegen, daher kann auch die „Babix"-Hülle zur Fixierung verwendet werden. Vorsicht bei Frakturen! (Abb. 107 und 108).

Zentralstrahl. Mitte zwischen beiden Schultergelenken, etwa Oberrand des Brustbeines.

Abstand: 1 m	Folie: feinzeichnend
Raster: ohne	Focus: klein

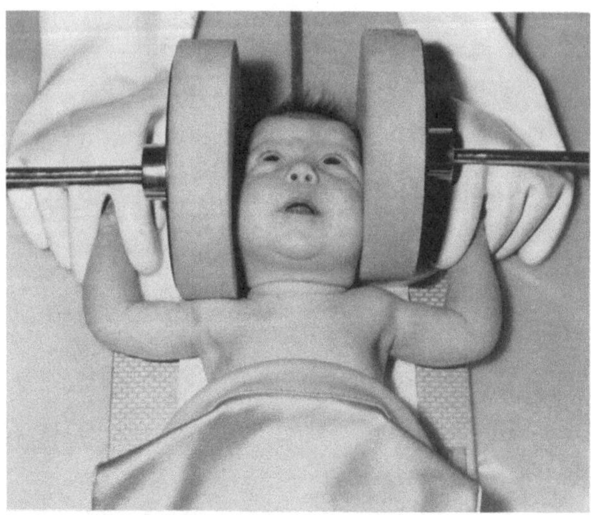

Abb. 105. Position zu Nr. 11, zweite Aufnahme

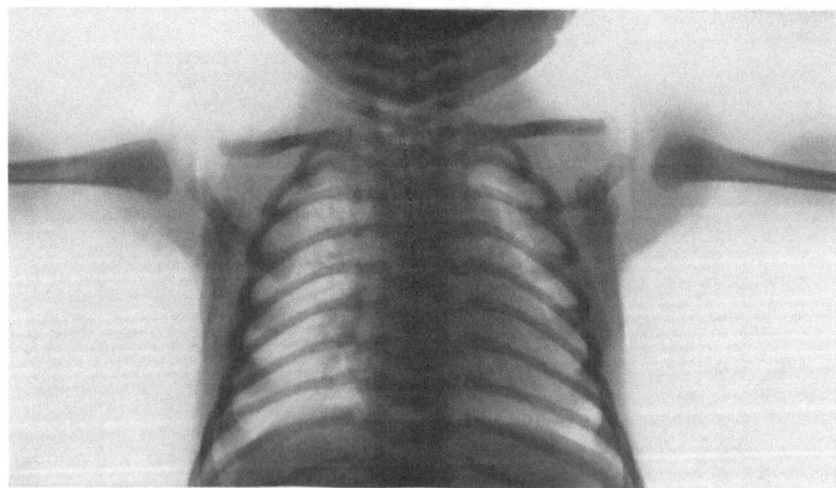

Abb. 106. Röntgenaufnahme zu Abb. 105

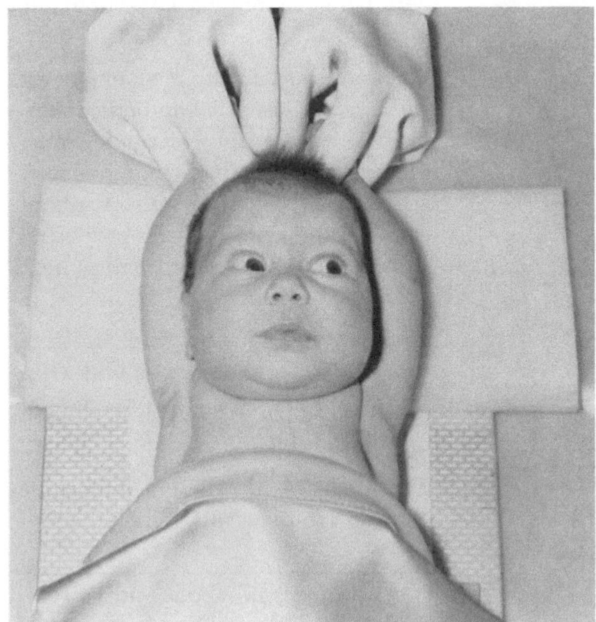

Abb. 107. Position zu Nr. 11, dritte Aufnahme

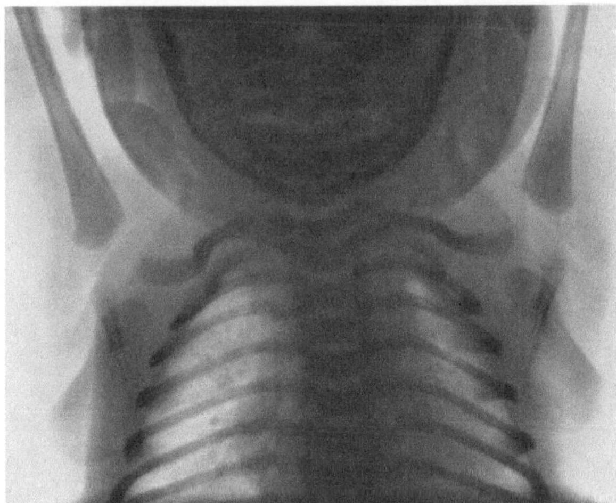

Abb. 108. Röntgenaufnahme zu Abb. 107

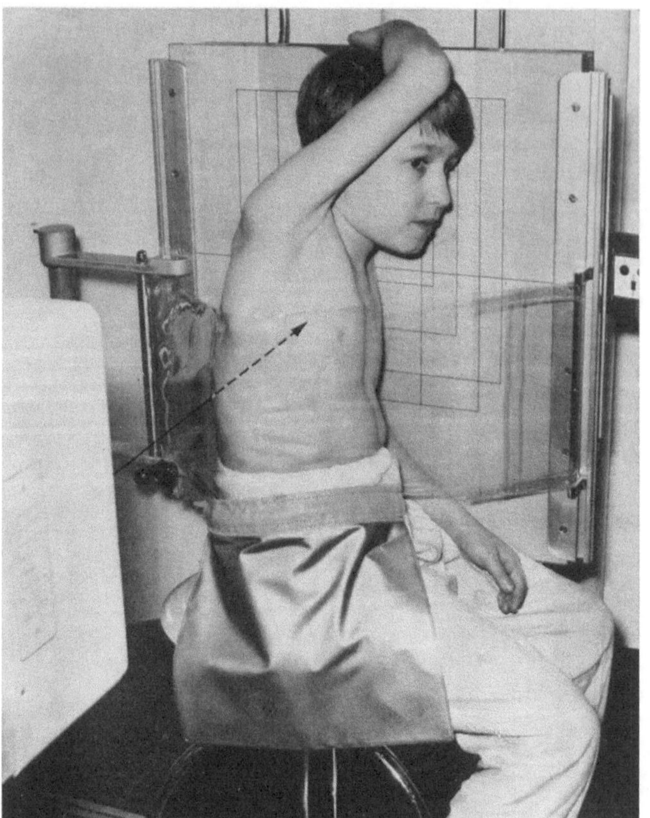

Abb. 109

12. Transthorakale Aufnahme des Oberarmes im Sitzen

Indikationen. Wenn der Oberarm nicht bewegt werden soll, insbesondere bei subcapitalen Frakturen mit Hängegips.

Position. Das Kind sitzt an einer vertikal gestellten Sekundärstrahlenblende (Vertigraph). Kranker Arm plattennahe und die Schulter so weit gesenkt, daß sich der Oberarmkopf etwa in den Herzschatten projiziert. Die Hand des gesunden Armes liegt auf dem Kopf.

Fixierung. Plastikkompressorium um den Thorax (Abb. 109 und 110).

Strahlenschutz. Abdomen abdecken und gut einblenden.

Zentralstrahl. Vordere Axillarlinie etwa in Höhe der Mamille.

Abstand: 1 m	Folie: universal
Raster: FF	Focus: groß

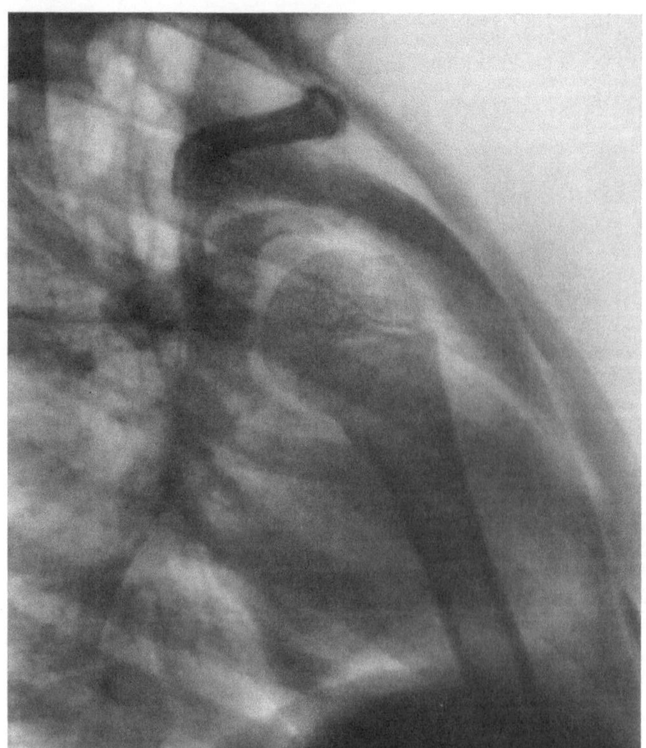

Abb. 110

Abb. 109. Position zu Nr. 12. Fixierung am Vertigraphen mit Plastikkompressorium. Strahlenschutz

Abb. 110. Röntgenaufnahme zu Abb. 109. Der Oberarm (mit Fraktur) bildet sich im Herzschatten ab

Schulterblatt

Indikationen. Die Untersuchung des Schulterblattes wird selten verlangt. Sie kommt bei Frakturen, Mißbildungen und Tumoren in Betracht.

13. Schulterblatt antero-posterior

Position. Rückenlage. Durch Abduktion des Armes um 90° wird die untere Spitze des Schulterblattes vom Thorax frei projiziert.
Siehe Position bei Nr. 9 und 11 (2.) (Abb. 99, 105 und 106).
Bei *Säuglingen* ist diese Aufnahme auch in der „Babix"-Hülle möglich, wie die gute Darstellung der Schulterblätter bei Thoraxaufnahmen antero-posterior zeigt (Abb. 173ff.).

Fixierung und Strahlenschutz. Wie bei Nr. 4.

Zentralstrahl. Medialer Rand des Oberarmkopfes, etwa Mitte zwischen Schulterhöhe und Achselfalte.

Abstand: 1 m
Raster: FF, bei Säuglingen ohne
Folie: feinzeichnend
Focus: mit Raster groß, ohne Raster klein

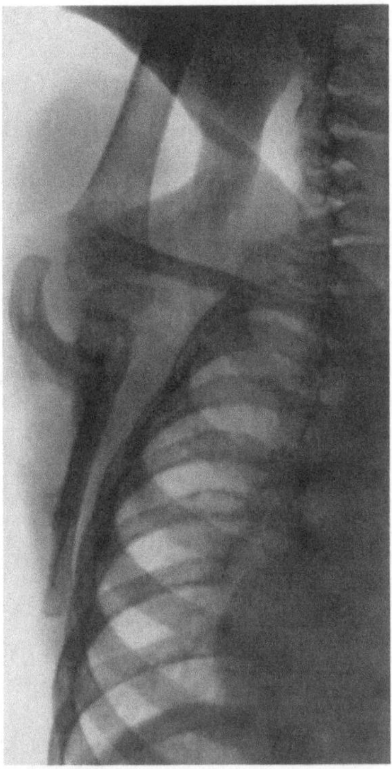

Abb. 111. Röntgenaufnahme zu Nr. 14, mit erhobenem Arm

14. Schulterblatt tangential

Position. *Säuglinge* in der „Babix"-Hülle wie zur Thoraxaufnahme, schräger Strahlengang, das plattennahe Schulterblatt wird tangential eingestellt, notfalls auch am Zielgerät.

Größere Kinder werden im Liegen untersucht. Zunächst Seitenlage, kranke Seite unten. Der unten liegende Arm wird nach oben über den Kopf gelegt, dann wird der Thorax so weit nach ventral geneigt, bis das Schulterblatt senkrecht auf der Kassette steht. Knie angezogen. Der Oberkörper wird durch den gesunden Arm oder durch Schaumgummikissen in der gewünschten Lage gehalten (nach Janker) (Abb. 111).

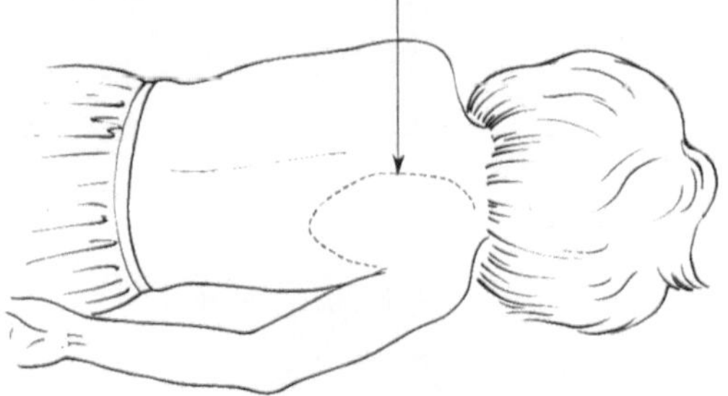

Fixierung. Aufnahme nur bei ruhigen Kindern möglich.

Strahlenschutz. Abdomen einschließlich der Gonaden abdecken, gut einblenden.

Zentralstrahl. Tangential an der Innenfläche des Schulterblattes entlang.

Abstand: 1 m	Folie: feinzeichnend
Raster: FF	Focus: groß

Bemerkung. Modifikation nach Darling: der unten liegende Arm wird hinter dem Thorax nach unten gelegt (s. Abb. 112).

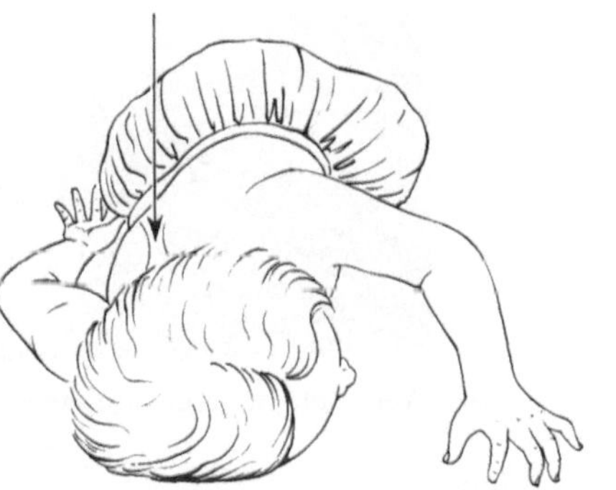

Abb. 112. Position zur tangentialen Aufnahme des Schulterblattes nach Darling

15. Schlüsselbein

Indikationen. Frakturen; Mißbildungen, wie angeborene Pseudarthrosen und Hypoplasien.

Position, Fixierung und Technik. Wie bei Nr. 8.

Zentralstrahl. Mitte des Schlüsselbeines, vertikal. Bei Vergleichsaufnahme beider Seiten Oberrand des Brustbeines.

Als Ergänzung bei Frakturverdacht *Schrägaufnahme nach* Darling:

Zentralstrahl. 35° kopfwärts geneigt und auf die Mitte des Schlüsselbeines oder bei Vergleichsaufnahme auf den Oberrand des Brustbeines gerichtet, das bzw. die Schlüsselbeine projizieren sich dann aus den oberen Rippen heraus (Abb. 113 und 114).

Technik. Wie bei Nr. 8.

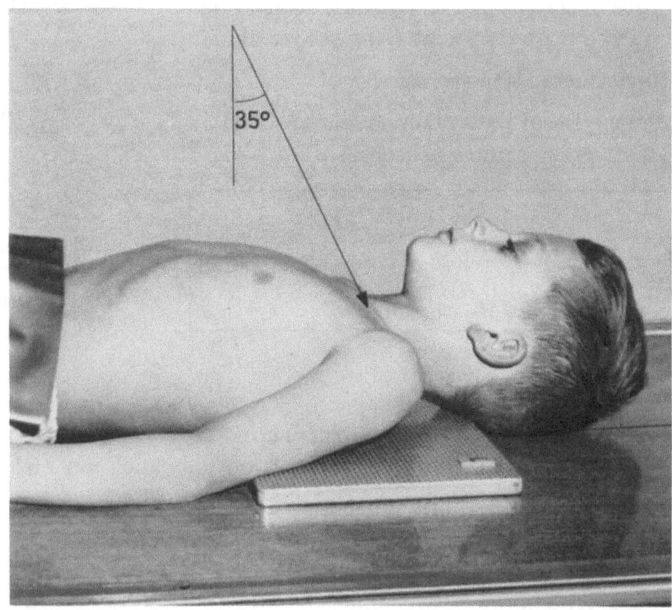

Abb. 113. Position zu Nr. 15, Schrägaufnahme nach Darling

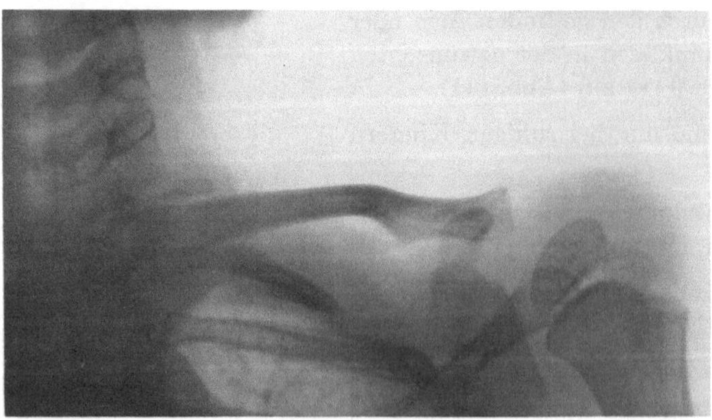

Abb. 114. Röntgenaufnahme zu Abb. 113

16. Sternoclaviculargelenke

Indikationen. Entzündungen, Mißbildungen und Luxationen, selten.

Technische Möglichkeiten

a) Einzelaufnahmen in schräger Bauchlage, Ergebnisse wegen der ungünstigen Kontrastverhältnisse, insbesondere bei jüngeren Kindern, nicht optimal.

b) Kontaktaufnahme nach Janker, schräge Bauchlage; gute Darstellung. Hohe Strahlenbelastung.

c) Zonographie, gute Ergebnisse; beide Gelenke werden zu gleicher Zeit dargestellt. Untersuchung in Rückenlage möglich.

Position zu c). Zonographie in Rückenlage. Die Arme müssen symmetrisch gelagert werden, um eine seitengleiche Darstellung der Brust-Schlüsselbeingelenke zu erreichen.

Fixierung. Kompressorium über das Becken, Arme durch Sandsäcke gehalten. Die Untersuchung ist nur bei ruhigen oder sedierten Kindern möglich. Der Kopf muß mit der Median-Sagittal-Ebene senkrecht liegen.

Strahlenschutz. Abdomen einschließlich der Gonaden mit Bleigummi abdecken, Format gut einblenden.

Zentralstrahl. Mitte zwischen beiden Gelenken.

Abstand: entsprechend dem Schichtgerät	Folie: Universal 2—3 Filme in 1 cm Abstand
Raster: FF	Focus: groß

Schichtwinkel 5—10° (Abb. 115).

Bemerkung. Die Doppelaufnahme nach Zimmer gibt einen exakten Vergleich beider Gelenke.

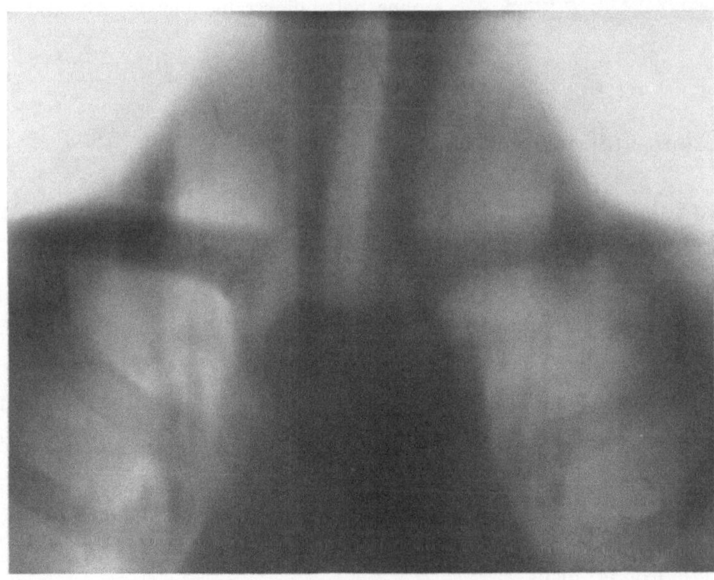

Abb. 115. Schichtaufnahme der Sternoclaviculargelenke. Links ist das Schlüsselbein nach ventral und medial luxiert

B. Knöcherner Thorax, Wirbelsäule und Becken

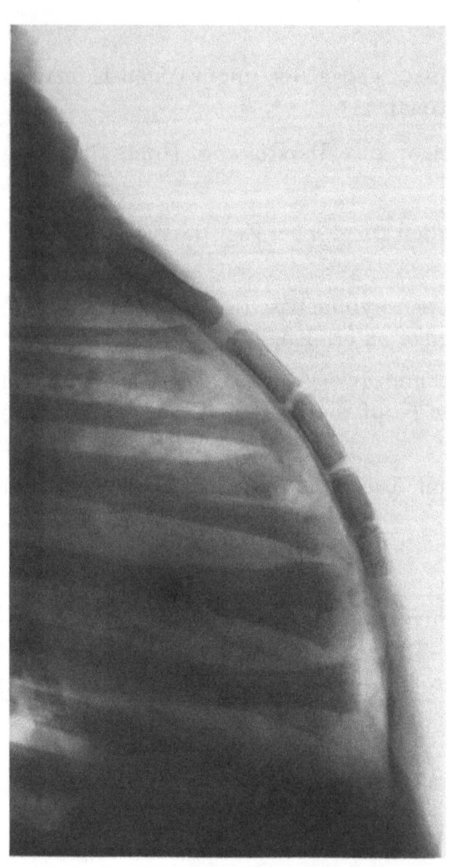

17. Brustbein seitlich

Indikationen. Mißbildungen, wie Trichterbrust, Sternumspalten und -lücken. Entzündungen und Tumoren.

Position. In den meisten Fällen Aufnahme im frontalen Strahlengang in Inspiration wie bei der Thoraxaufnahme (s. S. 126).

Wird eine bessere Detailzeichnung gewünscht, so kann man die seitliche Thoraxaufnahme im Liegen (s .S. 128) wählen (Abb. 116).

Ist der Thorax sehr asymmetrisch und eine seitliche Aufnahme am Aufnahmestativ schwierig, gelingt diese Untersuchung am besten als Zielaufnahme.

Bei einer Trichterbrust ist die Markierung des Sternum wichtig, bei tiefer Inspiration läßt sich der Abstand zwischen dem Boden des „Trichters" und dem Vorderrand der Wirbelsäule ausmessen — auch zur Beurteilung des postoperativen Verlaufes. Für die Markierung eignet sich eine aufgeklebte Metallkette, ein flexibles Metallband oder Barium-Paste (s. S. 282).

Technik. Siehe S. 127, Nr. 3, weiche Technik.

Abb. 116. Röntgenaufnahme zu Nr. 17, seitlich, im Liegen, ohne Sekundärstrahlenblende, Abstand 1 m

18. Brustbein postero-anterior

Position. Bauchlage, die rechte oder die linke Seite etwa 30° angehoben. Bei Anheben der linken Seite projiziert sich das Sternum in den Herzschatten.

Fixierung. *Säuglinge* in der „Babix"-Hülle.

Größere Kinder liegen spontan und stützen sich mit Arm und Bein der angehobenen Seite ab. Notfalls wird das Becken durch ein Kompressorium fixiert.

Strahlenschutz. Abdomen einschließlich der Gonaden abdecken, gut einblenden.

Zentralstrahl. Medialer Rand des unten liegenden Schulterblattes in der Höhe der Mamillen (Abb. 117).

Abstand: 1 m	Folie: feinzeichnend
Raster: FF	Focus: groß

Bemerkungen. Bei Säuglingen und Kleinkindern ist wegen der ungünstigen Kontrastverhältnisse oft eine

Schichtuntersuchung vorteilhafter:

Position. Rückenlage, eine Seite etwa 30° angehoben.

Technik. Wie die Zonographie der Sterno-clavicular-Gelenke (S. 83, Abb. 118).

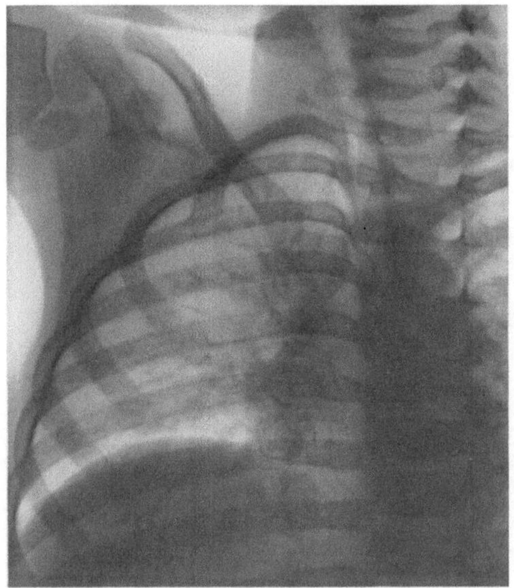

Abb. 117. Röntgenaufnahme zu Nr. 18, 2jähriges Kind

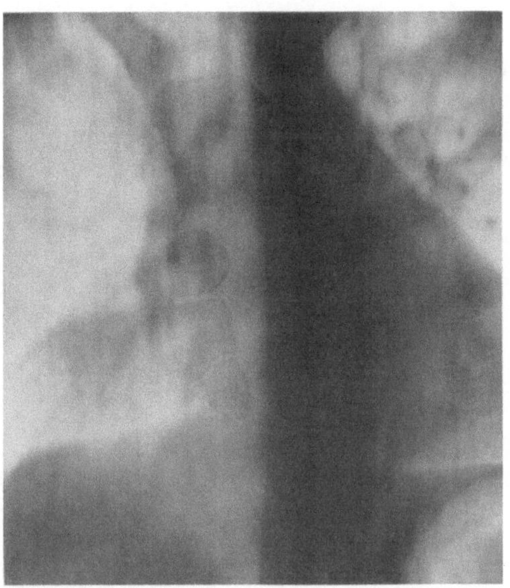

Abb. 118. Zonographie des Brustbeines, Schichtwinkel 5°

19. Rippen

Indikationen. Frakturen, Entzündungen und Tumoren. Veränderungen an den knorpeligen Anteilen stellen sich natürlich, außer bei verkalkenden Prozessen, nicht dar.

Technik. Bei *Säuglingen und Kleinkindern* genügt eine normale Thoraxaufnahme, Strahlenrichtung entsprechend einer plattennahen Darstellung der Veränderung. Feinzeichnende Folie (s. S. 124).

Die Aufnahme kann auch im Liegen als Knochenaufnahme mit Sekundärstrahlenblende und feinzeichnender Folie ausgeführt werden.

Bei *größeren Kindern* gilt das gleiche; nur müssen die sich unterhalb des Zwerchfells darstellenden Rippen (8.—12.) gesondert aufgenommen werden,

Technik wie Abdomenübersicht im Liegen, in Exspiration (s. S. 145). Einblenden auf den Oberbauch.

Bemerkung. Bei lokalisierbaren Veränderungen oder Schmerzen kann ihr Sitz mit einem aufgeklebten Bleiplättchen markiert werden.

Halswirbelsäule

Indikationen. Mißbildungen und zum Ausschluß von knöchernen Veränderungen bei Schiefhals. Häufige Indikation ist die Bewegungshemmung nach Trauma. Meist handelt es sich klinisch um Subluxationen im Bereich der drei oberen Halswirbel, der Röntgenbefund ist oft normal. Entzündungen und Tumoren sind sehr selten. Mit weicher Technik können Verkalkungen in den angrenzenden Weichteilen dargestellt werden.

20. Halswirbelsäule antero-posterior

Position. Rückenlage, Thorax mit Schultern durch Schaumgummikissen erhöht, der Kopf sinkt auf die Platte zurück, dadurch wird das Kinn etwas angehoben.

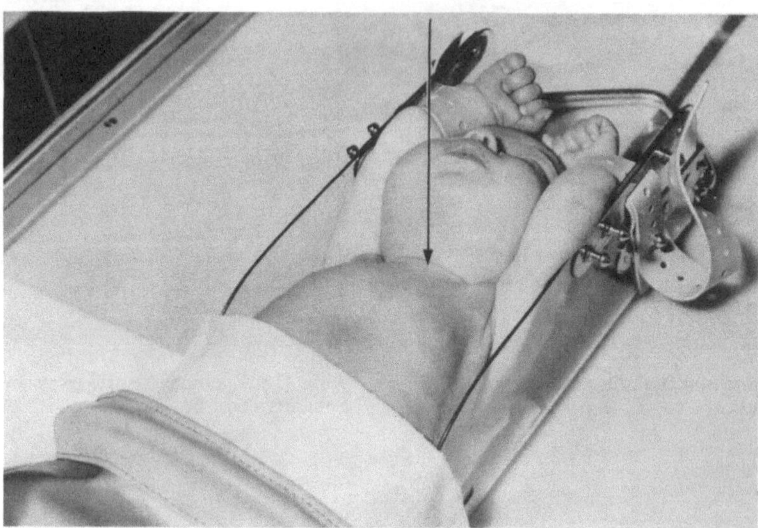

Abb. 119. Position zu Nr. 20, Säugling in der „Babix"-Hülle, Modifikation für Wirbelsäule und Becken. Unterpolsterung des Schultergürtels durch Schaumgummikeil. Strahlenschutz

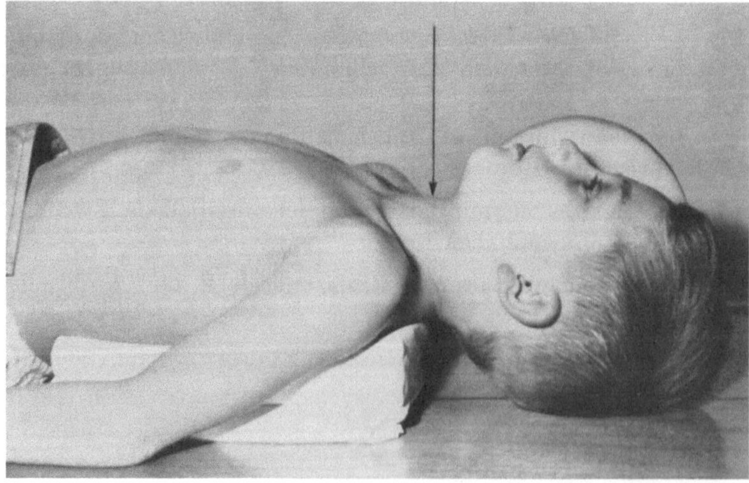

Abb. 120. Position zu Nr. 20, großes Kind. Die Schädelstütze auf der Seite des Betrachters ist der Übersichtlichkeit halber weggelassen. Strahlenschutz

Fixierung. *Säuglinge* können in der „Babix"-Hülle untersucht werden, die oben beschriebene Position wird durch Unterpolsterung des Thorax vor dem Einpacken hergestellt. Oder Anwickeln der Arme an den Thorax und Position wie oben beschrieben; Körper durch Kompressorium, Kopf durch Schädelstützen gehalten (Abb. 119).

Kleinkinder entsprechend, eventuell müssen die Arme von einer Hilfskraft gehalten werden.

Bei *größeren Kindern* genügt die Fixierung des Kopfes durch Schädelstützen in der gewünschten Lage (Abb. 120).

Eine weitere Hilfe ist ein um das Kinn geführtes Band, das nach cranial gezogen wird und dabei das Kinn anhebt (KROGMANN).

Strahlenschutz. Abdomen einschließlich der Gonaden abdecken, Feld gut einblenden.

Zentralstrahl. Senkrecht auf die Mitte zwischen Sternalgrube und Kinnspitze, nach DARLING 10° kopfwärts geneigt (Abb. 121).

Abstand: 1 m	Folie: feinzeichnend
Raster: FF	Focus: groß

Bemerkung. Bei Säuglingen ist eine Sekundärstrahlenblende nicht erforderlich.

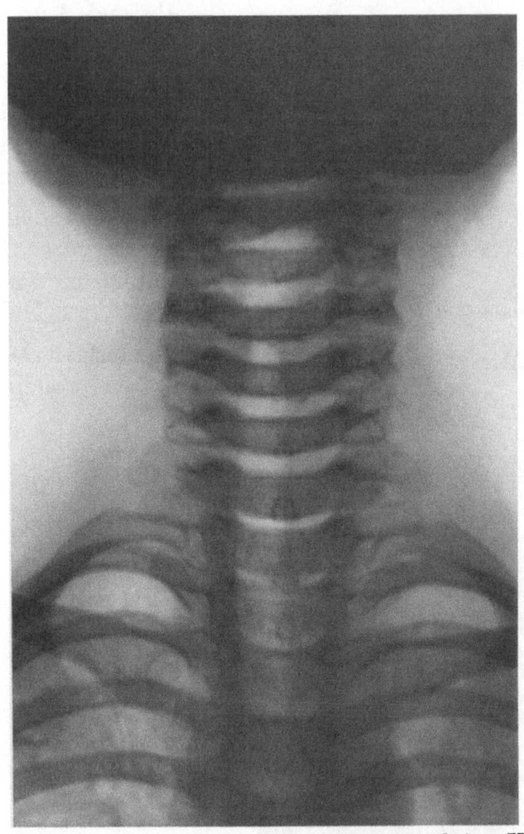

Abb. 121. Röntgenaufnahme zu Nr. 20, 4jähriges Kind

21. Darstellung der ersten 3 Halswirbel

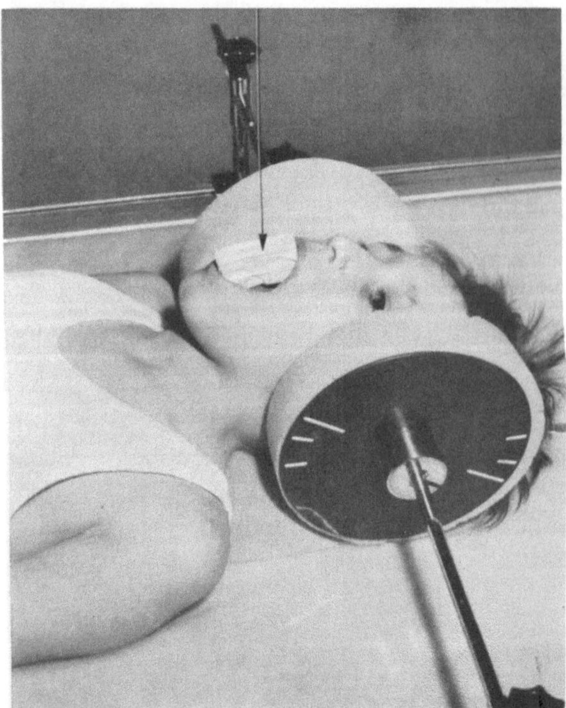

Abb. 122. Position zu Nr. 21, Mund durch Gummikeil offengehalten, Fixierung des Kopfes durch die Schädelstützen

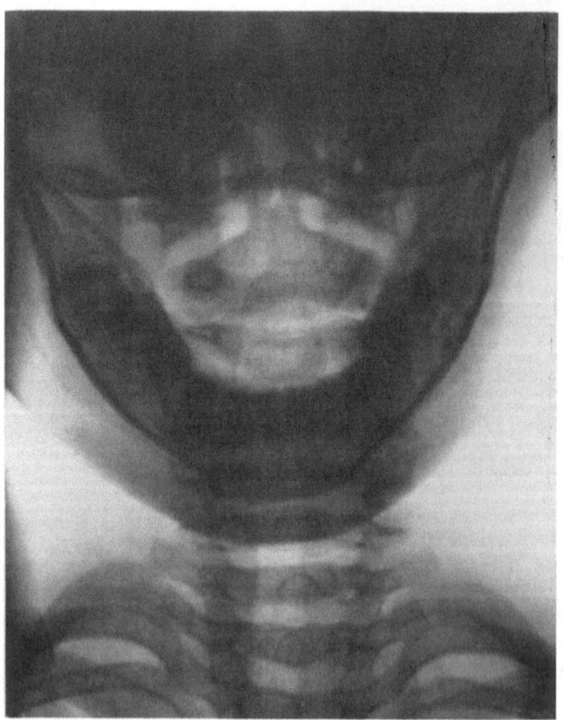

Abb. 123. Röntgenaufnahme zu Nr. 21. Darstellung des Dens, 2jähriges Kind

Position. Rückenlage ohne Erhöhung der Schultern. Geringe Lordosierung der HWS durch kleinen Schaumgummikeil im Nacken.

Der Mund wird weit geöffnet und durch einen Gummikeil, Korken oder ähnliche nicht röntgenschattengebende Mittel offengehalten. Gelingt dies bei kleineren Kindern nicht, so kann man versuchen, nach einem geringen Schmerzreiz den Moment der Schreiinspiration für die Aufnahme auszunutzen (Abb. 122).

Fixierung und Strahlenschutz. Wie bei Nr. 20.

Zentralstrahl. Senkrecht in den Mund. Bei Überlagerung mit dem Boden der hinteren Schädelgrube einige Grad fußwärts gekippt (Darling) (Abb. 123).

Abstand: 1 m	Folie: feinzeichnend
Raster: FF	Focus: groß

Bemerkungen. Bei Säuglingen und Kleinkindern kann man auf die Sekundärstrahlenblende verzichten.

Unter Umständen muß diese Aufnahme am Zielgerät unter Durchleuchtungskontrolle eingestellt und exponiert werden.

Auf die bei Erwachsenen übliche Technik mit Unterkieferbewegung („gekaut“) nach Ottonello soll nur hingewiesen werden.

22. Halswirbelsäule, frontaler Strahlengang

Position. Seitenlage, Rückenlage oder im Sitzen.

Fixierung. *Säuglinge* in Seiten- oder Rückenlage in der „Babix“-Hülle, Arme am Thorax, Schultern möglichst weit caudal gezogen. Kopf durch Schaumgummikissen in der Hülle abgepolstert.

Im Liegen ohne „Babix“-Hülle *in allen Altersstufen:* Seitenlage, der Kopf liegt auf einem schmalen Schaumgummikeil, breite Seite caudal, das Kinn ist leicht angehoben, um eine krampfhafte Steilstellung der HWS zu vermeiden. Der Körper kann zusätzlich durch die Schädelstützen gehalten werden, das Becken durch ein Kompressorium (Abb. 124).

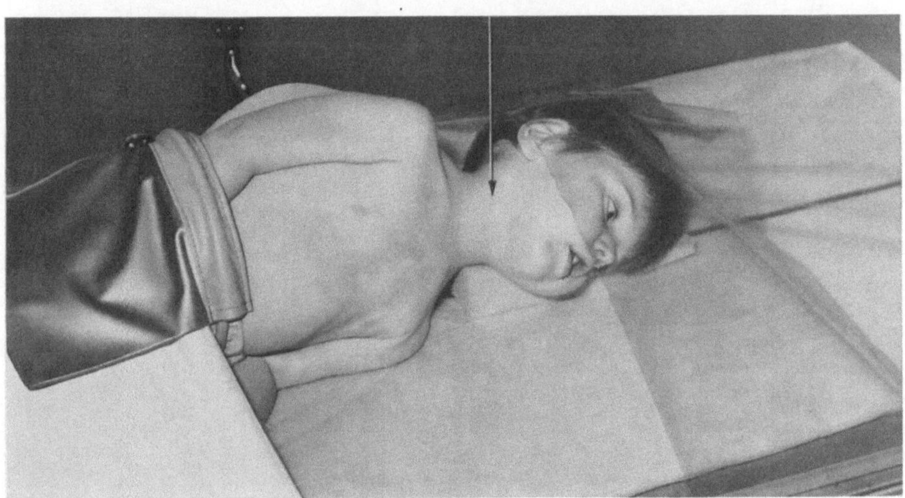

Abb. 124. Position zu Nr. 22. Kleinkind. Schädel mit Plastikkompressorium fixiert, Hände am Körper festgewickelt. Kompressorium über das Becken gespannt, Schädelstützen (die vordere hier weggelassen). Strahlenschutz

In Rückenlage Fixierung usw. wie bei Nr. 20; Kassette seitlich angestellt.

Bei der Aufnahme im Sitzen halten beide Hände einen Sandsack, dadurch werden die Schultern heruntergezogen. Der Abstand zwischen Kopf und Platte bzw. Vertigraph wird durch ein Schaumgummikissen ausgefüllt, Fixierung des Kopfes an den Vertigraphen durch ein Kompressorium. Bei Aufnahme ohne Blende am Aufnahmestativ kann man ein an den Enden mit Bleigewichten beschwertes Band benutzen (Abb. 125 und 126).

Strahlenschutz. Abdomen einschließlich der Gonaden abdecken und gut einblenden.

Zentralstrahl. Halsmitte, etwas unterhalb des Kieferwinkels. Bei Rückenlage horizontaler Strahlengang, Kassette mit oder ohne Raster seitlich angestellt.

Abstand: 1 m	Folie: feinzeichnend
Raster: FF oder ohne	Focus: mit Raster groß, ohne Raster klein

Bemerkungen. Wird bei dieser Aufnahme die Halswirbelsäule unnatürlich steil gehalten, kann eine Verschiebung zwischen dem zweiten und dritten Halswirbelkörper vorgetäuscht werden. Zur Klärung empfehlen sich dann *Funktionsaufnahmen* im seitlichen Strahlengang mit maximal nach vorn und nach hinten geneigtem Kopf.

23. Halswirbelsäule schräg

Indikationen. Zur genaueren Darstellung der kleinen Wirbelgelenke und der Foramina intervertebralia.

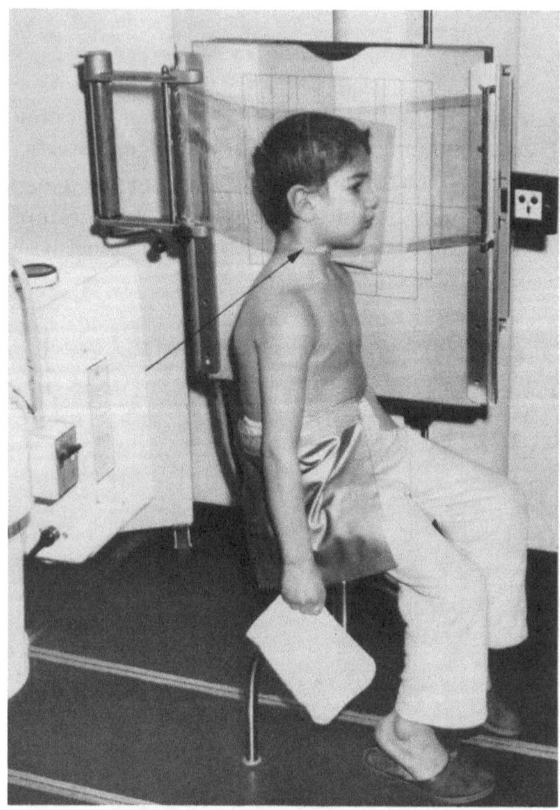

Abb. 125. Position zu Nr. 22, HWS seitlich im Sitzen. Plastikkompressorium, Kopf gegen den Vertigraphen mit Schaumgummikissen abgepolstert. Die Hände halten Sandsäcke. Strahlenschutz

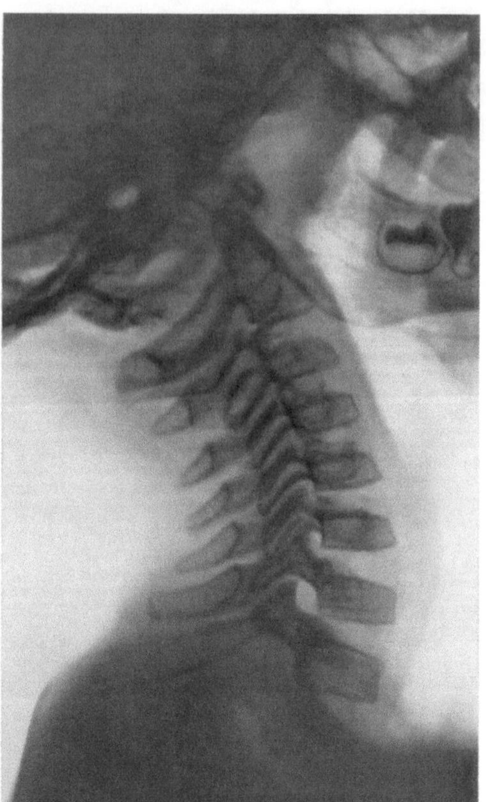

Abb. 126. Röntgenaufnahme zu Nr. 22

Position

a) Antero-posterior, kranke Seite aus der Rückenlage um 45° angehoben, Kopf entsprechend zur gesunden Seite geneigt. Darstellung der plattenfernen Intervertebrallöcher.

b) Postero-anterior, aus der Bauchlage wird die gesunde Seite um 45° angehoben und der Kopf entsprechend bewegt. Jetzt sind die dargestellten Intervertebrallöcher plattennahe. Diese Darstellung ist besser, für Kinder aber schwieriger (Abb. 127).

Fixierung. *Säuglinge* in der ,,Babix''-Hülle. *Kleinkinder* werden durch Schaumgummiunterpolsterung in die gewünschte Position gebracht und müssen gehalten werden.

Größere Kinder benötigen keine Fixierung.

Strahlenschutz und Technik. Wie bei Nr. 22.

Bemerkung. In der Regel werden die Aufnahmen beider Seiten in möglichst identischer Position gemacht, notfalls auch als Zielaufnahmen unter Durchleuchtungskontrolle.

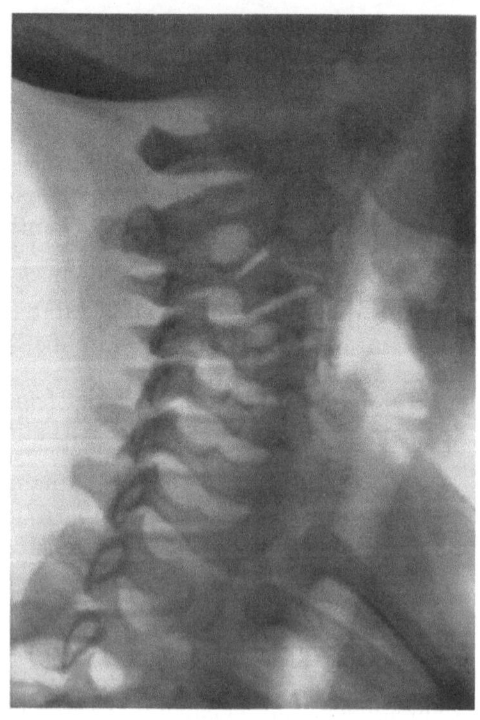

Abb. 127. Röntgenaufnahme zu Nr. 23

Brustwirbelsäule

Indikationen. Unklare Beschwerden; Fehlbildungen und Fehlhaltungen wie Kyphosen und Skoliosen.

Sind Skoliosen nicht durch Mißbildungen, wie Halbwirbel u.a. verursacht, muß durch Funktionsaufnahmen geklärt werden, ob sie fixiert oder ausgleichbar sind (s. Nr. 28).

Generalisierte Veränderungen finden sich bei enchondralen Dysostosen, Achondroplasie und anderen Systemerkrankungen.

Die Spondylitis ist bei Kindern etwa in gleicher Häufigkeit tuberkulöser oder unspezifisch-bakterieller Genese.

Eine typische Erkrankung älterer Schulkinder ist der Morbus Scheuermann.

Frakturen der Wirbelkörper kommen relativ selten zur Beobachtung, z.B. im Verlaufe eines Tetanus.

Osteoporosen mit Keilwirbelbildung, Tumoren, z.B. im Rahmen einer Leukämie, und eosinophile Granulome sind ebenfalls seltene Befunde.

Bei vielen Fragestellungen ist es zweckmäßig, Brust- und Lendenwirbelsäule zugleich darzustellen.

24. Brustwirbelsäule antero-posterior

Position. Rückenlage, Körper gestreckt, lagebedingte „Skoliosen" müssen vermieden werden.

Fixierung. *Säuglinge* werden in der „Babix"-Hülle wie zur Thorax- oder Abdomenaufnahme untersucht (Abb. 128).

Hier hat sich eine nach unseren Vorstellungen abgewandelte Form dieses Hilfsmittels bewährt. Näheres s. bei Beckenaufnahmen, S. 96, Abb. 128, 129.

Ohne „Babix"-Hülle: Rückenlage, über Abdomen und Oberschenkel ein Kompressorium. Die Arme liegen neben dem Körper mit Sandsäcken über den Unterarmen, oder sie werden am Kopf entlang nach oben ausgestreckt und von einer Halteperson direkt oder mit Hilfe von Schlaufen um die Handgelenke — größerer Abstand — gehalten (s. Abb. 139, S. 97).

Größere Kinder werden nach den gleichen Prinzipien fixiert.

Strahlenschutz. Bei ausschließlicher Darstellung der BWS Abdomen einschließlich der Gonaden abdecken.

Zentralstrahl. Bei BWS Mitte des Sternum; BWS mit LWS untere Sternumspitze.

Abstand: 1 m	Folie: universal
Raster: FF	Focus: groß

Bemerkung. Bei Kyphosen zielt der Zentralstrahl auf den Scheitelpunkt der Verbiegung.

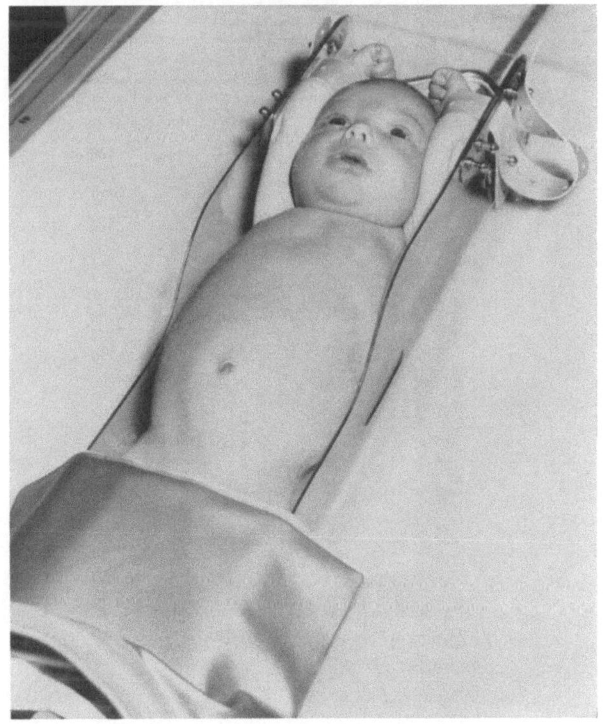

Abb. 128. Position zu Nr. 24. Säugling in der modifizierten „Babix"-Hülle. Strahlenschutz

25. Brustwirbelsäule frontal

Position. Seitenlage. Bei Skoliosen liegt die konvexe Seite der Verbiegung plattennahe.

Fixierung. *Säuglinge* in der „Babix"-Hülle (Abb. 129 und 130). Die Seitenlage kann durch Sandsäcke oder die beiden Schädelstützen abgesichert werden.

Kleinkinder. Sehr unruhige Patienten müssen an Beinen und Armen in der Seitenlage von Hilfspersonen gehalten werden; oder man kann eine Fixierung durch ein Kompressorium über das Becken und Sandsäcke oder Schädelstützen an Rücken und Thorax versuchen. Kopf und Arme müssen meist gehalten werden.

Größere Kinder. Seitenlage mit angezogenen Beinen, Schädelstützen an Thorax und Rücken. Das Kind nimmt den Kopf zwischen die Arme (DARLING).

Strahlenschutz. Wie bei Nr. 24.

Zentralstrahl. Mittlere Axillarlinie in Höhe der Mamillen. Bei gleichzeitiger Darstellung der LWS in Höhe der unteren Sternumspitze.

Technik. Wie bei Nr. 24.

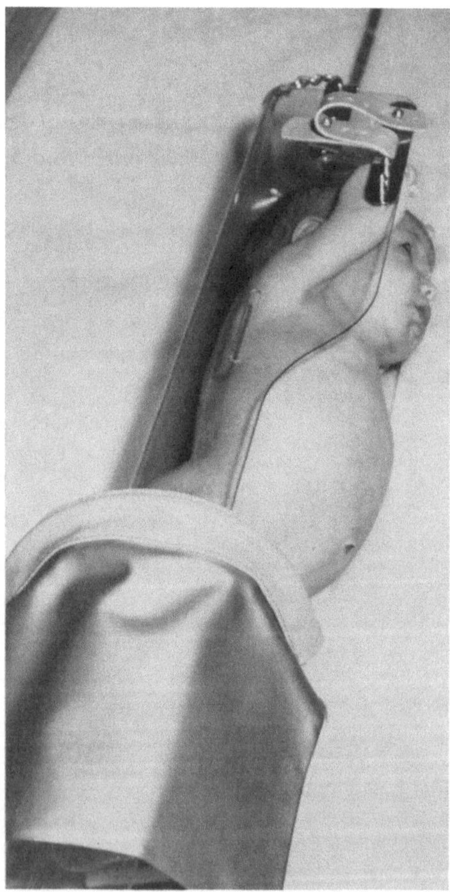

Abb. 129. Position zu Nr. 25. Säugling in der „Babix"-Hülle. Strahlenschutz

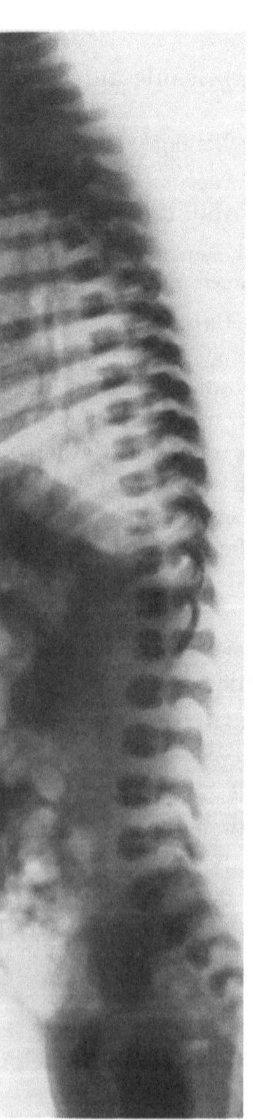

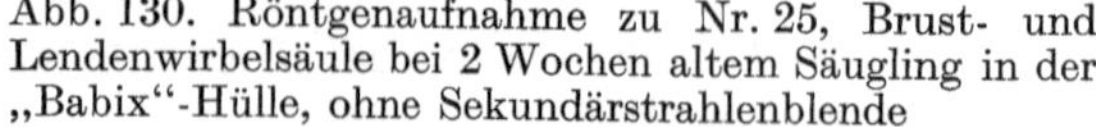

Abb. 130. Röntgenaufnahme zu Nr. 25, Brust- und Lendenwirbelsäule bei 2 Wochen altem Säugling in der „Babix"-Hülle, ohne Sekundärstrahlenblende

Bemerkungen. Bei Säuglingen kann man wie bei Nr. 24 Brust- und Lendenwirbelsäule zugleich aufnehmen, meist ohne Sekundärstrahlenblende.

Eine bessere Darstellung umschriebener Abschnitte erreicht man durch

a) eine entsprechend stark eingeblendete Aufnahme, eventuell mit Tubus; feinzeichnende Folie, Markierung eines Dornfortsatzes mit einer Bleikugel;

b) eine Schichtuntersuchung (Zonographie)* im frontalen Strahlengang, eventuell auch zusätzlich im sagittalen Strahlengang. 2—3 Schichten in 1 cm Abstand mit Universalfolie, Schichtwinkel 5—10° (Abb. 131).

Die bei Erwachsenen bewährte Langzeitaufnahme mit Verwischung der Rippen gelingt nur bei großen Kindern.

In dieser Position ist die Darstellung der ersten 3—4 Brustwirbel meist unbefriedigend. Sie gelingt besser bei einer Achsendrehung um 7—15°, focusnahe Schulter nach rückwärts (nach Poppe) Abb. 132. Andere Einstellungen s. bei Zimmer.

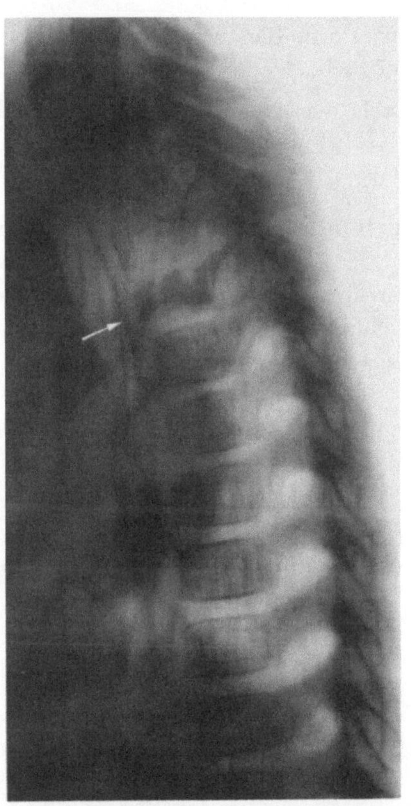

Abb. 131

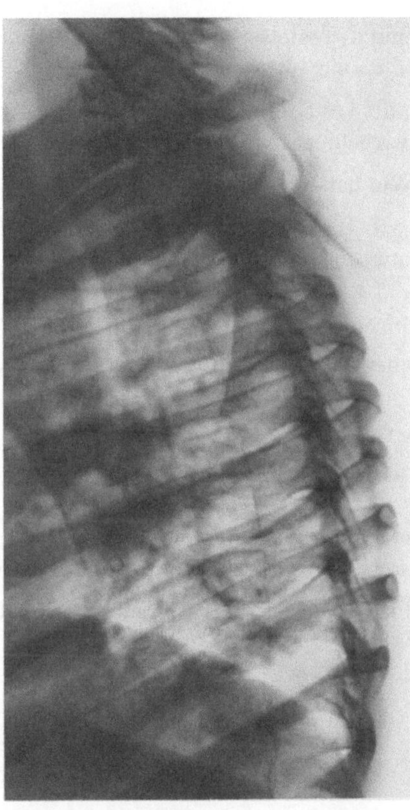

Abb. 132

Abb. 131. Schichtuntersuchung der Brustwirbelsäule im seitlichen Strahlengang. Schichtwinkel 10°. 50 mA, 75 kV. Allgemeine Osteoporose, Kompression in der oberen Brustwirbelsäule durch Tumormetastase (Neuroblastom) ←

Abb. 132. Schrägaufnahme der oberen Brustwirbelsäule

26. Brustwirbelsäule schräg

Indikationen. Darstellung der Wirbelgelenke und der angrenzenden Bogenabschnitte der plattennahen Seite.

Position. Ausgehend von der Position zur Frontalaufnahme wird das Kind mit der plattenfernen Seite um 45° nach dorsal gekippt und in dieser Lage durch Schaumgummikeile etc. gehalten.

Fixierung. Wie bei Nr. 25.

Zentralstrahl. Vordere Axillarlinie etwa in Höhe der Mamillen.

Technik. Wie bei Nr. 25.

---

* Siehe Seite 132.

27. Lendenwirbelsäule, Kreuzbein und Steißbein

Indikationen. Sie entsprechen in den meisten Fällen den bei der Brustwirbelsäule angegebenen. Mißbildungen: vor allem Meningomyelocelen und gelegentlich Steißbeinteratome. Bei Anal- und Rectumatresien ist der Nachweis von Mißbildungen an der LWS und am Kreuzbein von Bedeutung.

Bei enchondralen Dysostosen sind die Veränderungen an der oberen LWS besonders typisch.

Die Scheuermannsche Erkrankung kann auch an der LWS auftreten.

Eine Spondylolisthesis ist recht selten, hierfür sind Schrägaufnahmen erforderlich.

Position und Fixierung. Analog den Positionen Nr. 24—26, für Kreuzbein antero-posterior Nr. 29.

Strahlenschutz. Gezielte Abdeckung der Gonaden mit 1 mm Blei; wird das Kreuzbein mit abgebildet, so ist ein Gonadenschutz nur bei Knaben möglich.

Zentralstrahl. LWS mit Kreuzbein in Höhe des Nabels. Kreuzbein mit Steißbein in Höhe des 5. Lendenwirbeldornfortsatzes.

Technik. Wie bei Nr. 24—26.

Bemerkungen. Bei Aufnahmen von BWS und LWS im frontalen Strahlengang ist vom Schulalter ab die Benutzung einer Ausgleichsfolie vorteilhaft.

Zum Ausgleich einer starken Lendenlordose bei antero-posteriorer Aufnahme werden die Oberschenkel durch Unterpolsterung der Beine leicht angehoben und angebeugt.

Über gezielte Darstellung und Schichtuntersuchung s. Bemerkungen bei BWS S. 93.

28. Funktionsaufnahmen der Wirbelsäule

Indikationen. Zum Nachweis von fixierten Skoliosen werden in Ergänzung zur Aufnahme Nr. 24 antero-posterior je eine mit maximaler Beugung nach rechts und nach links angefertigt.

Position. Prinzipiell ist die Untersuchung im Liegen, Sitzen und Stehen möglich.

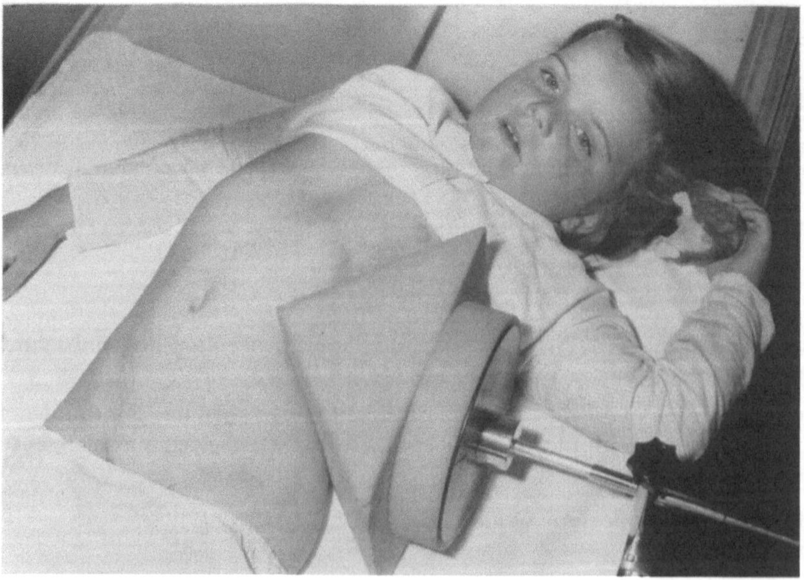

Abb. 133. Position zu Nr. 28. Beugung der Wirbelsäule nach links zur Funktionsaufnahme

Fixierung. Wenn das Kind die gewünschte Position nicht spontan einnimmt, muß es durch ein bis zwei Haltepersonen (an den Beinen und an den Armen) fixiert werden. Im Liegen kann ein Schaumgummikeil zur Unterstützung dienen (Abb. 133—136).

Strahlenschutz. Abdeckung der Gonaden mit 1 mm Blei.

Zentralstrahl. Antero-posteriore Aufnahme von BWS mit LWS untere Sternumspitze.

Abstand: 1 m	Folie: universal
Raster: FF	Focus: groß

Abb. 134—136. Röntgenaufnahmen zu Nr. 28

Abb. 134. ap-Aufnahme im Liegen, linkskonvexe Skoliose der Brustwirbelsäule

Abb. 135. Biegung nach rechts zeigt einen gleichmäßigen Bogen der Wirbelsäule

Abb. 136. Biegung nach links zeigt, daß sich die Skoliose nicht ausgleichen läßt

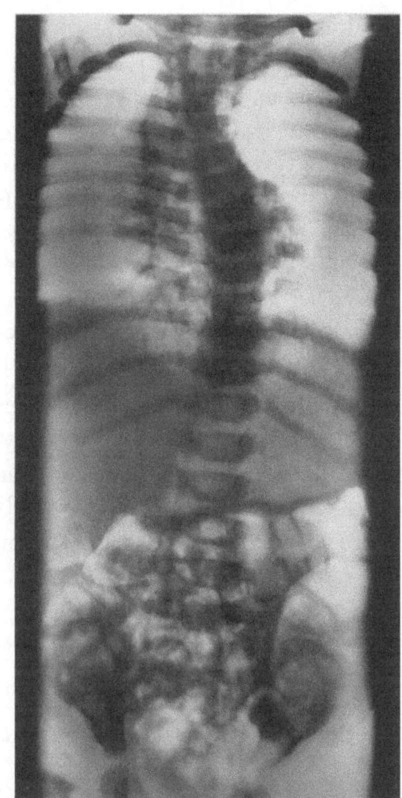

Abb. 134

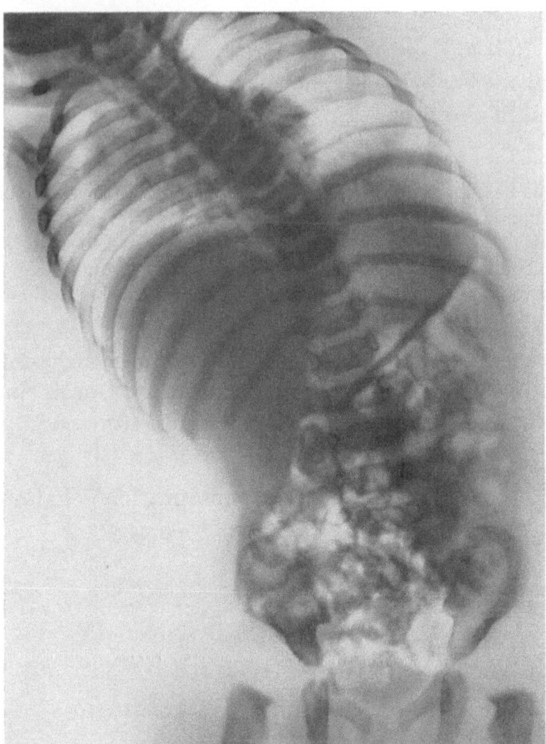

Abb. 135

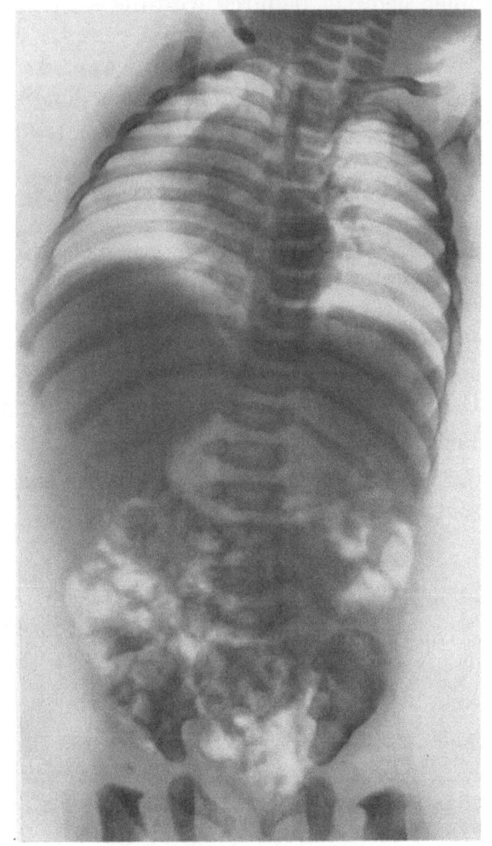

Abb. 136

Becken mit Hüftgelenken

Indikationen. Während des ersten Lebensjahres steht der Verdacht auf eine Hüftgelenksdysplasie bzw. -luxation im Vordergrund. Die Sicherheit der röntgenologischen Dysplasie-Diagnostik nimmt mit dem Alter des Kindes zu und sollte daher — abgesehen von den manifesten Luxationen natürlich — nicht vor Ablauf des ersten Trimenons versucht werden. Für klinische Verdachtsfälle wird bis zu diesem Zeitpunkt eine Spreizhosenbehandlung empfohlen.

ANDRÉN und v. ROSEN haben zur Verbesserung der Diagnostik im Neugeborenenalter Funktionsaufnahmen in verschiedenen Positionen angegeben. Dieses Verfahren ist jedoch möglichst auf Ausnahmefälle zu beschränken.

Bei vielen Mißbildungs-Syndromen sowie systematisierten und generalisierten Skeletaffektionen ist das Becken mit den Hüftgelenken beteiligt.

Eine typische Mißbildung ist das Spaltbecken bei der Blasenekstrophie.

Entzündliche und traumatische Veränderungen sind nicht sehr häufig; typisch ist die Epiphysenlösung des Hüftkopfes als Geburtstrauma.

Charakteristisch für das Wachstumsalter sind die aseptische Nekrose des Hüftkopfes (CALVÉ-LEGG-PERTHES) und die Epiphysiolyse des Femurkopfes.

Wegen der hohen Gonadenbelastung sind bei Beckenaufnahmen eine strenge Indikationsstellung und ein sorgfältiger Strahlenschutz, soweit möglich, zu fordern.

Normal entwickelte Ovarien liegen bei Neugeborenen in Höhe der Linea terminalis, jedenfalls innerhalb des großen Beckens. Während des 1. Lebensjahres wandern sie in das kleine Becken (H. PRÉVÔT).

29. Becken mit Hüftgelenken antero-posterior

Position. Rückenlage, Beine gestreckt, Kniescheiben zeigen nach oben, Fußspitzen leicht nach innen gedreht, dadurch wird die Antetorsion des Schenkelhalses ausgeglichen. Die Beine sollen nicht gewaltsam nach caudal gezogen werden. Bei stärkerer Lendenlordose muß diese durch Anheben der Beine und leichtes Anwinkeln der Oberschenkel ausgeglichen werden. Bei der unten beschriebenen Fixation ist dies bei Säuglingen fast nie nötig.

Fixierung. *Säuglinge* in der „Babix"-Hülle.

Hier hat sich eine abgewandelte Form dieses Hilfsmittels bewährt: die Rückseite ist nicht rund, sondern flach und liegt dadurch der Unterlage fest auf. Durch entsprechende Schlitze können die Beine einzeln ober- und unterhalb des Kniegelenkes fixiert werden; dadurch wird ein Hochziehen der Beine unmöglich gemacht. Ein weiterer Schlitz dient zur Befestigung eines Bauchgurtes, um eventuell eine Lordose auszugleichen (Abb. 137 und 138). Diese abgewandelte Babix-Hülle kann natürlich ebenso wie die normale Ausführung zur Fixation bei anderen Aufnahmen verwendet werden.

Bei Fixierung ohne „Babix"-Hülle werden die Beine in der gewünschten Position durch Schaumgummi abgepolstert und mit einem Kompressorium fest auf die Unterlage gedrückt. Durch eine Hilfsperson wird der Körper gestreckt und an den Armen gehalten (Abb. 139 und 140).

Bei *Kleinkindern* wird entsprechend verfahren.

Größere Kinder. Durch angelegte Sandsäcke werden die Füße in leichter Innenrotation gehalten, sonst ist keine Fixierung nötig.

Abb. 137. Die modifizierte „Babix"-Hülle

Abb. 138. Säugling in der modifizierten „Babix"-Hülle, Position zu Nr. 29. Beine einzeln oberhalb der Kniegelenke fixiert. Kassette, keine Sekundärstrahlenblende. Strahlenschutz

Abb. 139. Position zu Nr. 29. Beine durch Kompressorium fixiert, Arme gehalten. Strahlenschutz aus 1 mm starkem Bleiblech selbst angefertigt

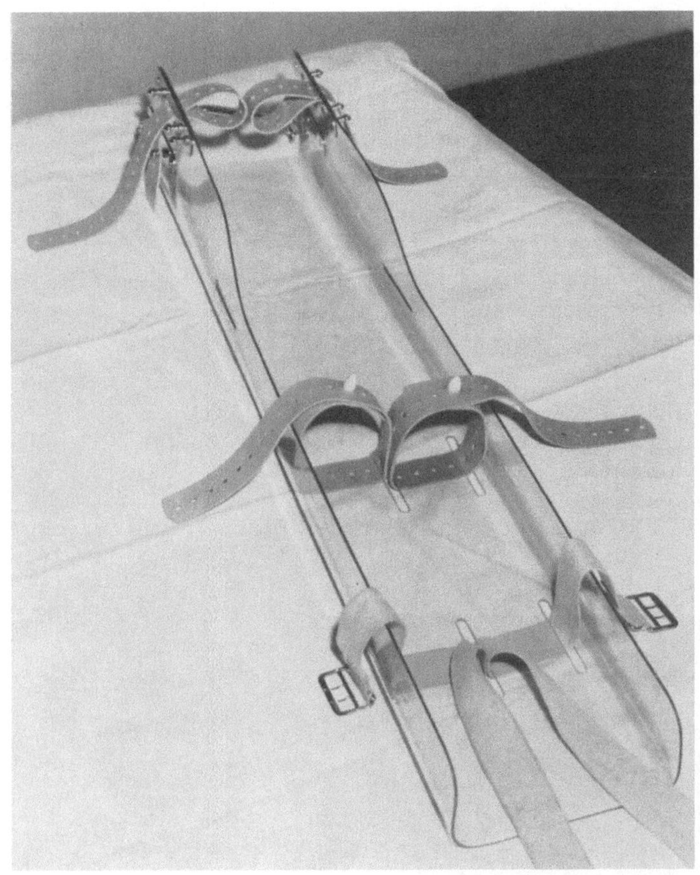

Abb. 137

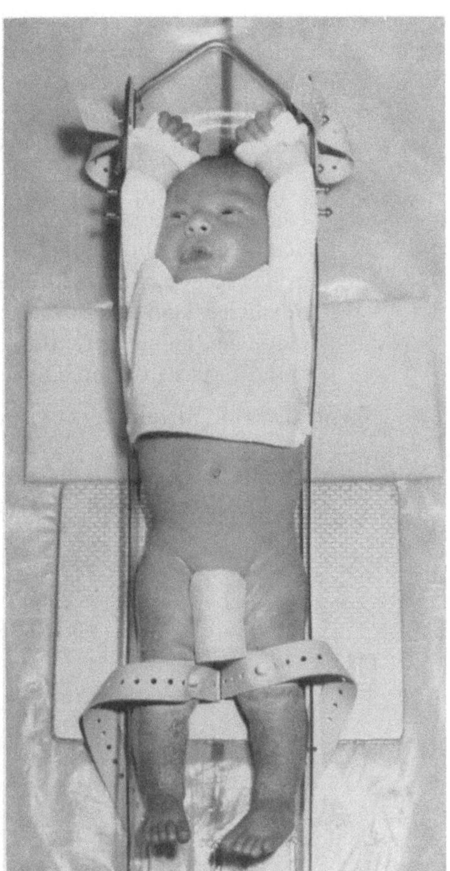

Abb. 138

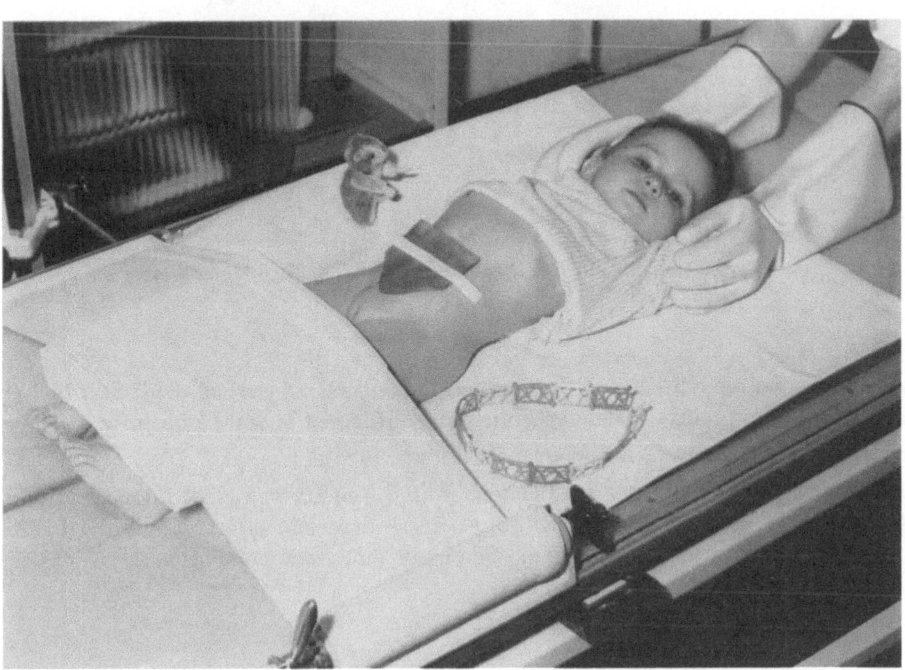

Abb. 139

Strahlenschutz. Sorgfältiges Abdecken der Gonaden mit 1 mm Blei (Direktbestrahlung!) Bei „Luxationshüfte" stört der Gonadenschutz auch bei Mädchen nicht, in anderen Fällen muß er gegebenenfalls weggelassen werden.

Bei Kindern mit Hüftgelenksluxation ist wegen der häufigen Kontrolluntersuchungen der Strahlenschutz besonders wichtig und die Strahlenbelastung durch folgende Maßnahmen erheblich zu senken:

Gonaden stets abdecken,
hochverstärkende Folie,
in der Regel keine Sekundärstrahlenblende,
möglichst keine Aufnahmen im Beckengips,
möglichst keine Aufnahmen mit der Röntgenkugel,
keine Papieraufnahmen.

Zentralstrahl. Mittellinie, etwas oberhalb der Symphyse.

Abstand: 1 m	Folie: universal
Raster: FF bzw. ohne	Focus: groß

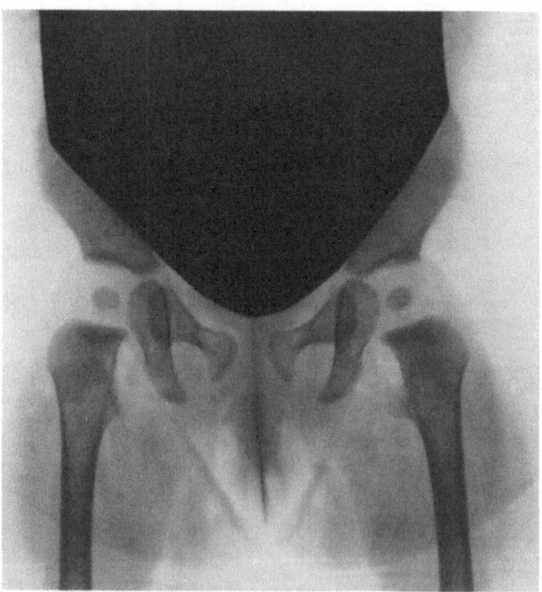

Abb. 140. Röntgenaufnahme zu Nr. 29. 6 Monate altes Mädchen

Bemerkungen. Ist die Knochenzeichnung von Bedeutung, so werden die Aufnahmen mit Sekundärstrahlenblende und feinzeichnender Folie gemacht, sonst s. Strahlenschutz.

Darstellung der Symphyse im postero-anterioren Strahlengang.

Bei „halbseitiger Hypoplasie" des Beckens muß durch Untersuchung des Kindes geklärt werden, ob es sich nicht um eine Fehlentwicklung bei ständiger einseitiger Lagerung handelt; hierbei ist besonders auf die Wirbelsäule und eine Schädelasymmetrie zu achten.

30. Funktionsaufnahmen nach Andrén und v. Rosen

a) Stauchung

Position. Kind in Rückenlage, der Untersucher hält beide Beine gestreckt und drückt sie nach cranial; das Kind wird von einer zweiten Halteperson an Oberarmen und Schultern gegen den Druck gehalten (Abb. 141). Der Vergleich der beiden Aufnahmen mit und ohne Stauchung soll eine abnorme Verschiebung der Femurenden nach cranial und lateral erkennen lassen.

b) Beide Beine in 45° Abduktion, Innenrotation und Streckung

Position. Rückenlage, die Beine werden in der angegebenen Position gehalten.

Die Längsachse der Oberschenkel darf das Becken normalerweise nicht oberhalb des lateralen Pfannenrandes treffen. Bei Abduktion unter 45° kommt es zu Fehldeutungen (Abb. 142).

c) Beide Beine in 30° Abduktion und Außenrotation.

Position. Rückenlage, die Beine werden vom Untersucher in der angegebenen Position gehalten. Hierbei kommt es praktisch zur Luxation der erkrankten Hüfte.

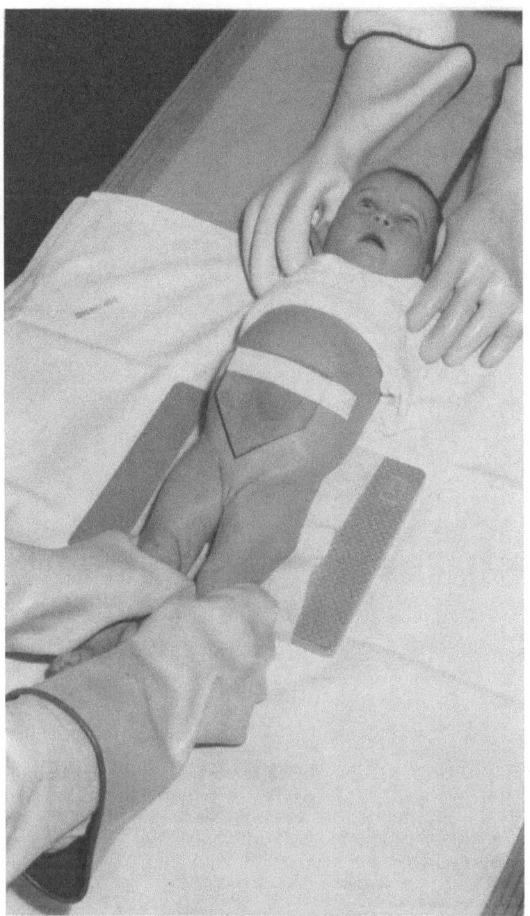

Abb. 141 a. Position zu Nr. 30 a. Kassette, keine Sekundärstrahlenblende. Strahlenschutz

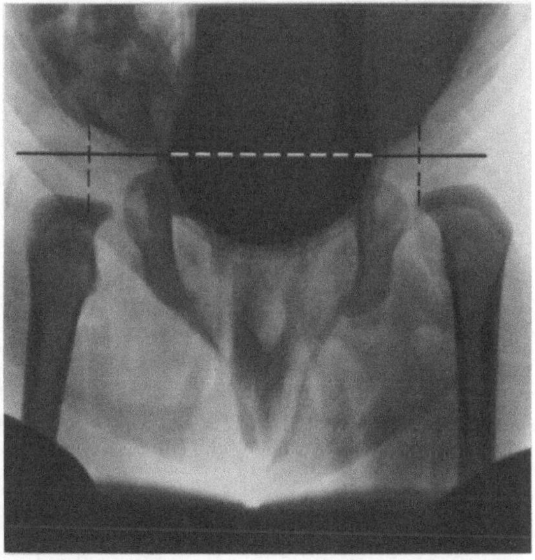

Abb. 141 b. Röntgenaufnahme zu Abb. 141 a. Durch die Stauchung ist der li. Femur nach cranial und lateral gewandert

Bemerkungen:

Die Bestimmung der *Anteversion* des Schenkelhalses ist bei den „Luxationshüften" von Bedeutung, ferner bei der „Coxa valga", da diese durch eine vermehrte Anteversion vorgetäuscht werden kann.

Es sollen hier nur die Prinzipien einiger der zahlreichen angegebenen Methoden geschildert werden:

Bei *sagittalem Strahlengang Innendrehung der Femurachse*, bis der Schenkelhals genau plattenparallel liegt. Der Winkel zwischen der Unterschenkelachse und der Vertikalen gibt den Anteversionswinkel an (Abb. 143 a).

Außendrehung, bis der Schenkelhals senkrecht, d.h. in genauer Verlängerung des Schaftes steht. Der Unterschenkel ist dabei 90° gebeugt. Der Winkel der Unterschenkelachse bildet mit der Waagerechten den Anteversionswinkel. — Beide Methoden erfordern mindestens mehrere Aufnahmen oder eine Zielaufnahme nach entsprechender Einstellung unter Durchleuchtungskontrolle (Abb. 143 b).

Axiale orthograde Aufnahme des Femur in Rückenlage, Hüft- und Kniegelenk 90° gebeugt. Der Schenkelhals projiziert sich direkt auf den Film, er bildet mit der ebenfalls dargestellten Condylenebene den Anteversionswinkel (Abb. 143 c).

Aus einer sagittalen und einer seitlichen Aufnahme (wie Nr. 34) des Femur läßt sich *geometrisch* der wahre Anteversionswinkel errechnen (Leger, dort auch ausführliche Literatur).

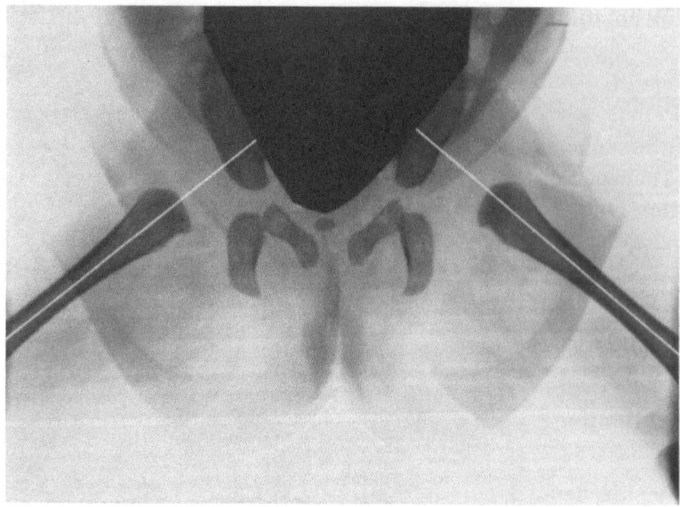

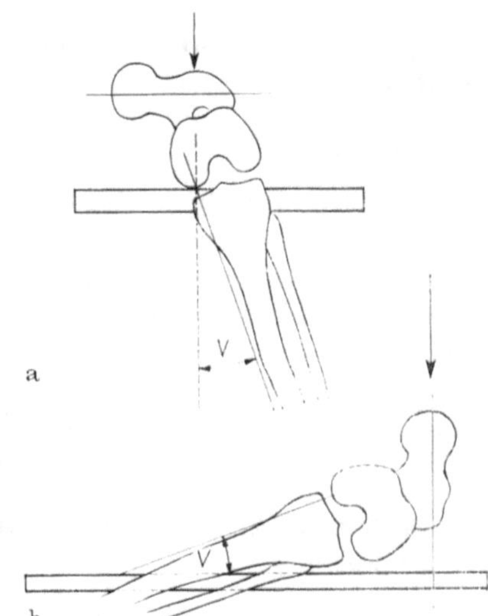

Abb. 142. Röntgenaufnahme zu Nr. 30b. Links pathologischer Befund

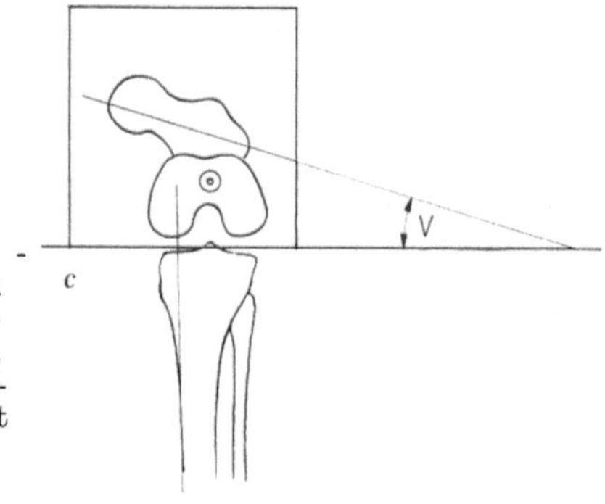

Abb. 143a—c. Der Anteversionswinkel des Schenkelhalses (*V*). (Nach Bergstrand und Norman.) a Schenkelhals plattenparallel, Zentralstrahl senkrecht zur Schenkelhalsebene. b Schenkelhals senkrecht, Zentralstrahl in der Schenkelhalsebene. c Zentralstrahl ⊙ in Richtung der Femurachse; der Schenkelhals wird auf den Film projiziert und bildet mit der Condylenebene *C* den Anteversionswinkel

31. Becken, schräg

Indikationen. Darstellung der Iliosacralgelenke und der ventralen Anteile von Scham- und Sitzbeinen bei Frakturen, Tumoren, Osteomyelitis und der — seltenen — Tuberkulose an den Kreuz-Darmbeingelenken.

Position. Aus der Rückenlage wird die darzustellende Seite angehoben, etwa 30° Drehung gegen die Tischplatte. Es stellen sich der Gelenkspalt des plattenfernen Kreuz-Darmbeingelenkes dar und die seitengleichen symphysennahen Abschnitte von Scham- und Sitzbein, plattenparallel. Für die Darstellung der letzteren plattennahe und -parallel ist die Bauchlage günstiger. Es wird dann die Gegenseite von der Tischplatte angehoben (Abb. 144).

Fixierung. Wenn nötig Unterpolsterung mit Schaumgummikissen in der gewünschten Lage und Kompressorium.

Strahlenschutz. Bleiabdeckung der Gonaden nur bei Knaben möglich.

Technik. Wie bei Nr. 29, mit Raster.

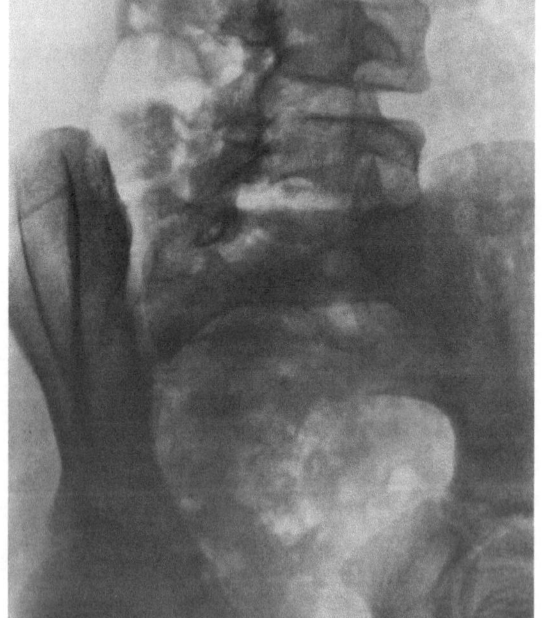

Abb. 144. Röntgenaufnahme zu Nr. 31. Iliosacralgelenk

C. Untere Extremität

Hüftgelenk und Schenkelhals

32. Hüftgelenk in Abduktion und Beugung (nach Lauenstein)

Indikationen. Als Ergänzung zu Nr. 29 bei allen unklaren Affektionen des Hüftgelenkes als zweite Ebene empfehlenswert. Der Schenkelhals projiziert sich in die Längsachse des Oberschenkels.
Position. Rückenlage, Oberschenkel bei gebeugtem Hüft- und Kniegelenk abduziert und außenrotiert, die Fußsohle zeigt zum gesunden Bein.

Fixierung. *Säuglinge* können so gelagert werden, daß beide Fußsohlen aneinander liegen und beide Hüftgelenke in identischer Position als Vergleichsaufnahme zur Darstellung kommen. Die Füße werden durch eine elastische Binde aneinandergewickelt, ein Kompressorium drückt beide Beine auf die Kassette. Fixierung des übrigen Körpers wie bei Beckenaufnahmen (Abb. 145 und 146).

Bei *größeren Kindern* gelingt die Abduktion nicht in dem Grade, es kann nur eine Seite untersucht werden. Das Knie wird durch einen schmalen Schaumgummikeil unterpolstert, die Fußsohle liegt an der Wade des gestreckten gesunden Beines (Poppe), Sandsäcke auf beiden Beinen (Abb. 147).

Strahlenschutz. Abdecken der Gonaden mit Blei wie bei Nr. 29.

Zentralstrahl. Mitte der Inguinalfalte bei einseitiger bzw. in der Medianebene etwas oberhalb der Symphyse bei beidseitiger Darstellung.

Technik. Wie bei Nr. 29.

Bemerkung. Bei Frakturen des proximalen Femurendes ist diese Position gefährlich. Schonender ist dann die zweite Ebene wie bei Nr. 34.

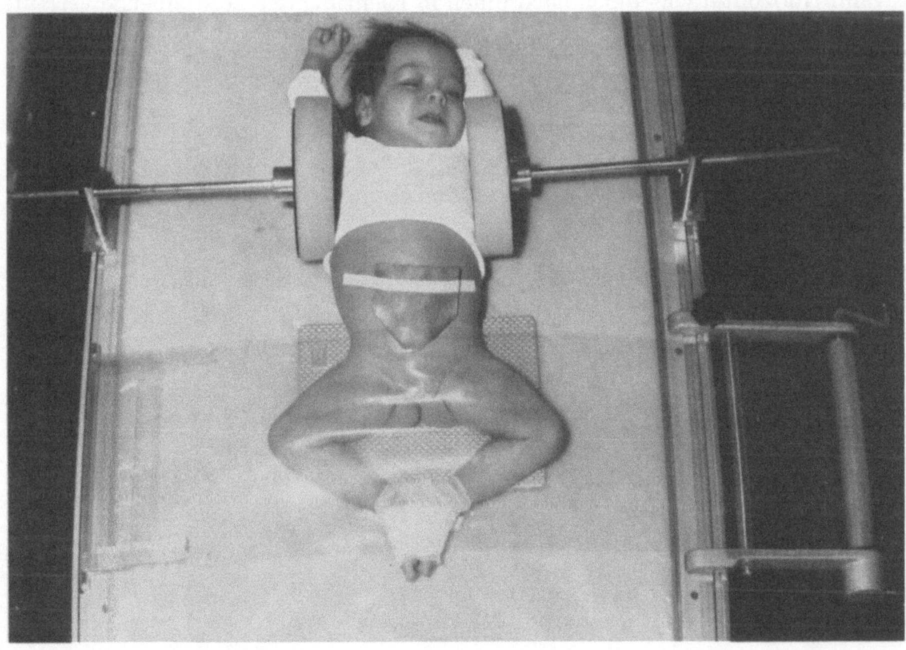

Abb. 145. Position zu Nr. 32. Säugling. Aufnahme beider Hüftgelenke in Lauenstein-Position. Kassette, keine Sekundärstrahlenblende. Strahlenschutz. Siehe Abb. 163

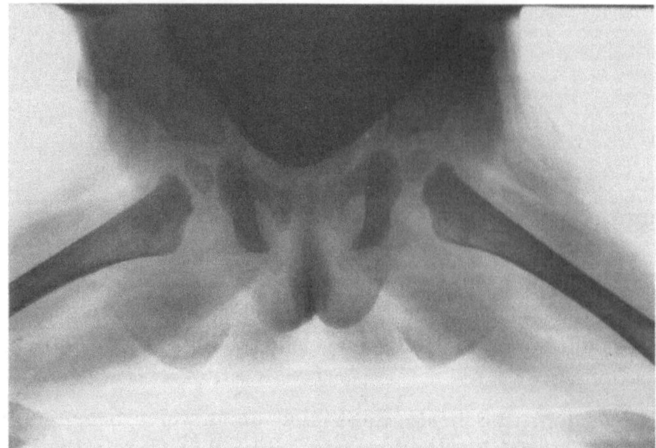

Abb. 146. Röntgenaufnahme zu Abb. 145

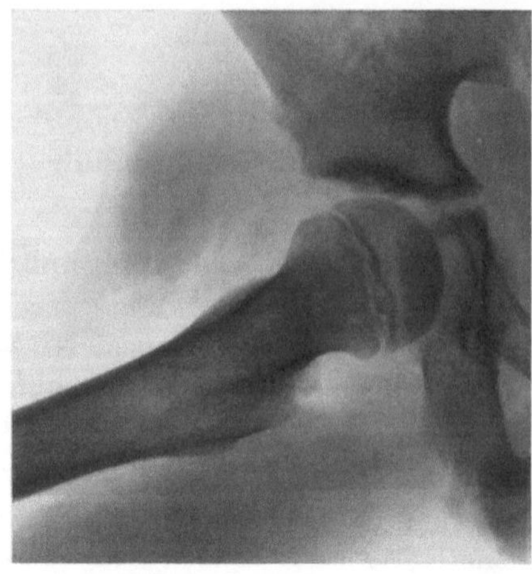

Abb. 147. Röntgenaufnahme zu Nr. 32, 9jähriges Kind

33. Acetabular-lateral-Projektion (nach Darling u. Shurtleff)

Indikationen. Spezialaufnahme zur Darstellung des Kopfes in der Pfanne bei Säuglingen und zweite Ebene zu Nr. 32.

Position. Rückenlage, erhöht. Lagerung der Beine wie bei der Lauenstein-Aufnahme. Die Kassette liegt zwischen den Beinen in den Kniekehlen (Abb. 148 und 149).

Fixierung. Die hochgeschlagenen Arme werden gehalten, auf die zusammengebundenen Füße wird ein Sandsack gelegt.

Strahlenschutz. Nicht möglich.

Zentralstrahl. Horizontal von außen nach innen in Richtung der Leistenbeuge verlaufend.

Abstand: 1 m	Folie: universal
Raster: ohne	Focus: groß

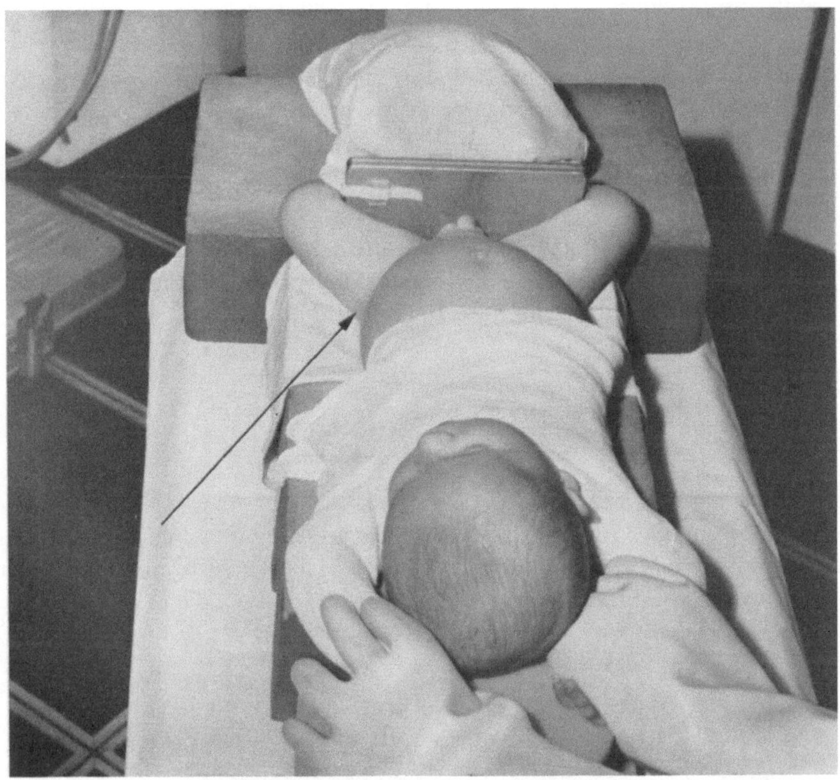

Abb. 148. Position zu Nr. 33

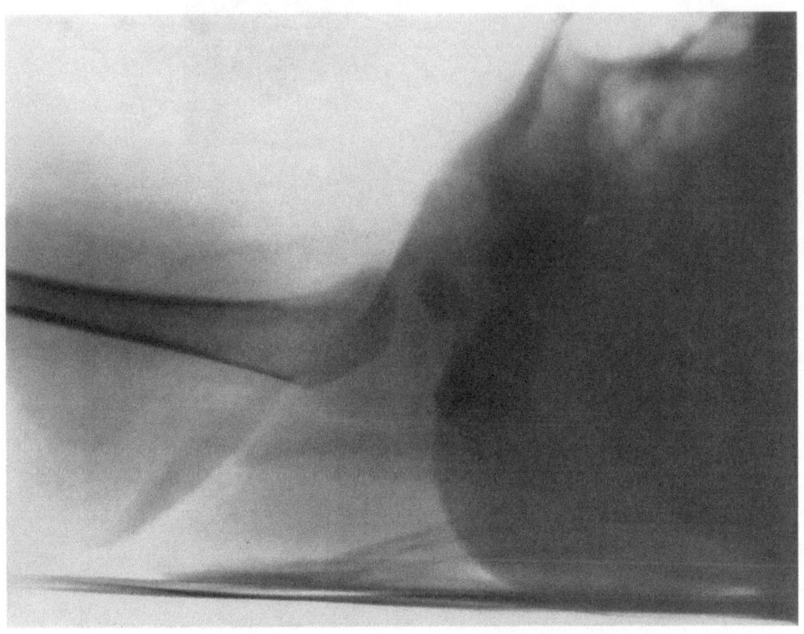

Abb. 149. Röntgenaufnahme zu Nr. 33

34. Schenkelhals axial

Indikationen. Ergänzende Darstellung des Schenkelhalses zur Übersicht antero-posterior Nr. 29, wenn die Lauenstein-Aufnahme vermieden werden muß.

Position. Rückenlage, Strahlengang von innen nach außen. Das gesunde Bein wird abgespreizt oder soweit angehoben, daß es außerhalb des Strahlenganges liegt, Abstützung durch Sandsäcke oder Kissen.

Die Kassette liegt parallel zum Schenkelhals, d.h. sie berührt den Beckenkamm und weicht nach caudal im Winkel von 20° nach außen von der Oberschenkellängsachse ab. Sie wird durch einen Sandsack oder vom Patienten selbst gehalten (Abb. 150 und 151).

Fixierung. Sandsack über dem Unterschenkel.

Zentralstrahl. Horizontal in Richtung der Inguinalfurche.

Abstand: 1 m	Folie: universal
Raster: ohne	Focus: groß

Bemerkungen. Die gleiche Technik ist auch mit dem Strahlengang von außen nach innen möglich. Hierbei ist eine flexible Kassette vorteilhafter, da die starre Metallkassette nur schlecht in die geeignete Position zu bringen ist (Abb. 152).

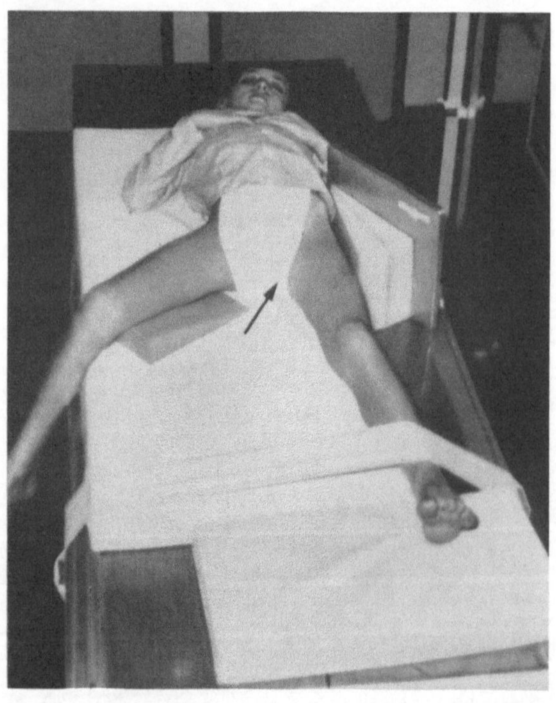

Abb. 150. Position zu Nr. 34. Strahlengang von innen nach außen

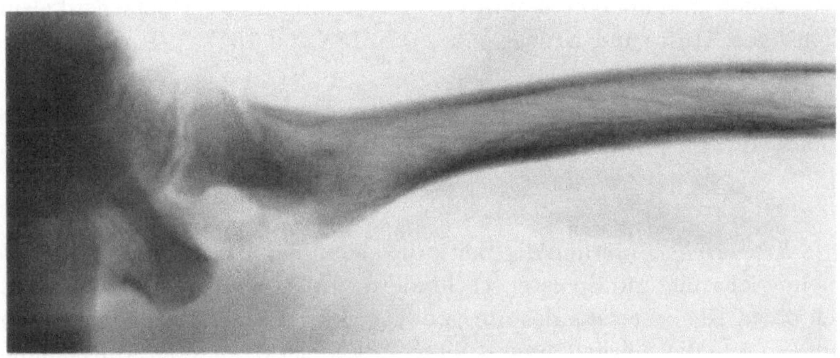

Abb. 151. Röntgenaufnahme zu Nr. 34 (Schenkelhalsfraktur)

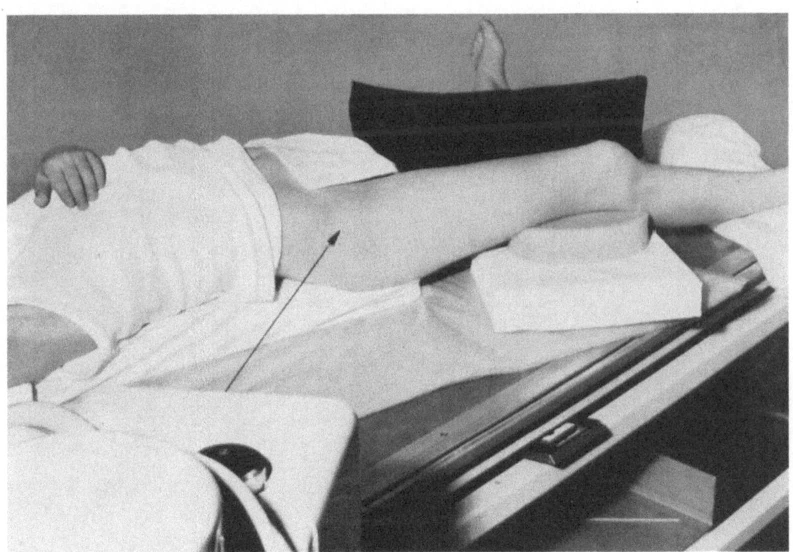

Abb. 152. Position zu Nr. 34, hier Strahlengang von außen nach innen, Verwendung einer flexiblen Plastikkassette

Oberschenkel

Indikationen. Frakturen und Osteomyelitis. Bei Säuglingen und Kleinkindern häufiger auch Mißbildungen, Strukturveränderungen und periostale Reaktionen; in diesen Fällen und auch bei einem gewünschten Größenvergleich kommt eine simultane Darstellung *beider* Oberschenkel in einer Ebene in Frage, möglichst mit Hüft- und Kniegelenk (Abb. 153 und 154).

35. Oberschenkel antero-posterior

Position. Wie bei Nr. 29.

Fixierung. Bei *Säuglingen und Kleinkindern* werden die Beine durch ein Kompressorium gestreckt und parallel gehalten, seitliche Schaumgummipolster verhindern ein Abweichen oder Drehen. Die Kniescheiben zeigen nach oben. Die Fixierung des übrigen Körpers kann je nach Bedarf durch ein weiteres Kompressorium, durch die seitlich angestellten Schädelstützen oder durch eine Hilfsperson erfolgen (s. auch bei Nr. 29).

Strahlenschutz. Bleiabdeckung der Gonaden.

Zentralstrahl. Objektmitte.

Abstand: 1 m	Folie: feinzeichnend
Raster: ohne	Focus: klein

Bemerkung. Bei stärker entwickelten Weichteilen, etwa vom 2. Lebensjahr an, Universalfolie und Sekundärstrahlenblende.

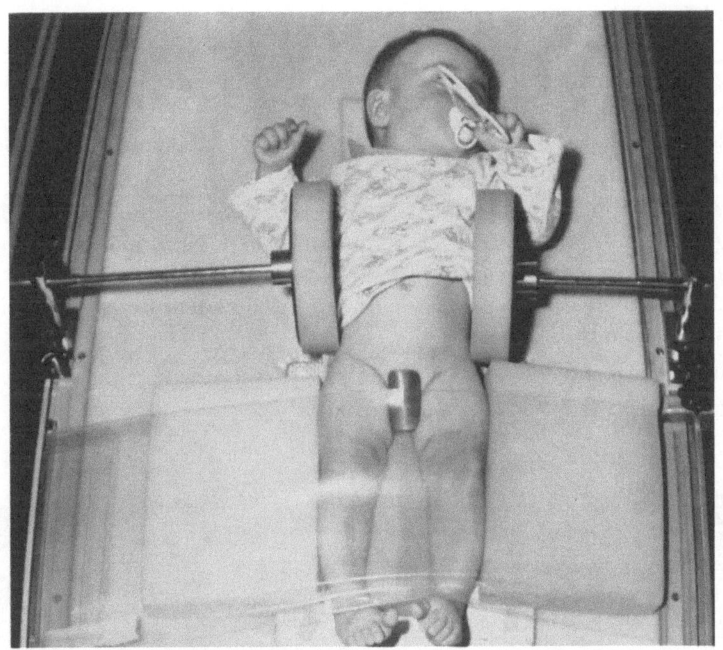

Abb. 153. Position zu Nr. 35. Beide Oberschenkel bzw. beide untere Extremitäten antero-posterior. Kassette ohne Sekundärstrahlenblende, Plastikkompressorium. Körper durch Schädelstützen gehalten. Gonadenschutz. (Siehe Abb. 162)

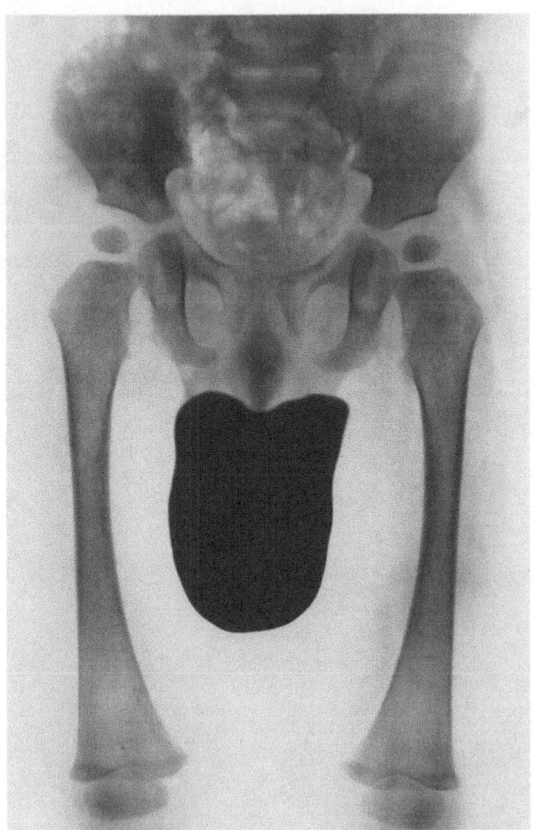

Abb. 154. Röntgenaufnahme zu Abb. 153

36. Oberschenkel frontal

Position. *Säuglinge* in Rückenlage, Position des oder der Beine wie bei der Lauenstein-Aufnahme, Nr. 32 oder — wie auch bei den

anderen Altersstufen — leichte Drehung auf die kranke Seite, bis das kranke Bein flach auf der Unterlage liegt; Hüftgelenk und Kniegelenk leicht gebeugt.

Fixierung. Körper in der gewünschten Position durch Schaumgummikissen im Rücken oder Schädelstützen gehalten. Das kranke Bein kann durch ein Kompressorium oder durch einen Sandsack auf dem Unterschenkel fixiert werden (Abb. 155—157).

Strahlenschutz. Abdecken des Unterbauches und der Gonaden unter Vermeidung des Hüftgelenkes. Gut einblenden mit dem Lichtvisier.

Zentralstrahl. Mitte des Oberschenkels.

Technik. Wie bei Nr. 35.

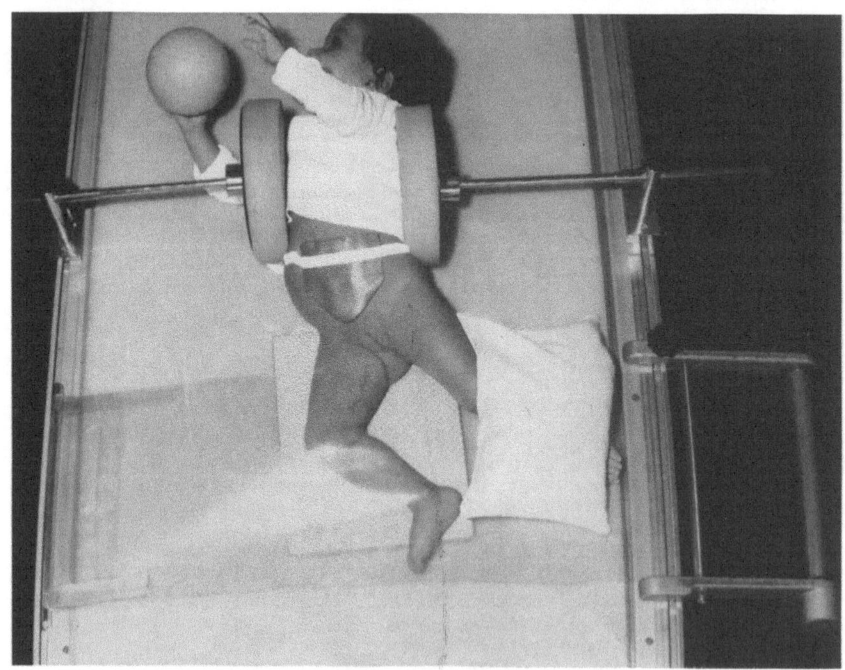

Abb. 155. Position zu Nr. 36, Säugling

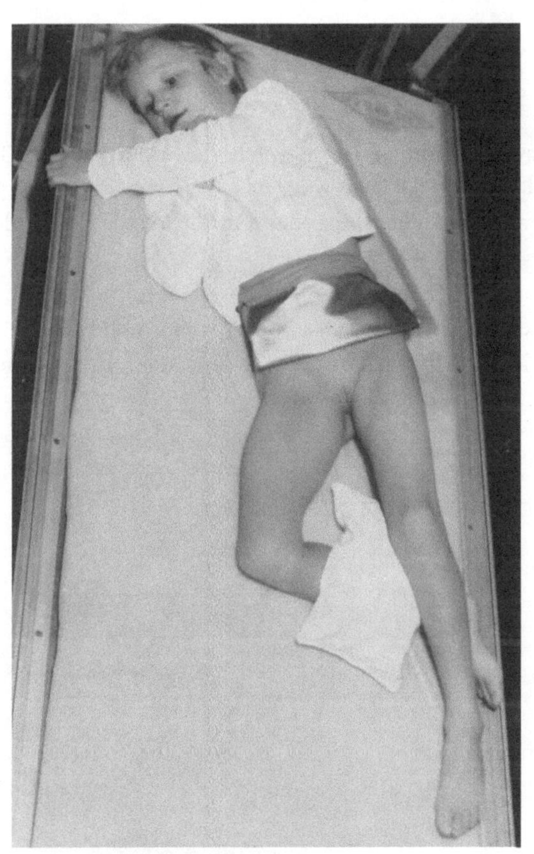

Abb. 156. Position zu Nr. 36, großes Kind

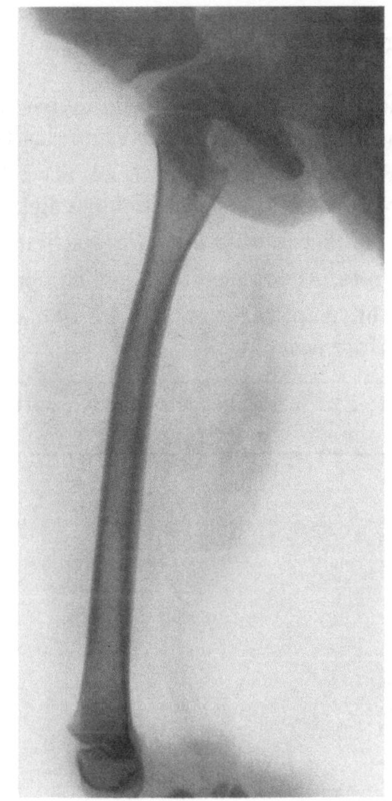

Abb. 157. Röntgenaufnahme zu Abb. 156

Kniegelenk

Indikationen. Gezielte Darstellung eines oder beider Gelenke bei Ergüssen, Traumen, Entzündungen, Morbus Schlatter usw.
Die *Untersuchungstechnik* entspricht der bei den Aufnahmen des Ober- und Unterschenkels geschilderten. Der *Zentralstrahl* wird auf den Kniegelenkspalt gerichtet. Bei seitlichen Aufnahmen wird das Gelenk in leichter Beugestellung gehalten und die Ferse durch ein Schaumgummikissen etwas angehoben.
Bei unklaren Befunden müssen beide Seiten zum Vergleich untersucht werden.

37. Kniegelenk in Beugung nach Frik

Indikationen. Zusätzliche Einstellung bei unklaren Befunden im Bereich der Condylen (z.B. Osteochondrosis dissecans), oder wenn das Gelenk nicht gestreckt werden kann.

Position. Rückenlage, Kniegelenk um etwa 120° gebeugt und entsprechend unterpolstert; flexible Kassette oder folienloser Film in der Kniekehle (Abb. 158 und 159).

Fixierung. Sandsack über dem Unterschenkel.

Strahlenschutz. Abdomen einschließlich der Gonaden in Richtung des Nutzstrahles abdecken.

Zentralstrahl. Kopfwärts gekippt, in den Kniegelenkspalt gerichtet, etwa senkrecht zur Längsachse des Unterschenkels.

Abstand: 1 m	Folie: flexible Kassette oder folienloser Film
Raster: ohne	Focus: groß

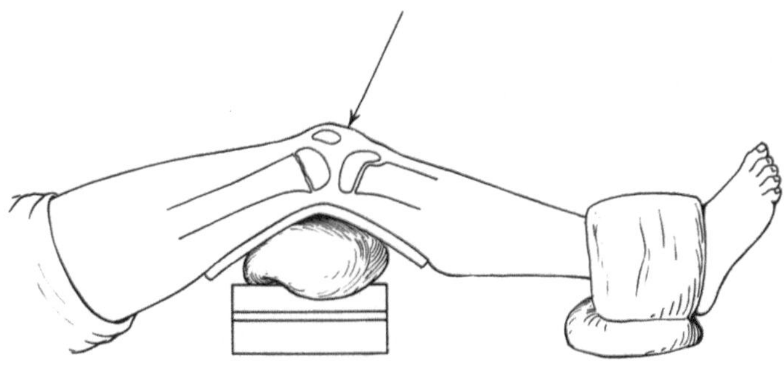

Abb. 158. Position zu Nr. 37. (Nach Janker)

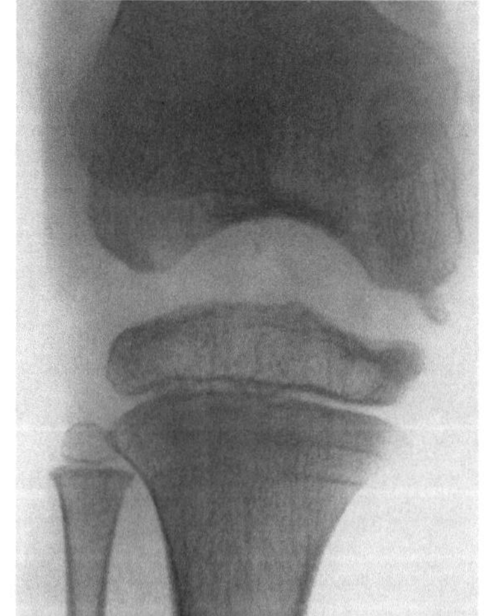

Abb. 159. Röntgenaufnahme zu Nr. 37. Osteochondrosis dissecans nach Osteomyelitis, 4jähriges Kind

Patella

Indikationen. Isolierte Erkrankungen der Kniescheibe, wie Frakturen, Entzündungen und Ossifikationsstörungen; sie sind selten. Die Knochenkernentwicklung in der Kniescheibe beginnt im Alter von 4—6 Jahren.

38. Patella antero-posterior oder postero-anterior

a) normale Technik s. Ober- und Unterschenkel-Aufnahmen.
b) Kontaktaufnahme der Kniescheibe postero-anterior nach JANKER:

Position. Bauchlage, Oberschenkel und Kniescheibe liegen der Unterlage flach auf, Unterschenkel und Fuß werden unterpolstert.

Fixierung. Sandsack auf dem Unterschenkel.

Strahlenschutz. Wie Nr. 37.

Zentralstrahl. Senkrecht, Kugel oder Röhre ohne Tubus in der Kniekehle aufgesetzt.

Abstand: Kontaktaufnahme	Folie: feinzeichnend
Raster: ohne	Focus: klein

Bemerkungen. Cave Überbelichtung. Gelegentlich kann auch eine Schichtuntersuchung indiziert sein.

39. Patella tangential

Position. Bauchlage, Kniegelenk so weit gebeugt, daß die Patella senkrecht zur Tischplatte steht.

Fixierung. Der Patient hält das Bein am Fußgelenk (Abb. 160 und 161).

Strahlenschutz. Wie bei Nr. 37.

Zentralstrahl. Senkrecht, im Verlauf der Kniescheibe.

Abstand: 1 m	Folie: feinzeichnend
Raster: ohne	Focus: klein

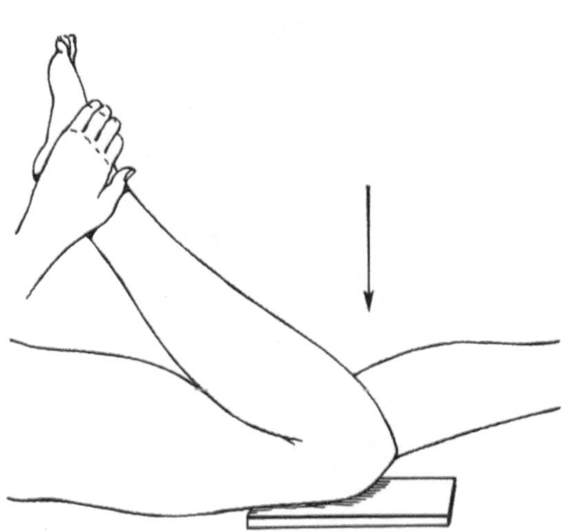

Abb. 160. Position zu Nr. 39. (Nach JANKER)

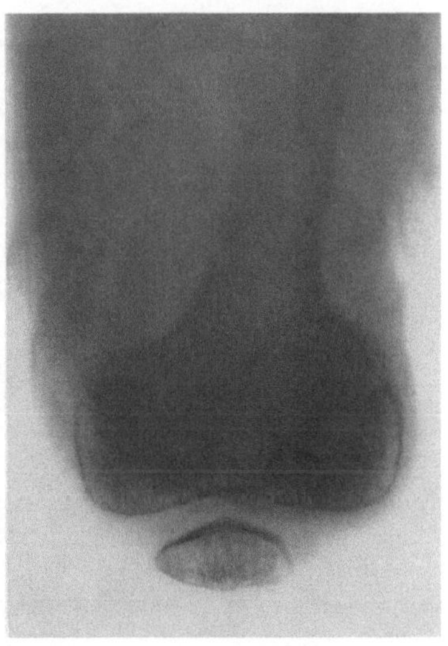

Abb. 161. Röntgenaufnahme zu Nr. 39

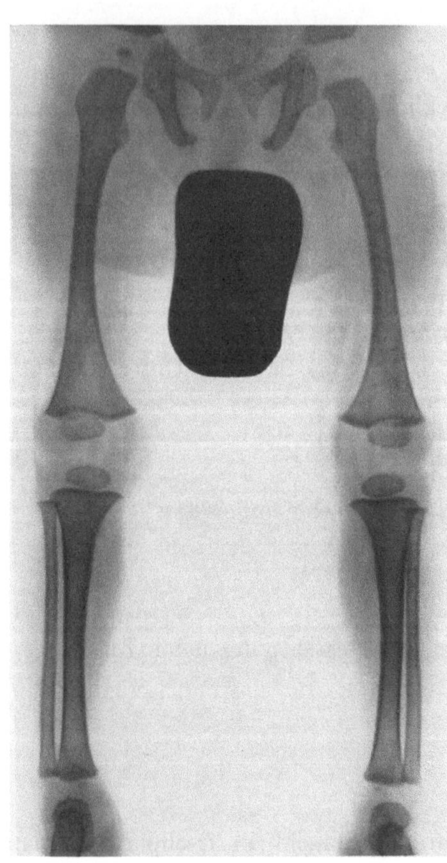

Unterschenkel

Indikationen. Wie bei Oberschenkel und Kniegelenk. Es werden nach Möglichkeit Kniegelenk und Sprunggelenk mit dargestellt.

Bei *Säuglingen und Kleinkindern* ist die gleiche Technik sowohl für die Darstellung der ganzen unteren Extremität(en) als auch der Kniegelenke und der Unterschenkel allein anwendbar. Es müssen nur jeweils die Belichtungsdaten und der Zentralstrahl variiert werden (Abb. 162 und 163).

40. Unterschenkel antero-posterior

Position. Rückenlage, Beine gestreckt auf der Unterlage, Kniescheibe nach oben.

Fixierung und Strahlenschutz. Wie bei Nr. 35.

Zentralstrahl. Mitte des Unterschenkels oder zwischen beide Unterschenkel in Objektmitte unter Einschluß von Knie- und Sprunggelenk.

Abstand: 1 m	Folie: feinzeichnend
Raster: ohne	Focus: klein

Abb. 162. Röntgenaufnahme beider unterer Extremitäten antero-posterior, s. Abb. 153

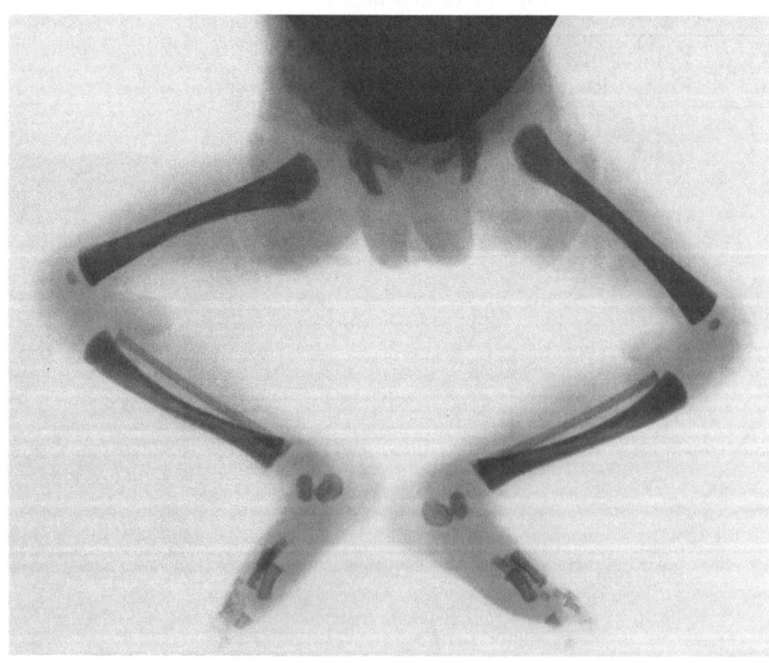

Abb. 163. Röntgenaufnahme beider unterer Extremitäten frontal, s. Abb. 145

41. Unterschenkel frontal

Position. Wie bei Oberschenkel frontal unter Einschluß von Kniegelenk und Sprunggelenk. Ferse leicht angehoben.

Fixierung und Strahlenschutz. Wie bei Nr. 36.

Zentralstrahl. Objektmitte.

Technik. Wie bei Nr. 40.

Fuß und Sprunggelenk

Indikationen. Frakturen, Luxationen, Osteomyelitis, Mißbildungen und Fehlstellungen.

42. Sprunggelenk antero-posterior

Position. Rückenlage, das Bein liegt gestreckt auf der Unterlage, die Kniescheibe zeigt nach oben, der Fuß ist plantarflektiert.

Fixierung. An den Enden beschwertes Band um den Mittelfuß oder, insbesondere bei Aufnahmen beider Seiten zugleich, Plastikkompressorium über Unterschenkel und Füße, ähnlich wie Abb. 153.

Strahlenschutz. Abdomen einschließlich der Gonaden abdecken, Format gut einblenden.

Zentralstrahl. Senkrecht zwischen beide Knöchel (Abb. 164).

Abstand: 1 m	Folie: feinzeichnend
Raster: ohne	Focus: klein

Abb. 164. Röntgenaufnahme zu Nr. 42

43. Sprunggelenk frontal

Position. Seitenlage, der Fuß liegt auf der Außenkante. Durch ein leichtes Anheben der Ferse (Schaumgummikeil) werden die Malleolen nicht genau aufeinander, sondern hintereinander projiziert; dies erleichtert die Beurteilung von Knöchelfrakturen (Abb. 165).

Fixierung. Band über den Mittelfuß oder Plastikkompressorium wie bei Nr. 42.

Strahlenschutz und Technik. Wie bei Nr. 42.

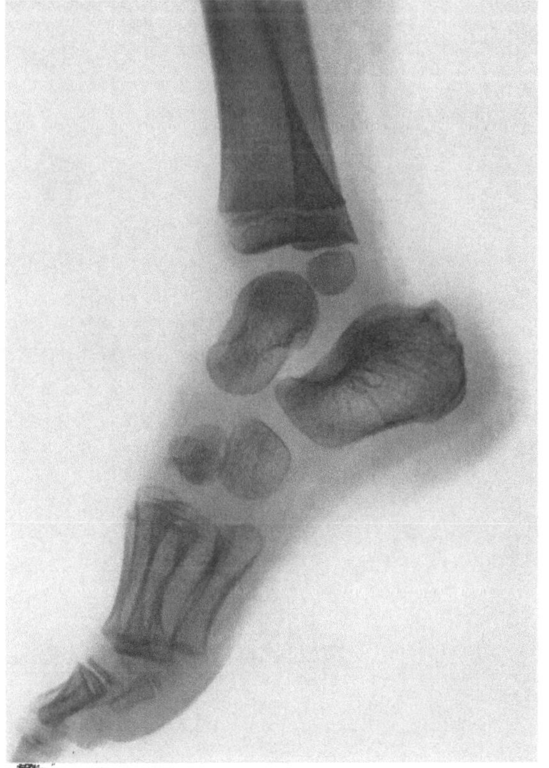

Abb. 165. Röntgenaufnahme zu Nr. 43

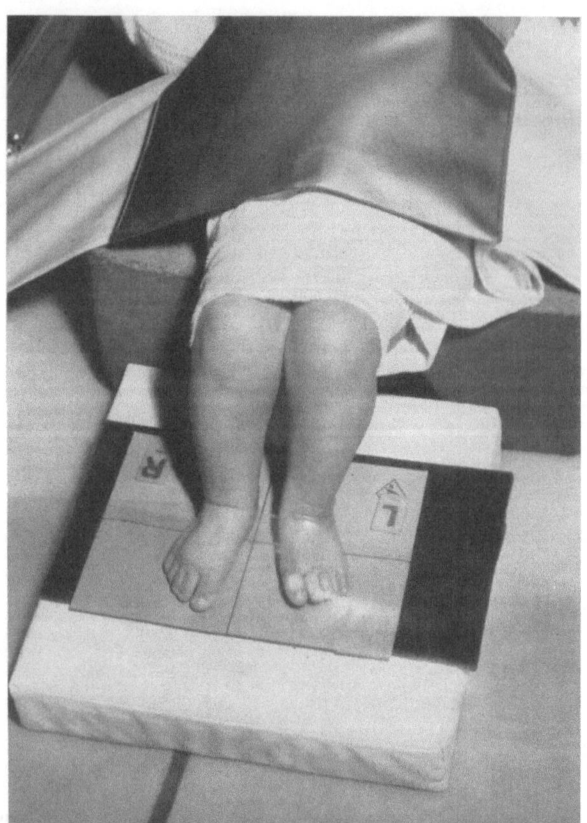

44. Fuß antero-posterior

Position. Ein oder beide Füße ruhen mit der Fußsohle in Plantarflexion auf dem Film bzw. auf der Kassette.

Fixierung. *Säuglinge* liegen mit dem Körper so weit erhöht, daß die Füße bequem auf der Kassette stehen und durch ein Kompressorium fixiert werden können. Die Beine werden am Oberschenkel durch elastische Binden zusammengehalten, über den Körper wird ein weiteres Kompressorium gespannt (Abb. 166 und 167). *Größere Kinder* in Rückenlage, Knie soweit gebeugt, daß die Füße in Plantarflexion der Unterlage aufliegen.

Strahlenschutz. Abdomen einschließlich der Gonaden abdecken, Format gut einblenden.

Zentralstrahl. 15° kopfwärts geneigt auf die Basis der Mittelfußknochen gerichtet.

Technik. Wie bei Nr. 43.

Abb. 166. Position zu Nr. 44. Säugling, Aufnahme beider Füße. Elastische Binde um beide Oberschenkel. Plastikkompressorium über die Füße, ein weiteres Kompressorium über das Abdomen. Strahlenschutz

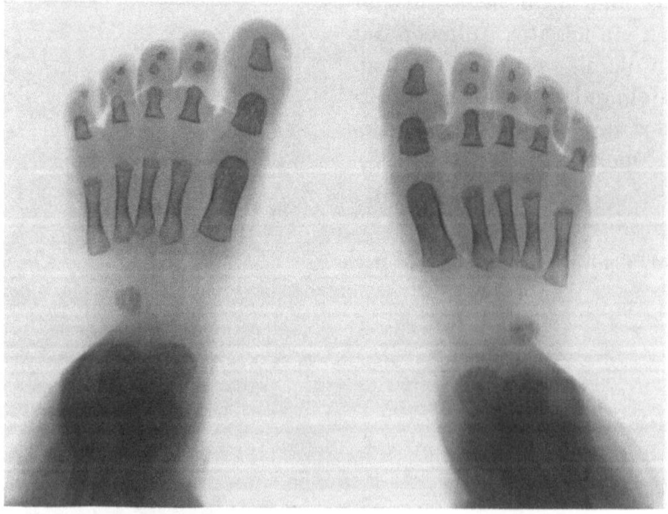

Abb. 167. Röntgenaufnahme zu Abb. 166

45. Fuß schräg

Indikationen. Bei Frakturen als zweite Ebene günstiger als eine streng seitliche Aufnahme.

Position. Rückenlage, das gesunde Bein liegt gestreckt auf der Unterlage.
Der kranke Fuß steht zunächst auf der Kassette wie bei Nr. 44, dann wird die Außenkante — durch Neigen des Kniegelenkes zur gesunden Seite um etwa 15° zur Senkrechten — angehoben (Abb. 168).

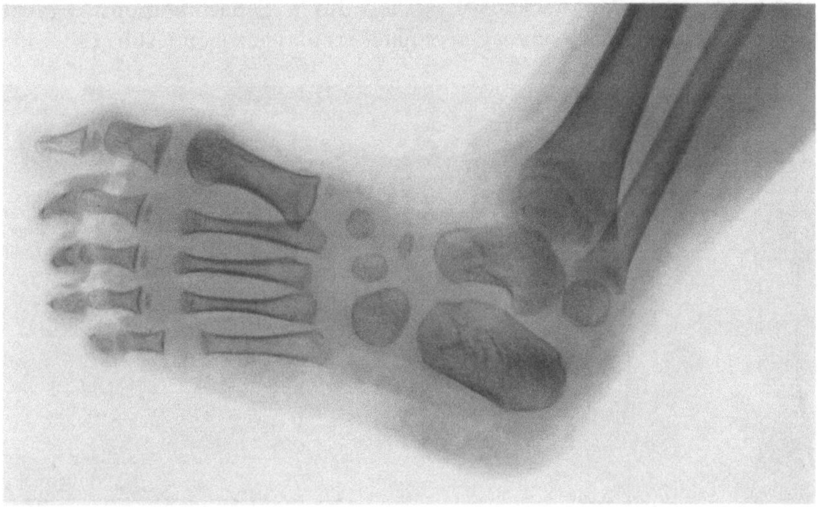

Abb. 168. Röntgenaufnahme zu Nr. 35

Fixierung. Schlecht möglich, bei Säuglingen und Kleinkindern muß das Bein am Kniegelenk gehalten werden.

Strahlenschutz. Wie bei Nr. 44.

Zentralstrahl. Auf die Mitte des Fußrückens, senkrecht oder 15° kopfwärts gekippt (nach Darling).

Technik. Wie bei Nr. 42.

Bemerkungen. Fuß schräg von unten nach oben (nach Janker):
Position. Schräge Bauchlage, kranke Seite unten, Bein gestreckt, der Fußrücken liegt mit seinem lateralen Teil auf der Kassette, die Fußsohle sieht schräg nach oben. Der Körper wird durch Arm und Bein der Gegenseite abgestützt.
Zentralstrahl. Senkrecht in die Fußwölbung.

46. Fuß frontal

Position. Seitenlage, der laterale Fußrand liegt auf dem Film, die Fußsohle steht senkrecht, dazu muß das Knie durch einen Schaumgummikeil etwas angehoben werden.

Fixierung und Strahlenschutz. Wie bei Nr. 43.

Zentralstrahl. Senkrecht auf die Basis der Mittelfußknochen.

Technik. Wie bei Nr. 42.

Bemerkungen. Zur Beurteilung des Fußgewölbes unter Belastung kann man bei dieser Aufnahme eine Holzplatte oder ähnliches fest gegen die Fußsohle drücken, Position besser in Rückenlage und horizontalem Strahlengang bei innen angestellter, senkrecht stehender Kassette.
Bei größeren Kindern Belastungsaufnahme im Stehen: die Kassette lehnt senkrecht am Innenknöchel, Zentralstrahl horizontal von lateral, etwas hinter und oberhalb der Mittelfußbasis (nach Darling),

47. Calcaneus axial

Indikationen. Ergänzungsaufnahme zu Nr. 46.

Position. Rückenlage, das Bein liegt gestreckt mit der Ferse auf der Kassette. Der Vorfuß wird mit einem Band von dem Kind selbst oder einer Hilfsperson möglichst weit nach cranial gezogen.

Fixierung. Bei *Säuglingen* ist diese Aufnahme selten indiziert; über die Unterschenkel wird ein Kompressorium gespannt, Unterschenkel seitlich durch Schaumgummi abgepolstert, der Fuß wird wie oben beschrieben durch einen Zügel nach cranial gezogen (Abb. 169 und 170).

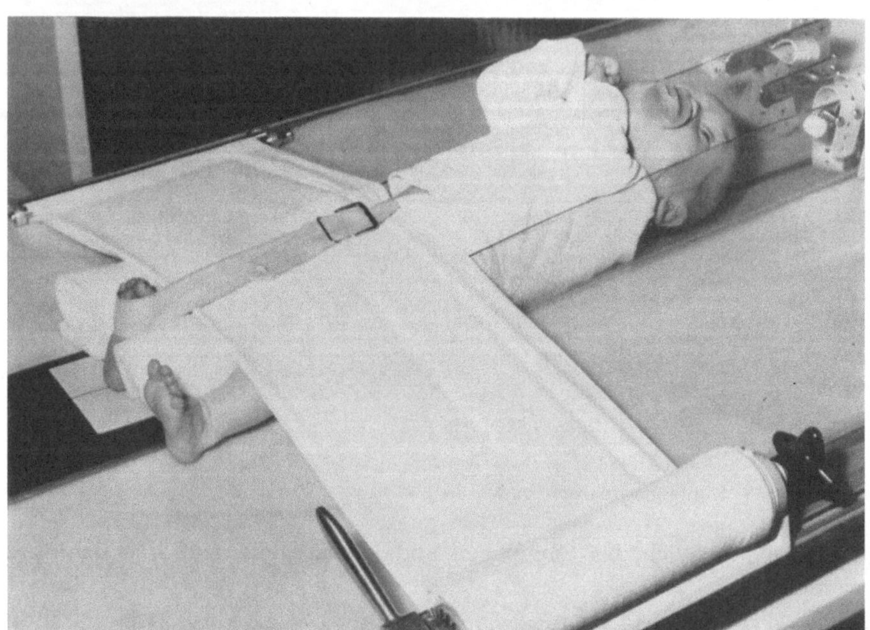

Abb. 169. Position zu Nr. 47. Säugling. In der „Babix"-Hülle, Kompressorium über die unteren Extremitäten gespannt, der Fuß durch Stoff oder Schaumgummi in seiner Lage seitlich gehalten und durch eine Schlaufe nach cranial gezogen. Strahlenschutz hier der Übersichtlichkeit halber nicht mit abgebildet

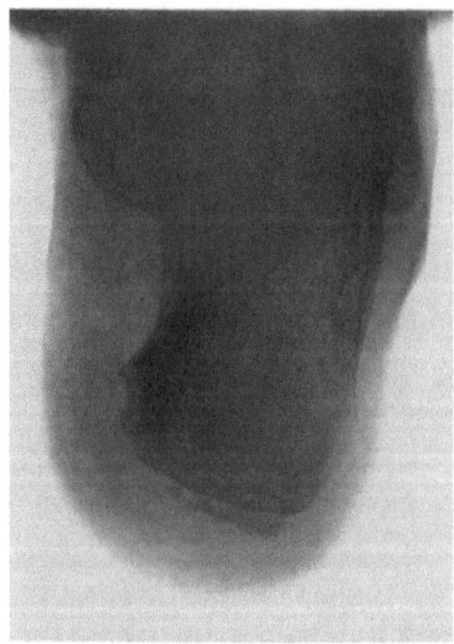

Abb. 170. Röntgenaufnahme zu Nr. 47

Strahlenschutz. Abdomen einschließlich der Gonaden abdecken, gut auf das Format einblenden.

Zentralstrahl. Auf den ventralen Abschnitt des Fersenbeines, 60° kopfwärts gekippt.

Abstand: 1 m	Folie: feinzeichnend oder ohne
Raster: ohne	Focus: klein

Bemerkungen. Bei *großen Kindern* ist auch die Aufnahme nach Janker möglich:

Position. In Schrittstellung, krankes Bein hinten, mit Sohle und Ferse auf der Kassette stehend, die durch einen Keil im dorsal offenen Winkel von 15° vom Boden abgehoben ist.

Zentralstrahl. Senkrecht auf das Fersenbein.

Technik. Wie bei Nr. 47.

Die **Aufnahmetechnik der Zehen** entspricht den Einstellungen Nr. 44 und 45, für schräge und antero-posteriore Strahlenrichtung. Bei speziellen Fragestellungen, die einzelne Zehen betreffen, müssen diese gehalten und die anderen durch ein Band aus dem Strahlengang gezogen werden.

48. Die Arthrographie des Hüftgelenkes

Indikationen. Diese Methode ermöglicht eine genaue anatomische Darstellung des Hüftgelenkes bei Säuglingen und jungen Kindern, wenn Femurkopf und Pfanne noch teilweise knorpelig sind. Das ist vor allem für den Orthopäden von großem Wert; z.B., wenn es nicht gelingt, eine luxierte Hüfte zu reponieren, bei komplizierten oder spät diagnostizierten Fällen, vor einer operativen Reposition und schließlich auch zur Verlaufskontrolle.
Die Kontrastdarstellung des Gelenkes ist im allgemeinen bei den in den ersten Lebensmonaten diagnostizierten Dysplasien und Luxationen überflüssig, wenn die konservative Spreizhosenbehandlung indiziert und erfolgreich ist.

Vorbereitung. Prämedikation für die Narkose.

Instrumentarium. 5 ml-Spritzen, 8 cm lange Kanülen mit Mandrin für Lumbalpunktion, Nr. 12; 0,9%ige NaCl-Lösung.

Kontrastmittel. Wäßriges, trijodiertes Kontrastmittel wie z.B. Perabrodil M 45%ig, Urografin, Endografin. Zur Vermeidung von Gelenkschmerzen nach der Untersuchung wird ein Zusatz von 1 ml Novocain 1%ig empfohlen (Guarini u. Contessa). Manche untersuchen auch mit positivem Kontrastmittel und Luft = Doppelkontrastmethode (Kaiser).

Position. Rückenlage, sagittaler Strahlengang.

Strahlenschutz. S. S. 98!
Bei Durchleuchtung Bildverstärker-Fernsehkette und kurze Durchleuchtungszeiten. Aufnahmen mit leistungsfähiger Apparatur. Gonadenschutz soweit möglich mit 1 mm Blei, am besten mit Leukoplast aufgeklebt.

Untersuchungsgang

Desinfizieren und abdecken wie zu einem chirurgischen Eingriff.

Punktion des Gelenkes von ventral. Fixation der Arteria femoralis in der Leistenbeuge unter dem tastenden Finger, Hüftgelenk entspannt in mäßiger Abduktion (30—45°) und Innenrotation. Punktion latero-caudal der Leistenbeuge und des Fingers knapp unterhalb des Ligamentum inguinale, 60° zur Horizontalen und in Richtung der Längsachse des Oberschenkels.
Nach wenigen Zentimetern wird ein Widerstand spürbar, die Gelenkkapsel, die ähnlich wie bei der Lumbalpunktion durch einen kräftigen Stoß überwunden werden muß. Zur Prüfung der intraartikulären Lage wird jetzt Kochsalzlösung injiziert, was ohne wesentlichen Widerstand gelingt; nach Injektion von einigen Teilstrichen strömt die Lösung bei leicht gehendem Spritzenstempel zurück und enthält jetzt auch schlierenbildende Gelenkflüssigkeit.
Injektion von 2—4 ml des Kontrastmittels körperwarm unter Durchleuchtungskontrolle. Die Nadel wird entfernt, durch Bewegen des Hüftgelenkes kommt es zur gleichmäßigen Verteilung des Kontrastmittels im Gelenkraum.

Punktion des Gelenkes von caudal: In Rückenlage, 90° Abduktion des Oberschenkels, Punktion lateral des Tuber ossis ischii. Vorschieben der Nadel bis zum Gelenk unter Bildverstärkerkontrolle (Schneider). Die Methode hat den Vorteil der plattenparallelen Lage der Kanüle. Außerdem liegen extraartikuläre Kontrastmittel-Depots fast immer unterhalb des Gelenkes und stören die Beurteilung nicht.

1. Aufnahme. Abduktion von 30°, Innenrotation (Lange-Stellung) (Abb. 171 und 172a).

2. Aufnahme. Nach Reposition in 90° Beugung, Abduktion und Außenrotation (Lorenz-Stellung) (Abb. 172b).

Technik. Aufnahmen auf dem Bucky-Tisch wie bei Nr. 29 oder Zielaufnahmen unter Durchleuchtungskontrolle.

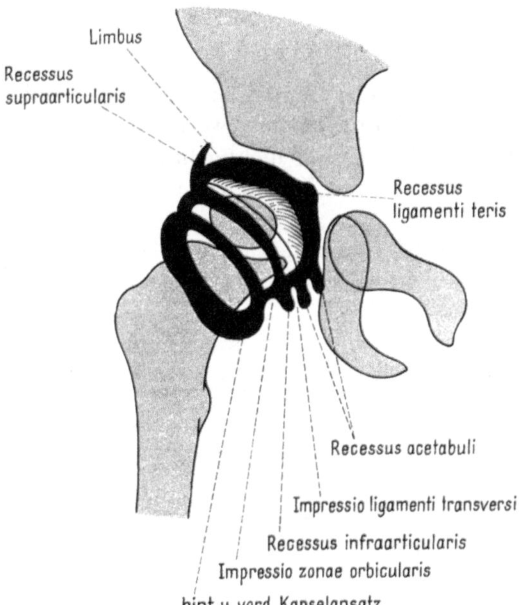

Bemerkungen. Periartikuläre Kontrastmittel-Depots entstehen durch falsche Lage der Punktionskanüle oder nach mehrfacher Punktion der Kapsel; bei der Kontrastmittelinjektion fließt das Kontrastmittel aus den Stichkanälen in die Umgebung. Die Punktionsnadel sollte den Gelenkknorpel möglichst nicht berühren; während der Punktion ist jede Bewegung des Gelenkes zu vermeiden.

Die Luftarthrographie (LANGHAGEL) ist wegen der komplizierteren Technik, der geringeren diagnostischen Ergiebigkeit und der Gefahr einer Luftembolie nicht zu empfehlen.

Abb. 171. Schema zu den Abb. 171 und 172

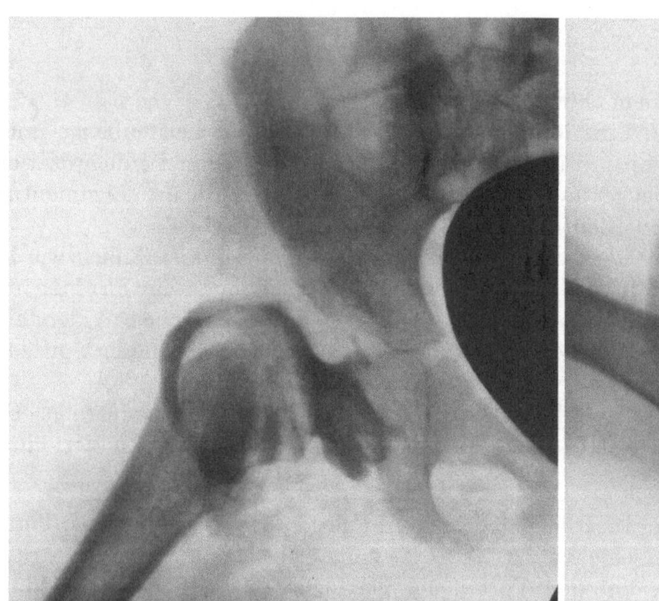

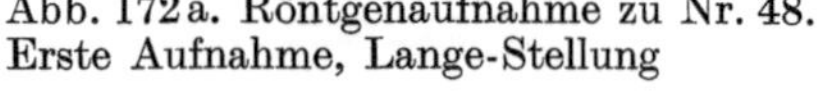
Abb. 172a. Röntgenaufnahme zu Nr. 48. Erste Aufnahme, Lange-Stellung

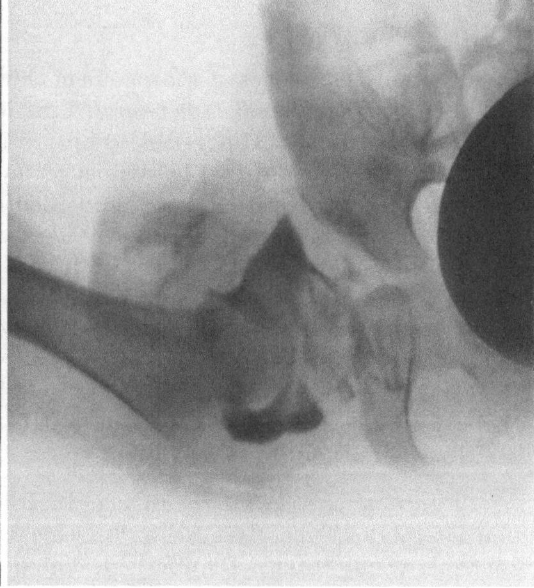

Abb. 172b. Zweite Aufnahme, Lorenz-Stellung

III. Die Röntgenuntersuchung der Luftwege und Thoraxorgane

Allgemeines

Der überwiegende Anteil aller Röntgenuntersuchungen im Kindesalter entfällt auf die Thoraxorgane.
In der *Neugeborenenperiode* führen vor allem akute Atemstörungen und schwere Herzfehler zur Untersuchung.
Im *Säuglingsalter* sind typische Indikationen der Stridor congenitus, die Virusinfekte mit ihren pulmonalen Komplikationen und die verschiedenen Pneumonieformen. Charakteristisch für diese Altersstufe ist die primär abscedierende Staphylokokkenpneumonie mit der Bildung von Empyem und Pneumatocelen.
Vom *Kleinkindesalter* an treten zahlreiche Virusinfekte mit Beteiligung der Hilusgebiete auf („Infekthilus"); diese Veränderungen sind öfter schwer von der Tuberkulose abzugrenzen. Häufig sind ferner Pneumonien im Verlaufe von Infektionskrankheiten, vor allem Keuchhusten und Masern.
Im *Schulalter* führen in erster Linie die kombinierten Entzündungen der Bronchien und der ebenfalls zu den Luftwegen gehörenden Nasennebenhöhlen (sogenannte Sinobronchitis) zur Röntgenuntersuchung.

Die Tuberkulose ist in allen Altersstufen erheblich zurückgegangen.

Im frühen Kindesalter ist ein typischer Befund die vergrößerte Thymusdrüse; ihre Abgrenzung von einem echten Tumor kann in Einzelfällen schwierig sein. Mediastinaltumoren sind jedoch relativ selten, bösartige Geschwülste der Lunge und der Pleura sind Raritäten.

Zu den auf S. 6 geschilderten psychischen Eigenheiten des Kindes kommen in den ersten Lebensjahren noch einige physische Besonderheiten, die bei der Röntgenuntersuchung der Thoraxorgane technische und auch diagnostische Schwierigkeiten bereiten:

Der Säugling atmet hauptsächlich diaphragmal bei fast horizontal stehenden Rippen. Das Verhältnis Thoraxbreite zur Thoraxhöhe beträgt 1,5 — mit 6 Jahren dagegen 1,2 und beim Erwachsenen 1,0 — (nach F. Schmid). Der Thorax ist also zunächst wesentlich breiter als hoch, der Zwerchfellstand beeinflußt die Darstellung der Thoraxorgane erheblich!
Eine Aufnahme im Exspirium kann Herzvergrößerung, Mittelschattenverbreiterung, vermehrte Lungenzeichnung und u. U. Lungenstauung vortäuschen (Abb. 173).
Eine anschließend in ausreichendem Inspirium exponierte Aufnahme läßt alle diese „Befunde" verschwinden. Bei der vergleichenden Beurteilung von Thoraxaufnahmen ist also die Beachtung des Zwerchfellstandes von großer Bedeutung.

Bei älteren Säuglingen und vielen Kleinkindern ist das Verhältnis zwischen den relativ dicken Thoraxweichteilen und dem Lungendurchmesser ungünstig. Der durch diese Weichteile verursachte hohe Streustrahlenanteil läßt die Aufnahmen grau und kontrastarm werden. Pathologische Zunahme der Weichteile bei pastösen Kindern, bei Ödemen, Adipositas und Steroid-Cushing erschweren die Röntgenuntersuchung zusätzlich.
Beim Säugling kann die Magenblase nach dem Füttern eine ungeahnte Größe erreichen und dabei auch den linken Zwerchfellanteil deutlich anheben. Die Untersuchung sollte deshalb möglichst *vor* der Mahlzeit erfolgen; ein stark gefülltes Abdomen erzeugt außerdem vermehrte Streustrahlung.

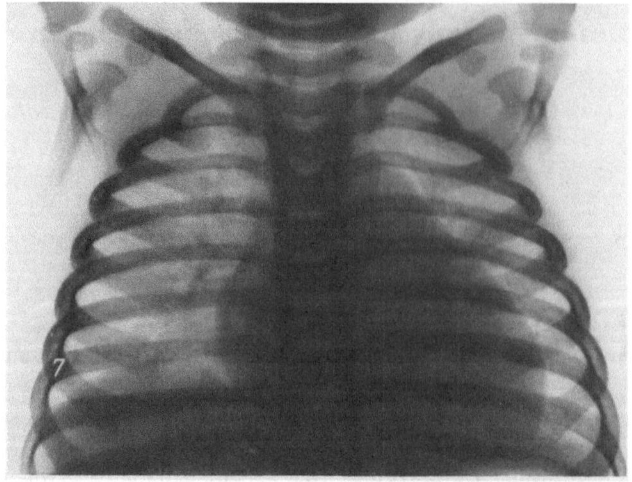

a

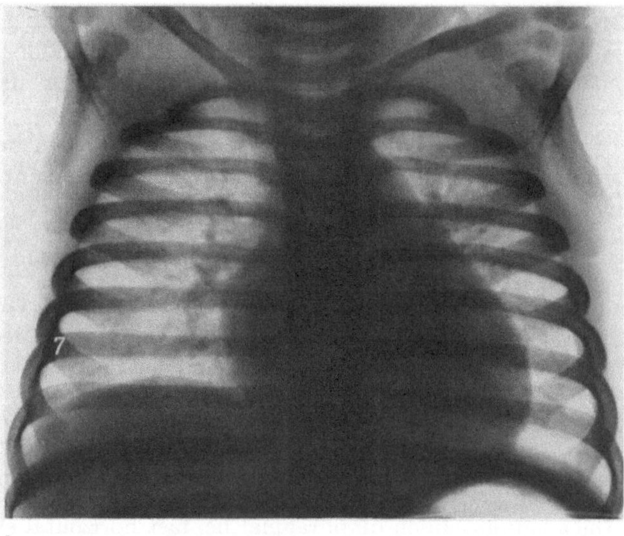

b

Abb. 173a u. b. Einfluß der Atemphase auf die Abbildung der Thoraxorgane. 1jähriges Kind. a Exspirium, b Inspirium. Die 7. rechte Rippe ist bezeichnet. Beachte die Unterschiede im Zwerchfellstand, in der Lungenzeichnung, in der Herzform und -größe

Die Aufnahmeposition

Bei Aufnahmen der Thoraxorgane bevorzugen wir die aufrechte Position, da hierbei das Zwerchfell von selbst etwas tiefer steht und die Darstellung der Thoraxorgane günstig beeinflußt. Selbstverständlich können in besonderen Fällen auch Aufnahmen im Liegen gemacht werden, und sicherlich ist eine gute Aufnahme im Liegen besser als eine schlechte in aufrechter Position (Abb. 174).

Über die Möglichkeiten der automatischen Auslösung der Aufnahme in maximaler Inspiration s. S. 2.

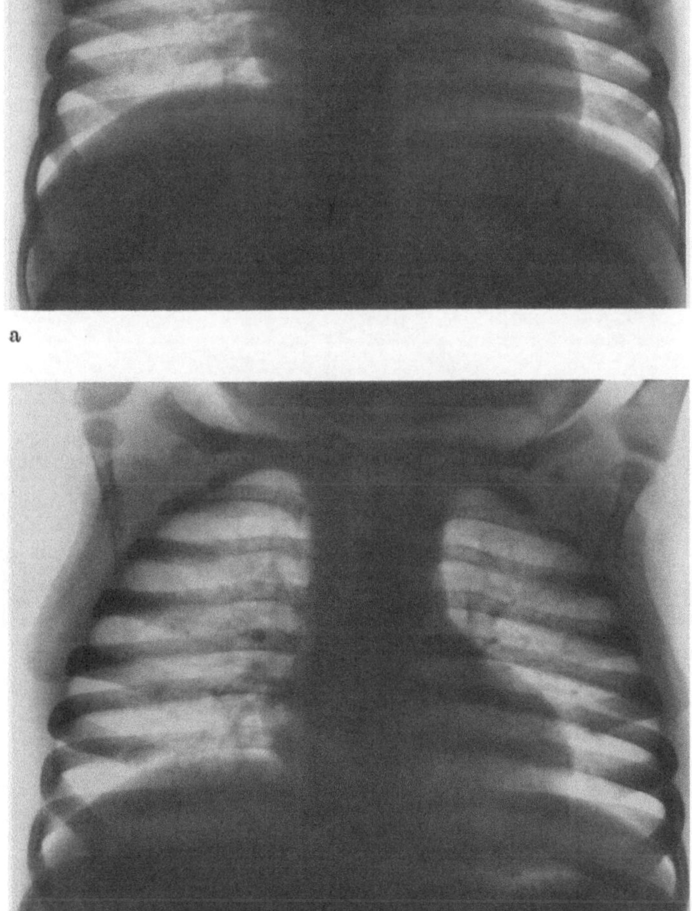

a

b

Abb. 174a u. b. $1^1/_2$jähriges Kind. Aufnahmen am selben Tage im Liegen (a) und im Sitzen (b). Bei a trotz etwas tiefer stehender Zwerchfellkuppeln deutlich verbreiterter Mittelschatten einschließlich der Herzsilhouette, Lungenspitzen nicht zu beurteilen

Die Hartstrahltechnik

Neben der üblichen Belichtungstechnik mit weichen Strahlen, etwa 45—50 kV, kommt die Hartstrahltechnik mit 100—200 kV zur Anwendung.

Die Absorption dieser harten Strahlen ist im Körpergewebe geringer, die Schwächung — das Verhältnis Eintrittsdosis : Austrittsdosis — wird kleiner. Diese Abnahme der Schwächung mit zunehmender Strahlenhärte tritt besonders bei Stoffen mit hoher Ordnungszahl (z.B. Calcium) auf, macht sich dagegen bei Stoffen mit niedriger Ordnungszahl (Weichteilgewebe) geringer bemerkbar. Der Schwächungsunterschied innerhalb der Weichteilgewebe bleibt erhalten, Unterschiede in Dicke und Dichte stellen sich noch gut dar, Einzelheiten sind wegen der erhöhten Durchdringungsfähigkeit der harten Strahlen sogar noch besser erkennbar.

Die mit Hartstrahltechnik hergestellten Thoraxaufnahmen zeigen insgesamt eine Verminderung der Kontraste, vor allem zwischen dem kalkhaltigen Knochen und dem übrigen Weichteilgewebe, dagegen sind die Details innerhalb des Lungengewebes erhalten und bei dichteren Verschattungen u.U. deutlicher; z.B. sind Trachea und Hauptbronchien innerhalb des Mittelschattens klar dargestellt. Eine gute Hartstrahlaufnahme der Lunge kann manche Schichtuntersuchung ersetzen (Abb. 175).

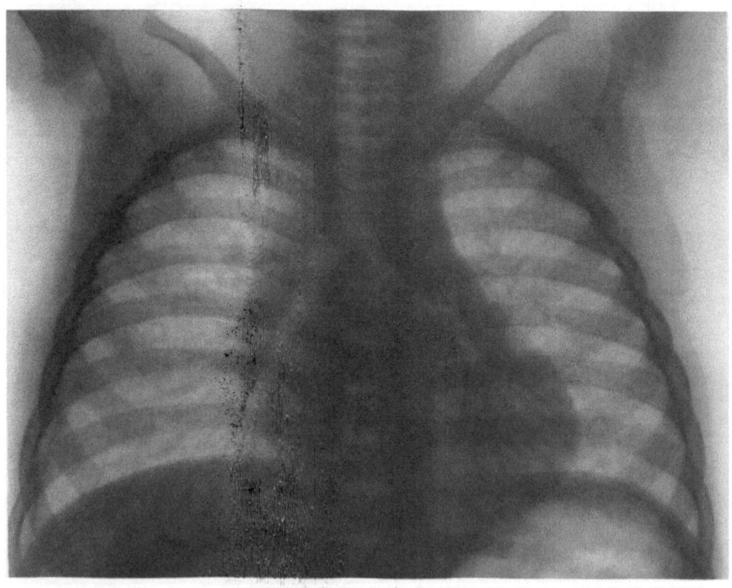

Abb. 175. Thoraxaufnahme, Hartstrahltechnik, 14 Monate altes Kind. 95 kV, Focus: 1,2 mm, 3 mAs, 0,006 sec, stehendes Kreuzraster (Erguß re.)

Je nach Ausführung der Hartstrahltechnik läßt sich auch eine verkürzte Belichtungszeit erreichen. Die Strahlenbelastung (Volumendosis) im Nutzstrahlbereich ist vermindert. Andererseits ist mit zunehmender Strahlenhärte eine vermehrte Streustrahlung verbunden, die durch technische Hilfsmittel wieder vermindert werden muß. Die einfachste Methode ist die Abstandtechnik nach GROEDEL: 3 m Focus–Film-Abstand, die kassettennahe Seite des Patienten ist 15 cm von der Kassette entfernt. Technisch besser ist eine Sekundärstrahlenblende, entweder als bewegtes Raster am Vertigraphen oder als stehendes Linien- oder Kreuzraster mit 50 Linien/cm (Abb. 176). Bei Anwendung einer Streustrahlenblende genügt ein Focus-Film-Abstand von 1,50 m.

Wir benutzen, wie auch KROGMANN, eine modifizierte Hartstrahltechnik bei Säuglingen und Kleinkindern: 85—110 kV, 3,5—5 mAs, ~0,01 sec. Diese Technik liefert relativ kontrastreiche Bilder. Liegen die Belichtungszeiten unter einem für die Ablaufgeschwindigkeit der Streustrahlenraster kritischen Punkt, muß man den Focus-Film-Abstand auf 2 m erhöhen.

Weitere Anwendungsgebiete der Hartstrahltechnik sind die Magen-Darm-Diagnostik mit Kontrastmitteln, die retroperitoneale Luftfüllung, die Bronchographie und die Kontrastdarstellung des Herzens und der Gefäße.

Nach unseren Erfahrungen hat im Bereich der Thoraxorgane die Hartstrahltechnik folgende **Indikationen:**

Aufnahme der Trachea in beiden Ebenen,

Thoraxaufnahme im frontalen Strahlengang,

Thoraxaufnahmen bei Atelektasen, Bronchostenosen, Mittelschattenprozessen, Tumoren, Veränderungen innerhalb des Herz- und Zwerchfellschattens,

alle Aufnahmen bei der Untersuchung des Herzens und der großen Gefäße.

Vor einer Schichtuntersuchung sollten Hartstrahlaufnahmen des Thorax in 2 Ebenen angefertigt werden.

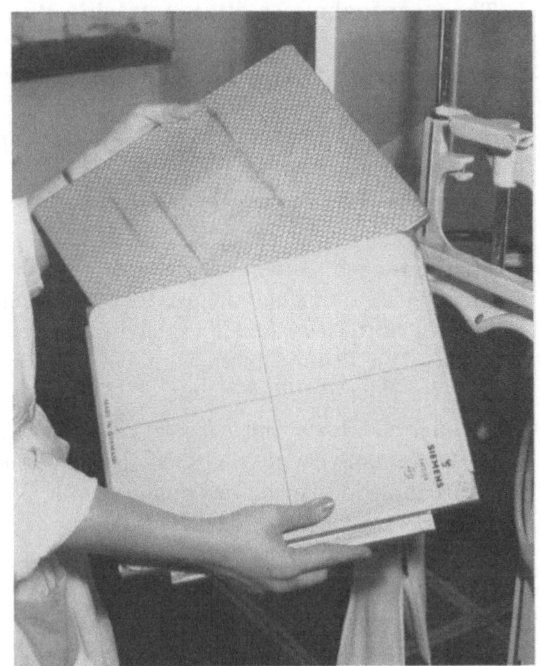

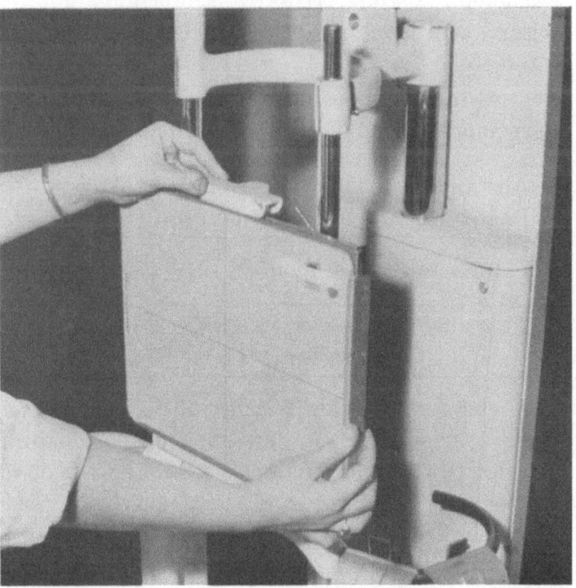

Abb. 176. Kreuzraster für Hartstrahlaufnahmen. Oben: Einschieben der Kassette in die am Kreuzraster befestigten Führungsschienen. Unten: Raster und Kassette an der Halterung des Aufnahmestativs

A. Obere Luftwege, Lunge, Mediastinum, Pleura, Zwerchfell

1. Thoraxaufnahme sagittal, aufrechte Position

Indikationen. Diese Standardaufnahme ist der erste Schritt bei der Röntgenuntersuchung der Luftwege und der Thoraxorgane; meistens ist damit auch eine Diagnose zu stellen. Der weitere Untersuchungsgang richtet sich nach der klinischen Fragestellung und dem mit dieser ersten Aufnahme erhobenen Befund.

Bei den auf S. 123 angegebenen Indikationen empfiehlt sich die Anwendung der Hartstrahltechnik.

Position. Hängen, Sitzen oder Stehen. Strahlenrichtung exakt dorso-ventral. Inspiration, nach Möglichkeit bei angehaltenem Atem. Neigung und Drehung des Kopfes verursachen atypische Bilder des Mittelschattens und der Lungenspitzen.

Von manchen Untersuchern wird bei Säuglingen und eventuell auch Kleinkindern der ventrodorsale Strahlengang bevorzugt.

Fixierung. *Säuglinge und Kleinkinder* bis zu $1^1/_2$—2 Jahren im Hängen in einer „Babix"-Hülle von altersentsprechender Größe. Einzelheiten s. Kapitel Ruhigstellung, S. 8. Zur Auslösung der Aufnahme in Inspiration ist eine genaue Beobachtung des Kindes (Handschalter!) erforderlich.

Kleinkinder werden im Sitzen auf der entsprechenden Vorrichtung des vorhandenen Aufnahmestativs fixiert. Einzelheiten s. Kapitel Ruhigstellung, S. 8, 11.

Schulkinder werden im Stehen wie Erwachsene untersucht. Die angewinkelten Arme können durch Klemmen an der Kassette fixiert werden, Unterstützung einer exakten Kopfhaltung, notfalls durch ein Gummiband, s. Abb. 14, S. 12.

Strahlenschutz. Bleigummischürze, schwenkbare Bleiplatten oder Bleigummivorhang mit Deckenaufhängung. Exaktes Einblenden mit dem Lichtvisier. Die Halteperson muß Mantelschürze und Handschuhe aus Bleigummi tragen und sollte außerdem hinter einer Strahlenschutzwand stehen (s. Abb. 12, S. 11).

Zentralstrahl. Oberes Drittel des Thorax. Wenn die Trachea mit abgebildet werden soll (Fremdkörpersuche) muß die Kassette entsprechend eingestellt werden.

Abstand: 1,50 m	Folie: universal
Raster: ohne	Focus: groß

Bei Hartstrahlaufnahmen:

Abstand: 1,50 m, bei FF-Raster 2 m	Folie: feinzeichnend
Raster: stehendes Linien- oder Kreuzraster, oder FF-Raster	Focus: klein

Bemerkungen. Bei der Weichstrahltechnik benutzen wir den großen Focus und eine Universal-Folie, um vor allem die Bewegungsunschärfe durch kurze Belichtungszeiten zu vermeiden.

Bei der Hartstrahlaufnahme verwenden wir etwa vom Schulalter ab den Vertigraphen mit FF-Raster. Die Belichtungszeit wird durch den erhöhten Abstand mit Rücksicht auf die Ablaufgeschwindigkeit der Streustrahlenblende verlängert.

Die ermittelten Belichtungswerte müssen bei geblähten Lungen (Asthma, spastische Bronchitis) reduziert werden.

2. Thoraxaufnahme sagittal, im Liegen

Indikation: Wenn die Patienten nicht für Nr. 1 in aufrechte Position gebracht werden können.

Technische Möglichkeiten:

a) Patient mit dem Bett unter die Röhre fahren.
b) Aufnahme auf dem Bucky-Tisch.
c) Aufnahme im Krankenzimmer mit einem fahrbaren Vierventilapparat, nur im Notfall mit einer Röntgenkugel (Abb. 177).

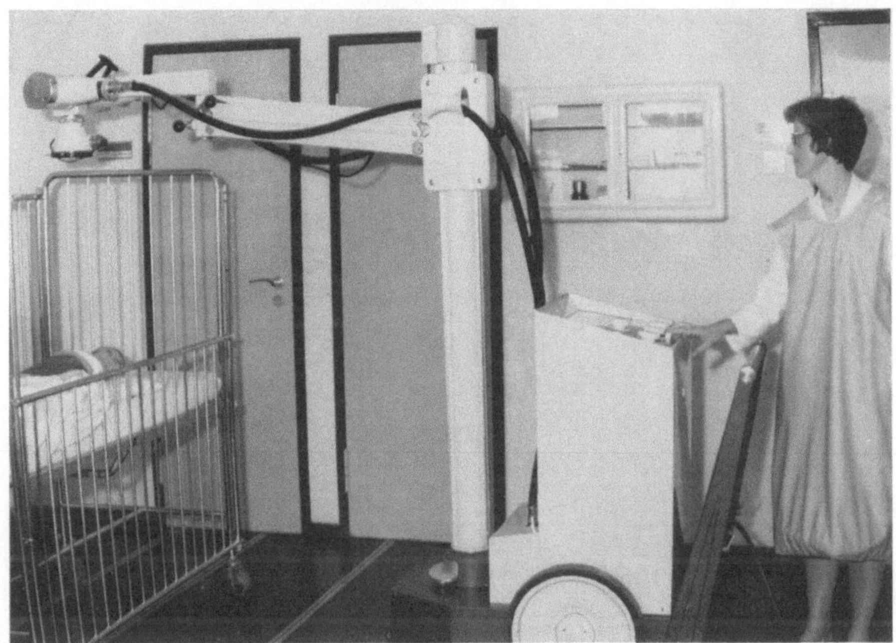

Abb. 177. Thoraxaufnahme im Bett mit einem fahrbaren Vierventil-Apparat. Der Schwenkarm ist maximal ausgefahren, Strahlenschutz für Patient und Assistentin

Fixierung. Bei schwer kranken Kindern im Bett nur behelfsmäßig möglich, eventuell Säuglinge in der „Babix"-Hülle, größere Kinder auf dem Bucky-Tisch wie bei der Abdomenübersicht, Fixiergurt über das Abdomen, Arme am Kopf entlang gestreckt gehalten. Liegen die Arme neben dem Körper, können sie bei leicht gebeugten Ellenbogengelenken durch Unterpolsterung angehoben werden, dadurch werden die Schulterblätter aus dem Thorax herausgedreht.

Strahlenschutz. Abdomen abdecken, Format gut einblenden. Haltepersonen müssen eine Bleigummischürze tragen, ebenso bei Stationsaufnahmen die technische Assistentin.

Abstand: 1 m	Folie: hochverstärkend
Raster: ohne	Focus: groß

3. Thoraxaufnahme frontal

Indikationen. Keine Routineaufnahme, nur zur Ergänzung der Aufnahme Nr. 1:

zur näheren Diagnostik und Lokalisation der bereits dargestellten Veränderungen in der Sagittalebene,

Beispiele: Segmentpneumonie, Interlobärerguß, Hiluslymphknoten-Tuberkulose, Pneumothorax und Pneumomediastinum, Thymusvergrößerung und andere pathologische Befunde im Mediastinum, Zwerchfellveränderungen, Trichterbrust.

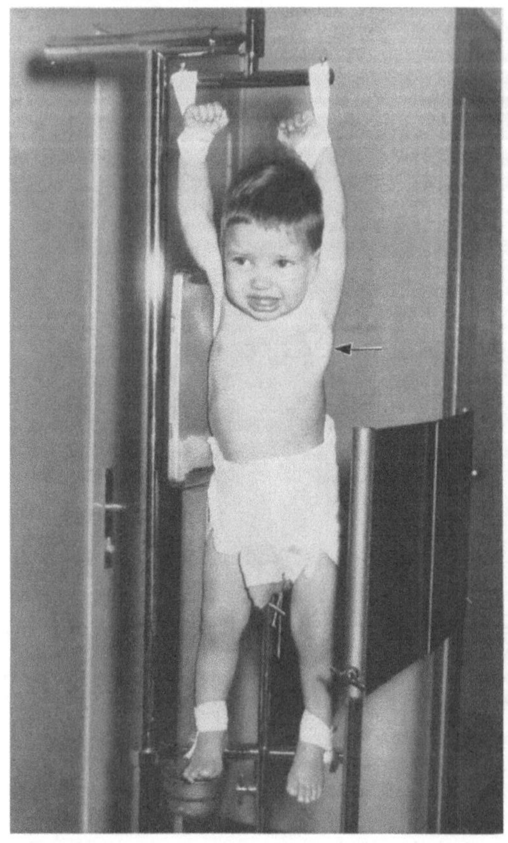

Abb. 178

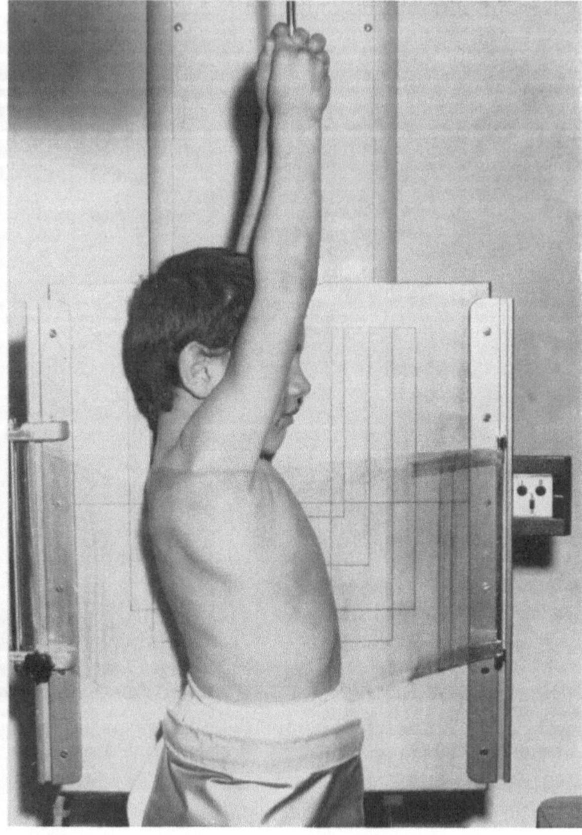

Abb. 179

Abb. 178. Position für Nr. 3, Kleinkind, im Aufnahmestativ des Paidoskops. Hände und Füße mit Schlaufen an den drehbaren Querstangen befestigt, Kind sitzt auf dem Sattel. Schwenkbare Bleiplatten als Strahlenschutz

Abb. 179. Position zu Nr. 3, Schulkind im Stehen. Arme erhoben, hier an der Deckenaufhängung der „Babix"-Hülle fixiert. Hartstrahltechnik am Vertigraphen, Fixierung durch Plastikkompressorium. Strahlenschutz

Die Klärung von Hilusveränderungen gelingt häufig besser durch einige Schichtaufnahmen.

Position. Die kranke oder im Zweifelsfalle die linke Seite liegt der Kassette an.
Säuglinge im Hängen in der „Babix"-Hülle.
Kleinkinder im Sitzen wie bei Nr. 1 (Abb. 178).
Schulkinder im Stehen mit erhobenen Armen, Schultern zurück (Abb. 179).

Fixierung und Strahlenschutz. Wie bei Nr. 1.

Zentralstrahl. Vordere Axillarlinie etwa in Höhe der Mamillen.

Technik. Siehe Nr. 1, Hartstrahltechnik.

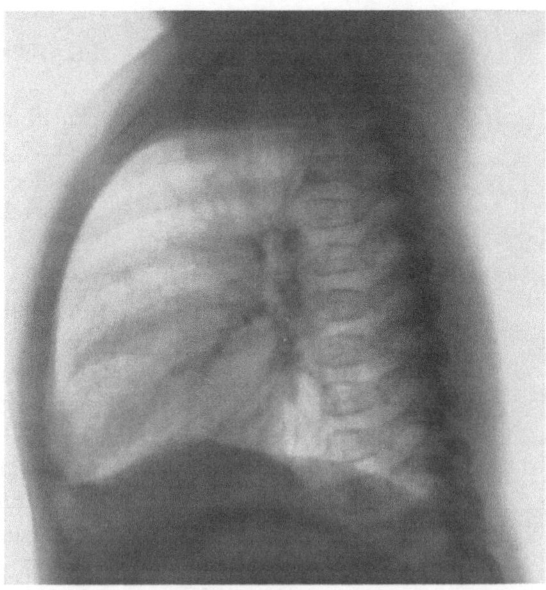

Abb. 180. Röntgenaufnahme des Thorax frontal. Säugling in der „Babix"-Hülle. Die Vorderkanten der Hülle projizieren sich als senkrechte zarte Strichschatten in das vordere Mediastinum. Hartstrahltechnik

Obere Luftwege

Indikationen. Angeborener oder erworbener inspiratorischer Stridor, hartnäckiger Croup, Mund- und Kiefermißbildungen, Struma, Retropharyngealabsceß, Fremdkörperaspiration, Schluckstörungen. Adenoide nur, wenn sie nicht auf andere Weise diagnostiziert werden können.

In vielen Fällen wird zusätzlich eine Kontrastdarstellung des Oesophagus in 2 Ebenen zweckmäßig sein, Technik s. S. 149.

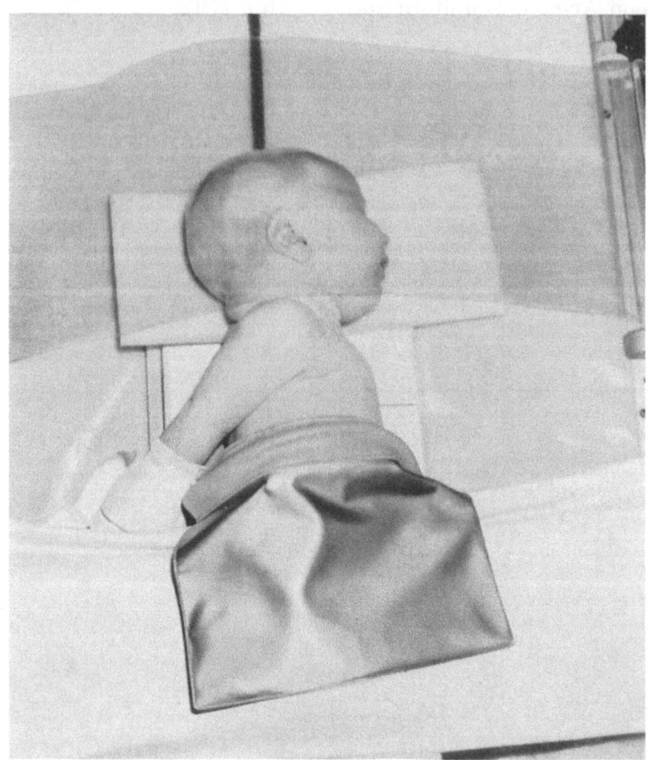

Abb. 181. Position zu Nr. 5, Säugling im Liegen, Arme nach dorsal gestreckt, durch elastische Binden aneinander fixiert. Kopf durch Plastikkompressorium gehalten. Über das untere Abdomen und die Beine ist ein Stoffkompressorium gespannt. Strahlenschutz

4. Obere Luftwege sagittal

Position und Aufnahmetechnik. Wie bei Nr. 1, Hartstrahltechnik. Formateinblendung und Zentralstrahl entsprechend höher.

5. Obere Luftwege frontal

Position. Seitenlage, Arme nach schräg dorsal-caudal (Abb. 181); größere Kinder können auch im Sitzen am Aufnahmestativ oder Vertigraphen untersucht werden.

Fixierung. Im Liegen wie bei der HWS seitlich (S. 89), nur müssen hier die Arme nach dorsal und caudal gestreckt werden. In dieser Position werden sie von einer Halteperson fixiert oder durch elastische Binden zusammengebunden. Der Kopf wird etwas in den Nacken gebeugt.

Große Kinder im Sitzen, auch sie müssen die Schultern und die Arme weit zurücknehmen.

Strahlenschutz. Abdomen abdecken, gut einblenden, Pharynx und Hauptbronchien sollen mit abgebildet werden.

Zentralstrahl. Vordere Axillarlinie in Höhe des Manubrium sterni.

Technik. Hartstrahltechnik, bei Aufnahmen im Liegen Abstand 1 m.

Bemerkungen. Die Aufnahmen werden im Inspirium exponiert.

Bei Stridor, Croup und bei unklaren Verbreiterungen des prävertebralen Weichteilschattens der HWS sind je eine Aufnahme im *Inspirium und Exspirium* (Handschalter!) erforderlich.

Die Aufnahmen Nr. 4 und 5 können auch als *Zielaufnahmen* am Durchleuchtungsgerät angefertigt werden. Man kann dann gleich die notwendige Oesophagus-Brei-Passage anschließen (Abb. 182a und b, Abb. 183a und b).

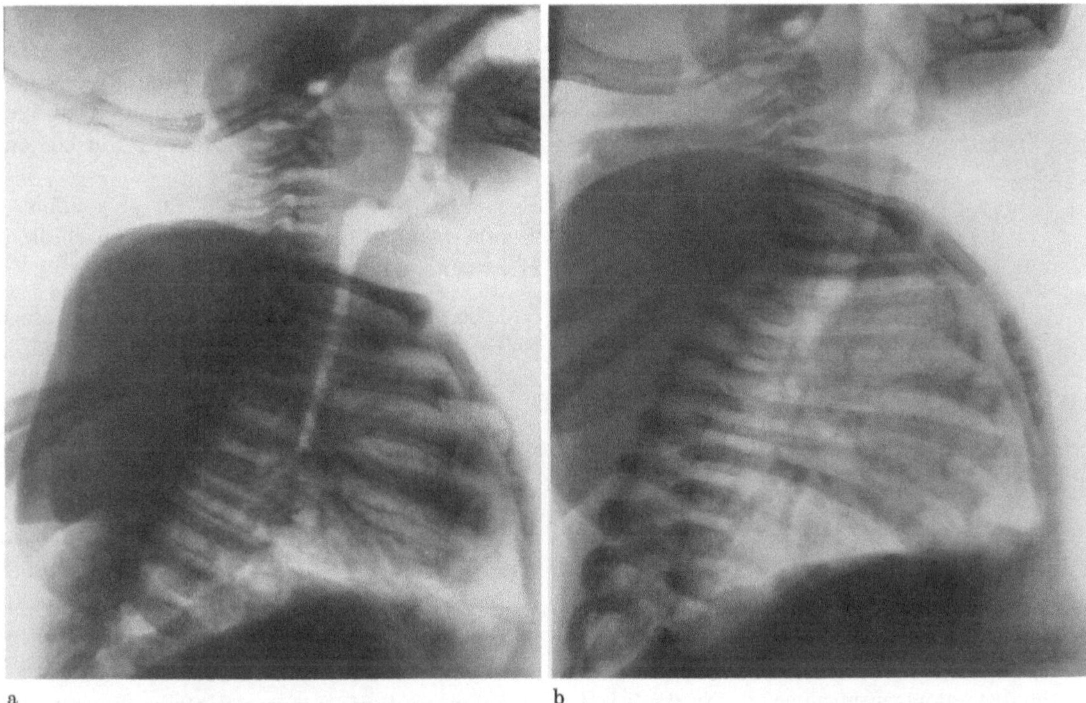

Abb. 182a u. b. Röntgenaufnahme zu Nr. 5. a Exspirium, b Inspirium. Normaler Befund. 4 Monate altes Kind. Hartstrahltechnik im Liegen mit dem Kreuzraster. 1 m Abstand. (Der in a anscheinend verbreiterte prävertebrale Weichteilschatten verschwindet bei Inspiration)

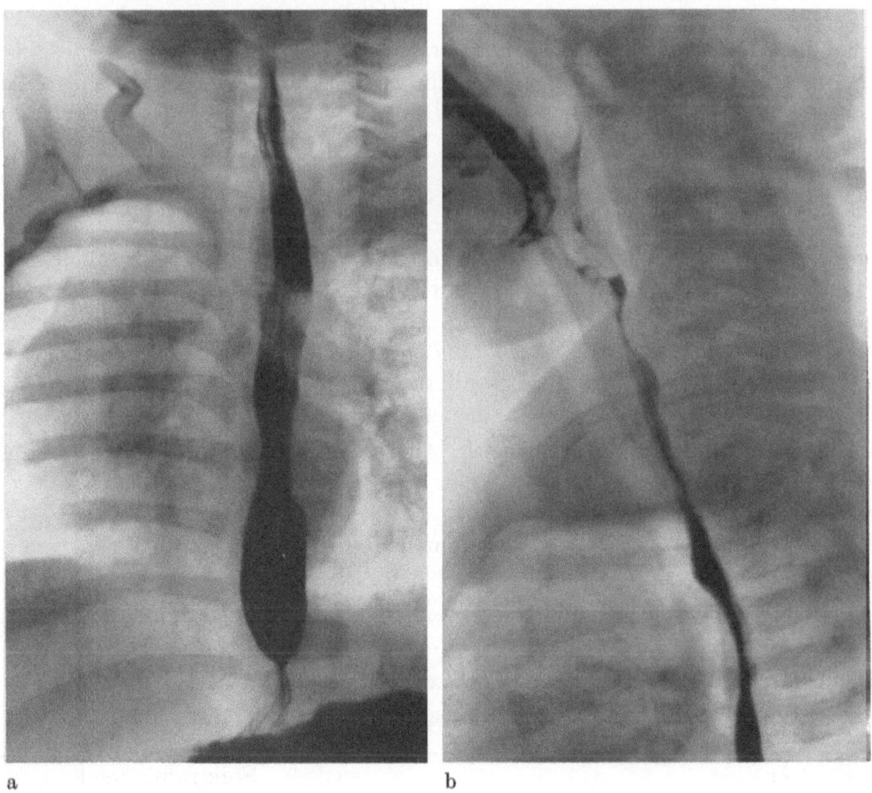

Abb. 183a u. b. Ergänzende Kontrastmitteluntersuchung bei Stridor congenitus, a sagittal, b frontal. Zielaufnahmen unter Durchleuchtung, „Babix"-Hülle

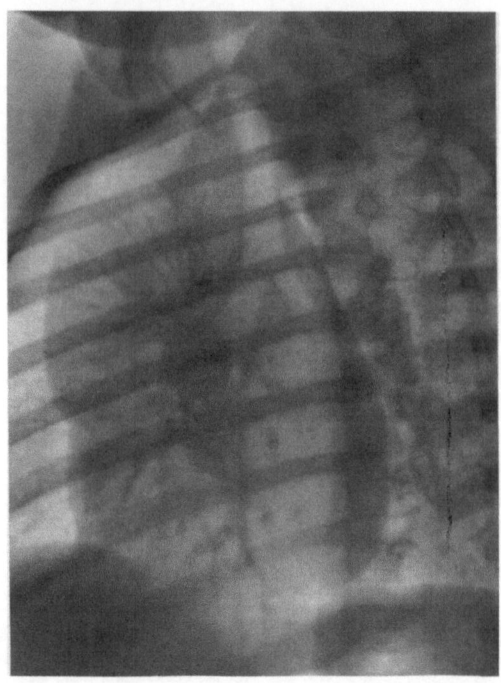

Abb. 184. Röntgenaufnahme zu Nr. 6. Zielaufnahmen am Durchleuchtungsgerät im zweiten schrägen Durchmesser, 60° Drehung. Die Trachea und die Hauptbronchien projizieren sich in den Herzschatten. 3 Monate altes Kind

6. Schrägaufnahmen des Thorax

Indikationen. Zur besseren Beurteilung der dorsobasalen Lungenanteile, vor allem links, hat Zsebök eine Schrägaufnahme mit Drehung um 30° empfohlen.
Bei stärkerer Drehung — 60—80° — stellen sich Trachea und die Hauptbronchien innerhalb des Herzschattens dar, und zwar

beim ersten schrägen Durchmesser, rechte Seite vorn, der linke Hauptbronchus ventral, der rechte dorsal,

beim zweiten schrägen Durchmesser, linke Seite vorn, der rechte Hauptbronchus ventral, der linke dorsal.

Ein Bronchialverschluß durch einen nicht schattengebenden Fremdkörper läßt sich mit diesen Aufnahmen durch Abbruch bzw. Unterbrechung der den Bronchus füllenden Luftsäule erkennen (Abb. 184).

Position und die weitere **Untersuchungstechnik.** Wie bei Nr. 1. Hartstrahltechnik ist vorteilhaft. Aufnahme nach Möglichkeit im Inspirium exponieren.

Da bei einer Bronchostenose (Fremdkörper) in der Regel durchleuchtet wird, kann man diese Aufnahmen auch am Zielgerät anfertigen. Auch hier ist eine harte Technik mit mindestens 65 kV nützlich.

7. Thorax sagittal, Seitenlage, horizontaler Strahlengang

Indikationen. Bei einem fraglichen Exsudat im Sinus phrenicocostalis, kranke Seite unten.
Zur Feststellung von Lungenprozessen, die durch einen ausgedehnten Erguß überlagert sind, wie Pneumonien, Abscesse, Kavernen, Tumoren. Hierbei ist die günstigste Position nicht voraussehbar, u. U. müssen 2 Aufnahmen, kranke und gesunde Seite unten, angefertigt werden.
Bei Spiegeln innerhalb einer Verschattung kann durch diese Aufnahmen die Ausdehnung der Höhle (Absceß, Empyem, Cyste etc.) festgestellt werden.

Position. Seitenlage auf dem Bucky-Tisch, durch Schaumgummikissen erhöht. Die Ergüsse sammeln sich an der lateralen Thoraxwand am tiefsten Punkt.

Fixierung. *Säuglinge* in der „Babix"-Hülle.
Kleinkinder: Kompressorium über das Abdomen und die Beine. Kopf und Arme müssen meist gehalten werden.

Größere Kinder: Seitenlage mit angezogenen Beinen. Das Kind nimmt den Kopf zwischen die Arme.

Strahlenschutz. Wie bei den bisherigen Thoraxaufnahmen.

Zentralstrahl. Ventro-dorsal, oberes Drittel des Sternum, horizontal.

Abstand: 1 m	Folie: universal
Raster: Lysholm-Blende, stehendes Raster oder ohne	Focus: groß

Bemerkungen. Eine andere Möglichkeit zum Nachweis geringfügiger Ergüsse und deren Verschieblichkeit: Aufnahmen der Spitzen- und Oberfelder in aufrechter Position, anschließend Aufnahme des gleichen Gebietes bei mäßiger Kopftieflage. Der Vergleich beider Aufnahmen ermöglicht die Feststellung eines verschieblichen Ergusses im apicalen Abschnitt des Pleuraspaltes.

Position und übrige Technik:

1. Aufnahme am Aufnahmetisch wie Nr. 1,
2. Aufnahme auf dem Bucky-Tisch wie Nr. 2b mit Kopftieflage. Für beide Positionen eignet sich auch das Zielgerät, besonders für die zweite in Kopftieflage.

8. Schichtuntersuchung

Indikationen. Darstellung von Details, wie z. B. Abscesse und Kavernen in dichten, nicht strahlentransparenten Verschattungen,
Verdacht auf Mediastinaltumor bzw. vergrößerte Hiluslymphknoten,
Veränderungen am Bronchialsystem,
Mißbildungen der Lunge und der großen Gefäße.
Klärung der Beziehungen zwischen intrapulmonalen Verschattungen und der Thoraxwand.

Zur Diagnose von Bronchiektasen reicht die Schichtuntersuchung nicht aus, besser wird gleich eine Bronchographie durchgeführt.

Voraussetzung für eine Schichtuntersuchung ist die Ausschöpfung aller diagnostischen Möglichkeiten durch Aufnahmen, wie sie bisher geschildert wurden, eventuell in Verbindung mit Durchleuchtung. Vor allem können gute Hartstrahlaufnahmen in 1 oder 2 Ebenen häufig eine Schichtuntersuchung überflüssig machen.

Position. Im Liegen, meist ventro-dorsal. Sind die basalen Untergeschosse betroffen, ist eine frontale Tomographie günstiger. Gelegentlich müssen auch Schichtuntersuchungen in beiden Ebenen durchgeführt werden.

Fixierung. Die Untersuchung ist nur möglich, wenn die Kinder ruhig liegen und den Atem anhalten können. Die Belichtungszeiten betragen bei dem üblichen Schichtwinkel von etwa 30° eine bis mehrere Sekunden. Man führt den Schichtablauf ohne Belichtung ein- oder mehrmals vor, um die Kinder an die Untersuchung zu gewöhnen. Manchmal gelingt es einer geschickten Schwester, während der Belichtung durch Zuhalten der Nase bei einem ruhigen oder sedierten Kind den nötigen Atemstillstand zu erzielen.

Unter den genannten Voraussetzungen erübrigt sich eine stärkere Fixierung. Eine gewisse Ruhigstellung kann man durch ein Kompressorium über den Unterbauch erzielen.

Strahlenschutz. Wie bei den bisherigen Thoraxaufnahmen (s. „Strahlenhygiene").

Zentralstrahl. Auf den gewünschten Thoraxabschnitt. Die Schichttiefe wird am liegenden Patienten in Inspiration gemessen, oder aus der seitlichen Thoraxaufnahme bestimmt. Die Bifurkation liegt etwa in der Mitte des sagittalen Thoraxdurchmessers.

Abstand: je nach Schichtgerät	Folie: Foliensatz der Simultankassette
Raster: FF	Focus: klein

Bemerkungen. Der gebräuchliche Schichtwinkel beträgt 30°. Die Anwendung der Simultankassette ist die Methode der Wahl!* Im Interesse der Bildqualität benutzen wir nur 5 Paare des Folienbuches, bei 1 cm Abstand entsprechend einer Gesamtschichtdicke von 4 cm.

* Siehe aber Seite 2.

Zonographie

Schichtuntersuchungen mit einem Pendelwinkel von 10° und darunter bezeichnet man als Zonographie (Ziedses des Plantes). Sie ist auch mit einfachen Schichtzusatzgeräten und linearer Verwischung gut durchführbar. Die Methode läßt sich mit den photographischen Bedingungen einer Aufnahme mit weiter Blende — Vorder- und Hintergrund unscharf — vergleichen (Swart); sie ist daher besonders geeignet für Objekte, die einen gewissen Abstand von Störschatten haben:

Trachea, Bronchialsystem, Wirbelsäule, Brustbein, Sternoclaviculargelenk, Sella, kontrastgefülltes Nierenbeckenkelchsystem, Gallenwege, Pneumoretroperitoneum u.a. Neben den technischen Vorteilen des Kontrastgewinnes und der geringeren Folienunschärfe gegenüber der konventionellen Schichttechnik ist für die Kinderröntgenologie vor allem die *verkürzte Belichtungszeit* der entscheidende Gewinn! Mit Ausnahme von sehr speziellen Fällen (Felsenbein, Siebbein und andere sehr kleindimensionierte Objekte, s. Tabelle 5, Schichtdicke!) ist die Zonographie für das Kindesalter wie geschaffen. Literatur s. bei Swart.

Technik. Bei der Zonographie der Lunge oder des Bronchialsystems haben wir mit einem Schichtzusatzgerät, „Stratograph" (C.H.F.Müller). bzw. dem „Multiplanigraph" (Fa. Siemens) gearbeitet.

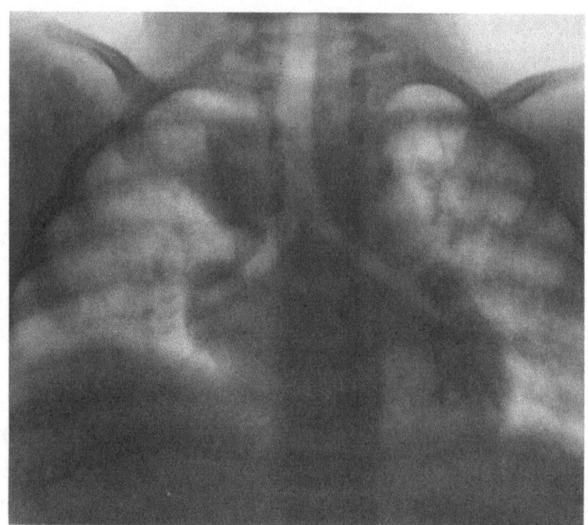

Abb. 185. Zonographie des Bronchialsystems. 14 Monate altes Kind. Atelektase des re. Oberlappens. Pendelwinkel 10°, 75 kV, 75 mA, Focus 0,6 mm

Pendelwinkel. 5—10°.

Motorstufe. Siehe Tabelle 4.

Simultankassette. Einlegen von 3—4 Filmen, die jeweils *in* der gewünschten Schichttiefe sowie *vor* und *hinter* dieser in 1 cm Abstand liegen; ist die Schichttiefe genau bekannt (bei Kontrollen), genügen auch nur 1—2 Filme (Abb. 185).

Bemerkungen. Die Untersuchungstechnik anderer Körperabschnitte ist in den entsprechenden Kapiteln angegeben.

Bei $\alpha = 5°$ und sehr hoher Ablaufgeschwindigkeit (z.B. Motorstufe 1) ist die Belichtungszeit so kurz, daß bei dicken Objekten u.U. die nötige Schwärzung der Filme nicht zustande kommt. Hier muß entweder die Belichtungszeit verlängert oder der Pendelwinkel vergrößert werden.

Tabelle 4. *Ablaufzeiten bei Schichtuntersuchungen; Stratograph*

Motorstufe	Pendelwinkel		
	5° [a] sec	10° sec	30° sec
1	0,17	0,3	0,92
2	0,19	0,36	0,92
3	0,20	0,37	1,00
4	0,22	0,42	1,09
5	0,25	0,47	1,21
6	0,28	0,51	1,28
7	0,30	0,58	1,56
8	0,38	0,68	1,86
9	0,45	0,77	2,04
10	0,49	0,89	2,31

[a] Werte nicht ganz reproduzierbar.

Tabelle 5. *Schichtdicke E in Abhängigkeit vom Pendelwinkel* α (nach Griesbach u. Kemper)

$$E\,\text{mm} = \frac{0{,}4}{1{,}2} \cdot \text{ctg}\,\frac{\alpha}{2}$$

1,2 = Vergrößerungsfaktor
0,4 = Unschärfegrad

α	E
30°	1,23 mm
20°	1,87 mm
10°	3,78 mm
5°	7,55 mm

9. Bronchographie

Indikationen. In erster Linie Bronchiektasen und ihre Abgrenzung von den gesunden Abschnitten des Bronchialsystems; ferner chronische Lungenprozesse mit Verdacht auf Bronchostenosen spezifischer und unspezifischer Genese, z. B. das Mittellappen-Syndrom.
Tumoren des Bronchialsystems sind im Kindesalter sehr selten und treten als Adenome auf. Häufiger wird das Bronchialsystem durch mediastinale Tumoren verlagert oder eingeengt.
Eine seltenere Indikation sind Mißbildungen wie Lappenagenesien, -hypoplasien und -sequestrationen.
Vor einer Bronchographie müssen erst die diagnostischen Möglichkeiten der Übersichtsaufnahmen in 2 Ebenen, der Hartstrahltechnik, der Schichtuntersuchung und der Bronchoskopie ausgeschöpft werden.

Vorbereitung. Im Kindesalter ist die Bronchographie in Intubationsnarkose, also in enger Zusammenarbeit mit einem Anaesthesisten, die Methode der Wahl.

Instrumentarium. Métras-Katheter ab Ch. 10. Bei Kleinkindern und Säuglingen kann man notfalls auch andere dünne Katheter verwenden; geben sie keinen Röntgenschatten, erleichtert man sich die Orientierung bei der Katheterisierung, wenn man sie vorher mit Kontrastmittel füllt.

Kontrastmittel. Wasserlösliche und möglichst isotone Substanzen, z.B. Dionosil Aquosum (Glaxo) oder Broncho-Abrodil (Bayer). Die Menge soll für die Darstellung eines Lungenflügels nicht mehr als 5—10 ml betragen.

Position. Liegend auf der horizontal gestellten Rückwand des Durchleuchtungsgerätes.

Fixierung. Nicht erforderlich, da Narkose.

Strahlenschutz. Lendenschürze aus Bleigummi oder Bleiplatte auf dem Durchleuchtungstisch (s. S. 14, 15).

Untersuchungsgang
In Narkose und Relaxation wird der Métras-Katheter durch den Trachealtubus eingeführt und unter Durchleuchtungskontrolle in den gewünschten Hauptbronchus vorgeschoben.
Instillation des Kontrastmittels in leichter Schräglage, kranke Seite plattenfern (unten), damit das Kontrastmittel nicht in die gesunde Seite fließt. Es wird jeweils eine kleine Menge eingespritzt und durch dosierte Atemstöße in die kleineren Bronchien getrieben. Bei richtigem Vorgehen kommt ein Beschlag der Bronchialschleimhaut ohne kompakte Füllung des gesamten Bronchiallumens zustande. Eine Alveolarfüllung soll möglichst vermieden werden.
Wird eine ganze Seite gefüllt, empfiehlt sich die Reihenfolge Oberlappen, Mittellappen (bzw. Lingula), Unterlappen. Sind alle gewünschten Lappen- und Segmentbronchien gefüllt
Aufnahmen in Apnoe:

1. in Schräglage, kranke Seite unten (Abb. 186).
2. in Seitenlage, kranke Seite unten.
3. in Rückenlage.

Die Aufnahmen werden entwickelt, in der Zwischenzeit wird das Kontrastmittel abgesaugt. Bei noch bestehenden Unklarheiten sind weitere Aufnahmen möglich, notfalls kann auch eine bestimmte Region erneut gezielt mit Kontrastmittel gefüllt werden.

Schmidt-Rohr empfiehlt bei Verdacht auf Bronchostenose eine Spätaufnahme nach 6—8 Std; dann haben sich Reste des Kontrastmittels distal der Stenose angesammelt und stellen diese deutlicher dar. Bei intensivem Absaugen, das auf jeden Fall durchgeführt werden sollte, wird dieser Effekt wohl nicht häufig zustande kommen.

Abstand: entsprechend dem Durchleuchtungsgerät	Folie: universal
Raster: FF	Focus: klein

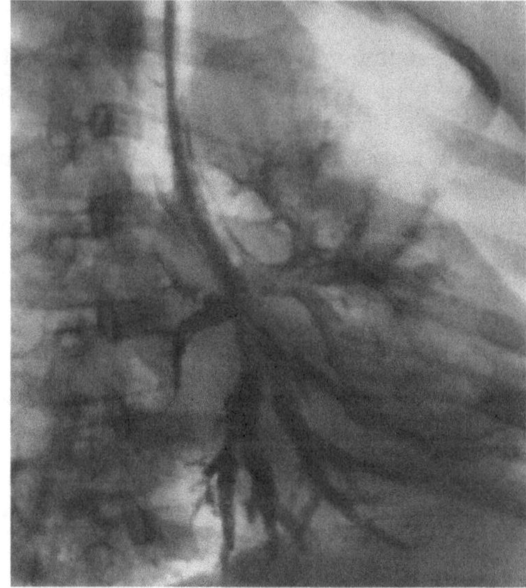

Abb. 186a

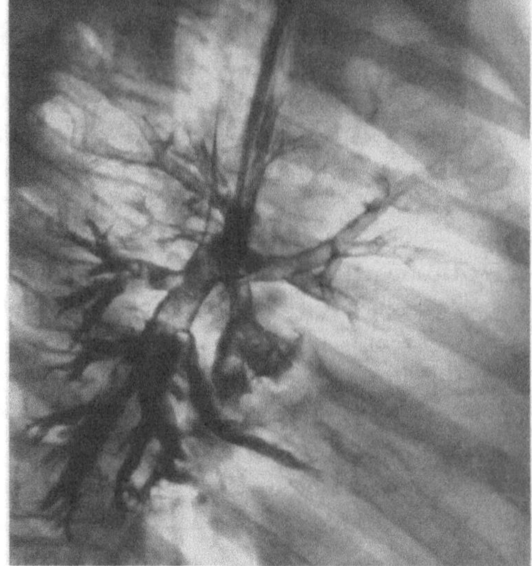

Abb. 186b

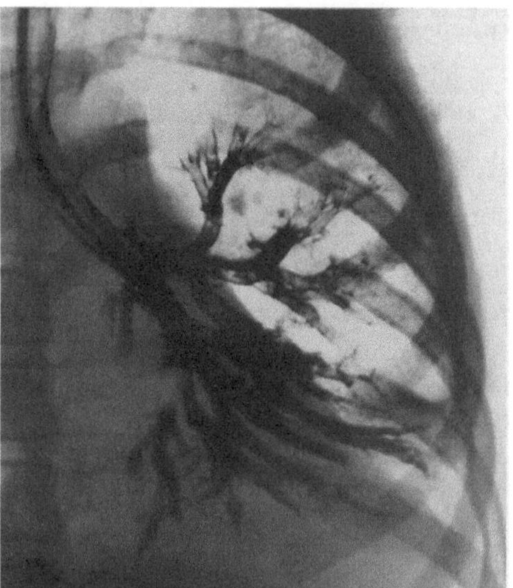

Abb. 186c

Abb. 186a—c. Bronchographie des linken Bronchialsystems, a erster Schräger, b frontal, rechts anliegend, c sagittal. Bronchiektasen im Unterlappen und in der Lingula. Die pathologisch veränderten Bronchien zeigen eine kompakte Füllung, die normalen Bronchien des Oberlappens einen Wandbeschlag

Bemerkungen. Die Aufnahmen werden mit gemäßigter Hartstrahltechnik — 85—100 kV — exponiert, nach Möglichkeit etwas überbelichtet und kurz entwickelt.

Auch der Kehlkopf und die Trachea können durch Kontrastmittelbeschlag dargestellt werden, die Methode ist vor allem bei Verdacht auf Kehlkopftumoren indiziert und in der Kinderradiologie wenig gebräuchlich (Lau, Darling).

Die bei der Bronchographie sehr fruchtbare Zusammenarbeit zwischen Röntgenologen und Anaesthesisten hat sich auch beim gezielten Absaugen und Beatmen von Atelektasen bewährt (Willich und Schweder).

10. Die Röntgendurchleuchtung

Siehe auch Kapitel Strahlenhygiene S. 2—4 und Ruhigstellung S. 13—16.

Diese Untersuchung bedeutet eine größere Strahlenbelastung als Röntgenaufnahmen. Es müssen erst alle Möglichkeiten, den vorliegenden Befund mit Aufnahmen zu klären, ausgeschöpft werden.

Eine Röntgendurchleuchtung als Routinemaßnahme ist nicht indiziert und als einzige Untersuchungsmethode — z.B. als Reihenuntersuchung bei Verschickungsaktionen usw. — *im Kindesalter als Kunstfehler zu betrachten*!

Indikationen. Zur Lokalisation — nur wenn erforderlich — von pathologischen Befunden; zur Beurteilung von Bewegungsabläufen (Zwerchfell, Herz und große Gefäße, Mittelschatten) und zur Kontrolle von Eingriffen (Bronchographie, endobronchiales Absaugen).

Position. Alle Kinder lassen sich am besten im Liegen untersuchen, fixieren und bewegen, besonders beim Arbeiten mit der Bildverstärker-Fernsehkette. In bestimmten Fällen (Erguß, Pneumothorax und -mediastinum) ist die aufrechte Position vorteilhafter.

Fixierung. *Säuglinge* in der „Babix"-Hülle, in der sie sich von den vorhergehenden Aufnahmen befinden.

Kleinkinder und Säuglinge ohne „Babix"-Hülle werden von einer am Kopfende stehenden Hilfsperson an den ausgestreckten Armen gehalten, der Untersucher selbst drückt mit der freien Hand auf die Knie des Kindes. Notfalls muß eine zweite Hilfsperson auch die Beine halten. In aufrechter Position müssen die Arme von der Seite her gehalten werden.

Fixierung im Paidoskop s. S. 13.

Schulkinder bedürfen meist keiner besonderen Fixierung. — Bei aufrechter Position ist es für alle Beteiligten leichter, wenn die Rückwand 15—20° nach dorsal geneigt ist und nicht genau vertikal steht.

Strahlenschutz (s. S. 14, 15). Verschiebliche Bleiplatte oder Bleigummischürze mit Stahlbügel oder Klettenverschluß; hier empfiehlt sich eine spezielle Ausführung, die den ganzen Körper umgibt; so sind auch beim Drehen Abdomen und Gonaden in jeder Position geschützt.

Bleigummischürzen für alle Hilfspersonen, Vorderseite zur Röhre gerichtet. Über Ausnutzung des Quadratabstandsgesetzes s. S. 4.

Untersuchungsgang

Grundsätzlich sollte man bei allen Durchleuchtungen nach einem festen Schema arbeiten, nur so ist man sicher, alle diagnostischen Möglichkeiten dieser Untersuchung voll auszunutzen. Bei *gezielter* Durchleuchtung kann das Schema verkürzt oder modifiziert werden.

Beispiel eines *vollständigen* Durchleuchtungsschemas für die Untersuchung der Thoraxorgane (Abb. 187):

Beginn. Einschalten des Stromes bei geschlossener Blende bzw. mit dem kleinsten Feld der automatischen Tiefenblende. Aufblenden, Untersuchung des rechten Sinus phrenicocostalis mit Beobachtung der Zwerchfellaktion und Entfaltung des Sinus unter Drehung des Patienten. Die Feldgröße entspricht dem rechten Untergeschoß.

Schrittweises Ableuchten der ganzen rechten Lunge bei gleicher Feldgröße durch Aufwärtsschieben des Schirmes unter ständigem leichten Hin- und Herdrehen des Patienten. Besondere Beachtung des Hilusgebietes und einer eventuellen Thymusvergrößerung.

Vom rechten Spitzen-Oberfeld Übergang zur linken Seite und, wie rechts aufwärts, jetzt links abwärts bis zum linken Zwerchfell und dem Sinus phrenicocostalis.

Einstellen der Herzsilhouette, Beobachtung der Herzaktion und Veränderungen der Herzform und -größe bei Inspiration, Apnoe und wenn möglich bei Valsalvaversuch, eventuell bei Lagewechsel (aufrechte und Kopftieflage bei Verdacht auf Herzbeutelerguß). Das Herz muß während einer tiefen Inspiration betrachtet werden, notfalls ist sie als Schreiinspiration zu provozieren. — Strom ausschalten.

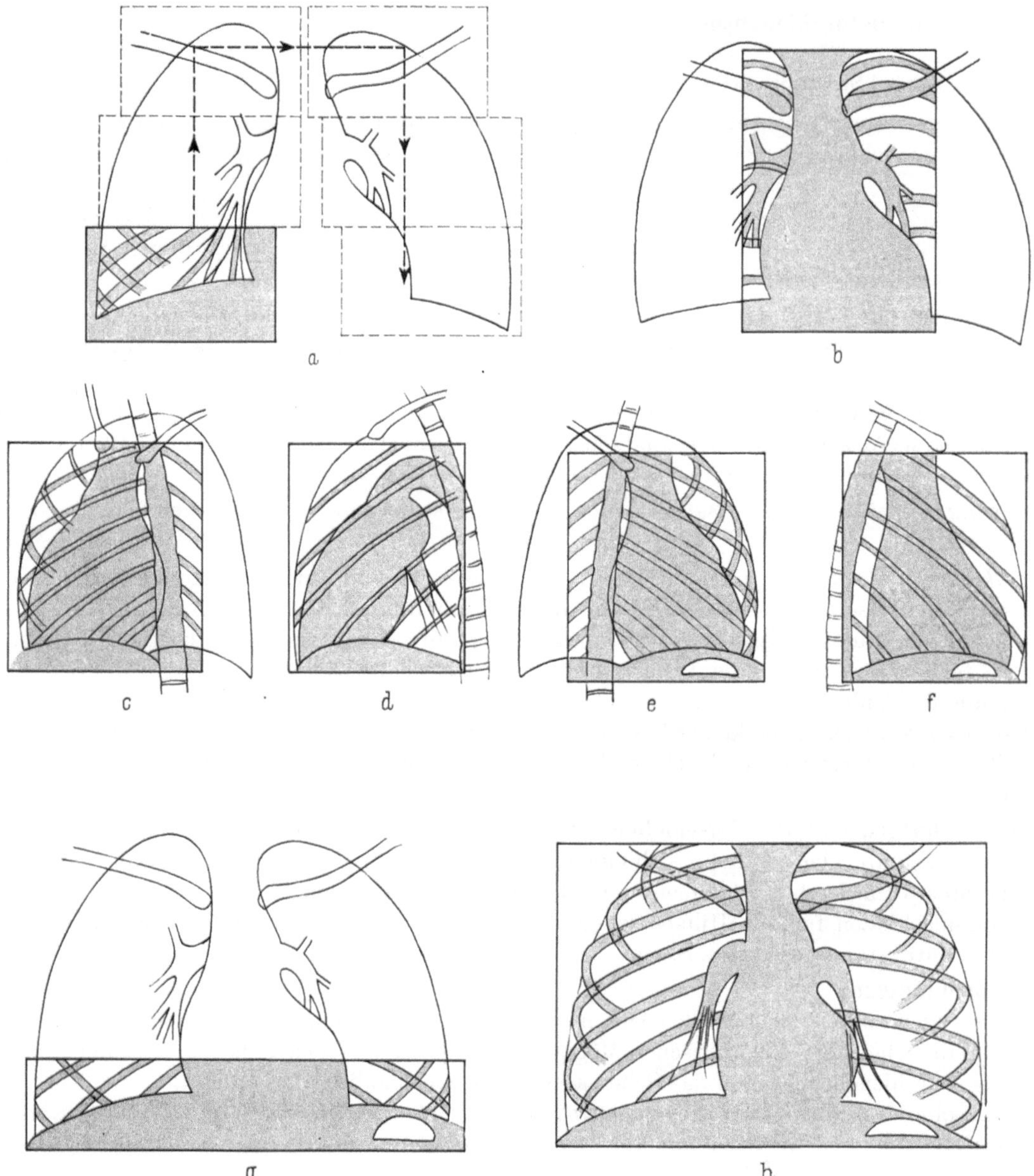

Abb. 187a—h. Durchleuchtungsschema. a Abschnittsweise Durchleuchtung mit kleinem Feld. Beginn rechts basal, dann nach cranial, Übergang von der rechten zur linken Spitze, links abwärts zur Basis. b Herz und große Gefäße. c, d Drehung über den zweiten schrägen Durchmesser in den frontalen Strahlengang (dex.-sin.). e, f Drehung über den ersten schrägen Durchmesser in den frontalen Strahlengang (sin.-dex.). g Zwerchfellaktion. h Beide Lungenfelder und Mittelschatten

Fortsetzung mit erhobenen Armen, Drehung über den zweiten (linken) schrägen Durchmesser bis zum frontalen Strahlengang, linke Seite plattennahe.
Diese Bewegung rückläufig und Drehung über den ersten (rechten) schrägen Durchmesser in den frontalen Strahlengang bei rechtsanliegender Position; während beider Untersuchungsphasen Beachtung von Lungenfeldern, Herz und Zwerchfell. — Strom ausschalten.

Fortsetzung im sagittalen Strahlengang, wie zu Beginn. Einstellung beider Zwerchfellhälften zur vergleichenden Beurteilung ihrer Funktion; bei Verdacht auf Zwerchfellparese möglichst forcierte Aktion (Schnupfen, Husten oder Schreiinspiration) veranlassen. Bei größeren Kindern und BV-Durchleuchtung ist diese Untersuchung nur im schrägen Durchmesser möglich (Feldgröße!).

Abschließend vergleichende Betrachtung der Lungenfelder und des Mittelschattens in mehreren Atemphasen bei exaktem dorso-ventralen Strahlengang, besonders bei unterschiedlicher Strahlentransparenz und Verdacht auf eine Ventilbronchostenose.

In allen diagnostisch unergiebigen Phasen, wie Lagewechsel, unerwartete Abwehrbewegung des Kindes usw., Röhrenstrom sofort ausschalten; hierbei kann ein Fußschalter nützlich sein.

Zielaufnahmen in übersichtlichem Format werden von allen wichtigen Befunden angefertigt und ausgewertet; so können auch unklare Befunde oft besser diagnostiziert werden, als bei einer ausgedehnten Durchleuchtung.
In gleicher Weise läßt sich die *magnetische Bandaufzeichnung* des Fernsehbildes diagnosefördernd und strahlensparend ausnützen.
Für den später diktierten Befundbericht sind kurze Notizen und Skizzen über die Durchleuchtungsbefunde nützlich. Vorgedruckte Schemata der Thoraxorgane erleichtern diese Aufzeichnungen.

Technik:

Durchleuchtung ohne Bildverstärker 0,5—2 mA,
großer Focus, 60—80 kV,
Durchleuchtung mit Bildverstärker 0,1—1,0 mA,
kleiner Focus, 60—80 kV.

Zielaufnahmen:

Folie: universal	Focus: klein
Raster: ja	kV: 60—80

Bemerkungen. Bei Verwendung einer Belichtungsautomatik wählt man die hohen kV-Werte, wenn die Belichtungszeit kurz sein muß. Die Aufnahmen werden kontrastreicher mit geringerer Strahlenhärte, dann muß das Kind aber ruhig sein und nach Möglichkeit auch die Luft anhalten können.

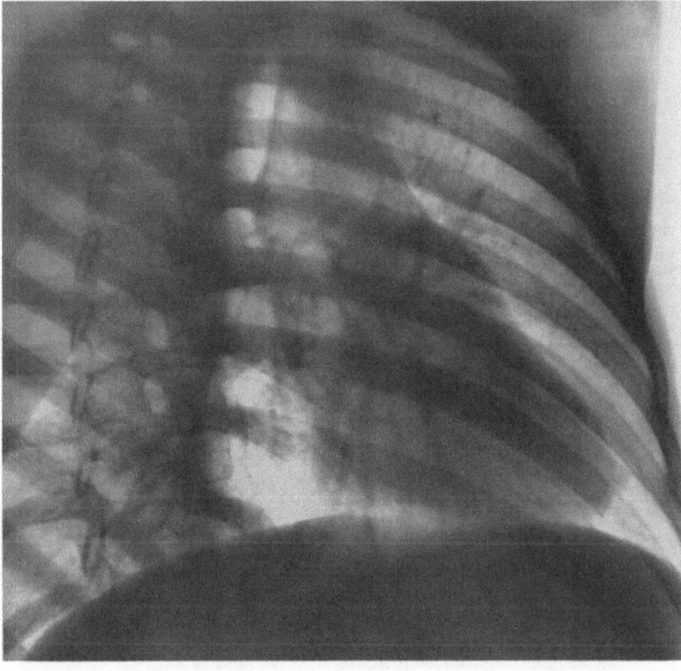

Abb. 188. Röntgenaufnahme des Herzens im ersten Schrägen, Zielaufnahme

B. Herz und große Gefäße

Indikationen. In erster Linie die „Vorfelddiagnostik“ bei Mißbildungen. Die fortschreitende Operationstechnik macht in zunehmendem Maße schon im Säuglingsalter eine genaue Diagnosestellung erforderlich. Mit den hier geschilderten konventionellen Methoden muß vor allem die Notwendigkeit und die Dringlichkeit einer Katheteruntersuchung und einer Angiokardiographie entschieden werden.
Weitere Indikationen sind das „große Herz“ bei Säuglingen, Herzinsuffizienz, Myokarditis, erworbene Herzfehler, Cor pulmonale und alle Erkrankungen des Perikards.

Position. Grundsätzlich kann in aufrechter oder liegender Stellung untersucht werden. Wir bevorzugen die erstgenannte Position bei Untersuchung am Aufnahmestativ.
Wird die Untersuchung im Liegen unter Durchleuchtung ausgeführt, so ist bei Beobachtung der Herzfigur in verschiedenen Atemphasen eine einwandfreie Beurteilung möglich.

Fixierung und Strahlenschutz. Siehe Thoraxaufnahmen und -durchleuchtung.

Abstand. Am Aufnahmestativ 1,50 m.

Hartstrahltechnik ist günstig (s. S. 122).

Untersuchungsgang etwa nach folgendem Schema:

Thoraxaufnahme dorso-ventral (s. Nr. 1)

In Verbindung mit den kardiologischen Befunden kann mit dieser Aufnahme schon ein großer Teil der Verdachtsfälle („Herzgeräusch“) geklärt werden.

Schrägaufnahmen

a) Im ersten (rechten) Schrägen, Drehung um etwa 60°; der Hinterrand des Herzschattens projiziert sich vor die Wirbelsäule (Abb. 188).

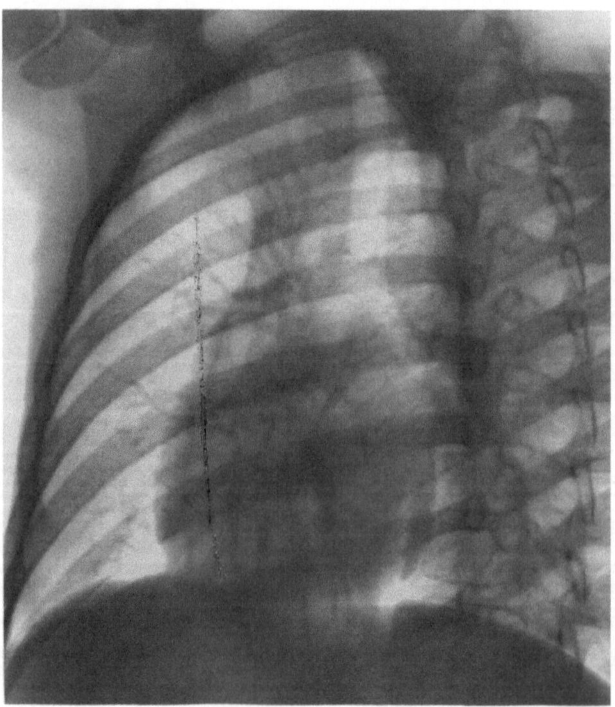

Abb. 189. Röntgenaufnahme des Herzens im zweiten Schrägen, Zielaufnahme

b) Im zweiten (linken) Schrägen, Drehung um 45°; so wird das Kammerseptum etwa orthograd getroffen, ventral liegt der rechte, dorsal der linke Ventrikel (Abb. 189).

Technik. Am *Aufnahmestativ* wie bei den entsprechenden Thoraxaufnahmen (Nr. 6), meistens als Zielaufnahmen unter Durchleuchtungskontrolle in Kombination mit der Kontrastdarstellung des Oesophagus.

Thoraxaufnahme frontal (s. Nr. 5)

Indikationen. Nicht in allen Fällen erforderlich; Darstellung des linken Vorhofes, der Tiefenausdehnung des Gefäßbandes, des Retrokardialraumes.

Position. Linke Seite plattennahe.

Technik. Am Thoraxstativ mit oder ohne Breischluck, wie Nr. 5; besser mit Durchleuchtung und Oesophaguspassage als Zielaufnahme.

Durchleuchtung

Indikationen. Bei berechtigtem Verdacht auf einen Herzfehler erforderlich, meistens schon, um die schrägen und seitlichen Aufnahmen, sowie die Oesophaguspassage durchzuführen.

Untersuchungsgang. Siehe Nr. 10, S. 135.

Die wichtigsten Informationen seien noch einmal hervorgehoben: Pulsation der Herzränder, der Hilusgebiete, der Aorta und der Pulmonalarterien; Veränderung der Herzform beim Pressen, bei Apnoe, bei dem Valsalvaversuch. Vergrößerung einzelner Herzabschnitte in den verschiedenen Drehungsstellungen.

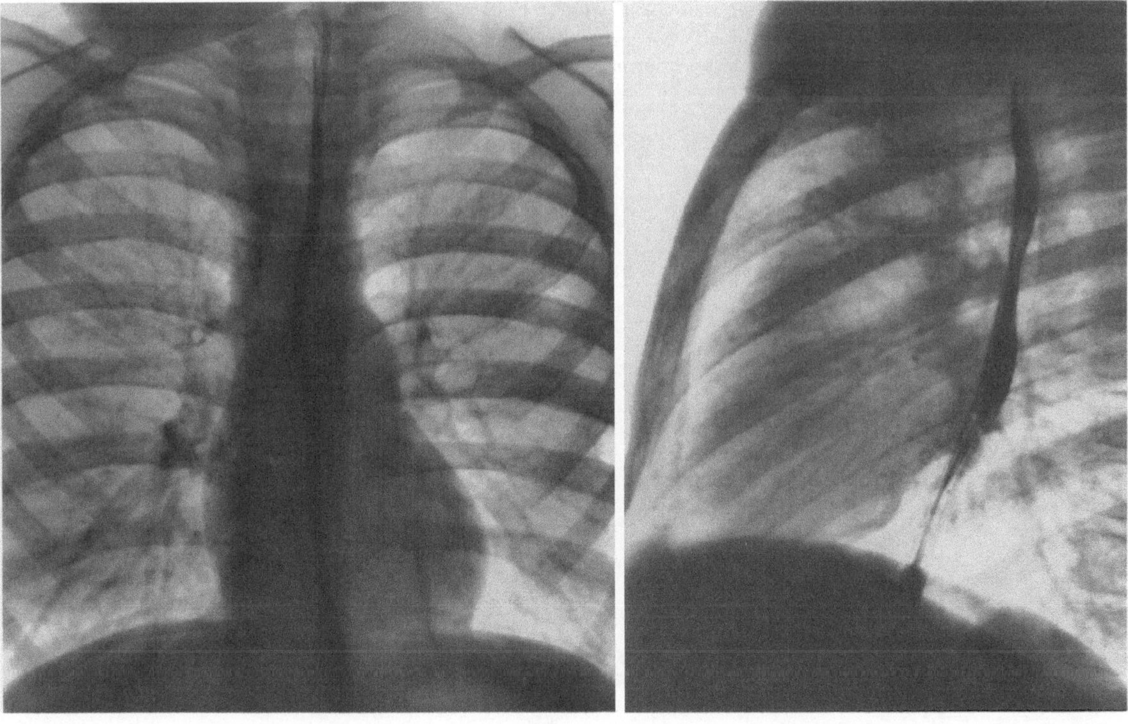

Abb. 190a u. b. Oesophaguspassage mit Zielaufnahmen; a sagittaler Strahlengang, b frontaler Strahlengang

Oesophagus-Passage

Prallfüllung der Speiseröhre mit pastenartigem Kontrastmittel. Darstellung von Impressionen und Verlagerungen im Bereich der großen Gefäße im dorso-ventralen und frontalen Strahlengang; die Verlagerung durch den vergrößerten linken Vorhof stellt sich meist im ersten Schrägen oder im frontalen Strahlengang dar (dextro-sinist.).
Zielaufnahmen im Inspirium. Die Lage des Magens muß ersichtlich sein.

Technik. Siehe S. 149 (Abb. 190).

Schichtuntersuchung

Indikationen. Bei Anomalien der großen Gefäße, falsch einmündenden Lungenvenen und Gefäßmißbildungen innerhalb der Lungenfelder. Die Methode kommt selten zur Anwendung.

Technik. Wie bei Nr. 8 (Zonographie).

Kymographie

Indikationen: In seltenen Fällen zur Klärung von Pulsationsphänomenen, z. B. an der Aorta und den Hilusgefäßen nützlich. Ist nur bei Kindern möglich, die mehrere Sekunden den Atem anhalten können. Die erhebliche Strahlenbelastung kann durch eine neuartige Anordnung des Rasters zwischen Röhre und Patient erheblich reduziert werden (Firma Janus), Stumpf u. Grasser.

Angiokardiographie

Indikationen: Sie ergeben sich aus den gesamten kardiologischen und bisher geschilderten röntgenologischen Untersuchungen.
Die Angiokardiographie bleibt speziellen kardiologischen Zentren vorbehalten und soll hier nicht abgehandelt werden. Prinzipiell gibt es die Möglichkeit der Serienaufnahmen im Großformat (Blattfilmwechsler oder Rollfilm) mit etwa 6—12 Aufnahmen/sec und die Kinematographie mit 16 mm- oder 35 mm-Film. Sie hat den Vorteil der erhöhten Bildfrequenz von 50/sec und mehr. Diese Röntgenkinematographie simultan in zwei Ebenen ist sehr aufwendig; Schad, Stucky u. Mitarb. filmen mit nur einer Kamera; die fehlende zweite Ebene kompensieren sie durch Drehen des Patienten während der Angiokardiographie. Der Untersuchungsvorgang wird durch eine herzphasengesteuerte, intermittierende Kontrastmittelinjektion verlängert.

IV. Die Röntgenuntersuchung des Abdomen und der Abdominalorgane

Allgemeines

Die Untersuchung der Bauchorgane nimmt einen bedeutenden Raum in der Kinderröntgenologie ein. In diesem Bereich ereignen sich die meisten Irrtümer, eine rasche Diagnose ist häufig erforderlich und kann oft mit einfachen Mitteln gestellt werden.

In der *Neugeborenenperiode* erfordern vor allem die vielfältigen Ileus-Syndrome, die durch Atresien und Stenosen im Magen-Darmtrakt hervorgerufen werden, eine rasche Klärung. Die Differenzierung funktioneller und mechanischer Passagestörungen (arterio-mesenterialer Darmverschluß, Mekoniumpfropf-Syndrom, Mekonium-Ileus, Megacolon congenitum u.a.) ist von Bedeutung.

Tumoren im Abdomen sind in dieser Altersstufe noch selten.

Im *Säuglingsalter* sind Funktionsstörungen und Bildungsfehler des Kardiabereiches, Pylorusstenosen und andere Ursachen des rezidivierenden Erbrechens die wesentlichen Indikationen. Eine typische Erkrankung dieser Altersstufe ist die Invagination. Relativ selten sind Lageanomalien des Magen-Darmkanales.

Im *Kleinkindes- und Schulalter* wird der „akute Bauch" häufiger und verlangt eine rasche Untersuchung.

Weitere diagnostische Aufgaben entstehen bei Blutentleerung aus dem Darm, chronischer Obstipation und Tumoren im Abdomen.

Die häufigen rezidivierenden Bauchschmerzen („Nabelkoliken") machen in bestimmten Fällen eine Röntgenuntersuchung erforderlich.

Die bei Erwachsenen vorherrschenden Ulcera des Magens und Duodenum haben bei Kindern geringere Bedeutung.

Sarkome kommen gelegentlich, Carcinome so gut wie gar nicht vor.

A. Untersuchung des Abdomen ohne Kontrastmittel

Das neugeborene Kind schluckt vom ersten Atemzuge an Luft, die allmählich den ganzen Magen-Darmkanal füllt und im Normalfall nach ca. 8—12 Std das Rectum erreicht. Ein bis zu 48 Std post partum anhaltender

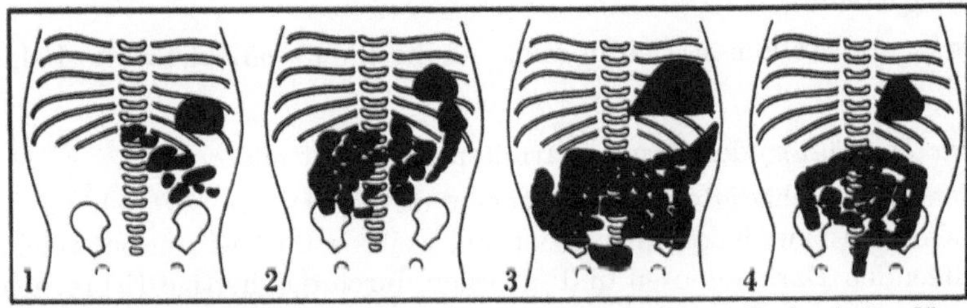

Abb. 191. Schema der physiologischen Luftverteilung im Magen-Darm-Trakt beim Neugeborenen (nach H. G. Wolf): 1 Std (*1*), 5 Std (*2*), 12 Std (*3*), 48 Std (*4*) post partum

Meteorismus ist physiologisch. Eine mäßige, kontinuierliche Luftfüllung des gesamten Darmkanales bleibt im ganzen Säuglings- und Kleinkindesalter bestehen. Dieser Luftgehalt wirkt häufig störend, läßt sich jedoch als negatives Kontrastmittel auch diagnostisch ausnützen (Abb. 191).

Der Magen des Säuglings ist nach den Mahlzeiten, besonders bei reichlich mitgeschluckter Luft, sehr groß, und kann den gesamten Ober- und Mittelbauch einnehmen. Dieser Umstand kommt der urologischen Röntgendiagnostik dieser Altersstufe entgegen, ist jedoch für andere Aufnahmen und aus Gründen der vermehrten Streustrahlung ungünstig.

Die Abdomenübersichtsaufnahmen genügen in der Mehrzahl der Fälle als einzige Untersuchungsmethode im frühen Kindesalter, in dem umfangreiche und belastende Untersuchungen von längerer Dauer möglichst vermieden werden sollen.

Zwar läßt sich auf Grund des Abdomenübersichtsbildes nicht immer eine präzise Diagnose stellen, meist ist aber die Entscheidung über konservatives oder operatives Vorgehen und die Lokalisation eines Verschlusses möglich. Zur Differentialdiagnose und zur Beurteilung einer Pneumonie oder Aspiration können die Thoraxorgane gleichzeitig untersucht werden.

Abdomenübersichtsaufnahmen in aufrechter Position

1. Abdomen im sagittalen Strahlengang

Indikationen. Diese Aufnahme ist stets der erste Schritt bei der Untersuchung akuter abdomineller Krankheitsbilder und bei Passagestörungen jeder Genese. Das Ergebnis entscheidet über die Notwendigkeit weiterer Methoden mit und ohne Kontrastmittel.
Unnötig ist diese Aufnahme bei Oesophagusstenosen, Hiatushernien und in der Regel bei Pylorusstenosen.

Vorbereitung. Nicht erforderlich.

Position und Fixierung:

Säuglinge im Hängen in der „Babix“-Hülle.
Kleinkinder und Schulkinder, je nach Krankheitszustand im Sitzen oder Stehen. Einzelheiten s. S. 8.

Strahlenschutz. Bei Knaben Gonaden mit Blei abdecken. Bei Mädchen können die Gonaden nicht geschützt werden. Da sie dorsal liegen, werden sie bei antero-posteriorem Strahlengang weniger Strahlung erhalten als in umgekehrter Richtung, besonders bei aufgetriebenem Abdomen.

Feldgröße. Obere Begrenzung oberhalb der Zwerchfellkuppeln, untere Begrenzung Symphyse.

Zentralstrahl. Nabelgegend (Abb. 192).

Abstand: 1 m oder 1,5 m	Folie: universal
Raster: Säuglinge ohne, sonst FF am Vertigraphen	Focus: groß

Bemerkungen. Bei Neugeborenen und Säuglingen ist es nützlich, die Thoraxorgane mit abzubilden; so können Pneumonien, Aspirationen und Herzfehler erfaßt werden.

Zentralstrahl. Epigastrium.

Feldgröße. Thorax und Abdomen. Durch relativ hohe kV ($\sim$65) bleibt die Belichtungszeit kurz genug.

Eine *mangelhafte Luftfüllung* des Magen-Darmkanales findet man:

- bei unreifen und geschädigten Neugeborenen, da sie weniger Luft schlucken,
- bei Hiatushernien bzw. Kardiainsuffizienzen, weil die Luft wieder entweicht,
- bei hochsitzenden Darmstenosen und -atresien durch das heftige Erbrechen.

Zur Klärung der Diagnose legt man eine Magensonde, saugt die meist reichlich vorhandene Flüssigkeit ab und injiziert in linker Seitenlage 30—50 ml Luft. Die nachfolgende Abdomenübersichtsaufnahme (Nr. 1) zeigt die Passagemöglichkeiten deutlicher. Nicht selten wird jetzt erst das klassische Bild der Duodenalatresie bzw. -stenose mit ihren zwei Flüssigkeitsspiegeln sichtbar (Mellins u. Milman) (Abb. 192).

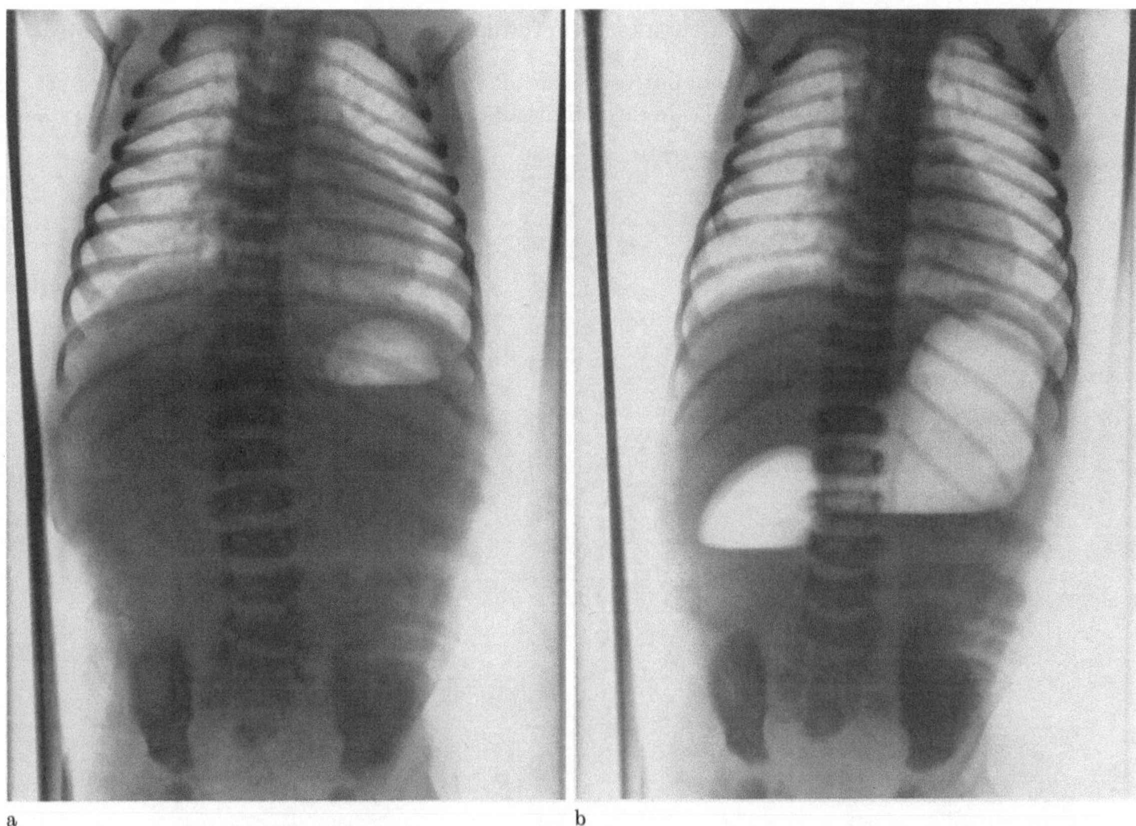

a b

Abb. 192a u. b. Abdomenübersichtsaufnahme im Hängen („Babix"-Hülle). Neugeborenes, 3 Tage alt, Duodenalatresie. a Magenluftblase, übriger Magen-Darm-Trakt luftleer. b Nach Absaugen des Mageninhaltes und Luftinsufflation typisches Bild der Spiegelbildung im Magen und erweiterten Duodenum bei Duodenalatresie. Außerdem Herzfehler mit vermehrtem Lungendurchfluß

2. Abdomen im frontalen Strahlengang

Als Ergänzung zu Nr. 1. Hiermit lassen sich Spiegelbildungen bei Darmperforation, unklare Weichteilschatten, Verlagerungen des Darmes in der Sagittalebene und Zwerchfellanomalien besser differenzieren.

Technik. Wie bei Nr. 1.

3. Abdomen im sagittalen oder frontalen Strahlengang unter Durchleuchtung als Zielaufnahme

Indikationen. Schwerkranke Kinder, die nicht stehen können; Indikationen wie Nr. 1, s. auch Nr. 7.

Technik. Wie bei Durchleuchtung (s. S. 137).

Untersuchungsgang. Das Kind wird auf die waagerecht gestellte Platte des Untersuchungsgerätes gelegt und dieses vorsichtig soweit aufgerichtet, wie es der Zustand des Kindes erlaubt; dann rasche Auslösung der Aufnahme und Rückkehr in die Horizontallage.

4. Abdomen im frontalen Strahlengang (Kopfhängelage nach Wangensteen u. Rice)

Indikationen. Bei Anal- und Rectumatresie. Die bis ins Rectum gelangte verschluckte Luft soll den Abstand zwischen aboralem Ende des Blindsackes und der Analgegend am Darm darstellen.

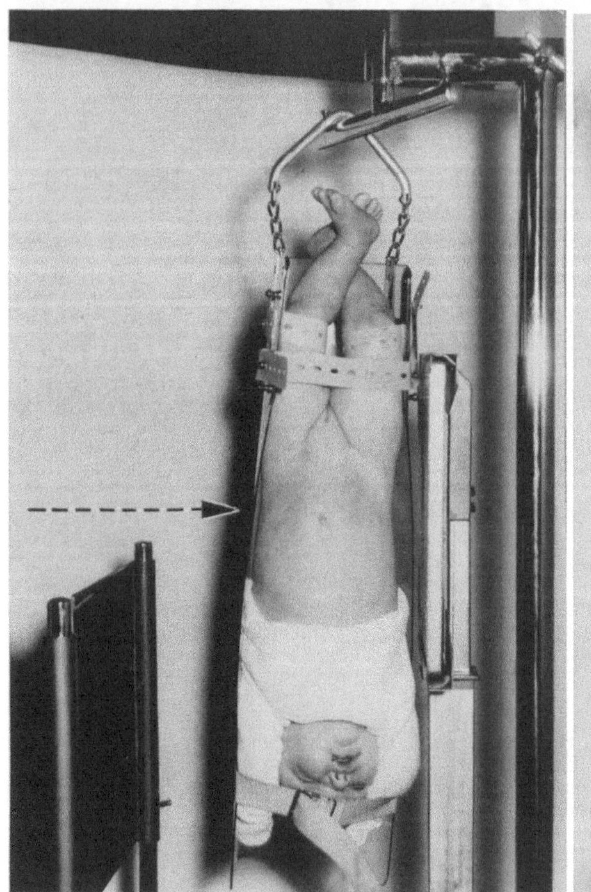

Abb. 193. Position zu Nr. 4. Kind in Kopfhängelage in der „Babix"-Hülle am Aufnahmestativ

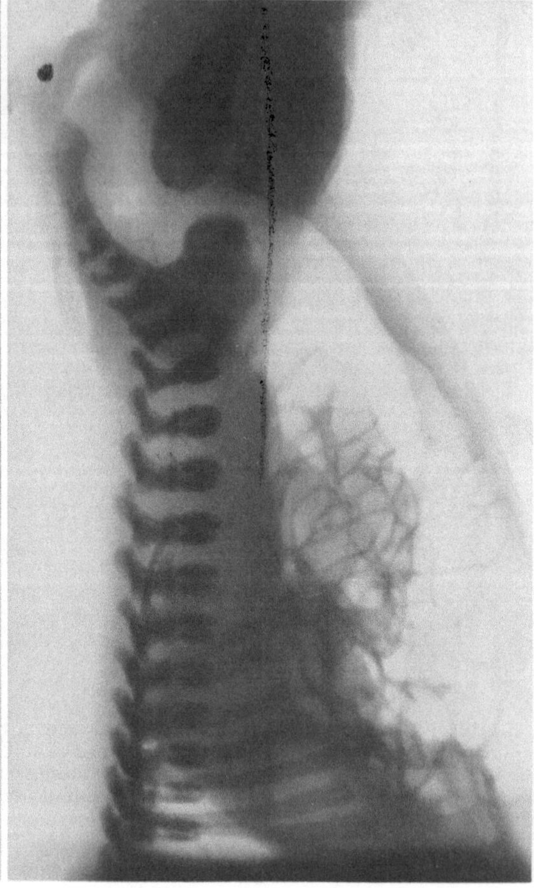

Abb. 194. Röntgenaufnahme zu Nr. 4. Analatresie. Bleimarkierung am Damm

Kontraindikationen. Vor 6—8 Std post partum und bei größeren Fisteln gelingt diese Darstellung nicht, s. Bemerkungen.

Vorbereitung. Die Analgegend wird durch eine mit Leukoplast angeheftete Bleimarke oder mit Bariumpaste gekennzeichnet.

Fixierung. Das Kind wird in die „Babix"-Hülle gehängt, Beine in die Armschlaufen, Kopf nach unten (Abb. 193 und 194). Andernfalls hält eine Begleitperson das Kind an den Fußgelenken.

Strahlenschutz. Nicht möglich.

Zentralstrahl. Frontaler Strahlengang, Nabelhöhe, Abdomenmitte.

Feldgröße. Abdomen bis zum Damm.

Abstand: 1 m oder 1,50 m	Folie: universal
Raster: ohne	Focus: groß

Bemerkungen. Diese Technik kann irreführende Resultate ergeben, wenn Mekonium im Rectumblindsack die Luft nicht bis an das wahre aborale Ende gelangen läßt oder wenn Luft durch größere Fisteln zwischen Blindsack und Urethra bzw. Vagina entweicht; auch der jeweilige Kontraktionszustand der noch intakten Sphincteren ist für das Ergebnis dieser Untersuchung

maßgebend. Selbstverständlich ist auch das Alter des Kindes wesentlich, da vor dem Ablauf von etwa 6—8 Std die Luft auch normalerweise nicht bis ins Rectum gelangt.
Der Wert dieser Aufnahmen wird daher von Kinderchirurgen unterschiedlich beurteilt. Die Täuschungsmöglichkeiten kann man umgehen, wenn man unter Durchleuchtungs-Kontrolle den Blindsack vom Damm her punktiert und wasserlösliches Kontrastmittel instilliert (BERDON u. BAKER).

Abdomenübersichtsaufnahmen im Liegen

5. Abdomen in Rückenlage, vertikaler Strahlengang

Indikationen. Beurteilung von Organschatten (Milz, Leber, Niere),
unklare und chronisch rezidivierende Bauchschmerzen,
verschluckte Fremdkörper,
intraabdominelle und retroperitoneale Verkalkungen,
Tumoren,
zu Beginn eines i.v.-Urogramms (s. S. 194) und der Kontrastdarstellung der Gallenwege (s. S. 179).

Vorbereitung. Je nach Indikation und Situation. In akuten Fällen und bei *Säuglingen* ist in der Regel keine Vorbereitung möglich.
Klein- und Schulkinder bekommen am Abend vorher leichte Kost und einen Reinigungseinlauf, bleiben am Morgen des Untersuchungstages nüchtern und werden mit $^1/_2$—1 Dulcolax-Suppositorium (Wirkungseintritt nach 30—45 min) abgeführt. Zur natürlichen Entgasung läßt man sie möglichst aufstehen.
Längere Wartezeiten vor der Untersuchung lassen die Kinder unruhig werden; durch Weinen und Schreien kommt erneut Luft in den Magen-Darmtrakt.

Fixierung. *Säuglinge und Kleinkinder* erhalten ein Kompressorium über Bauch und Oberschenkel. Kopf und nach oben geschlagene Arme werden von einer Begleitperson gehalten, die mit Bleihandschuhen und Bleischürze versehen ist und auf das Kind auch beruhigend einwirkt (Abb. 195).
Säuglinge können auch in der „Babix"-Hülle fixiert werden, wofür sich eine abgewandelte Form bewährt hat (s. S. 96), oder schließlich durch Anwickeln der Arme am Thorax mit breiten elastischen Binden.

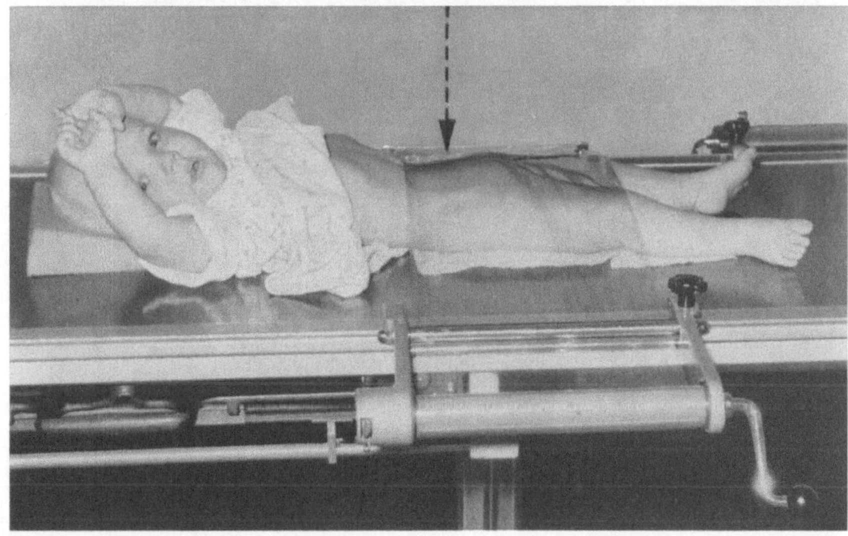

Abb. 195. Position zu Nr. 5. Abdomenübersichtsaufnahme im Liegen, Säugling. Fixiergurt (Kompressorium) über Oberschenkel und Abdomen

Strahlenschutz. Bei Knaben Abdecken der Gonaden; bei Mädchen Bleischutz der Gonaden nur bei gezielter Untersuchung des Ober- und Mittelbauches.

Zentralstrahl. Nabel.

Feldgröße. Symphyse bis Zwerchfell.

Abstand: 1 m	Folie: universal
Raster: FF	Focus: groß

6. Abdomen in Seitenlage, vertikaler Strahlengang

Indikationen. Ergänzung zu Nr. 5. Lokalisation von Konkrementen, Tumoren, Verlagerung von Darmabschnitten und Beurteilung der Zwerchfellkuppeln.
Technik. Wie bei Nr. 5.

7. Abdomen in Rücken- oder Seitenlage, horizontaler Strahlengang

Indikationen. Ersatzaufnahme für Nr. 1, wenn schwerkranken Kindern eine aufrechte Position nicht zuzumuten ist. Vor allem bei Verdacht auf Ileus oder freie Luft im Bauchraum.

Fixierung. Die Kinder liegen auf dem Bucky-Tisch, eine Fixierung ist meist nicht möglich, behelfsmäßig werden Arme und Beine gehalten, eventuell durch Sandsäcke unterstützt.

Strahlenschutz, Zentralstrahl und Feldgröße. Wie bei Nr. 1 (Abb. 196).

Abstand: 1 m	Folie: hochverstärkend
Raster: ohne, senkrecht angestelltes stehendes Raster oder Vertigraph	Focus: groß

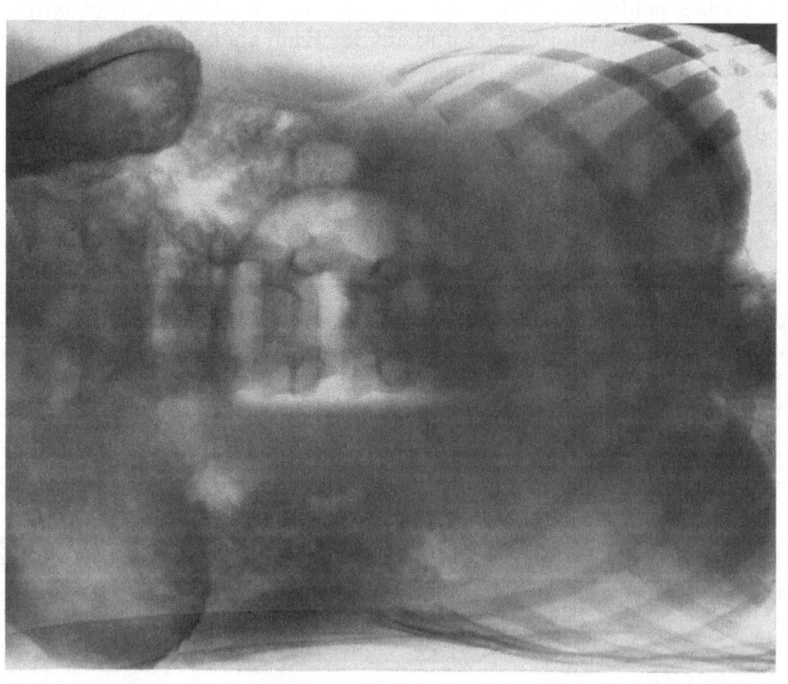

Abb. 196. Röntgenaufnahme zu Nr. 7. Abdomen in Seitenlage, horizontaler Strahlengang

B. Untersuchung des Verdauungstraktes mit Kontrastmittel

Die Kontrastmittel

Bariumsulfat (Barium sulfuricum puriss.)

Diese Substanz ist als Pulver mit verschiedenen Zusätzen für orale bzw. rectale Anwendung im Handel, z.B.:
Neobar (Merck),
Unibaryt C (Röhm & Haas),
Micropaque (Damancy a. Co., gebrauchsfertige, stabilisierte und wohlschmeckende Suspension, pastenartig in Tuben als Microtrast),
Barium-Wander (Dr. A. Wander GmbH).

A. Orale Anwendung

Säuglinge werden mit der Flasche oder mit dem Löffel gefüttert. Wird das Kontrastmittel sehr schlecht genommen, kann es bei Flaschenfütterung durch Druck auf den Sauger vorsichtig eingeträufelt werden. Die wirksamste Methode ist das Einspritzen durch eine dünne Magensonde, deren Spitze oberhalb der zu untersuchenden Region in der Speiseröhre oder im Magen liegt.
Klein- und Schulkinder erhalten wie Erwachsene breiartige Kontrastmittel mit dem Löffel, dünnflüssigere trinken sie aus dem Becher.

Falls eine Geschmacksverbesserung erwünscht ist, kann man Saccharin, etwas Himbeersirup oder einige Milliliter Gastrografin verwenden.

Untersuchung der Speiseröhre. Normalerweise erfolgt die Untersuchung mit einer sahneartigen Suspension, die bei Flaschenfütterung noch durch ein relativ großes Saugerloch gehen muß.
Zur Untersuchung in Prallfüllung soll das Barium eine pastenartige Konsistenz haben.

Magen-Darmpassage. Die Untersuchung der Magenschleimhaut gelingt am besten mit einer Aufschwemmung von sahneartiger Konsistenz, bei der Dünndarmpassage kann das Kontrastmittel dünnflüssiger sein.

Gesamtmenge:	Säuglinge	30—50—100 ml
	Kleinkinder	100—150 ml
	Schulkinder	150—200 ml

Passagebeschleunigung. Barium-Wander ist ein spezielles Präparat mit beschleunigter Dünndarmpassage ohne Veränderung des Schleimhautbildes.
Eine ähnliche Beschleunigung der Dünndarmfüllung ist auch durch Zusätze zu erreichen:
Gastrografin, 10—15 ml auf 100 ml Kontrastmittel,
Sorbit, etwa 5 g auf 100 ml Kontrastmittel,
Solcoray, 15 ml auf 100 ml Kontrastmittel.
Mit diesen Präparaten bzw. Zusätzen wird die Ileocoecalklappe nach etwa 1—3 Std erreicht, die Dickdarmfüllung ist nach 4—6 Std vollständig.
Speziell für die Untersuchung des terminalen Ileum, der Appendix und des Coecum-Colon ascendens eignet sich der Zusatz von Diabenol, das Eipulver, Malzextrakt und Sorbit enthält. Nach abgeschlossener Magenuntersuchung gibt man ein Gläschen zu 20 g. Das terminale Ileum wird $^1/_2$—2 Std später erreicht. Es entsteht keine zusammenhängende Dünndarmfüllung wie bei den anderen Passagebeschleunigern.

B. Anwendung für den Kontrasteinlauf

Bariumsulfat mit speziellen Zusätzen zur Förderung der Entleerung ohne wesentliche Veränderung des Schleimhautbildes. Die Präparate dürfen kein Tannin enthalten. Die Anwendung erfolgt in dünnflüssiger Aufschwemmung mit Wasser bzw. isotonischen Salzlösungen (s. S. 170).

Gesamtmenge:	Säuglinge	150—200 ml
	Kleinkinder	250—500 ml
	Schulkinder	1,0—1,5 l

Doppelkontrastuntersuchung des Colon (nach HETTLER). Im Gegensatz zum normalen Kontrasteinlauf muß hier die Suspension eine rahmartige Beschaffenheit haben. HETTLER empfiehlt Kollobar (Dr. Kutiak & Co., Wien III).
„Um einen optimalen Quellungsgrad der kolloidalen Zusätze zu erreichen und die Suspension möglichst frei von Luftblasen zu bekommen (Pseudopolypen!) soll der Kontrastbrei 2 Tage vor der Untersuchung angesetzt und in den folgenden Tagen mehrmals umgerührt werden. Seine optimalen Eigenschaften erhält der Kontrastbrei schließlich durch eine stärkere Erwärmung im Wasserbad (kein Kochen, sondern nur Zulaufenlassen von heißem Wasser) am Vorabend der Untersuchung mit anschließendem nochmaligem kräftigen Umrühren. Am Morgen direkt vor der Untersuchung soll die Barium-Suspension lediglich leicht, etwa auf Körpertemperatur erwärmt, jedoch keinesfalls mehr erhitzt werden." (HETTLER)
Die angegebene Konsistenz erhält man durch Mischung von 400 g Kollobar mit 800 ml Wasser.
WELIN benutzt Unibaryt C in einer Mischung, die „etwas dicker als gewöhnlich ist".
Gut geeignet ist auch Micropaque in der Verdünnung 1:1.

Gastrografin (*Schering*)
Dieses wasserlösliche Kontrastmittel ist 76%iges Urografin mit Geschmackskorrigentien und einem Netzmittel.
Die Resorption aus dem Darm beträgt bei normalen Passageverhältnissen etwa 0,5—2%, bei Stenosen wahrscheinlich mehr.
Durch den hohen osmotischen Druck der Lösung kommt es im Magen-Darmkanal zu einer Verdünnung auf das 6fache Volumen. Zu hohe Dosen wirken stark laxierend wie ein salinisches Abführmittel. Dieser osmotische Effekt kann auch zu einer gefährlichen Verminderung des Plasmavolumens führen, deshalb sind die Höchstmengen zu beachten! Applikation s. bei Bariumsulfat.
Höchstmengen der unverdünnten Lösung:

Frühgeborene	3— 5 ml
junge Säuglinge	etwa 10 ml
ältere Säuglinge	10—15 ml
Kleinkinder	etwa 20 ml

Untersuchung der Speiseröhre. Bei Beachtung der Maximaldosierung kann Gastrografin unverdünnt oder 1:1 mit Wasser oder Tee verdünnt gegeben werden. Der Kontrast ist dann auch für detaillierte Untersuchungen ausreichend.

Magen-Darmpassage. Kontrast und Schleimhautzeichnung sind im Magen-Duodenum bei Verdünnung 1:2 noch ausreichend, im Dünndarm kommt es durch die rasche Verdünnung zu keiner Schleimhautdarstellung. Hier ist das reine Gastrografin nur zur orientierenden Kontrolle der Passage brauchbar. Die Ileocoecalklappe wird oft schon nach 30—60 min erreicht, die Füllung des Dickdarmes nach 1—2—4 Std. Durch zunehmende Wasserrückresorption ist der Kontrast im Dickdarm wesentlich besser und erreicht fast den einer Barium-Suspension. Bei erheblichen Entleerungsstörungen des Dickdarmes kann das Gastrografin noch nach 1—2 Wochen erkennbar sein!

Colonkontrasteinlauf. Hier ist Gastrografin bei allen „Risikofällen" indiziert, Verdünnung 1:3 bis 1:4. Auch für Spezialfälle mit unklaren Passagebedingungen, wie Darstellung des aboralen Schenkels bei Anus praeter, Fistelfüllung bei Analatresie usw.

Dionosil aqueous (Propyliodon, Glaxo).
Dieses wäßrige isotonische Kontrastmittel zur Bronchographie ist bei starker Aspirationsgefahr (Oesophagusatresie, Schlucklähmung) indiziert. Es kann 1:1 mit Wasser verdünnt oder in reiner Substanz gegeben werden; die benötigten Mengen sind bei den angegebenen Fällen nur gering.

8. Pharynx und Oesophagus

Der Schluckakt muß stets in allen drei Abschnitten (pharyngeal, oesophageal, kardial) untersucht werden, da häufig Störungen in mehreren Abschnitten vorliegen. Neben der hier geschilderten Technik wird die Pharynx- und Oesophaguspassage in der Regel auch bei der Magenpassage beobachtet. Aus methodischen Gründen wird dort die Untersuchung der Kardia ausführlich behandelt s. Nr. 13.

Indikationen:

Neugeborene und Säuglinge. Saug- und Schluckstörungen, Hustenanfälle beim Trinken (s. Nr. 11).
Alle Formen unbeeinflußbaren Erbrechens (Pylorushypertrophie s. S. 273).
Stridor congenitus.

Alle Altersstufen. Schluck- und Passagestörungen jeder Genese: Fremdkörper, angeborene und erworbene Stenosen, Verbrühungen und Verätzungen, Einengungen und Verlagerungen durch Strumen, aberrierende Gefäße, Cysten, Tumoren der Trachea und des Mediastinum usw.
Oesophagusvarizen.
Rezidivierende Pneumonien unklarer Genese.
Herz- und Gefäßmißbildungen (s. Thoraxkapitel S. 138).
Funktionelle Störungen.

Kontraindikation. Oesophagusatresie, s. Nr. 10.

Atresien und alle Formen von akuten Passagestörungen im Dünn- und Dickdarm.

Vorbereitung. Routinemäßig nicht erforderlich.

Besteht die Möglichkeit eines gastro-oesophagealen Refluxes oder einer nachfolgenden Magenuntersuchung, bleiben die Kinder nüchtern.
Wie bei allen Durchleuchtungen ist eine psychische Vorbereitung des Kindes auf die „Untersuchung im Dunkeln" vorteilhaft.

Kontrastmittel (s. S. 147). Normalerweise Barium in sahniger Konsistenz, bei erwünschter Prallfüllung besser eine pastenartige Zubereitung.

Position. *Säuglinge und Kleinkinder* lassen sich am besten *im Liegen* untersuchen.
Bei Oesophagitis und Oesophagusvarizen müssen *alle* Kinder im Liegen untersucht werden, hier kommt es auf eine Schleimhautdarstellung bei entspanntem Organ an.
Aufrechte Position ist zweckmäßig bei der Suche nach Fremdkörpern und bei Stenosen jeder Genese.

Fixierung. Siehe Kapitel Ruhigstellung, S. 6.

Säuglinge. Cellon-Hülle für alle Positionen, Schaumgummiunterlage bzw. Aufsatztisch oder Holzwanne.
Bei Untersuchungen, die sowohl aufrechte als auch liegende Position erfordern (gastro-oesophagealer Reflux, Colonersatzplastik usw.), ist das Paidoskop sehr geeignet (s. S. 13).

Strahlenschutz. Abdecken des Unterbauches und der Gonaden, kurze Durchleuchtungszeiten, enges Einblenden; s. auch Kapitel Strahlenschutz.

Untersuchungsgang:

Ergibt sich vor oder während der Untersuchung die Notwendigkeit einer Breipassage des Magens, so wird diese zuerst durchgeführt. Erst nach Abschluß der Magen-Darmpassage folgt dann die Untersuchung der Speiseröhre. Andernfalls ist der Magen zu sehr mit Kontrastmittel gefüllt und eine Schleimhautdiagnostik nicht mehr möglich.

Eine komplette Untersuchung beginnt mit einer kurzen Durchleuchtung des Abdomen in aufrechter Position, um Luftgehalt und Spiegelbildungen des Darmes zu erfassen.
Die Kontrastmittelpassage wird unter Durchleuchtung von der Mundhöhle bis zum Erreichen des Magens bei mehreren kräftigen Schlucken verfolgt. Dabei ist auf die komplexen Vorgänge des pharyngealen Schluckaktes, die Passage, Peristaltik, Dehnbarkeit, Konturen und Schleimhautzeichnung der Speiseröhre sowie schließlich die Kardiapassage zu achten.
Zunächst wird die Untersuchung in rechter Seitenlage durchgeführt, dann unter Drehung in Rückenlage und den zweiten schrägen Durchmesser fortgesetzt.

Zielaufnahmen im frontalen (dextro-sin.) und sagittalen Strahlengang, ergänzende Aufnahmen in der für den betreffenden Befund optimalen Position.

Schleimhautdarstellung (zarter Kontrastmittelbeschlag) bei Oesophagitis, Oesophagusvarizen und frischen Verätzungen und Verbrühungen.

Prallfüllung. Bei allen Verlagerungen und bei der Herzuntersuchung.

Schleimhautaufnahmen und Prallfüllung fixieren am besten die Verhältnisse bei Stenosen.
In der Regel wird die erste Aufnahme im frontalen (dextro-sin.) Strahlengang exponiert, da in dieser Position Untersuchung und Fütterung am einfachsten sind.

Technik. Durchleuchtung mit harter Technik, bei Säuglingen etwa 80 kV als Minimum.

9. Pharynx und Oesophagus, Untersuchung mit der Kinematographie

Indikationen. Die Kinematographie eignet sich besonders zur Untersuchung solcher organischer und funktioneller Störungen, die bei dem sehr raschen Ablauf des Schluckaktes auch von erfahrenen Untersuchern mit Zielaufnahmen nicht immer erfaßt werden können. Im Bereich des Pharynx sind dies vor allem die Saug- und Schluckstörungen junger Säuglinge.
Am Oesophagus interessieren die Stenosen. Hier gilt es, die spastische Komponente von dem wahren Ausmaß der starren, narbigen Verengung zu differenzieren und die Funktionsstörung des geschädigten Gebietes zu erfassen. Eine operierte Oesophagusatresie zeigt neben der Stenose im Bereich der Anastomose auch Funktionsstörungen des distalen Speiseröhrenabschnittes.
Die Passage verläuft im obersten Oesophagusdrittel am schnellsten, dort sind pathologische Veränderungen am schwierigsten zu erkennen.

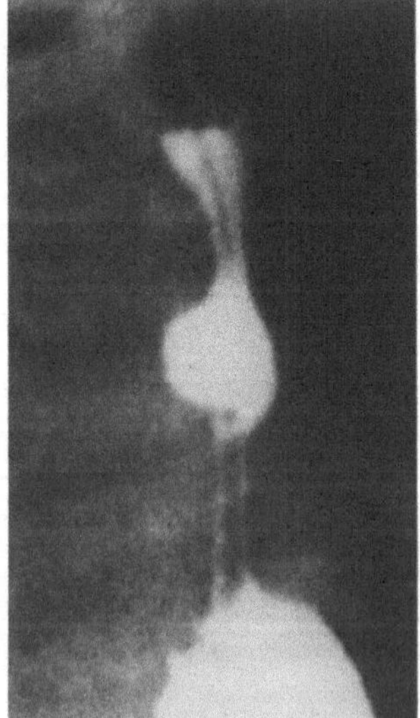

a

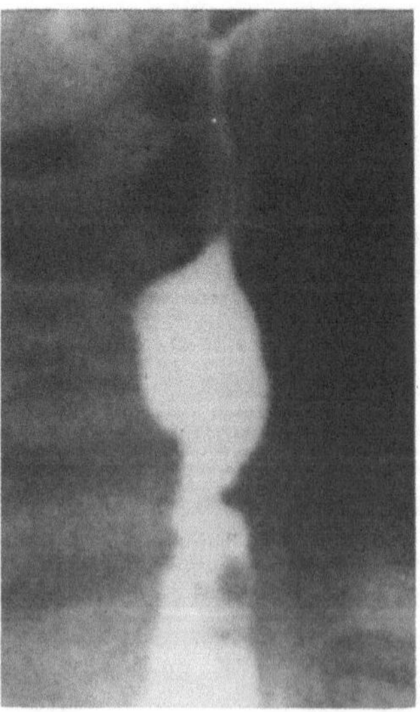

b

Abb. 197a u. b. Zwei Ausschnitte aus der kinematographischen Untersuchung einer Verätzungsstenose unterhalb des Oesophagusmundes. a Anscheinend lange röhrenförmige Stenose. b Eine andere Phase zeigt nur einen 1 mm breiten stenotischen Ring, die Länge der Stenose war durch einen Spasmus vorgetäuscht

Vorbereitung, Kontrastmittel usw. Wie bei Nr. 8.

Untersuchungsgang. Es handelt sich um eine gezielte Untersuchung einer bestimmten Region im Anschluß an eine normale Breipassage der oberen Speiseröhre. Der fragliche Bezirk wird in optimaler Position während der Funktion — also bei maximaler und minimaler Kontrastmittelfüllung — kinematographisch festgehalten (Abb. 197).

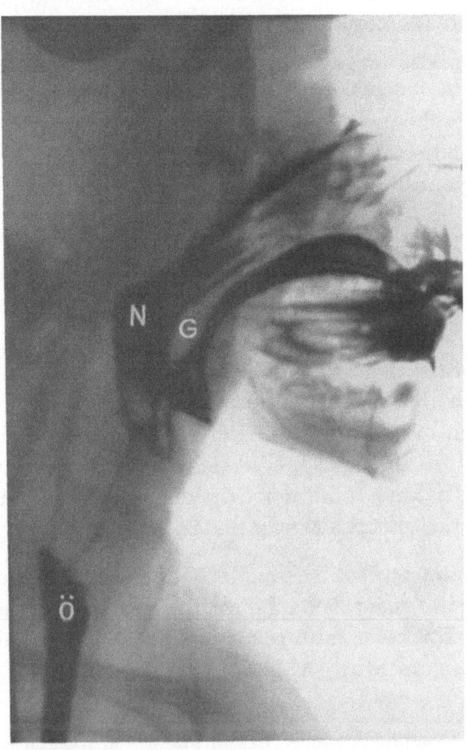

Abb. 198. Zielaufnahme des pharyngealen Schluckaktes bei Gaumensegelparese. Das Gaumensegel (*G*) hängt schlaff herunter, das Kontrastmittel dringt retrograd in den Nasopharynx (*N*). *Ö* Oesophagus

Technik. 16 mm- oder 35 mm-Film, höchstempfindliches Material.
16—24 Aufnahmen pro Sekunde.
Belichtung über Cinepuls, 1—3 msec pro Aufnahme.
Hohe kV-Werte, enge Einblendung.

Neuerdings ist der Einsatz eines *magnetischen Bandspeichergerätes* für die gleiche Indikation möglich und von großem Nutzen. Hier genügt die normale Bildverstärkerfernsehdurchleuchtung, die Strahlenbelastung ist geringer als bei der Kinematographie.
Stehen weder Filmkamera noch Bandspeichergerät zur Verfügung, so bleibt nur die Möglichkeit, mit Zielaufnahmen in rascher Folge eine ausreichende Darstellung zu versuchen (Abb. 198).

10. Congenitale Oesophagusatresie

Indikationen. Orientierung über die Länge des oberen Oesophagusblindsackes, die Art der Mißbildung (Luft im Magen-Darm-Kanal?) und die gefürchtete Aspirationspneumonie.

Vorbereitung. Nach intensivem Absaugen des Schleimes aus dem oberen Blindsack wird ein Nélaton- oder Métras-Katheter (Kaliber Nr. 14 oder 15) bis zum merklichen Widerstand eingeführt und an der Wange mit Leukoplast befestigt.

Zu dünne Katheter führen zu Fehldeutungen, der Stop ist nicht sicher zu spüren. Man kann mit ihnen versehentlich über die Trachea und eine untere Oesophagotrachealfistel bzw. über eine obere und untere Oesophagotrachealfistel in den Magen gelangen.

Kontrastmittel. Wäßrige trijodierte Kontrastmittel, besser isotonische, zur Bronchographie verwendbare Substanzen wie Dionosil aqueous.

Position. Im Hängen.

Fixierung. Cellon-Hülle am Aufnahmestativ.

Strahlenschutz. Unterbauch und Gonaden abdecken.

Untersuchungsgang:

a) Darstellung mit Kontrastmittel. Der Katheter wird bereits vor dem Einführen vollständig mit Kontrastmittel gefüllt. Nach der Katheterisierung brauchen nur etwa 0,5 ml Kontrastmittel zusätzlich injiziert zu werden, um den unteren Pol des Blindsackes deutlich darzustellen.

1. Aufnahme. Sagittaler Strahlengang, Übersicht von Thorax und Abdomen bis zum Nabel.

2. Aufnahme. Thoraxaufnahme, frontaler Strahlengang (Abb. 199).

Anschließend wird das Kontrastmittel sofort vollständig abgesaugt.

b) Kathetermethode ohne Kontrastmittel. Diese Methode vermeidet jede Gefahr einer Kontrastmittelaspiration und damit eine zusätzliche Belastung des Kindes, selbst wenn die Substanz an sich nicht gefährlich ist. Der Katheter muß relativ kräftig sein und eine röntgenschattengebende Spitze haben*. Einführen bis zum Stop (Abb. 200).
Aufnahmen wie bei a).

Der Einwand, daß hierbei obere Oesophagotrachealfisteln übersehen werden könnten ist hinfällig, weil sie bei der nachfolgenden Operation festgestellt werden und die vorherige Diagnostik ohne Bedeutung ist.

c) Darstellung mit Luft. Nach Einführung des Katheters wird gleichzeitig mit der Instillation von 10 ml Luft die erste Aufnahme [wie bei a)] belichtet. Tritt nur eine Luftfüllung des Oesophagus-Blindsackes auf, ist damit gleichzeitig eine Fistelverbindung zum Magen-Darmkanal ausgeschlossen (Typ II und IIIa nach Voigt). Bei Typ IIIb und IIIc wird eine stärkere Luftfüllung des Magens sichtbar.

d) Doppelkontrastmethode. Es werden [wie bei a)] 0,5 ml Kontrastmittel injiziert, anschließend sofort 5—10 ml Luft nachgespritzt und gleichzeitig die erste Aufnahme belichtet. Dabei erhält man ein gutes Reliefbild des oberen Blindsackes.

Technik für a—d:

Zentralstrahl. 1. Aufnahme sagittal, Spitze des Sternum, 2. Aufnahme frontal, Thoraxmitte.

Feldgröße. 1. Aufnahme Thorax einschließlich Ober- und Mittelbauch. 2. Aufnahme seitlicher Thorax.

Abstand: 1,50 m	Folie: universal
Raster: ohne	Focus: groß

Bemerkungen. Die frontale Aufnahme zeigt eine falsche Katheterlage an, z.B. im vorderen Mediastinum, und gelegentlich ist der untere Blindsack durch Luftfüllung vom Magen her sichtbar. In bezug auf die Wirbelsäule ist die Beurteilung der Länge des oberen Blindsackes günstiger.

* Métras- oder Rüsch-Katheter Nr 14.

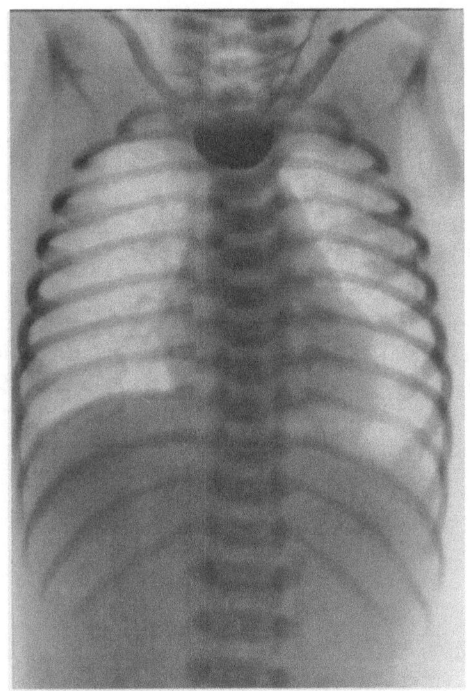
Abb. 199a

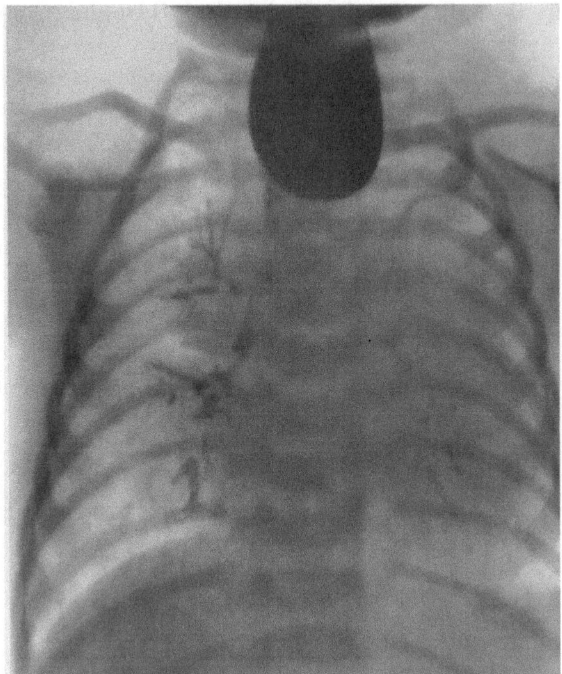
Abb. 199b

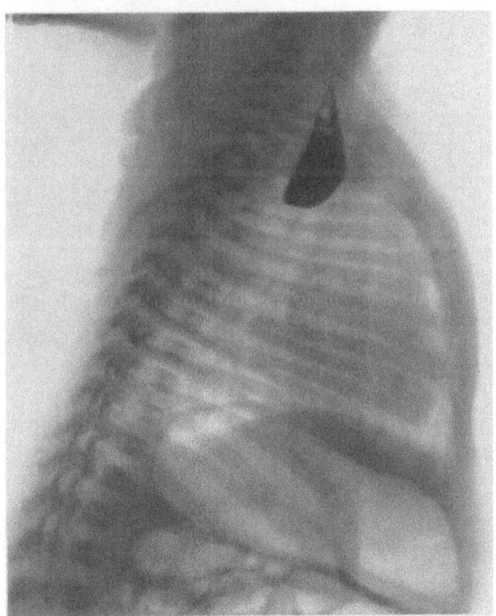
Abb. 199c

Abb. 199a—c. Röntgenaufnahmen zu Nr. 10, Darstellung einer Oesophagusatresie mit Kontrastmittel. a Sagittaler Strahlengang. Geringe Füllung des oberen Blindsackes mit Dionosil. Keine Luft im Magen-Darmkanal (Typ II nach VOGT). b Überfüllung des oberen Blindsackes kann leicht zur Aspiration in den Bronchialbaum führen! Fehlende Abbildung des Abdomen! c Aufnahme im frontalen Strahlengang. Reichlich Luft im Magen-Darmkanal (Typ IIIb nach VOGT)

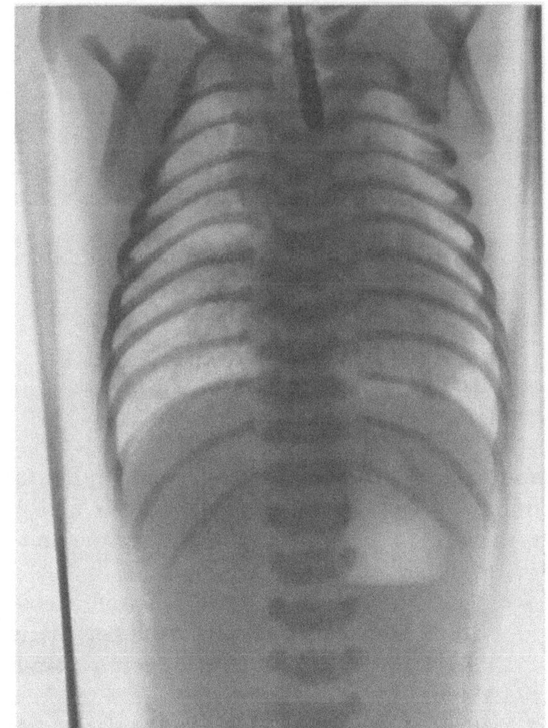
Abb. 200

Abb. 200. Darstellung einer Oesophagusatresie durch die Kathetermethode ohne Kontrastmittel. Schattengebender Katheter. Aspirationspneumonie rechts. Außer einer Magenblase luftleeres Abdomen (Duodenalstenose)

11. Oesophagotrachealfistel ohne Oesophagusatresie

Diese Mißbildung ist wesentlich seltener als die Oesophagusatresie, ihre Symptome sind rezidivierende Aspirationen, Husten bei der Nahrungsaufnahme und auffallender Meteorismus.

Vorbereitung. Abstand von der letzten Nahrungsaufnahme mindestens 4 Std. Sedierung kann notwendig sein.

Kontrastmittel. Wäßrige Präparate, s. Nr. 10.

Position. Seitenlage auf dem horizontalen Durchleuchtungstisch.

Fixierung und Strahlenschutz. Wie bei Nr. 8.

Untersuchungsgang

Die Oesophagotrachealfistel läuft schnabelartig von dorsal-caudal (Oesophagus) nach cranial-ventral (Trachea). Bei der von Giedion angegebenen Technik wird ein weicher dünner Katheter in den oberen Oesophagus eingeführt, anschließend Kontrastmittel instilliert. Zur Erhöhung des intra-oesophagealen Druckes und zur Vermeidung eines raschen Abflusses in den Magen muß der Untersucher manuell oder mit einem Kompressorium einen Gegendruck von der Kardia her ausüben.

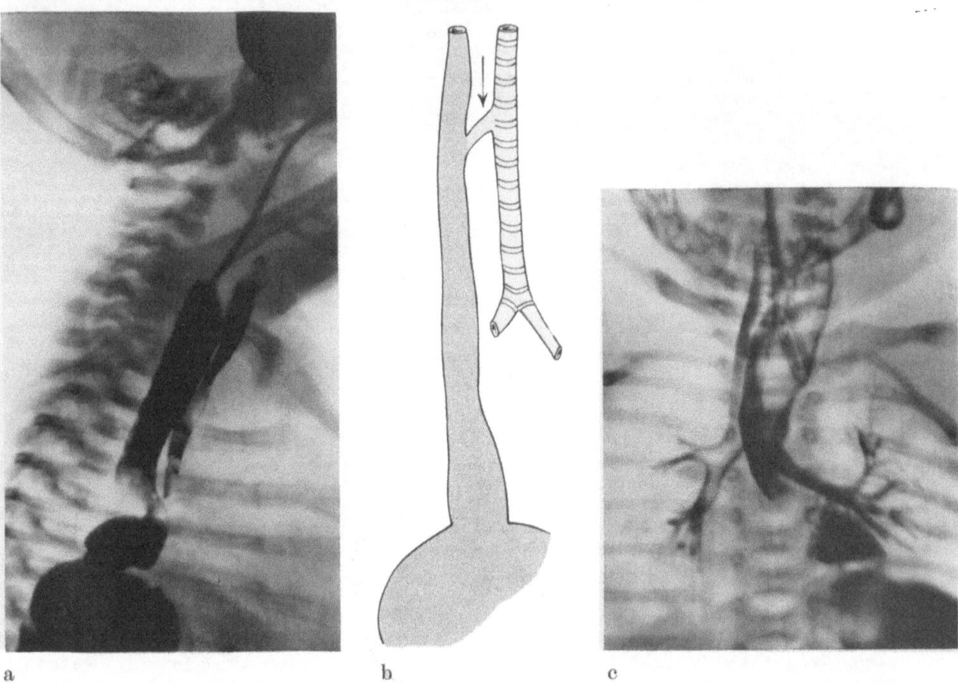

Abb. 201 a—c. Röntgenaufnahmen zu Nr. 11. a Frontaler Strahlengang, Oesophagotrachealfistel mit Darstellung der Trachea (nicht durch Aspiration!). b Situationsskizze. c Sagittaler Strahlengang, Aspiration in das Bronchialsystem. Nebenbefund: Hiatushernie

In strenger Seitenlage wird die Trachea im Gebiet der Bifurkation genauestens beobachtet.

1. Aufnahme. Bei Kontrastmittelübertritt in die Trachea und die Bronchien, in Seitenlage.

2. Aufnahme. Sagittal zur besseren Darstellung von Kontrastmittel im Bronchialbaum (Abb. 201).

Die Fistelverbindung zwischen den beiden Organen muß einwandfrei dargestellt sein, da sonst eine Aspiration von Kontrastmittel nicht sicher auszuschließen ist.

Eine andere Technik besteht darin, die Kardia durch eine Ballon-Sonde abzudichten. Das Kontrastmittel wird dann durch eine zweite dünne Sonde eingeführt. Bei dieser Methode ist jedoch Narkose erforderlich.

Technik. Durchleuchtung und Zielaufnahmen.

12. Colonersatzplastik der Speiseröhre

Routinemethode, die bei Nachuntersuchung einer Ersatzplastik alle Fragen des Chirurgen beantworten kann.

Vorbereitung, Fixierung und Strahlenschutz. Wie bei Nr. 8.

Kontrastmittel. Dünnflüssiges Barium.

Untersuchungsgang

In *aufrechter Position* bei frontalem Strahlengang wird unter kurzen Durchleuchtungskontrollen Kontrastmittel gefüttert, bis es den Mageneingang erreicht hat.

1. Aufnahme. Frontaler Strahlengang, Übersicht des gesamten Transplantates einschließlich der angrenzenden Abschnitte des oberen Oesophagusrestes und des Magens.

2. Aufnahme. Sagittal, sofort anschließend, gleiche Feldgröße.
Dann wird das Durchleuchtungsgerät *horizontal* gestellt und weiteres Kontrastmittel zur Auffüllung des Transplantates gefüttert.

3. Aufnahme im Liegen, frontaler Strahlengang (Abb. 202).

4. Aufnahme im Liegen, sagittaler Strahlengang.
Mit diesen beiden Aufnahmen ist das Volumen des Transplantates erfaßt.
Anschließend wird das Kind wieder aufgerichtet; dabei beobachtet man die Peristaltik und den Übertritt von Kontrastmittel in den Magen und die Verhältnisse am Zwerchfelldurchtritt.

5. Aufnahme. Übersicht des gesamten oberen Verdauungstraktes einschließlich des Magens sagittal.
Jetzt läßt man das Kind Himbeersaft oder ähnliches trinken, um das Colontransplantat von Kontrastmittel freizuspülen. Danach erneute Horizontal- bzw. Kopftieflage zur Prüfung eines gastro-oesophagealen Refluxes.
Ist ein Reflux nachweisbar,

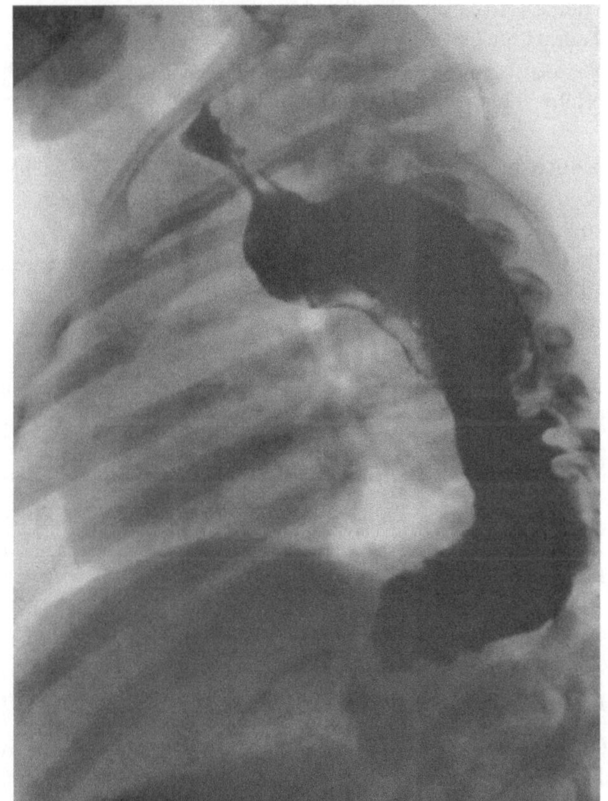

Abb. 202. Röntgenaufnahme zu Nr. 12. Colonersatzplastik der Speiseröhre, im Liegen, frontaler Strahlengang

6. Aufnahme sagittal.

Technik. Durchleuchtung und Zielaufnahmen. Die Formate müssen groß genug gewählt werden, um das Transplantat mit den angrenzenden Abschnitten des Verdauungstraktes abzubilden.

13. Magen und Zwölffingerdarm

Indikationen:

Neugeborene und Säuglinge. Funktionelle Störungen und organische Veränderungen an der Kardia, Zwerchfellhernien;

Erbrechen, das bei der Oesophaguspassage nicht geklärt werden konnte; Erbrechen mit Galle- oder Hämatinbeimischung;

Pylorospasmus und Pylorushypertrophie bedürfen in klinisch einwandfreien Fällen in der Regel keiner Röntgenuntersuchung (s. aber S. 273).

Stenosen des oberen Dünndarmes, wenn sie sich nicht durch eine Abdomenübersichtsaufnahme diagnostizieren lassen.

Klein- und Schulkinder. Rezidivierende Bauchschmerzen („Nabelkoliken"), wenn sie sehr heftig auftreten und mit Erbrechen oder Temperatursteigerung einhergehen (K. H. Schäfer u. Lassrich).

Ulcus ventriculi oder duodeni.

Teerstühle.

Verätzungen der Speiseröhre mit Beteiligung des Magens.

Nicht schattengebende Fremdkörper.

Kontraindikationen. Akuter Ileus und andere schwere abdominelle Krankheitszustände. Die Kontrastmitteluntersuchung bringt hierbei gegenüber einer Abdomenübersichtsaufnahme keine zusätzliche Information.

Tiefsitzende Dünndarmstenosen, Megacolon congenitum, Rectumstenosen etc. sollen nur mit einem Colon-Kontrasteinlauf geklärt werden, um eine Blockierung der Stenose durch das Kontrastmittel zu vermeiden.

Rotationsanomalien im Magen-Duodenalbereich kann ein zusätzlicher Colonkontrasteinlauf anatomisch noch klarer darstellen.

Vorbereitung. *Säuglinge* werden 4—6 Std nach der letzten Nahrungsaufnahme untersucht.

Klein- und Schulkinder bleiben nüchtern und erhalten am Vorabend leichte, flüssig-breiige Kost. Am Untersuchungstage morgens kein Zähneputzen, keine Medikamente per os. Psychische Vorbereitung auf die „Untersuchung im Dunkeln".

Kontrastmittel. Bariumsulfat oder Gastrografin, s. S. 147/148.

Fixierung. *Säuglinge und Kleinkinder* in der „Babix"-Hülle oder im Paidoskop.

Größere Kinder benötigen keine Fixierung, müssen notfalls von Hilfspersonen gehalten werden. Einzelheiten s. im Kapitel Ruhigstellung, S. 6.

Strahlenschutz. Abdecken des unteren Abdomen und der Gonaden, soweit dadurch die Untersuchung nicht behindert wird. Während der Durchleuchtung enge Einblendung des Feldes, kurze Durchleuchtungszeiten bei minimalem Röhrenstrom und hohen kV-Werten.

Technik. Durchleuchtung, Zielaufnahmen (s. S. 157ff.).

Untersuchungsgang

A. Schema

Die Untersuchung beginnt mit einer kurzen *orientierenden Durchleuchtung* des Thorax und Abdomen vor jeder Kontrastmittelgabe in aufrechter Position. Pathologische Befunde (Pneumonien, Spiegelbildungen im Darm etc.) werden durch Aufnahmen festgehalten.
Es folgt die Kontrolle der *Pharynx-, Oesophagus- und Kardiapassage* bis in den Magen in verschiedenen Atemphasen während der Gabe von 1—2 kräftigen Kontrastmittelschlucken.
Die nächste Phase ist die Untersuchung des *Magenschleimhaut-Reliefs* bei geringer Kontrastmittelfüllung. Dieses ist im Säuglingsalter noch gering entwickelt und diagnostisch nicht so interessant wie bei älteren Kindern.
Den Abschluß bildet die Beurteilung und Untersuchung des *Magens bei praller Füllung* und die Beobachtung der Entleerungsfunktion. Die Passage wird weiterhin durch das Duodenum bis zum oberen Jejunum verfolgt.
Entsprechend den unterschiedlichen Krankheitsbildern, anatomischen Verhältnissen und Untersuchungsmöglichkeiten unterscheidet sich die Untersuchungstechnik im frühen Kindesalter (= Säuglinge und junge Kleinkinder) von der bei älteren Kindern.

B. Untersuchungstechnik für das frühe Kindesalter (s. Tabelle 6, Abb. 203—208)

Vor allem sind die Verhältnisse am Magenein- und -ausgang von Interesse.
Beispiel einer routinemäßigen Untersuchung:

Position I. Rechte schräge Bauchlage (umgekehrter erster schräger Durchmesser).
Diese „Standardposition des Säuglingsalters" erzielt die besten diagnostischen Ergebnisse am Magenein- und -ausgang.
Zielaufnahmen in dieser Position mit wenig Kontrastmittel während des Breischluckes, auf die Kardia gerichtet. Bei geringer Füllung lassen sich auch die Magenschleimhaut mit Doppelkontrast im Fornix und eine Hiatushernie bei Reflux von Luft beurteilen.
Anschließend wird die Fütterung in Rückenlage des Kindes ohne Durchleuchtung bis zur Magenprallfüllung fortgesetzt.
Nun wird das Kind wieder in die Position I gedreht und der Beginn der Magenentleerung abgewartet, dann
Zielaufnahmen in Position I. Das Kind muß so gedreht werden, daß Kardia und Pylorus überlagerungsfrei erkennbar sind. Anschließend bringt man das Kind in

Position II. Rückenlage, sagittaler Strahlengang, postero-anterior.
Dieses ist die normale Lage des Säuglings.
Sie dient der Beurteilung von Form und Lage des Magens und Duodenum (Malrotation). Häufig wird eine Kardiainsuffizienz mit oder ohne Gleithernie sichtbar. Pathologische Befunde werden durch eine
Zielaufnahme fixiert.

Zur *Provokation einer Kardiainsuffizienz bzw. Gleithernie* dienen folgende Zusatzmanöver:
Manueller Druck auf den linken Oberbauch mit langsamer Drehung des Kindes nach links und zurück in die Rückenlage.
Fütterung von etwas Tee, eventuell mit gleichzeitiger Palpation des linken Oberbauches. Dies stellt eine empfindliche Belastungsprobe der Kardiafunktion dar (Siphonage-Manöver nach Carvalho).
Kopftieflage bis etwa 30° (selten erfolgreich).
Manchmal tritt der Reflux auch erst in aufrechter Position (s. Position III) ein.

Position III. Aufrecht, sagittaler Strahlengang, postero-anterior.

Diese Lage ermöglicht die Beurteilung des Hisschen Winkels, der Magenluftblase, des Bulbus duodeni, des Duodenum, des anschließenden Jejunum und der Lage von intrathorakalen Magenabschnitten. Ein in dieser Position verabreichter Breischluck stellt die Speiseröhre gleichzeitig mit dar.

Bei Hiatushernie und Kardiainsuffizienz empfiehlt GIEDION die Prüfung des Zeichens der „kommunizierenden Ballone": im Inspirium wird die Luftblase des Fornix in den Oesophagus gedrückt, der sich dabei ballonartig aufbläht.

Gelegentlich findet sich nur in dieser Position eine Hiatushernie bzw. ein gastro-oesophagealer Reflux.

Übersichtsaufnahme von Magen mit Oesophagus und Dünndarm in Position III.

Je nach Ergebnis der bisherigen Untersuchung kommen noch zwei zusätzliche Positionen in Frage:

Position IV. Aufrecht, frontaler Strahlengang.

Übersichtsaufnahme dextro-sin. oder sin.-dext, im Anschluß an die Sagittalaufnahme in Position III; nur bei pathologischen Befunden: Lokalisation von Zwerchfell- und Hiatushernien, Anomalien des Magens wie Kaskaden und Drehungsstörungen, auch bei Pylorusstenosen als Spätaufnahme (s. S. 273).

Position V. Im Liegen, erster schräger Durchmesser oder linke Seitenlage.

Zielaufnahme. Hierbei lassen sich der Pylorus mit Doppelkontrast und ein verlängerter Canalis egestorius besser als in rechter schräger Bauchlage darstellen. Diese Position wird auch zur tangentialen Einstellung der Kardia empfohlen (KOECHER, HOLTHUSEN).

Nachdurchleuchtungen bei der Notwendigkeit einer Dünndarmuntersuchung und bei verzögerter Entleerung des Magens (Pylorusstenosen s. S. 273).

Bemerkungen. In den Untersuchungspausen nach den Aufnahmen und zwischen den Nachdurchleuchtungen soll das Kind auf der rechten Seite liegen, um die Magenentleerung zu fördern. Größere Mengen von Kontrastmittel im Magen müssen nach Beendigung der Untersuchung durch Magenspülung entfernt werden, um einer Aspiration vorzubeugen.

C. Untersuchungstechnik für ältere Kinder (s. Tabelle 7, Abb. 209—213)

Beispiel einer routinemäßigen Untersuchung, wie sie auch bei der Magendiagnostik der Erwachsenen üblich ist.

Nach orientierender Durchleuchtung von Thorax und Abdomen Untersuchung der Oesophagus- und Kardiapassage im ersten schrägen Durchmesser mit 1—2 Kontrastmittelschlucken.

Position I. Aufrecht, sagittaler Strahlengang.

Bei geringer Kontrastmittelfüllung des Magens wird unter vorsichtiger Kompression (Kompressionstubus oder manuell) unter rotierender Durchleuchtung die Magenschleimhaut mit besonderer Berücksichtigung der kleinen Kurvatur untersucht. Beginnt sich das Duodenum zu füllen:

Übersichtsaufnahme in aufrechter Position im Exspirium; sie stellt die Schleimhaut im Corpus und im Magenfornix dar. Zur Vermeidung einer Überlagerung von Antrum und Bulbus ist oft eine geringe Drehung in den ersten schrägen Durchmesser erforderlich.

Eine dosierte, breitflächige Kompression auf das Antrum stellt dieses transparent dar und verbessert die Schleimhautdarstellung im übrigen Magen durch Hochdrücken von Kontrastmittel, eventuell *Zielaufnahme (n).*

Wahlweise:
Übersichtsaufnahme bei gleicher Strahlenrichtung im Liegen. Das Kontrastmittel fließt in den Fornix ab, bei geringer Drehung in den ersten Schrägen und leichter Kopftieflage steigt die Luft in das Antrum, und es kommt zu einer Doppelkontrastdarstellung der Antrumschleimhaut (s. Position V).

Unter Umständen ist statt des postero-anterioren der antero-posteriore Strahlengang (Bauchlage) für eine Schleimhautdarstellung vorteilhafter.

Anschließend wird in aufrechter Position Kontrastmittel bis zur annähernden Prallfüllung des Magens unter kurzer Durchleuchtungskontrolle gegeben und in

Position I weiter untersucht: Motorik des Magens, kleine Kurvatur (rotierende Durchleuchtung).

Nach kräftiger Kontrastmittelfüllung des Bulbus und der C-Schlinge des Duodenum:
Übersichtsaufnahme wie oben bei leichter Drehung in den ersten schrägen Durchmesser. Dabei läßt sich das Duodenum plattenparallel darstellen. Wenn es gelingt, kann man diese Aufnahme während eines Breischluckes und dessen Passage durch die Kardia belichten.
Unklare oder pathologische Befunde werden durch
Zielaufnahmen in der günstigsten Position fixiert.

Position II. Aufrecht, erster schräger Durchmesser, stärker gedreht.

Bei stark eingeblendetem Gesichtsfeld (Kompressionstubus) wird der Bulbus duodeni im ersten schrägen Durchmesser in eine plattenparallele und überlagerungsfreie Position gebracht.
Zielaufnahme des Bulbus duodeni unter dosierter Kompression, „transparent", so daß sich in einer dünnen Kontrastmittelschicht zwischen Vorder- und Hinterwand Nischen als stärkere Kontrastmittelflecke darstellen können.

Position III. Aufrecht oder liegend, zweiter schräger Durchmesser.

Der Patient wird soweit nach links gedreht, bis sich Pars cranialis und Pars descendens duodeni nicht überlagern und der Bulbus duodeni gerade vor oder hinter dem Magen erscheint.
Zielaufnahme des Bulbus duodeni während einer Prallfüllung zur klaren Beurteilung seiner Vorder- und Hinterwand.
Zur Ergänzung der bisherigen Aufnahmen kommen zwei weitere Positionen in Frage:

Position IV. Erster schräger Durchmesser oder frontal. Darstellung des Bulbus duodeni mit Doppelkontrast.

Der Patient wird auf die rechte Seite gelegt, bis sich der Bulbus mit Kontrastmittel gefüllt hat, dann langsam über die Rückenlage in den ersten Schrägen gedreht, bis der Bulbus duodeni am besten erkennbar ist,
Zielaufnahme, wenn Luft aus dem Antrum in den Bulbus übertritt und diesen voll entfaltet.

Position V. Rückenlage oder geringe Drehung in den ersten Schrägen (Position I).

Es kommt zur Doppelkontrastdarstellung der Magenschleimhaut, besonders im Antrum. Gleichzeitig können Pylorus, Duodenum und oberes Jejunum beurteilt werden.
Übersicht, sagittal oder leichter erster schräger Durchmesser, wenn die erste Aufnahme in Position I in aufrechter Position gemacht wurde und sich die Antrumschleimhaut bisher nicht darstellte.

Bemerkungen. Bei Erwachsenen ist es üblich, Hiatushernien in rechter schräger Bauchlage während des Schluckaktes, eventuell unter Kompression des Epigastrium, darzustellen. Bei älteren Kindern kommen Hernien kaum vor.

Tabelle 6. *Kardia-Magen-Duodenum-Untersuchung im frühen Kindesalter*

Position, Aufnahmeformat	Kontrastmittelfüllung	Objekt
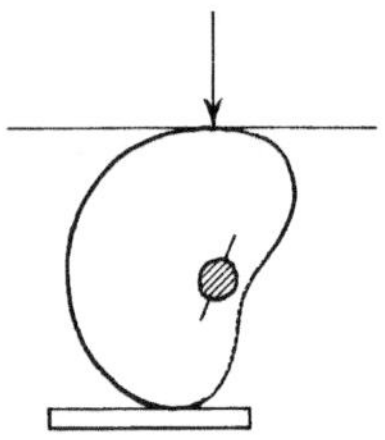 *Position I:* rechte schräge Bauchlage 13×18 oder 18×24 geteilt 1—2 Zielaufnahmen	geringe Füllung	distaler Oesophagus und Kardia während des Schluckaktes Fornix mit Doppelkontrast Abb. 203
Position I: wie oben	pralle Füllung	Kardia Pylorus Duodenum Abb. 204
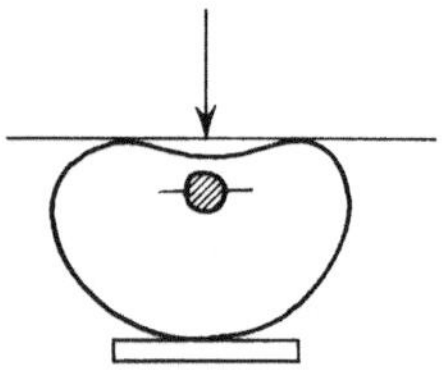 *Position II:* Rückenlage 13×18 oder 18×24 geteilt 1—2 Zielaufnahmen	pralle Füllung	Kardia gastro-oesophagealer Reflux mit Provokation Abb. 205
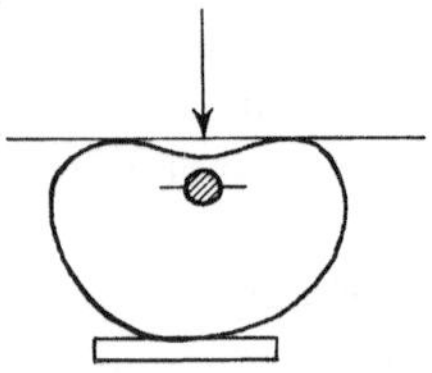 *Position III:* aufrecht, dorso-ventral 13×18 oder 18×24	pralle Füllung	Oesophagus Hisscher Winkel Magen Duodenum oberes Jejunum Abb. 206
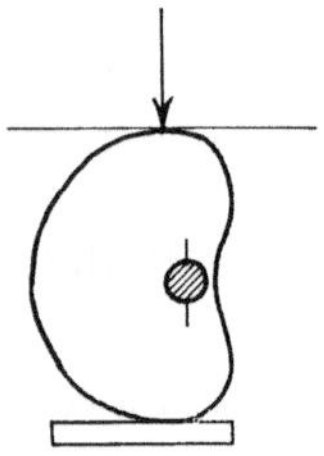 *Position IV:* aufrecht, frontal 18×24	pralle Füllung	Zwerchfellhernien Lageanomalien des Magens Pylorus- und Duodenalstenosen Abb. 207
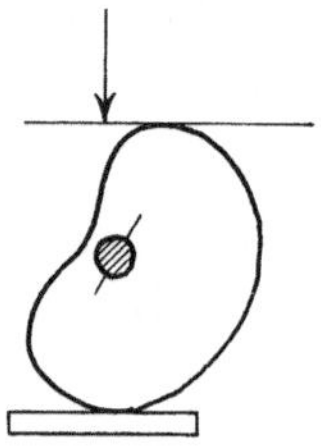 *Position V:* im Liegen 1. schräger Durchmesser oder frontal 13×18 geteilt 1—2 Zielaufnahmen	Doppelkontrast	Kardia Canalis egestorius Pylorusstenose Abb. 208

Abb. 203. Zielaufnahme in Position I, geringe Füllung

Abb. 204. Zielaufnahme in Position I, pralle Füllung

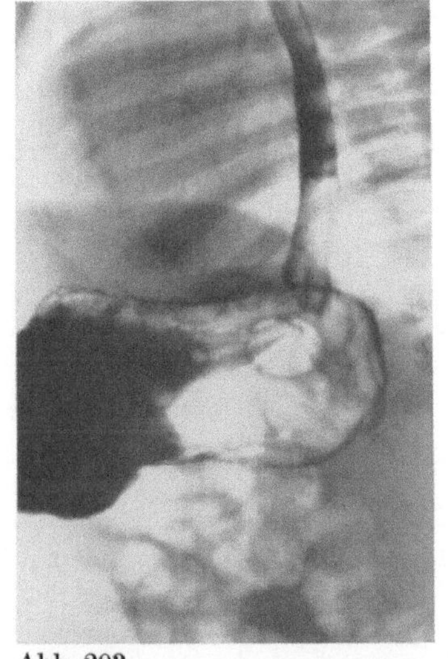

Abb. 203

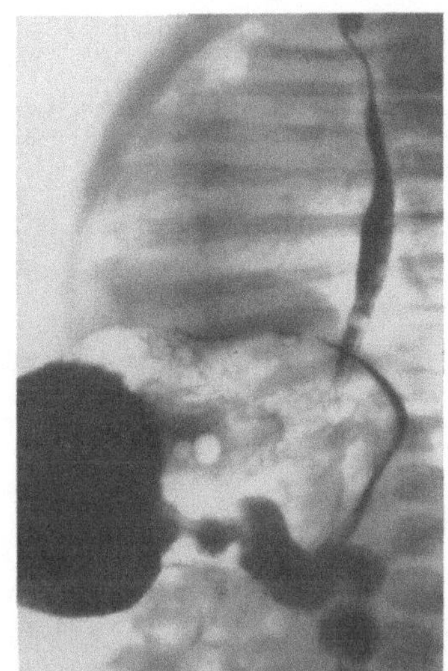

Abb. 204

Abb. 205. Zielaufnahme in Position II, Rückenlage mit Druck auf das Abdomen (Bleihandschuh am unteren Bildrand). Provokation einer kleinen Gleithernie während des Schluckaktes

Abb. 206. Zielaufnahme in Position III

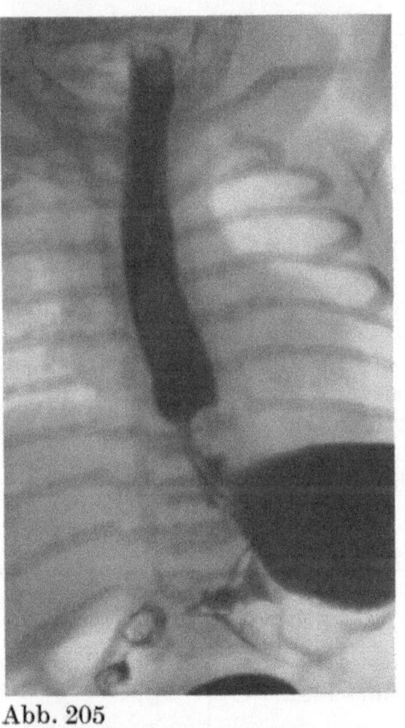

Abb. 205

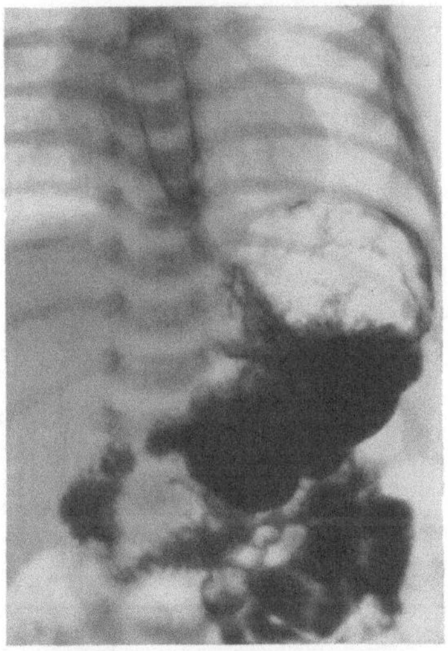

Abb. 206

Abb. 207. Zielaufnahme in Position IV, paraoesophageale Zwerchfellhernie

Abb. 208. Zielaufnahme in Position V, Antrum und Canalis egestorius in Doppelkontrastdarstellung. Pylorushypertrophie

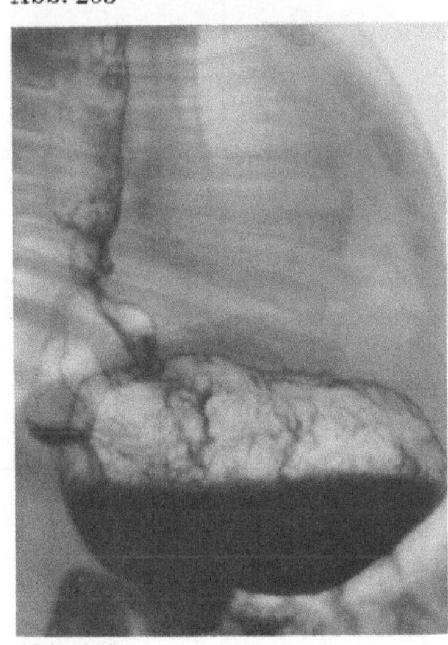

Abb. 207

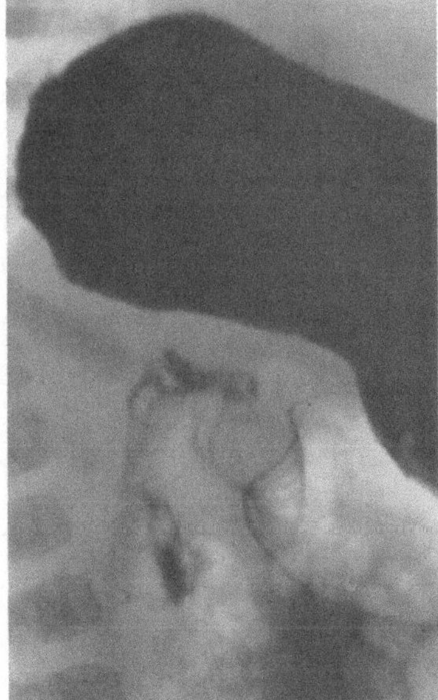

Abb. 208

Tabelle 7. *Magen-Duodenum-Untersuchung bei älteren Kindern*

Position, Aufnahmeformat	Kontrastmittelfüllung	Objekt
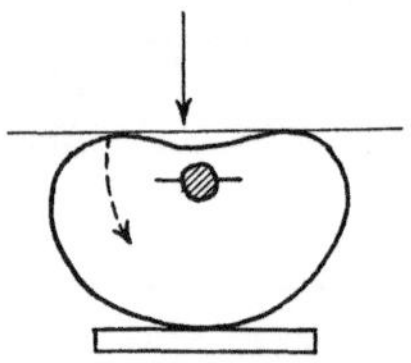 *Position I:* aufrecht oder liegend, sagittal oder leichter 1. schräger Durchmesser 18×24	gering bzw. Doppelkontrast	Magenschleimhaut aufrecht: Corpus und Fornix, liegend: Antrum Abb. 209
Position I: aufrecht, wie oben 18×24 oder 24×30	pralle Füllung	Magen, kleine Kurvatur Pylorus Bulbus duodeni Duodenum Abb. 210
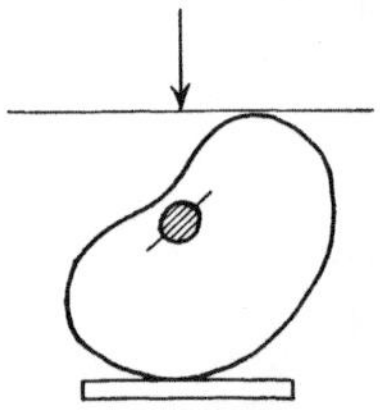 *Position II:* aufrecht 1. schräger Durchmesser, stärker gedreht 13×18 geteilt 1—2 Zielaufnahmen	„transparent" bei dosierter Kompression	Bulbus duodeni Pylorus Duodenum Abb. 211
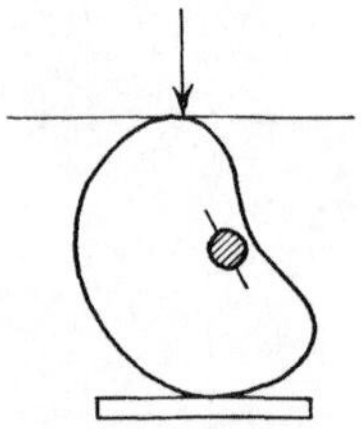 *Position III:* aufrecht oder liegend, 2. schräger Durchmesser 13×18 geteilt 1—2 Zielaufnahmen	pralle Füllung	Bulbus duodeni Vorder- und Hinterwand Abb. 212
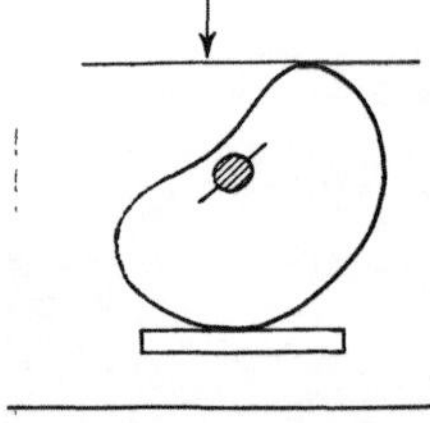 *Position IV:* liegend 1. schräger Durchmesser 13×18 geteilt 1—2 Zielaufnahmen	Doppelkontrast	Bulbus duodeni Abb. 213
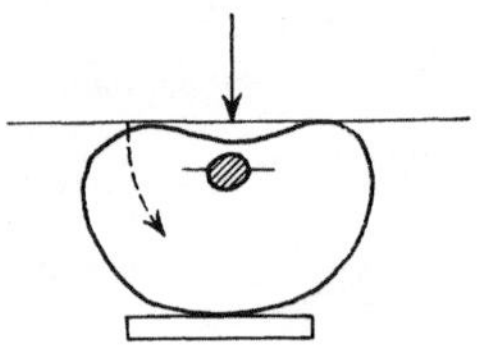 *Position V* (s. Position I): Rückenlage oder leichter 1. schräger Durchmesser 18×24 oder 24×30	Im Antrum gering oder Doppelkontrast	Antrumschleimhaut Ergänzung zur 1. Aufnahme in Position I Duodenum oberes Jejunum (Pankreas!) Abb. 206

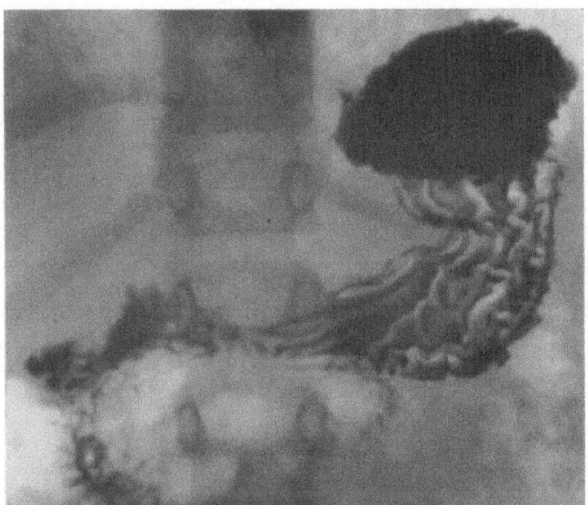

Abb. 209

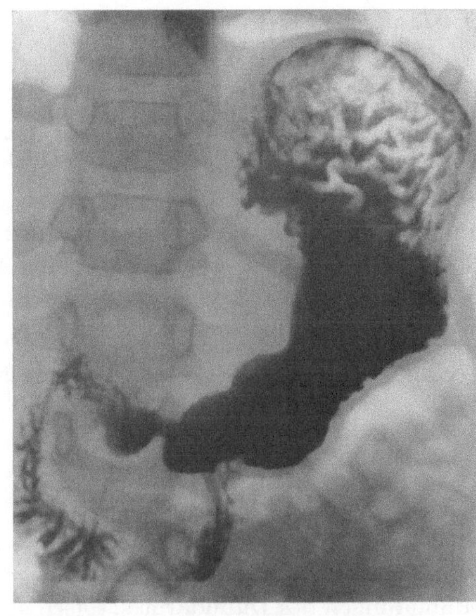

Abb. 210

Abb. 209. Zielaufnahme in Position I, im Liegen, Schleimhautdarstellung des Magens

Abb. 210. Zielaufnahme in Position I, pralle Füllung des Magens, gleichzeitig sind Kardia und Duodenum mit dargestellt

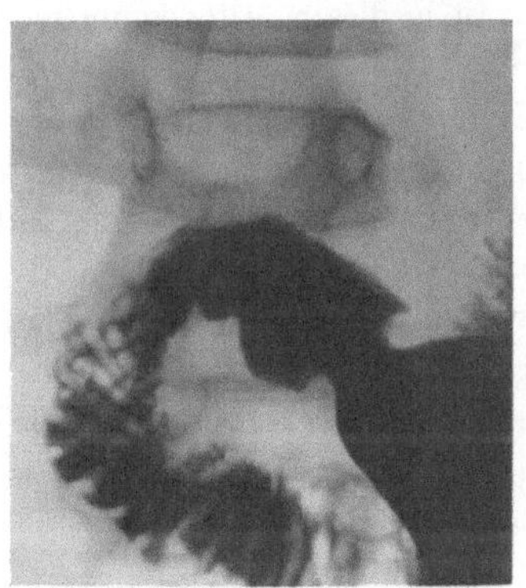

Abb. 211 a

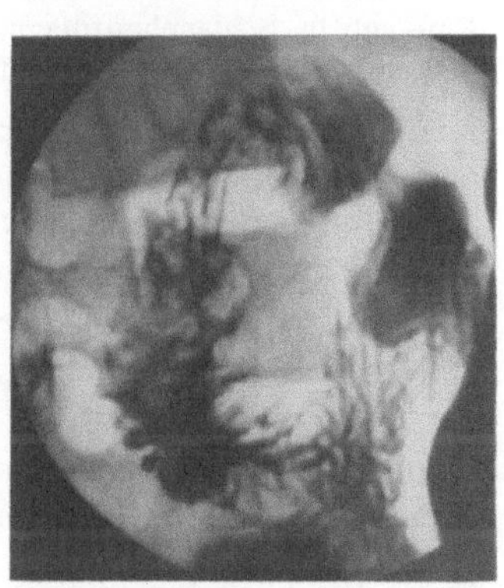

Abb. 211 b

Abb. 211 a u. b. Zielaufnahmen in Position II, Bulbus duodeni mit Kompression. a Prallere Füllung; b transparent

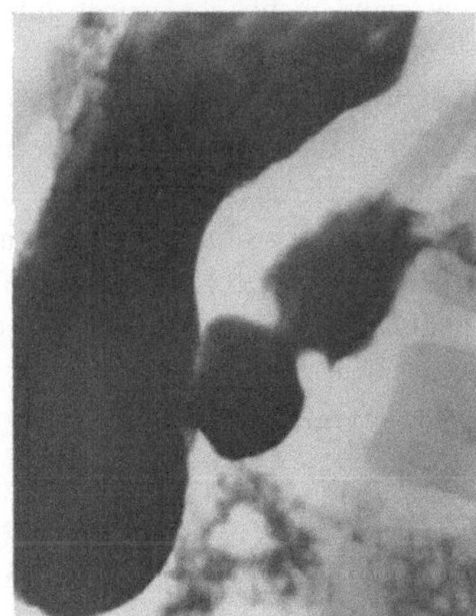

Abb. 212

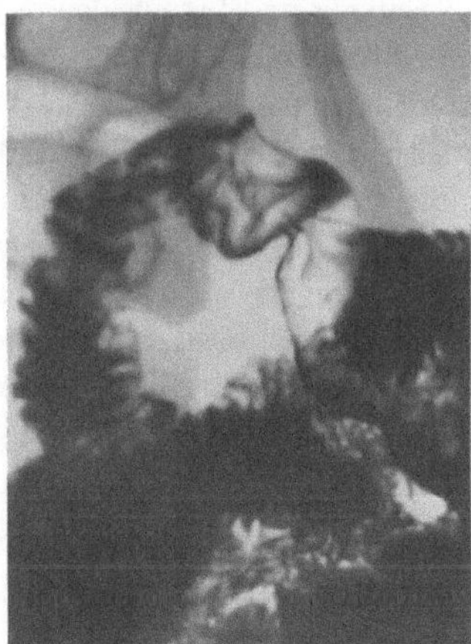

Abb. 213

Abb. 212. Zielaufnahme in Position III, bei starker Drehung erscheint der Bulbus zwischen Magen und Vorderrand der Wirbelsäule

Abb. 213. Zielaufnahme in Position IV, Doppelkontrastdarstellung des Bulbus duodeni

D. Duodenum

Die Untersuchungstechnik des Zwölffingerdarms wurde unter Nr. 13 geschildert.

Irrtümer können sich ergeben, wenn Zielaufnahmen des Bulbus duodeni im sagittalen Strahlengang ausgelöst werden. Der orthograd getroffene Pylorusabschnitt täuscht durch die Faltenkonvergenz ein Ulcus vor.

Passagestörungen des Zwölffingerdarms durch Stenosen (Volvulus oder Malrotation) lassen sich mit der angegebenen Technik einwandfrei diagnostizieren.
Bei Verdacht auf arterio-mesenterialen Darmverschluß werden zusätzlich sagittale *Aufnahmen in Bauchlage* angefertigt; hierbei verschwindet der Passagestop in der Pars horizontalis caudalis duodeni an der Überkreuzungsstelle mit der Wirbelsäule. Pankreas s. S. 192.

Technik bei Duodenalstenosen und -atresien s. S. 142, 143.

Dünndarm

Indikationen:

Säuglingsalter. Unklare Passagestörungen durch Lage- und Rotationsanomalien sowie andere Mißbildungen des Dünndarmes, sofern sie nicht durch Übersichtsaufnahmen ohne Kontrastmittel zu diagnostizieren sind.

Eine subtile Schleimhautdiagnostik ist in diesem Alter kaum möglich und auch nicht indiziert. Methodisch kommt hier am ehesten das unter Nr. 16 geschilderte Verfahren in Frage.

Klein- und Schulkinder. Rezidivierende Bauchschmerzen („Nabelkoliken"), wenn sie sehr heftig auftreten, mit Erbrechen oder Temperatursteigerung einhergehen, die Kinder zwischen den Attacken nicht beschwerdefrei werden und Verdacht auf einen lokalisierten Prozeß (Druckschmerz, Abwehrspannung etc.) besteht.
Die Indikation sollte — auch wegen der relativ hohen Strahlenbelastung — durch klinische und Laboratoriumsuntersuchungen so weit eingeengt werden, daß Erkrankungen des Harntraktes, der Leber, der Gallenwege, eine Ascaridiasis etc. auszuschließen sind.

„Nabelkoliken" ohne Lokalbefund, die zwischen den Attacken keinerlei Beschwerden verursachen und auf harmlose therapeutische Maßnahmen prompt ansprechen, stellen keine Indikation zur Dünndarmuntersuchung dar.
Unter dem klinischen Bild dieser rezidivierenden Bauchschmerzen verbergen sich eine ganze Reihe von Erkrankungen: Lage- und Drehungsstörungen des Darmes aller Grade einschließlich des Coecum mobile und des passageren arterio-mesenterialen Darmverschlusses, Enteritis ohne Durchfall, nichtsklerosierende Ileitis terminalis und Lymphadenitis mesenterialis, nicht schattengebende Fremdkörper, Askaridiasis, rezidivierende Dünndarminvaginationen, chronisch-rezidivierende Appendicitis (s. Nr. 18) u.a.

Chronisch-rezidivierende Durchfälle; sie können auf einer Enteritis regionalis (Crohn), einer Darmtuberkulose, einem Malabsorptions-Syndrom oder einer nutritiven Allergie beruhen.
Blutentleerungen aus dem Darm, makroskopisch oder okkult, haben selten ihre Quelle im Dünndarm und rechtfertigen noch seltener eine Kontrastmitteluntersuchung: Invagination und Volvulus treten als akute abdominelle Krankheitsbilder auf, die Auffindung eines Meckelschen Divertikels gelingt nur gelegentlich, Tumoren spielen im Gegensatz zur Röntgenologie im Erwachsenenalter bei Kindern keine Rolle.

Kontraindikationen. Ileus-Syndrome und andere Situationen, die mit Sicherheit eine operative Behandlung erfordern (Ausnahmen s. Nr. 16).

Untersuchungsmethoden. Drei verschiedene Möglichkeiten stehen zur Verfügung:

Die Dünndarmpassage im Anschluß an die Magenuntersuchung; sie dient in erster Linie zur Beurteilung der Funktion (Magenentleerung und Passagezeit im Dünndarm).

Die fraktionierte Dünndarmfüllung nach Pansdorf zur detaillierten Untersuchung der anatomischen Verhältnisse und der Schleimhaut.

Die Schnellpassage des Dünndarmes zur Orientierung über die Passage bzw. Passagehindernisse.

14. Dünndarmpassage im Anschluß an die Magenuntersuchung

Sie wird in der Regel an die Untersuchung Nr. 13 angeschlossen, wenn diese keine Klärung des Krankheitsbildes gebracht hat.

Vorbereitung und Kontrastmittel. Wie bei Nr. 13.

Sehr geeignet ist Barium Wander; Einzelheiten und andere Möglichkeiten der Passagebeschleunigung s. S. 147.

Position. Horizontallage. Zur Untersuchung mit Durchleuchtung und Palpation Rückenlage; Übersichtsaufnahmen können auch in Bauchlage angefertigt werden.

Fixierung. Wie bei Nr. 13.

Strahlenschutz. Gonadenschutz nur bei Knaben möglich. Direktbestrahlung der Gonaden bei Mädchen während der Untersuchung im Unterbauch unvermeidlich, daher kurze Durchleuchtungszeiten, Bildverstärker-Fernsehkette, kleines Durchleuchtungsfeld. Steht kein Bildverstärker zur Verfügung, sollten die Durchleuchtungszeiten möglichst zugunsten von Aufnahmen reduziert werden. Passagebeschleunigende Zusätze verkürzen die Untersuchungsdauer.

Untersuchungsgang

1. Übersichtsaufnahme ca. $^1/_2$—1 Std nach Beginn der Magenuntersuchung, Rücken- oder Bauchlage, auf dem Bucky-Tisch.

Einzelheiten können unter Durchleuchtung und Palpation gezielt untersucht und durch Zielaufnahmen festgehalten werden (Abb. 214).

Weitere Übersichtsaufnahmen in 30—60 min Abstand, je nach Passagegeschwindigkeit, bis das Kontrastmittel das terminale Ileum, Coecum und Colon ascendens erreicht hat.

Man kann in den angegebenen Zeitabständen auch abwechselnd eine kurze Kontrolldurchleuchtung (mit oder ohne Zielaufnahme) und eine Übersichtsaufnahme auf dem Bucky-Tisch durchführen.

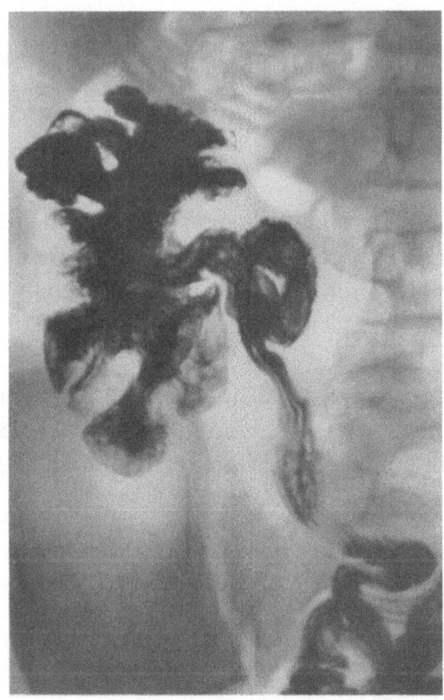

Abb. 214. Röntgenaufnahme zu Nr. 14: Dünndarmpassage nach Magenuntersuchung, 1 Std p.c., Barium-Wander

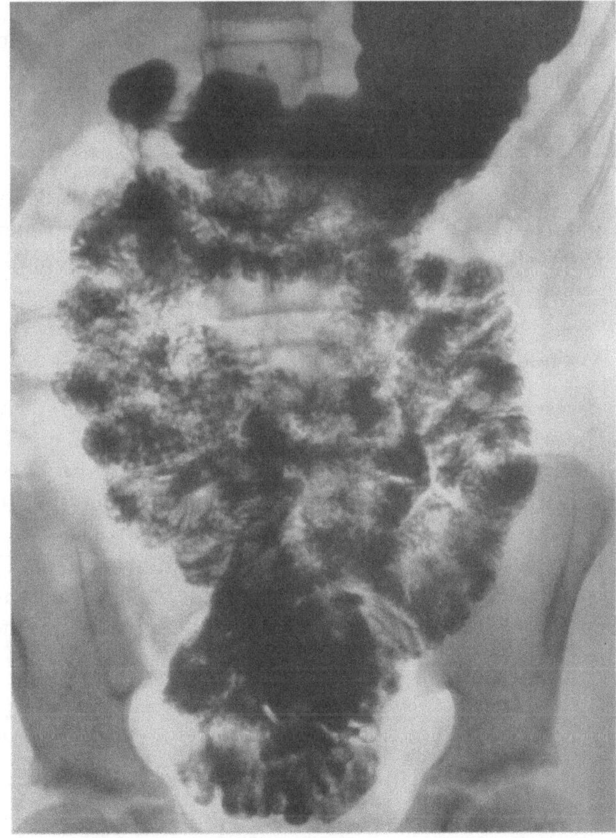

Abb. 215. Zielaufnahme des terminalen Ileum unter Kompression. $1^1/_2$ Std p.c., Barium-Wander

Das terminale Ileum mit Ileocoecalklappe wird gezielt unter Kompression mit Durchleuchtung und einer Zielaufnahme untersucht (Abb. 215).
Ein Coecum mobile liegt vor, wenn sich Coecum und Colon ascendens soweit nach links schieben lassen, bis durch Torsion um die Längsachse das terminale Ileum von rechts her in das Coecum mündet.

Technik. Übersichtsaufnahme auf dem Bucky-Tisch wie bei Nr. 5. Zielaufnahmen unter Durchleuchtung.

Bemerkungen. Soll das Kontrastmittel nach Untersuchung des oberen Dünndarmes rasch das terminale Ileum erreichen, kann als Passagebeschleunigung Diabenol oder Sorbit (s. S. 147) gegeben werden. Etwa den gleichen Effekt erzielt man, wenn das Kind das ausgefallene Frühstück verzehrt.
Appendix-Diagnostik s. S. 169,
orale Darstellung des Dickdarmes s. S. 168.

15. Fraktionierte Dünndarmpassage nach Pansdorf

Diese Methode ergibt eine zusammenhängende Kontrastmittelfüllung des Dünndarmes und erlaubt eine detaillierte Untersuchung der anatomischen Verhältnisse und der Schleimhaut.

Vorbereitung usw. Wie bei Nr. 13.

Untersuchungsgang
Das Kind erhält morgens nüchtern einen Becher Barium Wander (150 ml) und leert diesen in rechter Seitenlage mit zwei Schlucken alle 10 min etwa innerhalb 1 Std. In dieser Position wird Luftübertritt aus dem Magen in den Dünndarm vermieden, die Pylorusfunktion reguliert die Füllung des Dünndarmes.

1. Übersichtsaufnahme 1 Std nach Beginn der Kontrastmitteleinnahme, Rücken- oder Bauchlage.

2. und weitere Übersichtsaufnahmen je nach Schnelligkeit der Passage im Abstand von 15 bis 30 min, bis die Ileocoecalklappe passiert ist. Auch hier können Übersichtsaufnahmen mit kurzen Kontrolldurchleuchtungen abwechseln. Die gleichmäßige Kontrastfüllung des Darmes erlaubt eine genaue Untersuchung jeder einzelnen Darmschlinge (nur wenn erforderlich!) unter Palpation und Zielaufnahmen.

Aufnahmetechnik. Wie bei Nr. 14.

Bemerkungen. Eine Kombination von Nr. 13 und Nr. 15 hat sich ebenfalls bewährt: nach der Untersuchung von Magen-Duodenum und oberem Dünndarm bringt man das Kind in rechte Seitenlage und läßt es fraktioniert Kontrastmittel wie bei Nr. 15 nachtrinken; die Menge richtet sich nach der anfangs gegebenen Magenfüllung und der Geschwindigkeit seiner Entleerung.
Weitere Untersuchung wie bei Nr. 15.
Bei Verdacht auf eine *nutritive Allergie* führt man die Untersuchung Nr. 15 einmal *ohne* und einmal *mit* Zusatz des verdächtigen Allergens zum Kontrastmittel durch. Bei den Kontrolluntersuchungen muß berücksichtigt werden, daß bei allergischen Reaktionen die Passage erheblich beschleunigt sein kann.

16. Orale Schnellpassage des Dünndarmes

Indikationen. Schnelle Orientierung bei unklaren abdominellen Zuständen ohne klare Operationsindikation, z.B. Prüfung der Dünndarmpassage;
intermittierende oder unklare Passagehindernisse;
postoperative Komplikationen, wenn eine Klärung der Passageverhältnisse erforderlich ist;
Verdacht auf Darmfisteln.

Vorbereitung. Wenn möglich wie bei Nr. 13, bei akuten Fällen entfällt die Vorbereitung.

Kontrastmittel. Gastrografin, Verdünnung 1:2 bei allen „Risikofällen" und Notfallsituationen.

Besteht keine Kontraindikation für Bariumsulfat, kann diesem Gastrografin oder ein anderes passagebeschleunigendes Mittel zugesetzt werden (s. S. 147).

Fixierung und Strahlenschutz. Wie bei Nr. 13.

Untersuchungsgang

Bei Verdacht auf ein Ileus-Syndrom muß die Untersuchung mit einer *Abdomenübersichtsaufnahme* in aufrechter Position *vor* jeglicher Kontrastmittelgabe begonnen werden.

Nach Verabreichung des Kontrastmittels (Gastrografin):

1. Übersichtsaufnahme des Abdomen im Liegen nach 30 min,
weitere Aufnahmen in halbstündigen Abständen, bis das Kontrastmittel das Colon ascendens erreicht hat, meistens nach 2 Std, bei Säuglingen oft schon eher. (Vergleiche auch die Angaben über Passagezeiten bei den einzelnen Passagebeschleunigern; Abb. 216.)

Technik. Wie bei Abdomenübersichtsaufnahme im Liegen, Nr. 5.

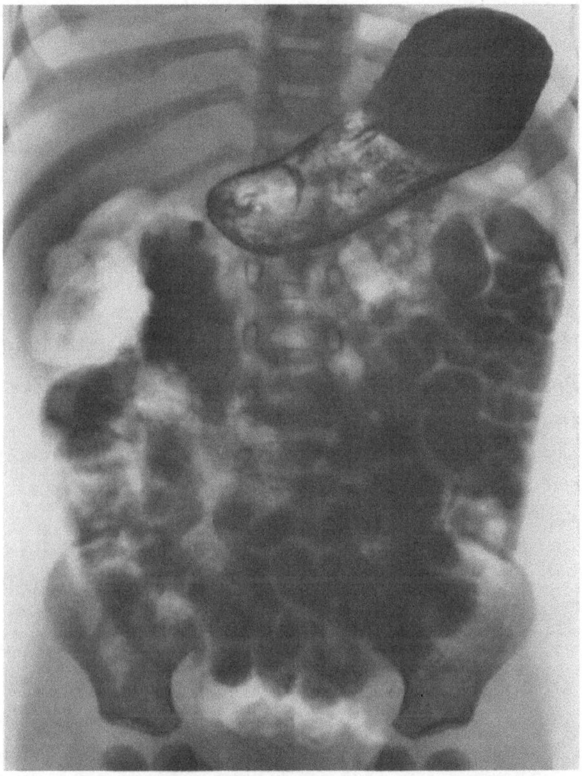

Abb. 216. Röntgenaufnahme zu Nr. 16: orale Schnellpassage mit Gastrografin. 30 min p.c. Komplette Passage des Dünndarmes, deutlicher Kontrastunterschied zwischen Magen und Dünndarm

Bemerkungen. 90 min-Passage nach Bradfield und Chrispin:
Nach der Magen-Duodenum-Untersuchung mit Micropaque wird folgende Kontrastmittelmischung gegeben:
Unverdünntes Raybar 120 ml, Gastrografin 2 ml und Orangensaft 20 ml für Kinder vom 2. Lebensjahr an.
Anschließend rechte Seitenlage.
Übersichtsaufnahmen in Abständen von 20—30 min in Bauchlage. In den Aufnahmeintervallen wird wieder Rechtsseitenlage eingehalten.
Das Colon ist in 45—90 min erreicht.

Dickdarm

17. Orale Kontrastmittelfüllung des Dickdarmes

Indikationen. Als *gezielte* Colonuntersuchung ist diese Methode indiziert,
wenn die Durchführung des Kontrasteinlaufes auf Schwierigkeiten stößt, z. B. nach einer Operation im Anus-Rectumgebiet, bei Gefahr der Colonperforation,
nach mißlungener rectaler Füllung bei unruhigen Kindern, die vorzeitig oder sofort das Kontrastmittel herauspressen.
Eine *Spätaufnahme* nach Magen-Dünndarmpassagen läßt gröbere Veränderungen der Colonkontur, Stenosen, Verlagerungen etc. erkennen; Zeitpunkt der Aufnahme s. unten.
Ungeeignet ist diese Methode für die Beurteilung der Dickdarmschleimhaut.

Vorbereitung. Nicht unbedingt erforderlich, bei Säuglingen und schwerkranken Kindern unnötig. Sonst mildes Laxans oder Reinigungseinlauf am Abend vorher.

Kontrastmittel. Barium Wander oder normales Bariumsulfat mit Zusatz von Gastrografin oder einer passagebeschleunigenden Substanz (s. S. 147).

Gesamtmenge:	Säuglinge	50— 80 ml
	Kleinkinder	80—150 ml
	Schulkinder	150—200 ml

Zur raschen Orientierung kann die Passage auch mit Gastrografin allein in der Verdünnung 1:3 (Höchstmengen bei Säuglingen beachten!) durchgeführt werden.

Position, Fixierung und Strahlenschutz. Wie bei Nr. 13.

Untersuchungsgang
Bei den Aufnahmezeiten muß die Passagegeschwindigkeit mit den einzelnen Kontrastmittelzubereitungen berücksichtigt werden.
Eine Colonfüllung ist zu erwarten

- bei reiner Gastrografinanwendung nach 1—4 Std,
- bei Bariumsulfat mit Zusatz von Gastrografin oder anderen Passagebeschleunigern nach 2—4—6 Std,
- bei normalem Bariumsulfat nach 8—12 Std (Abb. 217).

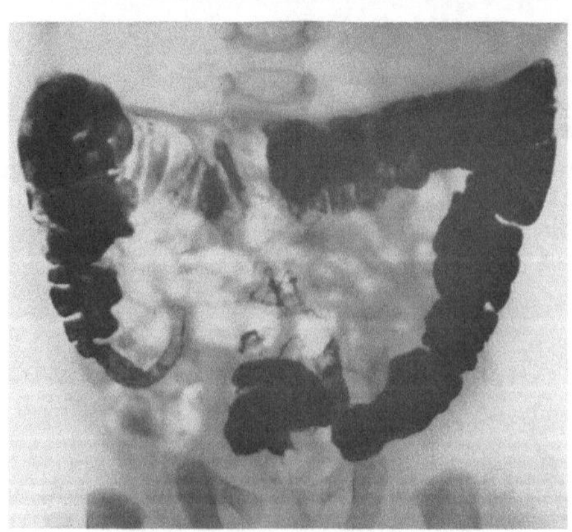

Technik. Übersichtsaufnahme in Rückenlage, wie bei der Abdomenübersicht Nr. 5.

Ergänzende Durchleuchtung und Zielaufnahmen je nach Befund; Kontrollaufnahmen in mehrstündigen Abständen können bis zur vollständigen Colonfüllung angeschlossen werden.

Abb. 217. Röntgenaufnahme zu Nr. 17: komplette Darstellung des Colon einschließlich Appendix. 6 Std p.c. mit Barium-Wander. 3 Monate altes Kind

18. Untersuchung der Appendix

Indikationen. Eine gezielte Kontrastmitteldarstellung der Appendix ist gelegentlich erforderlich, wenn eine chronisch-rezidivierende Appendicitis nachgewiesen werden soll und mit anderen Methoden die Diagnose nicht gestellt und die Entscheidung zur Appendektomie nicht gefällt werden kann.
Bei den *Spätaufnahmen* nach Magen-Darm-Passagen (s. Nr. 17) findet sich häufig eine Kontrastmittelfüllung der Appendix, die auch nach 1—2 Tagen noch verwertbar ist.

Vorbereitung. Am Abend vorher erhält das Kind nur eine kleine Mahlzeit. Eine Stunde später trinkt es einen Becher Bariumsulfat wie zur Magenuntersuchung, Menge s. Nr. 17.
Am Untersuchungstage kann ein normales Frühstück eingenommen werden.

Kontrastmittel. Normales Bariumsulfat, dünnflüssig.

Barium-Wander erreicht die Appendix entsprechend früher.

Fixierung. Wie bei Nr. 13.

Strahlenschutz. Gonadenabdeckung nur bei Knaben möglich. Kurze Durchleuchtungszeiten, enges Einblenden des Feldes.

Untersuchungsgang
12—15 Std nach der Gabe des normalen Bariumsulfats (bei anderen Kontrastmittelzubereitungen entsprechend früher):

Übersichtsaufnahme des rechten Unter- und Mittelbauches in Rückenlage auf dem Bucky-Tisch (Abb. 217).

Bei einwandfreier Projektion und Beurteilung ist damit die Untersuchung beendet. Unter Durchleuchtung und Palpation kann man Verschieblichkeit und Druckschmerzhaftigkeit der Appendix prüfen und sie von überlagernden Dünndarmschlingen freiprojizieren.
Ist noch keine Füllung erfolgt, so ist eine Kontrollaufnahme nach weiteren 12—24 Std erforderlich.

Zentralstrahl. Coecumpol.

Feldgröße. Rechter Unter- und Mittelbauch.

Abstand: 1 m	Folie: universal
Raster: FF	Focus: groß

19. Colonkontrasteinlauf

Diese Methode ist im Gegensatz zur oralen Kontrastmittelpassage fast uneingeschränkt anwendbar, da bei Passagebehinderungen das Kontrastmittel immer distal des kritischen Punktes appliziert wird und keine zusätzliche Gefährdung des Patienten entsteht. Das Kontrastmittel läßt sich wieder absaugen oder herausspülen.
Im Zweifelsfall kommt ein Colonkontrasteinlauf immer *vor* einer oralen Kontrastmittelgabe, da das rectal gegebene Kontrastmittel sehr viel schneller wieder eliminiert wird.
Cave Darmperforation durch den Katheter bei Mikrocolon oder Megacolon congenitum!

Indikationen:

Neugeborene. Tiefsitzende Atresien, Stenosen und Ileus-Syndrome, Mekonium-Ileus und Mekoniumpfropf-Syndrom — wenn eine Abdomenübersichtsaufnahme (Nr. 1) keine genügende Klärung gebracht hatte.

Alle Altersstufen:
Chronische Obstipation,
unklare ileusähnliche Zustände,
bei Invagination zur Diagnostik und auch zur Therapie (Reposition),
in besonderen Fällen bei intraperitonealen Tumoren (s. S. 251),
Colitis ulcerosa, regionale Enteritis bzw. Enterocolitis,
manche Fälle von Enkopresis und Sphincterinsuffizienz,
Dickdarmpolypen s. Nr. 20.

Vorbereitung. Am Tage vor der Untersuchung Reinigungseinlauf oder Abführen mit einem Kontakt-Laxans. Säuglinge erhalten 4—5 Std vor der Untersuchung die letzte Nahrung, alle anderen Kinder bleiben vom Abend vor der Untersuchung an nüchtern.
Am Untersuchungstage morgens erneut abführen. Einläufe sollen mindestens 3—4 Std vor der Untersuchung erfolgen, da sonst der Darm bei der Untersuchung noch Wasser enthält.
Bei sehr starker Obstipation muß die Vorbereitung mit Darmspülungen mehrere Tage lang fortgesetzt werden (s. Nr. 21).

Instrumentarium. Ballon-Katheter mit möglichst kurzer Spitze und endständiger Öffnung verhindern ein Herauspressen des Katheters und des Kontrastmittels während der Untersuchung und machen umständliche Fixierungsmanöver überflüssig.

Rüsch-Latex-Nélaton-Ballonkatheter, für Säuglinge Char. 22—28. Sie haben einen wesentlich kleineren Ballon und eine kürzere Spitze als die Darmrohre mit Ballon; diese gibt es von 6 mm Durchmesser an (Abb. 218) *.

Kontrastmittel (Einzelheiten s. S. 147). Bariumsulfat für rectale Untersuchung, in „Risikofällen" Gastrografin.
Bei Colitis ulcerosa, starker Exsiccose, Invagination und Megacolon sollte die Barium-Suspension statt mit Wasser mit 0,9% iger NaCl- oder Ringer-Lösung angesetzt werden. Eine rasche Wasserresorption kann zur Wasserintoxikation führen und — wie bei Megacolon mehrfach beschrieben — tödlich enden!

Kontrastmittelmenge:	Säuglinge	150—200 ml
	Kleinkinder	250—500 ml
	Schulkinder	1,0—1,5 l

Zum Einlauf wird das Kontrastmittel auf Körpertemperatur gebracht. Sehr bewährt hat sich der Zusatz von Dulcolax spezial 5 mg ($=^1/_2$ Ampulle zu 5 ml) auf 1—$1^1/_2$ l Kontrastmittel, besonders bei obstipierten Kindern. Diese Substanz sollte bei stark irritiertem Darm (Colitis etc.) und bei Stenosen nicht verwendet werden.

Position. Rücken- oder Bauchlage auf dem horizontal gestellten Durchleuchtungstisch.

Fixierung. *Säuglinge* und *Kleinkinder* im Paidoskop oder in der Holzwanne (s. S. 5 u. 13), andernfalls, wenn nötig, Haltepersonen für die Arme und Beine.

Strahlenschutz. Direkter Gonadenschutz nicht möglich, daher kurze Durchleuchtungszeiten, Bildverstärker-Fernsehkette, enge Einblendung der Durchleuchtungsfelder und Aufnahmeformate.

Untersuchungsgang

Nach orientierender digitaler Untersuchung des Rectum wird der Ballon-Katheter eingeführt und mit Luft oder Wasser (20—50 ml) aufgefüllt. Der Ballon muß in dem erweiterungsfähigen Ampullenteil des Rectum liegen.
Die Instillation des Kontrastmittels kann bei Säuglingen mit 50 oder 100 ml-Spritzen erfolgen, bei größeren Mengen ist ein normaler Irrigator oder ein spezielles Einlaufgerät (DETERMANN) zweckmäßiger.
Unter Durchleuchtungskontrollen mit stark eingeblendetem Feld läßt man das Kontrastmittel in Rückenlage langsam einlaufen, wobei unter Palpation und Bewegen des Patienten alle sich füllenden Abschnitte frei projiziert beobachtet werden. Die Verschieblichkeit wird geprüft und die Füllung durch die Palpation gleichzeitig gefördert.

* „Nordmann-Katheter" Nr. 209000, Größe 6, 8, 10 oder 12 je nach Alter (Fa. Rüsch, Waiblingen).

Abb. 218a—c. Instrumentarium für Colonkontrasteinlauf und Doppelkontrastuntersuchung. a Darmrohre mit Ballon (RÜSCH). b Beispiel eines Einlaufgerätes am Paidoskop. 3-Wege-Hahn: Kontrastmitteleinlauf, Ablauf- bzw. Absaugvorrichtung, Lufteinblasung. c Einfaches Gerät für die Doppelkontrastuntersuchung: Nélaton-Ballon-Katheter (RÜSCH). T-Stück für den Anschluß von Luft- bzw. Kontrastmittelzufuhr. Kontrastmittel läuft aus dem Irrigator ein oder wird durch eine große Spritze instilliert. Lufteinblasung durch ein Gebläse mit vorgeschalteter Flasche als Schutz gegen Kontrastmittelrücklauf. Die Umschaltung erfolgt durch Öffnen bzw. Schließen einer Klemme

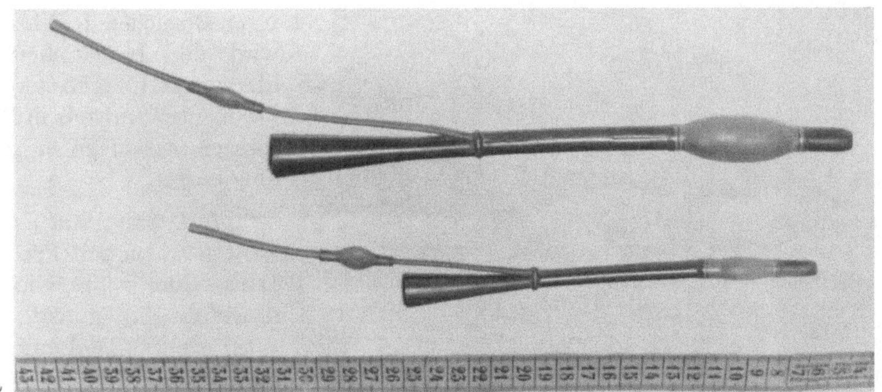

Abb. 218a

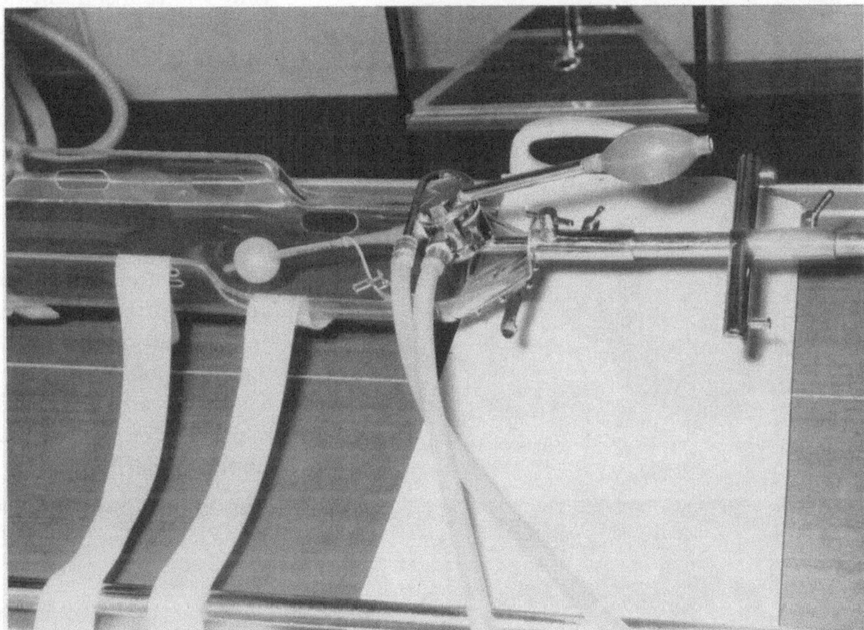

Abb. 218b

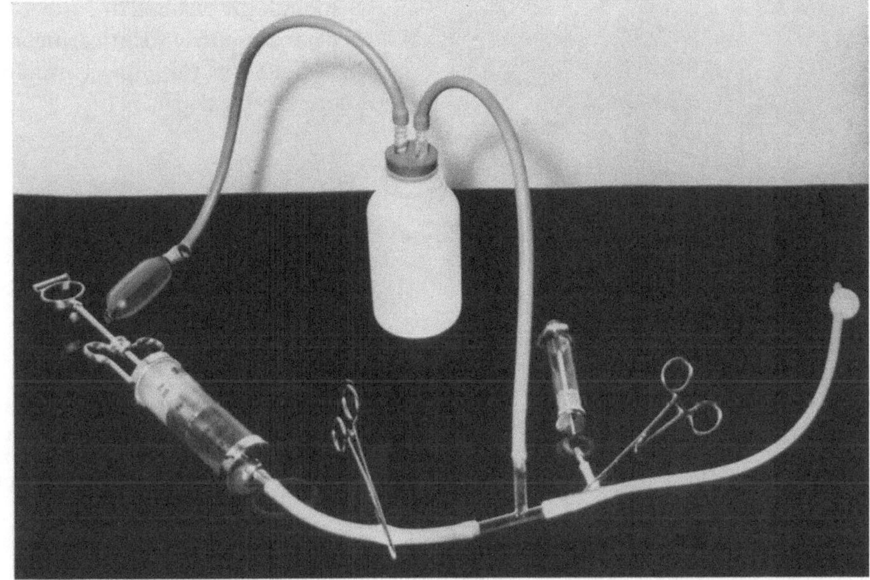

Abb. 218c

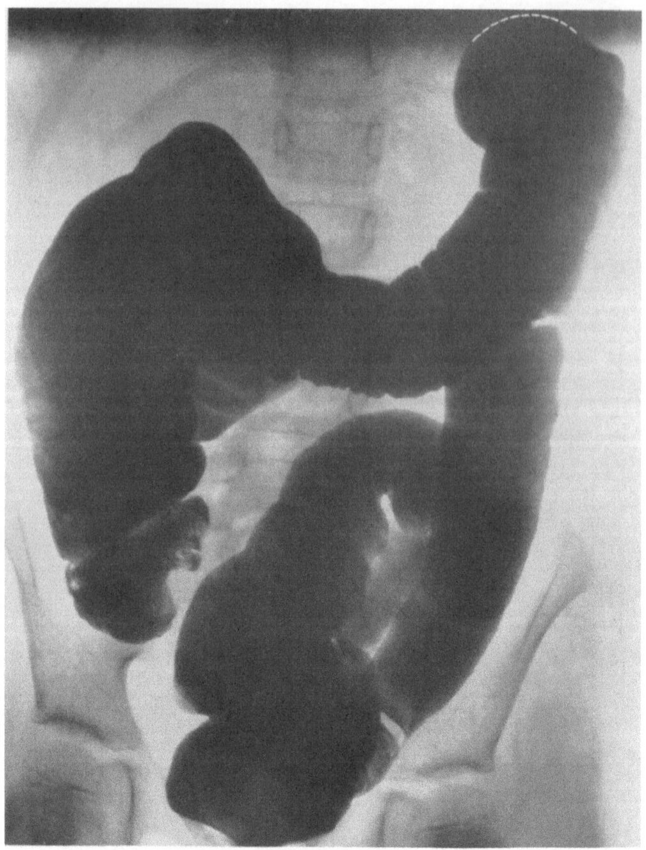

Abb. 219

Nach Erreichen der Flexura hepatica wird der Irrigatorschlauch abgeklemmt und das weitere Vordringen des Kontrastmittels in Rücken- oder rechter Seitenlage bis zum Coecum abgewartet.

1. Übersichtsaufnahme des gesamten Colon mit Prallfüllung; die Darstellung soll möglichst überlagerungsfrei sein, günstig ist meistens eine leichte Drehung nach links (Abb. 219).

Eine anatomisch einwandfreie Darstellung des Colon muß entweder die Appendix oder das terminale Ileum zeigen. Tritt der Reflux nicht schon bei der Prallfüllung ein, kommt er meist bei der Entleerung zustande und ist dann auf der 2. Aufnahme sichtbar. Ein massiver Reflux in das terminale Ileum stört durch Überlagerungseffekte und ist zu vermeiden. Hierzu drückt man bei beginnendem Rückfluß kräftig auf die Ileocoecalklappe und läßt gleichzeitig das Kontrastmittel durch das Darmrohr ablaufen, um den Füllungsdruck zu vermindern.

Anschließend muß das Kind das Kontrastmittel nach Ziehen des Darmrohres spontan entleeren.

2. Übersichtsaufnahme nach ausgiebiger Entleerung des Colon zur Darstellung der Schleimhaut (Abb. 220).

Eine einwandfreie Entleerungsaufnahme ist entscheidend für die Untersuchung, vor allem bei Obstipation!

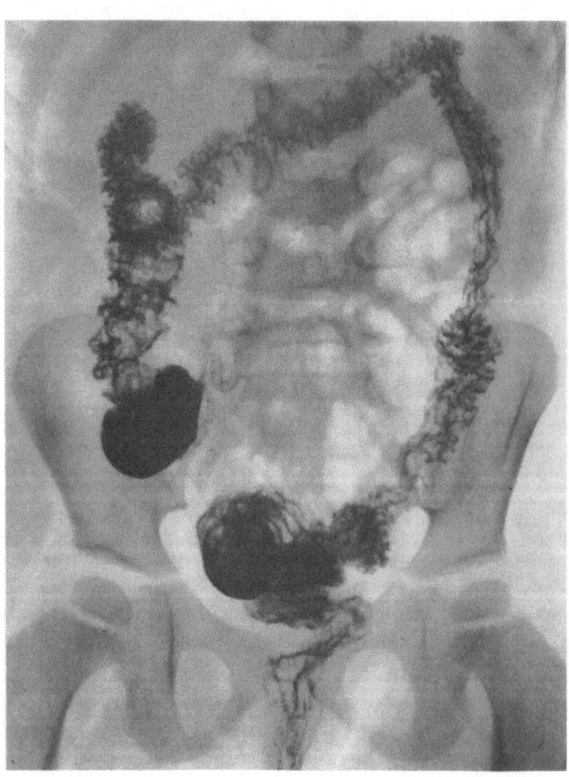

Abb. 219. Übersichtsaufnahme des gesamten Colon mit Prallfüllung

Abb. 220. Entleerungsaufnahme nach Colonkontrasteinlauf. Kein Reflux in das terminale Ileum. Darstellung des Coecum und der Appendix

Abb. 220

Zusätzliche Aufnahmen je nach Befund und klinischem Verdacht: z. B. Coecum mit Appendix und terminalem Ileum, Frontalaufnahmen von Rectum und Analkanal bei allen Entleerungsstörungen (Abb. 221). Auch bei Verlagerung des Colon sind frontale Aufnahmen in großem Format erforderlich.

3. Spätaufnahme. Erfolgt die Entleerung nicht prompt und ausgiebig genug, muß man geduldig abwarten. Notfalls kann eine Defäkation mit einem Dulcolax-Supp. provoziert werden, nicht durch Darmspülung!

Zeitpunkt der Spätaufnahme: 6—8—24 Std und länger, vorausgesetzt, daß nicht zu viel Kontrastmittel eingelaufen ist und eine Spülung aus therapeutischen Gründen nötig wird. Sonst muß man die Untersuchung unter entsprechenden Bedingungen gezielt nach einigen Tagen wiederholen.

Die Entscheidung über ein sehr weit aboral liegendes enges Segment ist manchmal nicht leicht und hängt von dieser Untersuchung ab (s. auch Nr. 21; Abb. 222).

Technik. Durchleuchtung mit Zielaufnahmen. Übersichten und Spätaufnahmen können auch auf dem Bucky-Tisch angefertigt werden, wie Nr. 5.

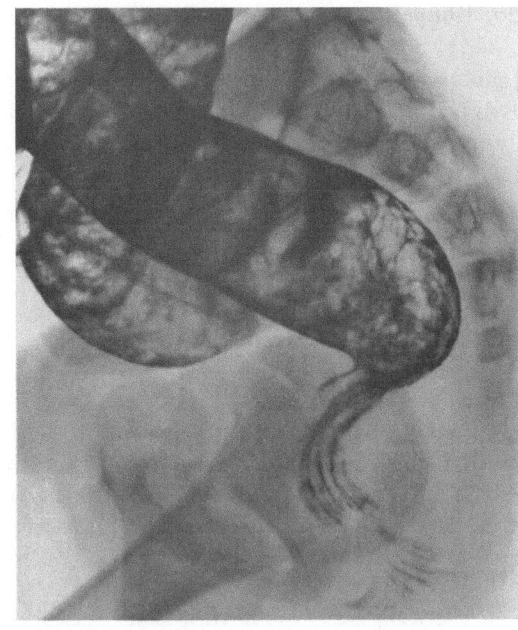

Abb. 221

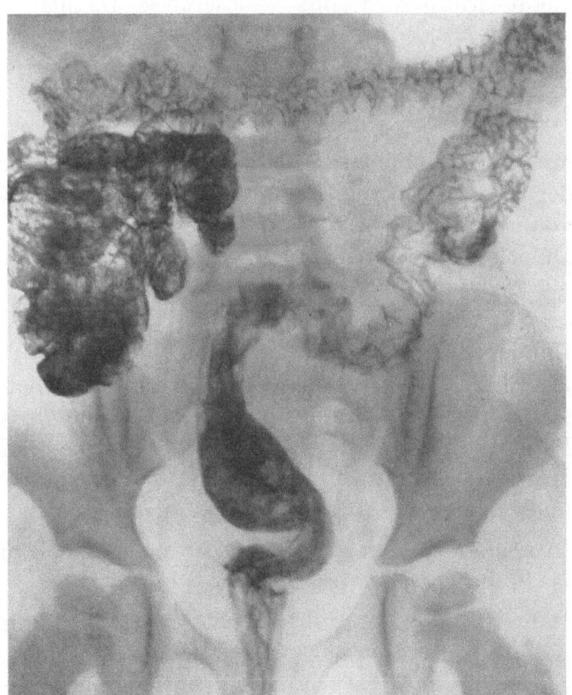

Abb. 222

Abb. 221. Frontalaufnahme von Rectum und Analkanal. Verzögerte Entleerung bei Obstipation. Megacolon?

Abb. 222. Gleiches Kind wie Abb. 221. Nach Abwarten einer weiteren ausgiebigen Entleerung: normaler Befund

20. Doppelkontrastuntersuchung (Welin, Hettler)

Indikationen. Diese Methode ist vor allem bei der Suche nach Polypen im Dickdarm indiziert. Polypen im Enddarm können rectoskopisch diagnostiziert werden, bei der Röntgenuntersuchung kann dieses Gebiet unberücksichtigt bleiben.

Da bei Kindern im allgemeinen einzelne Colonpolypen gutartig sind und häufig auch spontan verschwinden, kann die Indikation zu dieser recht eingreifenden Untersuchung streng gestellt werden.

Vorbereitung (Schema nach Hettler)

2. Tag vor der Untersuchung. Abends 20 Uhr Agarol $^1/_2$—1 Eßlöffel.

1. Tag vor der Untersuchung. Als Kost klare Flüssigkeit nach Belieben, keine fetthaltigen Brühen. Morgens 8 Uhr Abführen mit Rizinus 10—15 g.
16 Uhr hoher Reinigungseinlauf mit $^1/_2$ Ampulle Dulcolax spezial auf $1^1/_2$ l Wasser. Als Gleitmittel für das Darmrohr kein Fett benutzen. Die Flüssigkeit soll bis in das Colon ascendens vordringen, deshalb Einlauf erst in Linksseitenlage, dann in Rechtsseitenlage.
Um 18 Uhr Reinigungseinlauf wie um 16 Uhr.

Untersuchungstag. Nüchtern lassen, $^1/_2$ Std vor der Untersuchung Atropin (bzw. ein Anticholinergicum) subcutan. Säuglinge 0,2 mg, Kleinkinder 0,3—0,4 mg, Schulkinder 0,4—0,5 mg.

Instrumentarium. Zur Doppelkontrastuntersuchung ist ein handelsübliches oder selbstgefertigtes Gerät erforderlich, das wechselweise Instillation von Kontrastmittel und Luft ermöglicht (s. Abb. 218).
Ballon-Katheter wie zum Colon-Kontrasteinlauf.

Kontrastmittel. Kollobar, Zubereitung s. 148.

Micropaque braucht nicht speziell angesetzt zu werden, Verdünnung 1:1 nach Vorschrift auf der Originalpackung. Es ist anscheinend besonders haftfähig, was man noch durch einen Zusatz von einigen ml Gastrografin verbessern kann.
Dulcolax spezial, 5 mg auf 1—$1^1/_2$ l Kontrastmittel.

Position, Fixierung und Strahlenschutz. Wie bei Nr. 19.

Untersuchungsgang
Einführen des Ballon-Katheters und Anschließen an das Einlaufsystem. Instillation des Kontrastmittels in Rückenlage; das etwas dickflüssige Kollobar wird besser verteilt, wenn der Patient bewegt wird aus der Rücken- in die Linksseitenlage und eventuell Kopftieflage.
Hat das Kontrastmittel die linke Colonflexur erreicht, klemmt man den Irrigatorschlauch ab und schaltet auf Lufteinblasung.

In rechter Seitenlage wird durch vorsichtiges Lufteinblasen und Palpieren das Kontrastmittel bis in das Coecum vorgetrieben.

Dann wird das Darmrohr entfernt, und das Kind muß das Kontrastmittel gründlich entleeren.
Nach erneuter Einführung des Ballon-Katheters folgt jetzt die eigentliche *Luftaufblähung* des gesamten Colon, bis sich auch das Coecum entfaltet hat. Die Lufteinblasung darf nicht zu heftig erfolgen und die Spitze des Darmrohres soll nicht innerhalb von Kontrastmittelresten im Rectum liegen, sonst kommt es zu sehr störender Bläschenbildung im Colon.
Aufnahmetechnik. Alle Colonabschnitte müssen frei projiziert auf mehreren Aufnahmen in verschiedenen Positionen dargestellt sein. Die Mehrzahl der Aufnahmen wird in horizontalem Strahlengang ausgeführt.

I. Im Liegen oder Kopftieflage mit leichter Drehung in den ersten Schrägen,
Zielaufnahme, vertikaler Strahlengang, postero-anterior. Darstellung des Sigma (Abb. 223).

II. Aufrecht, horizontaler Strahlengang, postero-anterior, am Zielgerät. Übersicht des gesamten Colon; *Aufnahmen* mit leichter Drehung in den ersten und zweiten Schrägen, hierbei sollen die Flexuren möglichst frei projiziert sein.

III. Rechte Seitenlage, horizontaler Strahlengang; Übersicht am Vertigraphen oder mit einer anderen senkrecht zu stellenden Streustrahlenblende.

IV. Linke Seitenlage, sonst wie III (Abb. 224).

V. Bauchlage, horizontaler Strahlengang, sonst wie IV.

Die Aufnahmen am Zielgerät werden unter kurzer orientierender Durchleuchtung eingestellt.
Schon während der Untersuchung werden die Filme entwickelt. Nach Vorliegen dieser 6 Aufnahmen läßt sich entscheiden, ob noch weitere gezielte Aufnahmen erforderlich sind.
Durch rasche Wasserresorption kommt es bald zum Eintrocknen des Kontrastmittelfilmes auf der Schleimhaut, er wird bröckelig, und eine weitere Untersuchung ist dann unmöglich.

Technik. Zielaufnahmen unter Durchleuchtungskontrolle, Aufnahmen am Vertigraphen:

Abstand: 1,50—2,0 m	Folie: universal
Raster: FF	Focus: groß

Bemerkungen. Wegen der hohen Kontrastunterschiede zwischen luftgefülltem Darm und restlichen Kontrastmittelspiegeln ist eine harte Aufnahmetechnik mit 80—100 kV von Vorteil.
In der Erwachsenendiagnostik wird diese Untersuchungstechnik als Zweituntersuchung nach einem üblichen Colonkontrasteinlauf durchgeführt. Bei der Indikationsstellung im Kindesalter genügt diese Methode unseres Erachtens als einzige Untersuchung.

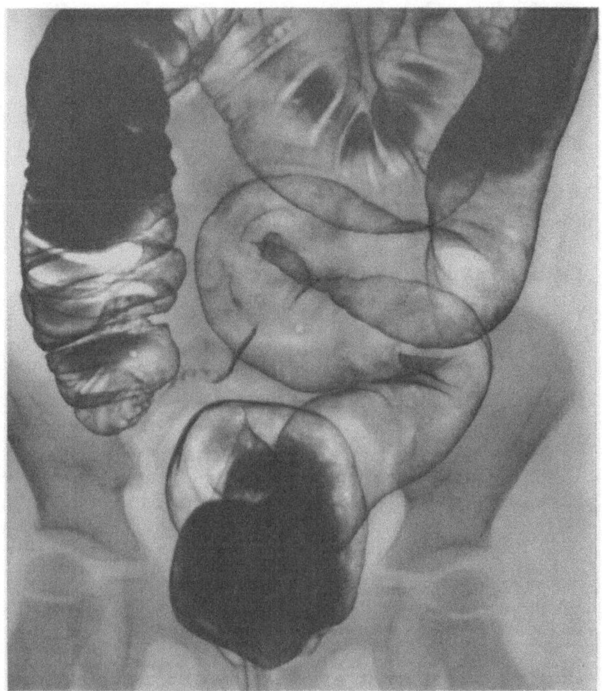

Abb. 223

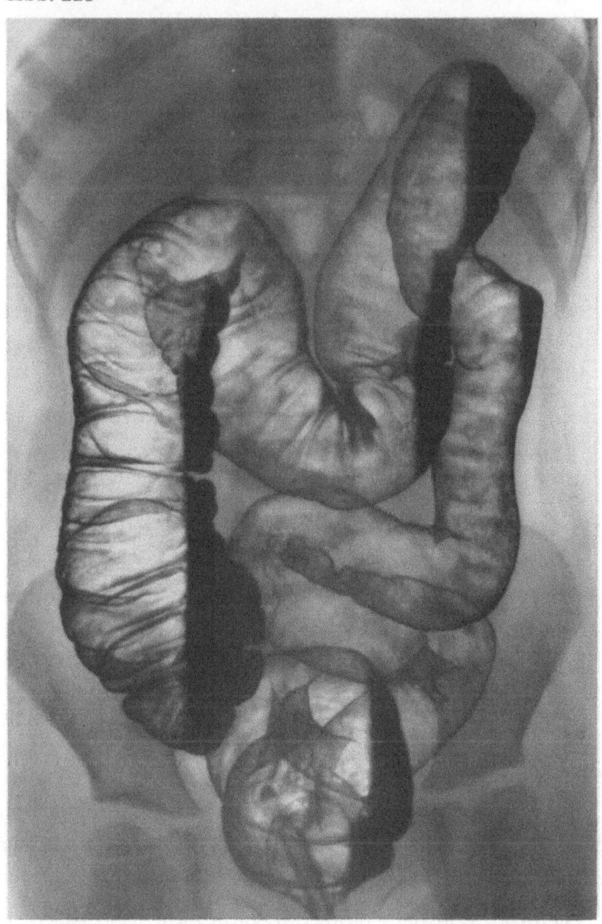

Abb. 224

Abb. 223. Doppelkontrastuntersuchung. Aufnahme im Liegen, Darstellung des Sigma

Abb. 224. Dasselbe Kind bei der gleichen Untersuchung. Aufnahme in linker Seitenlage bei horizontalem Strahlengang am Vertigraphen

21. Untersuchungstechnik bei chronischer Obstipation und Megacolon

Vorbereitung. Wie zum Colonkontrasteinlauf. Bei sehr starker Stuhlfüllung des Darmes müssen u. U. intensive Darmspülungen mehrere Tage lang durchgeführt werden. Am Untersuchungstage bleiben die Kinder nüchtern.

Kontrastmittel. Bariumsulfat zur Colonuntersuchung, Zubereitung mit physiologischer Kochsalz- oder Ringer-Lösung. Zusatz von Dulcolax spezial s. S. 170.

Position und Fixierung. Wie bei Nr. 19.

Untersuchungsgang.

Abdomenübersichtsaufnahme („Leeraufnahme") in aufrechter Position. Hierbei stellen sich überblähte Colonschlingen, Dickdarmspiegel und u. U. eine luftleere Zone im Bereich eines engen Segmentes dar.

Instillation des Kontrastmittels durch einen Ballon-Katheter wie beim Colonkontrasteinlauf. Hier werden bereits nach Prallfüllung des Sigma und Colon descendens

Zielaufnahmen sagittal in Rückenlage oder schräg und frontal von Rectum und Analkanal in günstiger Position angefertigt.

Bestätigt sich der Verdacht eines Megacolon nicht, wird die Untersuchung wie bei Nr. 19 durchgeführt.

Liegt ein Megacolon vor, läßt man möglichst wenig Kontrastmittel einlaufen. Es müssen nur das enge Segment und das Ausmaß des Megacolon erkennbar sein. Keinesfalls ist eine Prallfüllung des gesamten Colon anzustreben! Die rasch eingedickten Bariumreste können kaum spontan entleert werden.

Übersichtsaufnahme in Rückenlage bzw. Drehung in die günstigste Projektion der gefüllten Abschnitte (Abb. 225).

Die anschließend erforderliche Entleerung erfolgt durch Absaugen oder besser spontan; hierdurch wird die Entleerungsfunktion des Darmes geprüft.

Übersichtsaufnahme nach Entleerung. Bei Megacolon ist diese Entleerung sehr unvollständig, es kontrahieren sich meist nur die oral des erweiterten Dickdarmabschnittes gelegenen Partien. Das enge Segment muß einwandfrei zur Darstellung kommen. Dazu können *weitere Zielaufnahmen* mit Drehung und Kompression nötig sein.

Die Erkennung des aganglionären Abschnittes bei Megacolon congenitum kann im frühen Säuglingsalter sehr schwierig sein, besonders wenn der Darm durch intensive Spülbehandlung oder einen Anus praeter entlastet wurde.

In diesen und allen anderen unklaren Fällen kommt die

Doppelkontrastaufnahme zur Anwendung: Nach dem Entleerungsversuch wird der Ballon-Katheter wieder eingeführt und vorsichtig etwas Luft eingeblasen. Häufig kommt jetzt der Kalibersprung zwischen Megacolon und engem Segment deutlicher zur Darstellung. Er wird durch eine Zielaufnahme in überlagerungsfreier Position fixiert (Abb. 226).

Spätaufnahme. Kommt keine ausgiebige Entleerung zustande und ist keine diagnostische Entscheidung möglich, so kann häufig eine Spätaufnahme (s. S. 173) nach 6—24 Std Klärung bringen. Normalerweise sind nach 24 Std alle Kontrastmittelreste aus dem Colon entfernt. Bei Hirschsprungscher Krankheit können nach vielen Tagen noch große Mengen von Kontrastmittel oberhalb des engen Segmentes gefunden werden. Auch hier kann die Kombination mit einer Luftaufblähung (Doppelkontrast) nützlich sein (Abb. 226).

Technik. Wie bei Colonkontrasteinlauf, Nr. 19.

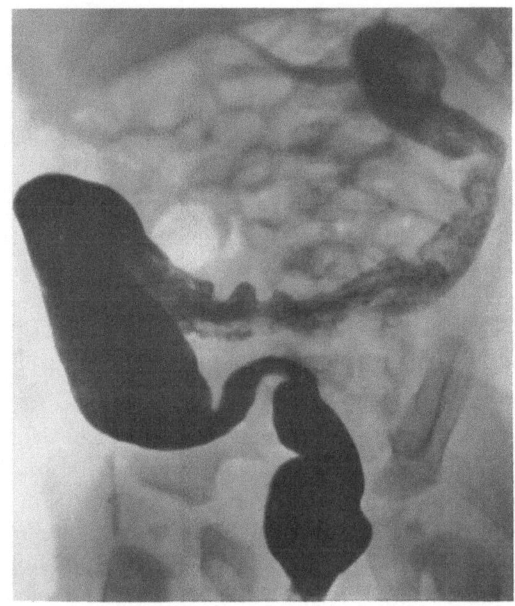

Abb. 225

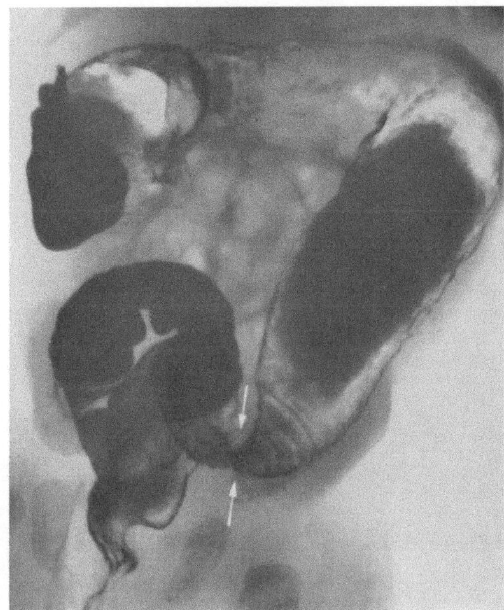

Abb. 226

Abb. 225. Übersichtsaufnahme zu Nr. 21. Megacolon. Prallfüllung nur zur Darstellung des Sigma und des relativ kurzen, erweiterten Colonabschnittes. 6 Monate altes Kind

Abb. 226. Spätaufnahme zu Nr. 21. Megacolon, 2 Monate alter Säugling. 6 Std nach dem Einlauf Darstellung des engen Segmentes (⇅) bei gleichzeitiger Luftaufblähung (Doppelkontrast)

22. Therapeutischer Colonkontrasteinlauf bei Invagination

Findet sich beim Colonkontrasteinlauf das Invaginat innerhalb des Colon, so kann es durch die Irrigoskopie unblutig reponiert werden. Diese diagnostisch-therapeutische Methode hat sich besonders in den skandinavischen Ländern bewährt.
Die Röntgenreposition einer Invagination hat in den ersten 12 Std der Erkrankung die größten Erfolgschancen.

Kontraindikationen. Schlechter Allgemeinzustand, Krankheitsbeginn vor mehr als 24 Std.

Vorbereitung. Entfällt. Eine Sedierung kann die Reposition erleichtern, der Einlauf wird dann auch besser gehalten. Keine Narkose.

Kontrastmittel. Bariumsulfat wie bei Colonkontrasteinlauf, Nr. 19.
Stephens gibt eine für diesen Eingriff besser geeignete, etwas viscösere Zubereitung an (modifiziert):

Bariumsulfat	155,0
Mucilago-Tragac	77,0
Glycerin	10,5
Paraffin-Emulsion (50%)	44,5
Aqua conserv. ad	840,0

Da es sich um „Risikofälle“ handelt, die keine Schleimhautdarstellung erfordern, ist die Anwendung von Gastrografin am ungefährlichsten.
Andere Autoren empfehlen nur Lufteinblasung. Auch die Kombination von Kontrastmittel und Luft ist möglich.

Position, Fixierung und Strahlenschutz. Wie bei Nr. 19.

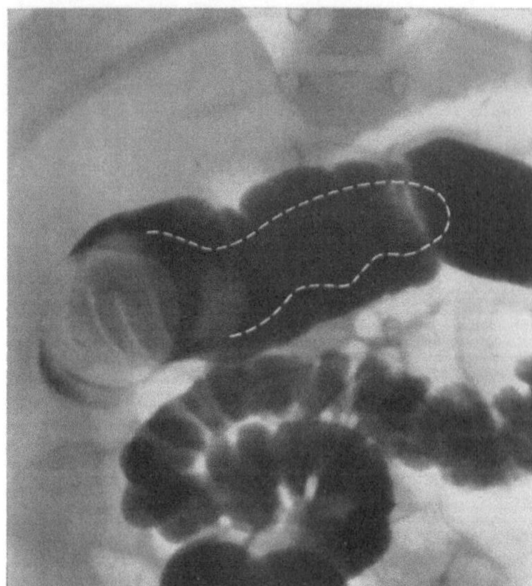

Abb. 227a

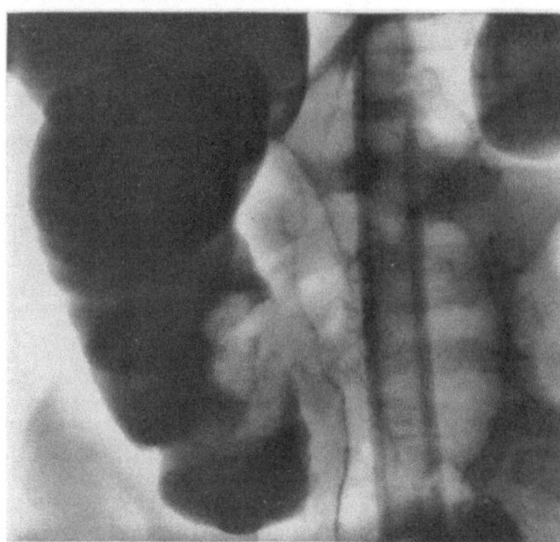

Abb. 227b

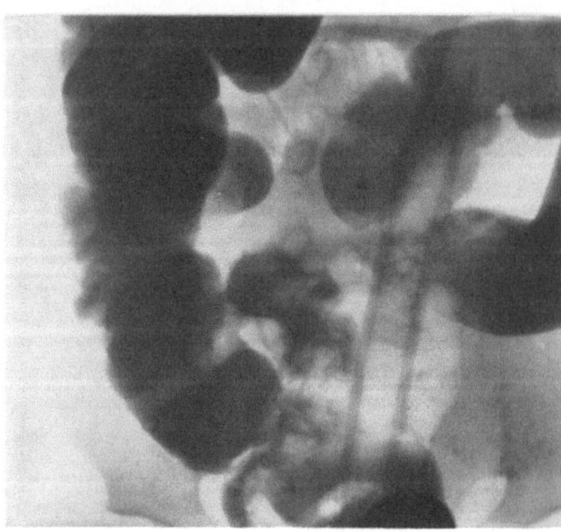

Abb. 227c

Untersuchungsgang

Vor Beginn der Untersuchung digitale rectale Untersuchung und

1. *Abdomenübersichtsaufnahme* in aufrechter Position.

Einführung eines möglichst großkalibrigen Ballon-Katheters, um einen ausreichenden hydrostatischen Druck zu erzielen. Der Kontrastmittelspiegel im Irrigator soll nicht höher als 1,50 m über dem Tisch stehen.

Instillation des Kontrastmittels bis zur Darstellung des Invaginates und

2. *Übersichtsaufnahme* zur Dokumentation in Rückenlage bzw. optimaler Projektion (Abb. 227).

Anschließend vorsichtige weitere Instillation von Kontrastmittel ohne Druckerhöhung oder Palpation. Die allmähliche Reposition des Invaginats wird mit kurzen intermittierenden Durchleuchtungen bei sorgfältiger Einblendung des Feldes verfolgt. Die schwierigste Phase ist die Überwindung der Ileocoecalklappe.

Die Reposition ist geglückt, wenn das Coecum völlig entfaltet und ein ausgiebiger Rückfluß von Kontrastmittel in das Ileum erkennbar ist.

3. *Übersichtsaufnahme* nach gelungener Reposition.

Wird das Kontrastmittel vor einer vollständigen Reposition entleert, so kann ein zweiter Versuch angeschlossen werden. Die zusätzliche vorsichtige Lufteinblasung unterstützt die Repositionsmanöver.

Zwei mißglückte Repositionsversuche sind Veranlassung, das Kind der operativen Behandlung zuzuführen und nicht durch falschen Ehrgeiz einer weiteren Strahlenbelastung auszusetzen. Die Beobachtung des *klinischen Zustandes* ist von großer Bedeutung:

Nach Beseitigung der Invagination erholen sich die Patienten schlagartig innerhalb der folgenden Stunde, unverändert schlechtes Befinden ist ein Zeichen des Mißlingens.

Die ganze Untersuchung soll in enger Zusammenarbeit mit einem Chirurgen erfolgen.

Abb. 227a—c. Unblutige Reposition einer Invagination mit Gastrografin und Luft. a Invaginat im Quercolon. b Reposition bis zur Ileocoecalklappe, Coecum entfaltet. c Reposition durch die Klappe, Reflux in das terminale Ileum

C. Untersuchung der Gallenwege

Die Röntgendiagnostik der Gallenwege spielt im Kindesalter eine untergeordnete Rolle.

Bei *Neugeborenen* finden sich Mißbildungen, wie Aplasien, Atresien und Hypoplasien der Gallenwege.

Im späteren *Klein- und im Schulkindalter* muß gelegentlich in der Differentialdiagnose der „rezidivierenden Bauchschmerzen" eine Gallenwegserkrankung ausgeschlossen werden. Konkremente in den Gallenwegen sind selten, bei adipösen Kindern und familiärer Disposition steigt die Frequenz in der Pubertät etwas an. Am ehesten treten Gallensteine bei hämolytischem Ikterus und bei Mucoviscidose auf. Gelegentlich kommen Choledochuscysten zur Beobachtung.

In der Regel beginnt die Untersuchung der Gallenwege mit der oralen Cholecystographie, erst bei negativem Ergebnis wird die intravenöse Cholangiocystographie angeschlossen.

23. Orale Cholecystographie

Indikationen. Cholecystopathien einschließlich der Cholelithiasis,

Verschlußikterus jenseits desSäuglingsalters,

Tumoren im rechten Oberbauch (nach Ausschluß retroperitonealer Lokalisation durch ein i.v.-Urogramm).

Kontraindikationen. Hepatitis, Lebercirrhose.

Überflüssig, da wenig erfolgreich, ist die Methode im Säuglingsalter (s. intravenöse Cholangiocystographie).

Vorbereitung. Siehe Vorschriften in den Originalpackungen.

Am Vortage der Untersuchung leicht verdauliche Mittagsmahlzeit ohne blähende Speisen, die Fett (nur Butter) enthalten soll. Abends fettfreie (Brei) Mahlzeit, wenig Flüssigkeit.

Am Untersuchungstage bleiben die Kinder nüchtern.

Für *Kleinkinder* ist ein flüssiges Kontrastmittel wie Solu-Biloptin geeignet, Schulkinder können Biloptin als Kapsel oder Osbil in Tablettenform einnehmen.

Das Kontrastmittel wird am Vorabend der Untersuchung nach der Abendmahlzeit eingenommen. Eine Verträglichkeitsprüfung ist nicht erforderlich.

Tabelle 8. *Dosierung bei oraler Cholecystographie*

Dosierung:	Kleinkinder		Schulkinder
	bis 4 Jahre	über 4 Jahre	
Solu-Biloptin	0,15 g/kg	0,05 g/kg	—
Biloptin	—	0,05 g/kg	0,05 g/kg
Osbil	2 Tabletten	2 Tabletten	3—4 Tabletten

Fixierung. Siehe Kapitel Ruhigstellung.

Strahlenschutz. Abdeckung des Abdomen einschließlich der Gonaden bei allen Kindern. Bei Durchleuchtung enge Einblendung auf den Oberbauch.

Untersuchungsgang:

1. Übersichtsaufnahme des rechten Oberbauches in Bauchlage („Leeraufnahme“) vor der Kontrastmittelgabe, also am Abend vor dem Untersuchungstag!

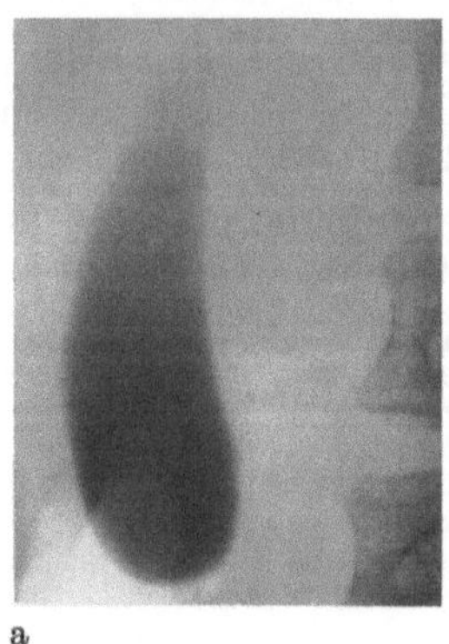

a

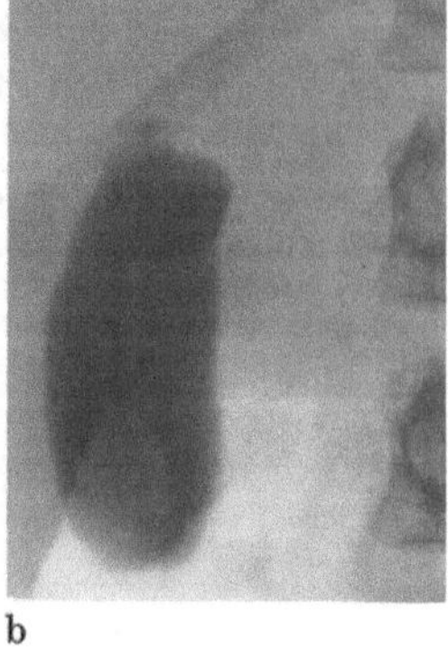

b

Abb. 228a u. b. Orale Cholecystographie mit Osbil. a 12 Std p.c., Zielaufnahme in aufrechter Position mit Kompression. b Zielaufnahme im Liegen mit Kompression

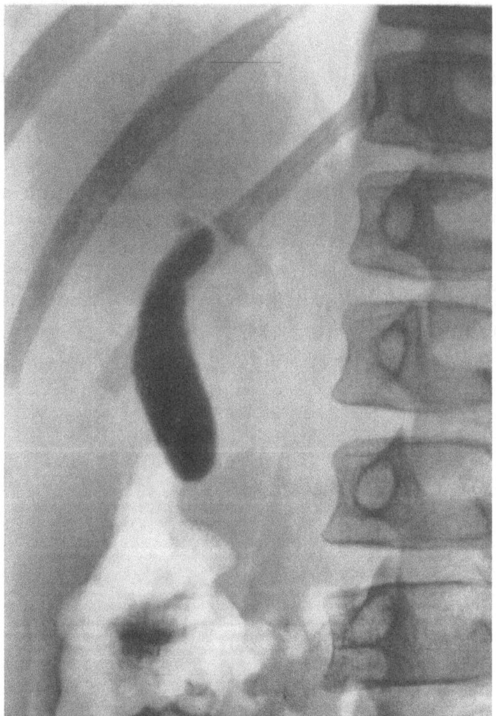

Abb. 229. Bucky-Aufnahme in Bauchlage, 30 min nach Reizmahlzeit, Kontrastmittel im Dickdarm sichtbar, Gallenblase kontrehiert

12—14 Std nach Kontrastmitteleinnahme:

2. Aufnahme in aufrechter Position, Zielaufnahme unter Durchleuchtungskontrolle, möglichst im Exspirium.

Durch Drehung um etwa 30° in den zweiten schrägen Durchmesser werden die Gallenwege aus dem Wirbelsäulenschatten herausprojiziert. Bei adipösen Kindern oder Darmgasüberlagerung ist eine Kompression erforderlich.

3. Aufnahme im Liegen. Entweder

a) unter Durchleuchtungskontrolle am Zielgerät im zweiten schrägen Durchmesser oder

b) auf dem Bucky-Tisch in Bauchlage, rechte Seite 30° angehoben. Der Lagewechsel (aufrecht-liegend) vermeidet Täuschungsmöglichkeiten durch Darmgasüberlagerung (Abb. 228) und erleichtert die Steindiagnostik durch den Nachweis der Beweglichkeit des Konkrementes innerhalb der Gallenblase.
Nach der 3. Aufnahme Verabreichung der *Reizmahlzeit:*
Ein rohes Eigelb oder die den Originalpackungen beigegebenen Präparate, die meist Eipulver und Sorbit enthalten.

4. Aufnahme, 30—40 min nach der Reizmahlzeit wie bei 3b (Abb. 229).
Technik. Aufnahmen auf dem Bucky-Tisch:

Abstand: 1 m	Folie: universal
Raster: FF	Focus: groß

Zielaufnahmen wie bei Durchleuchtung üblich, möglichst kleines Filmformat. Ist die Gallenblase nicht erkennbar, so wird eine Zielaufnahme 18/24 cm so eingestellt, daß das Feld oben durch die Zwerchfellkuppe und medial durch den Wirbelsäulenrand begrenzt wird.
Bemerkungen. Ist die orale Cholecystographie negativ verlaufen, so kann eine intravenöse Füllung sofort angeschlossen werden, um dem Kind eine erneute Vorbereitung zu ersparen.

24. Intravenöse Cholangiocystographie

Indikationen. Negativer Ausfall der oralen Füllung.
Darstellung der Gallengänge;
vorzugsweise zur Diagnostik im Säuglingsalter mit Ausnahme der Gallengangsatresie, bei der die Untersuchung wertlos ist.

Kontraindikationen. Lebercirrhose, Jodallergie. (Vorsicht bei Allergikerfamilien.)

Vorbereitung:

Säuglinge. Letzte Nahrung mindestens 4 Std vor der Untersuchung; unruhige Kinder werden etwas sediert.

Klein- und Schulkinder. Wie bei Nr. 23.

Kontrastmittel. Biligrafin bzw. Biligrafin forte.

Bilivistan, eine Weiterentwicklung des Biligrafin, ermöglicht die gleichzeitige Darstellung der intra- und extrahepatischen Gallengänge und der Gallenblase. Dies bedeutet eine Zeit- und Filmersparnis, Verringerung der Strahlenbelastung und erlaubt die Injektion auf der Station (Abb. 230).

Vortestung. Siehe S. 195. Am besten ist auch hier die biologische Vorprobe: 0,5—1,0 ml injizieren, 3 min abwarten; tritt keine Reaktion auf, restliche Dosis injizieren.

Dosierung. Siehe Tabelle 10.

Injektionsdauer mindestens 4 min. Unangenehme Geschmacksempfindungen sind Zeichen einer zu raschen Injektion. Man spritzt dann nach kurzer Pause langsam weiter.

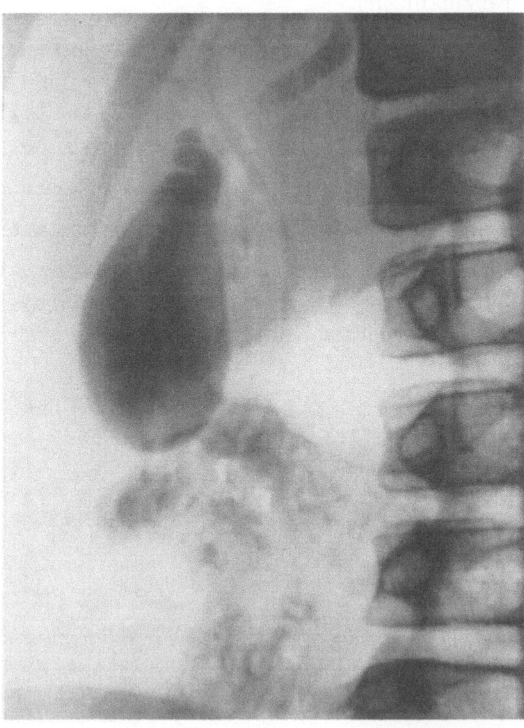

Abb. 230. Intravenöse Cholangiocystographie mit Bilivistan. Darstellung der Gallengänge einschließlich der intrahepatischen Aufzweigung des Ductus hepaticus

Folgende Symptome während oder nach der Vorinjektion von Biligrafin (bzw. Biligrafin forte) oder Bilivistan zeigen eine *Unverträglichkeit* an:

Hitzegefühl, Übelkeit, Erbrechen, Juckreiz, Urticaria, Niesen, heftiges Gähnen, Kitzeln im Hals, Heiserkeit, Hustenanfall.

Verschwinden diese Symptome trotz kurzer Unterbrechung der Injektion nicht rasch, so bricht man die Untersuchung am besten ab.

Tabelle 9/10. *Dosierung bei intravenöser Cholangiocystographie*

	Säuglinge	Kleinkinder	Schulkinder	Adipöse
Biligrafin (30%)	1,5 ml/kg	1,0 ml/kg	15—20 ml	—
Biligrafin forte (50%)	—	—	10—15 ml	15—20 ml
Bilivistan	0,8 ml/kg	0,3 ml/kg	0,2 ml/kg ca. 10—15 ml	20 ml

Fixierung. Siehe Kapitel Ruhigstellung.

Strahlenschutz. Wie bei Nr. 23.

Untersuchungsgang:

1. Übersichtsaufnahme des rechten Oberbauches vor der Kontrastmittelgabe.

Weitere Aufnahmen nach Kontrastmittelinjektion wie bei Nr. 23, Aufnahme 3b und 4 (nach Reizmahlzeit).

Bei jungen Säuglingen kann es zur optimalen Füllung der Gallenblase erst nach 3—4 Std p.i. kommen. Wird nur die Untersuchung der Gallenblase gewünscht, so werden die unter „Gallenblase“ stehenden Aufnahmezeiten (Tabelle 11) gewählt.

Man kann auch wie bei Nr. 23 die Aufnahmepositionen wechseln (aufrecht-liegend), besonders bei geringer Kontrastmittelkonzentration und schwacher Ausscheidung.

Kontrastmittel im Verdauungstrakt beweist die Durchgängigkeit der Gallenwege.

Bei fehlender Kontrastmittelausscheidung werden Spätaufnahmen nach 4 und 6 Std angeschlossen; ist der Befund immer noch negativ, kann die Untersuchung kombiniert mit oraler und intravenöser Kontrastmittelgabe wiederholt werden.

Tabelle 11. *Aufnahmeintervalle bei der intravenösen Cholangiocystographie*

		Biligrafin 30% und 50%		Bilivistan
		Gallengänge	Gallenblase	Gallengänge und -blase
Säuglinge	1. Aufnahme	15 min p.i.	30—60 min p.i. optimal 3—4 Std p.i.	30 min p.i.
	2. und weitere Aufnahmen im Abstand von	10 min bis zur Füllung der Gallenblase		15 min
Kleinkinder	1. Aufnahme	20 min p.i.	1—2 Std p.i.	45 min p.i.
	2. und weitere Aufnahmen im Abstand von	15 min bis zur Füllung der Gallenblase		20 min
Schulkinder	1. Aufnahme	25 min p.i.	1—2 Std p.i.	60 min p.i.
	2. und weitere Aufnahmen im Abstand von	20 min bis zur Füllung der Gallenblase		20 min

25. Intraoperative Cholangiocystographie

Indikationen. Mißbildungen der Gallenwege.

Kontrastmittel. Biligrafin 30%ig oder Endografin, keine Vortestung.

Strahlenschutz. Abdeckung des Unterbauches und der Gonaden auf dem Operationstisch.

Untersuchungsgang

Nach Freilegung der Gallenwege wird das Kontrastmittel durch Punktion oder durch einen dünnen Polyvinylkatheter in die Gallenblase injiziert.

Mit dem chirurgischen Bildverstärker (Röhre unter dem Tisch, der strahlendurchlässig sein muß) wird das Feld eingestellt und während einer Probeinjektion die richtige Lage der Kanüle und der Ablauf des Kontrastmittels kontrolliert.

Die Kassette wird in den Kassettenhalter am Bildverstärker eingeschoben oder steril verpackt direkt auf das Kind gelegt. Nach Entfernung des Klapptubus für die Durchleuchtung:

Aufnahme postero-anterior während der Injektion von 2—5 ml Kontrastmittel bei Atemstillstand. Es müssen sich Gallenblase, intra- und extrahepatische Gallenwege und der Abfluß in das Duodenum darstellen. Rückstau des Kontrastmittels in die intrahepatischen Gallenwege durch manuelle Kompression des Choledochus während der Injektion, besonders wichtig bei Gallengangshypoplasie (Abb. 231).

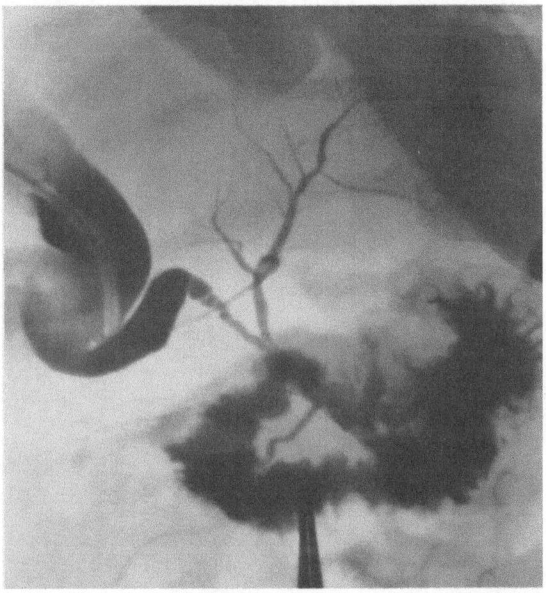

Ohne Bildverstärker wird eine Übertisch-Aufnahme, möglichst mit einem fahrbaren Vierventilapparat, angefertigt: Kassette unter dem Rücken des Kindes,

Aufnahmen — antero-posterior — wie oben während der Injektion.

Abb. 231. Intraoperative Cholangiocystographie; der Katheter liegt in der Gallenblase. Darstellung der intra- und extrahepatischen Gallenwege und reichlicher Abfluß ins Duodenum und Jejunum

Zentralstrahl. Gallenblasengegend,

Feldgröße. Rechter Ober- und Mittelbauch.

Abstand: etwa 50 cm	Folie: hochverstärkend
Raster: ohne	Focus: groß

Bemerkungen. Die Untersuchung mit dem Bildverstärker hat den Vorteil, daß die Röhre unter dem Tisch steht, die Kassette auf den Bauch des Kindes gelegt werden kann und der Objektfilmabstand sehr gering ist. Es entsteht eine bessere Zeichenschärfe und praktisch keine Vergrößerung.

Neuerdings zeichnen sich Möglichkeiten ab, Gallengangsatresien durch Leberszintigramme mit ^{131}J-Bengalrosa zu diagnostizieren. Die Methode befindet sich noch im Versuchsstadium (Hasse).

D. Untersuchung der Leber

Im Kindesalter sind Erkrankungen, die eine gezielte radiologische Leberdiagnostik erfordern, recht selten. Die einfachen der hier anzuführenden Methoden sind in ihrem Aussagewert auf Lage-, Größen- und Formveränderung des Organs beschränkt. Die Parenchymdarstellung mit Isotopen und die angiographischen Methoden sind wegen der aufwendigen technischen Voraussetzungen großen Instituten vorbehalten.

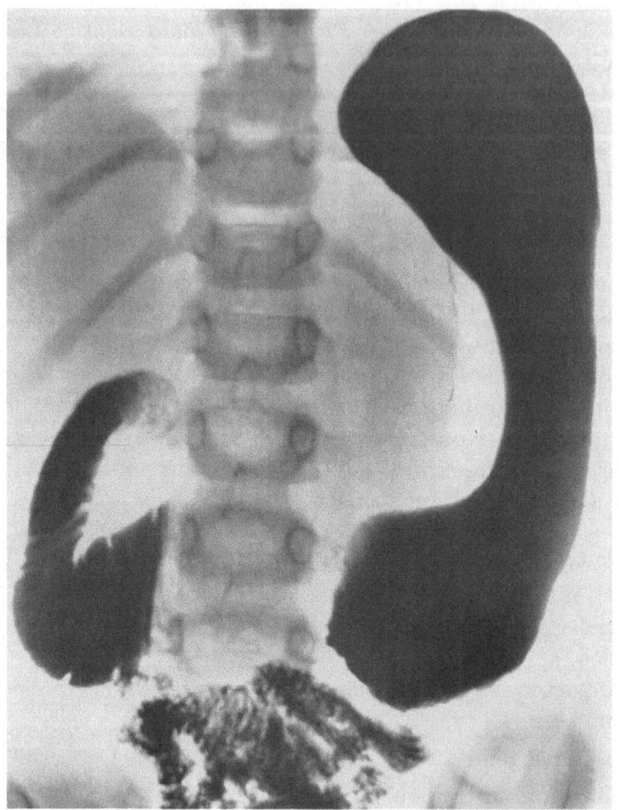

Abb. 232. Abdomenübersicht im Liegen bei großer posttraumatischer Lebercyste. Ausgedehnte Verdrängung des Magens und Impression an der kleinen Kurvatur, Pelotteneffekt an der Pars ascendens duodeni

Indirekte Untersuchungen

Abdomenübersichtsaufnahme

Eine Abdomenübersichtsaufnahme im Liegen ist die Voraussetzung für jede weitere Röntgendiagnostik der Leber.

Lebergröße, Verdrängung von Darmschlingen und die rechte Zwerchfellkuppel sind zu beurteilen.

Technik. Wie bei Nr. 5, das Feld kann caudal in Höhe der oberen Darmbeinkämme abschließen (Abb. 232).

Ergänzungen. Übersichtsaufnahmen in aufrechter Position im frontalen und sagittalen Strahlengang, z.B. bei Zwerchfell-Leberbuckel, subphrenischem Absceß, Spiegelbildung, Durchwanderungserguß im Zwerchfellrippenwinkel.

Technik. Wie bei Nr. 1 u. 2; S. 142, 143.

Luft- oder Kontrastmittelfüllung von Magen, Duodenum und Colon

Diese Methode erlaubt eine bessere Beurteilung der vergrößerten Leber als die einfachen Abdomenübersichtsaufnahmen. Die Lage des Quercolon gestattet eine sichere Abgrenzung des unteren Leberrandes (Abb. 219, 232).

Direkte Untersuchungen

26. Splenoportographie

Mit dieser Methode gelingt es, Ursachen und Folgen einer portalen Hypertension festzustellen:
Art, Lage und Ausdehnung der Strömungsbehinderung,
Ausdehnung und Richtung des Kollateralkreislaufes,
Oesophagus- und Magenvarizen.
Die Untersuchung ist sehr wertvoll für die Indikationsstellung zu einer Shunt-Operation und die Auswahl der geeigneten Methode.

Indikationen. Portale Hypertension, wenn die Möglichkeit einer operativen Behandlung besteht.
Tumoren und Cysten des Pankreas,
Metastasen an der Leberpforte,
Lebertumoren und -metastasen,
Hepatomegalie unbekannter Ursache.

Kontraindikationen. Hämorrhagische Diathese, schlechter Allgemeinzustand, vor allem Leber-, Nieren-, Lungen- und Herzinsuffizienz. Die percutane Methode ist im Kleinkindesalter nur bei vergrößerter Milz möglich.
Jodallergie und Kontrastmittelunverträglichkeit (s. S. 195).

Vorbereitung. Wie zur Narkose.
Lokalanaesthesie ist u.U. bei älteren Schulkindern möglich.
Bestimmung der Blutungs- und Gerinnungszeit.

Kontrastmittel. Alle zur Gefäßdarstellung gebräuchlichen trijodierten wäßrigen Kontrastmittel in 60—76%iger Lösung.

Dosierung.
Etwa 1 ml pro kg Körpergewicht, 10 bis maximal 25 ml. Prüfung der Verträglichkeit (s. S. 195).

Position. Rückenlage, antero-posteriorer Strahlengang.

Fixierung. Entfällt bei Narkose.

Strahlenschutz. Abdecken der Gonaden bei allen Kindern.

Untersuchungsgang:

a) Intraoperative Methode. Die Injektion erfolgt nach Laparatomie und Freilegung der Milzvene. Diese Methode hat den Vorteil, an den diagnostischen Eingriff sofort eine Operation anschließen zu können. Sie ist relativ ungefährlich.
Die Milzvene wird direkt oder, wie bei der percutanen Methode, die Milz selbst vom unteren Pol her in Richtung auf den Milzhilus punktiert.

Nach Möglichkeit Probeinjektion unter Durchleuchtungskontrolle mit einem chirurgischen Bildverstärker. Dabei werden die Lage der Kanüle und der Abfluß des Kontrastmittels im Pfortadersystem kontrolliert.

1. Aufnahme in Rückenlage, Röhre über dem Tisch, Kassette unter dem Rücken des Kindes. Die Feldgröße muß den gesamten Mittel- und Oberbauch und das untere Drittel des Oesophagus (Varicen) erfassen. Auslösung der Aufnahme während der Kontrastmittelinjektion (Abb. 233).

2. Aufnahme direkt anschließend, nach 10—15 sec, zur Erfassung des Abflußgebietes und der Abflußgeschwindigkeit.

b) Percutane Methode. Das Kind liegt auf dem horizontal gestellten Durchleuchtungsgerät. Nach einwandfreier Bestimmung von Lage und Größe der Milz wird die Einstichstelle am unteren Milzpol festgelegt: mittlere Axillarlinie an der Berührungsstelle der Milz-Außenfläche in ihrem unteren Drittel mit der Bauchwand, bei vergrößerter Milz unter dem Rippenbogen.

An der markierten Stelle Punktion der Bauchwand mit einer 10 cm langen Kanüle, Durchmesser 1,5 mm (bei Kleinkindern 1—1,2 mm). Unter absolutem Atemstillstand Einstich in Richtung der Milzlängsachse bis in die Hilusgegend, je nach Größe der Milz etwa 2—5 cm.

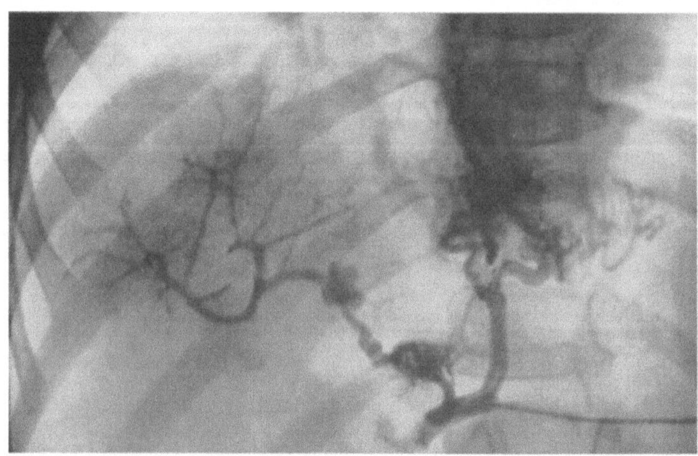

Abb. 233. Intraoperative Splenoportographie. Katheter in der Vena lienalis. Pfortaderstenose. Kollateralkreislauf über die Vena coronaria ventriculi und Vv. oesophagicae

Kontrolle der Nadellage unter Durchleuchtung nach Injektion von 1—2 ml. Kontrastmittel, das sofort in die Milzvene abfließen muß. (Eventuelle oberflächliche Atembewegungen sind jetzt nicht gefährlich.)

Injektion der Gesamtmenge des Kontrastmittels innerhalb von 3—4 sec und Entfernung der Nadel.

Stark erhöhter Druck im Pfortadersystem darf bei der Injektion nicht mit Gewalt überwunden werden, besser ist dann eine entsprechend langsamere Injektion.

Aufnahmen mit einem automatischen Filmwechsler:

1. Aufnahme sofort nach Beginn der Injektion,
weitere 2—3 Aufnahmen in Intervallen von 1—2 sec,
weitere 2 Aufnahmen mit 2 sec Abstand,
weitere 2 Aufnahmen mit 3 sec Abstand.

Bemerkungen. Bei bestimmten Fragestellungen ist auch eine Splenoportographie in 2 Ebenen zu erwägen.

Bei der Untersuchung läßt sich der Druck in der Milz oder in der Milzvene messen; er entspricht dem Pfortaderdruck, normal 13—17 mm Hg bzw. 10—20 cm H_2O.

27. Pneumoperitoneum

Die intraperitoneale Luftfüllung ist für die Röntgendiagnostik von Milz, Leber und anderer intraperitonealer Organe sowie zur Untersuchung im Zwerchfellgebiet und zwerchfellnaher Pleuraerkrankungen geeignet.

Die Indikation muß wegen des verhältnismäßig schweren Eingriffes streng gestellt werden.

Indikationen. Tumoren der Bauchwand und des Peritoneum,
Tumoren, Metastasen und Cysten der Leber,
andere raumfordernde Prozesse im Oberbauch.
Zwerchfellnahe Erkrankungen wie subphrenische Abscesse, Adhäsionen,
Relaxatio diaphragmatica dextra.
Bauchfelltuberkulose.

Vorbereitung. Das Kind kommt nüchtern mit entleerter Blase zur Untersuchung. Kräftige Sedierung ist besonders bei Kleinkindern erforderlich. Milz- und Lebergröße sind vorher palpatorisch zu bestimmen.

Position. Rückenlage.

Fixierung. Bei Kleinkindern Fixiergurt über die Oberschenkel.

Strahlenschutz. Bei allen Kindern Gonaden abdecken.

Untersuchungsgang

Einstichstelle: Grenze vom mittleren zum äußeren Drittel der Verbindungslinie Nabel—linke Spina iliaca ventr. Nach Desinfektion und Lokalanaesthesie Punktion der Bauchdecken mit einer ca. 7 cm langen, kurz angeschliffenen Kanüle mit aufgesetzter Spritze, die körperwarme 0,9%ige NaCl-Lösung enthält. Ist das Peritoneum mit leichtem Ruck durchstochen, wird zur Abdrängung der Darmschlingen Kochsalzlösung gespritzt. Durch probeweises Ansaugen kann man sich vergewissern, daß der Darm nicht punktiert wurde.

Anschließend Luft- oder Sauerstoffüllung des Peritoneum durch die liegende Kanüle (Pneumothoraxapparat oder Rotanda-Spritze) bis zur prallelastischen Bauchdeckenspannung. Hierzu sind bei Kleinkindern mindestens 400—800 ml, bei Schulkindern 1000—1500 ml erforderlich.

Übersichtsaufnahmen:

1. *Rückenlage*, horizontaler Strahlengang (s. Nr. 7). Darstellung von Verwachsungen an der vorderen Bauchwand;

2. *linke Seitenlage*, horizontaler Strahlengang, dorso-ventral. Darstellung der Leber, des Colon ascendens und der rechten Niere;

3. *rechte Seitenlage*, horizontaler Strahlengang dorso-ventral. Darstellung der Milz, des Colon descendens und der linken Niere;

4. *aufrecht*, sagittaler Strahlengang (wie S. 142). Jetzt tritt Luft zwischen Zwerchfell und Leber bzw. Milz, beide Organe sinken herab, die Ligg. coronarium hepatis und phrenico-colicum werden sichtbar. Durch Absinken der Dünndarmschlingen wird auch die linke Niere abgrenzbar.

Ergänzend, je nach Ergebnis der bisherigen Untersuchung:

5. *Aufnahme, Knie-Ellenbogenlage*, horizontaler Strahlengang. Das Mesenterium fällt in mehreren Falten wie ein Vorhang herab.

Im Anschluß an die Untersuchung bekommt das Kind ein Analgeticum. Am gleichen Tage wird nur flüssige Kost gegeben.

Technik. Wie bei Nr. 1 u. 7.

Bemerkungen. Die Reihenfolge und Zahl der Aufnahmen ist von der Fragestellung bei der Untersuchung abhängig. Oft genügt schon Aufn. 4 allein. An die Luftfüllung des Peritoneum kann man eine Magen-Darmpassage anschließen.

Leberszintigraphie

Indikationen. Lebertrauma, zur Lokalisation eines Hämatoms; Lebertumoren und -abscesse.

Radioaktive Substanzen wie Bengalrosa ^{131}J, kolloidales Gold (^{198}Au), Aggregate von Serumalbumin mit ^{131}J, ^{99m}Tc als Schwefelkolloid und Natriummolybdat (^{99}Mo), werden in den Parenchym- oder Reticulumzellen der Leber selektiv gespeichert und sind wertvoll bei der Diagnostik diffuser und gröberer lokaler Prozesse.

Aortographie und selektive Coeliacographie

Indikationen. Lebertrauma, Tumoren, Metastasen, Abscesse und Cysten, auch zur Differenzierung zwischen benignen und malignen Prozessen.

Die *Aortographie* ist analog der Nierenangiographie durchzuführen (S. 212); der Katheter wird bis zum Abgang der A. coeliaca vorgeschoben.
Die *selektive Coeliacographie* entspricht technisch der selektiven Nierenangiographie (s. S. 214). Die ventral aus der Aorta entspringende A. coeliaca teilt sich auf in die Aa. lienales, die A. gastrica sinistra und die A. hepatica. Die Leberarterie wird durch Schrägstellung des Ödman-Katheters im Truncus coeliacus erreicht und selektiv gefüllt.

Ganzkörperkontrastmitteldarstellung nach Neuhauser (s. S. 206).

E. Untersuchung der Milz und der Lymphwege

Milz

Milzvergrößerungen sind im Kindesalter relativ häufig; echte Geschwülste dieses Organes stellen dagegen ausgesprochene Raritäten dar. Traumatische Milzrupturen kommen schon als Geburtsverletzung, posttraumatische Milzcysten in jedem Alter vor und können Folge auch eines scheinbar harmlosen Traumas sein.

Indirekte Untersuchungen

Abdomenübersichtsaufnahme im Liegen (wie Nr. 5, Abb. 234).

Feldgröße. Linker Mittel- und Oberbauch einschließlich der Zwerchfellkuppe. Der Weichteilschatten der Milz läßt sich meist gut im linken lateralen Oberbauch abgrenzen. Gelegentlich kann sie waagerecht unter der Zwerchfellkuppe liegen, dann macht man die Aufnahme in Rückenlage, linke Körperseite 20° angehoben.

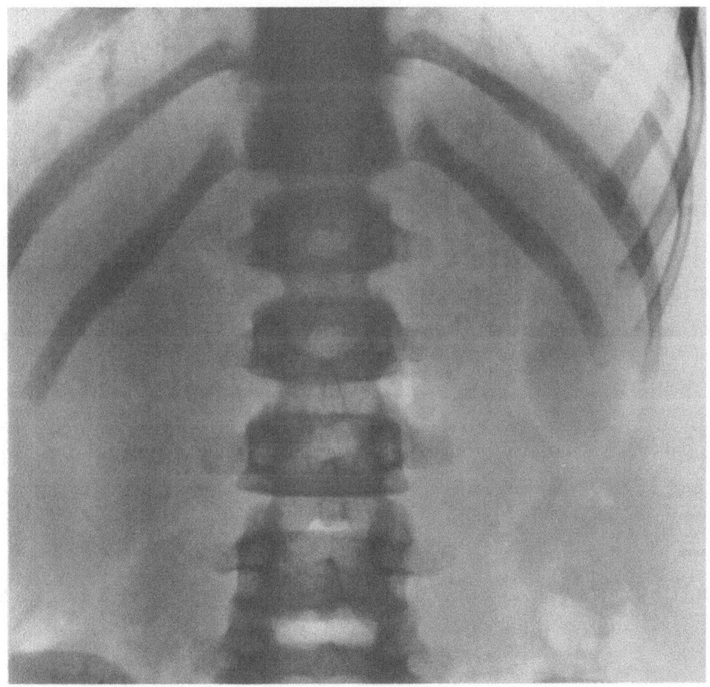

Abb. 234. Abdomenübersicht im Liegen. Darstellung des Milzschattens

Gezielte Darstellung der Milz, unter Durchleuchtungskontrolle, in aufrechter Position und liegend bei leichter Drehung in den zweiten schrägen Durchmesser, Feldgröße wie oben.

Kontrastfüllung des Colon. Sie erlaubt in Zweifelsfällen eine exakte Begrenzung des unteren Milzpoles. Eine vergrößerte Milz verdrängt die linke Colonflexur und den abovalen Teil des Colon transversum nach caudal.

Meist genügt eine rectale Lufteinblasung, andernfalls Kontrasteinlauf mit Bariumsulfat. Beides erfolgt unter Durchleuchtungskontrolle. Anschließend

Zielaufnahme des linken Mittel- und Oberbauches in Rückenlage, wenn nötig ergänzt durch eine

2. Zielaufnahme in aufrechter Position. Dabei senkt sich die Milz, die Verlagerung des Colon wird deutlicher.

Kontrastdarstellung des Magens. Hierbei wird die mediale Kontur der Milz an der großen Kurvatur abgrenzbar, bei Milzvergrößerung findet sich eine Impression des Magens. Als Kontrastmittel genügt häufig Luft bzw. die Kohlensäure eines Mineralwassers. Bei Neugeborenen mit Milzruptur Luftfüllung durch eine Sonde (GIEDION).
Weitere diagnostische Möglichkeiten sind eine Kontrastmitteldarstellung wie bei der Magen-Passage oder kombinierte Kontrastmittel-Luftfüllung (Doppelkontrastmethode):

1. Zielaufnahme unter Durchleuchtungskontrolle in aufrechter Position, sagittaler Strahlengang.

2. Zielaufnahme im Liegen, sagittaler Strahlengang.

Direkte Untersuchungen

Szintigraphie der Milz. Durch Speicherung radioaktiver Isotopen (Brommerkuri-Hydroxy-propan-^{197}Hg, Merisoprol ^{197}Hg und ^{51}Cr) haben sich neue Möglichkeiten der Milzdiagnostik besonders bei hämatologischen Erkrankungen ergeben.
Gefäßdarstellungen der Milz. Die Füllung der arteriellen Gefäße erfolgt bei der Coeliacographie und der selektiven Milzarteriographie, die Darstellung der Milzvene bei der Splenoportographie Nr. 26.

Splenoportographie. (s. S. 185).

Pneumoperitoneum (s. S. 187).

Lymphwege

28. Lymphographie

Diese Methode ist für die Diagnostik des Lymphsystems besonders in den zentralen Regionen (Becken, Retroperitonealraum) geeignet und auch bei Kindern möglich.

Indikationen. Differenzierung lokaler von generalisierten Erkrankungen des lymphatischen Systems,
Abgrenzung entzündlicher von neoplastischen Lymphknotenerkrankungen,
Feststellung von Lymphknotenmetastasen und ihre Differenzierung von primären Lymphomen,
Verlaufskontrolle nach Operation bzw. Strahlenbehandlung (die Lymphknoten speichern das Kontrastmittel über Monate).
Angeborene und erworbene Lymphstauungen.

Kontraindikationen. Ateminsuffizienz, Herzinsuffizienz, Jodallergie.

Vorbereitung. Das Kind wird vorher gut sediert und bleibt am Morgen der Untersuchung nüchtern (KINMONTH empfiehlt Allgemeinnarkose).

Instrumentarium:

Spezialkanüle Nr. 44 und 50,
Lupenbrille,
Elektrischer Druckinjektionsapparat,
Feine Pinzetten,
Schmale gebogene Klemme,
Flexible Polyvinylkatheter mit Luer-Look-Anschlüssen, innerer Durchmesser 0,1—0,3 mm.

Kontrastmittel. Lipiodol Ultrafluid (öliges jodhaltiges Kontrastmittel). Vortestung nicht erforderlich.

Dosierung: durschnittlich 0,25 ml/kg Körpergewicht Gesamtmenge.

Kleinkinder von	1— 3 Jahren	2 ml/pro Bein
Kleinkinder von	4— 6 Jahren	4 ml/pro Bein
Schulkinder von	7—10 Jahren	6— 7 ml/pro Bein
Schulkinder von	11—14 Jahren	8—10 ml/pro Bein

Farbstofflösung: Patentblau V 2,5%.

Position. Rückenlage, Beckenhochlagerung.

Fixierung. Bei jungen Kindern müssen Beine und Becken während der Injektion des Kontrastmittels absolut fixiert bleiben (Fixiergurt).

Strahlenschutz. Nur bei Knaben Gonadenschutz möglich.

Untersuchungsgang

Auf der Station erfolgt Desinfektion des Interdigitalgebietes beider Fußrücken. 0,25 ml einer Mischung von gleichen Teilen Farbstofflösung und 1%igem Xylocain werden intradermal in die 1. und 4. Interdigitalfalte jedes Fußes injiziert, anschließend Massage des Fußrückens und passive Fußbewegungen.

$^1/_4$—$^1/_2$ Std später färben sich die kleinen Lymphgefäße an, das Kind kommt jetzt in die Röntgenabteilung. Becken, Beine und Füße werden in Trendelenburgscher Lage fixiert. Unter Lokalanaesthesie wird nun eine Längsincision im Medialbereich beider Fußrücken vorgenommen und ein Blaulösung enthaltendes Lymphgefäß freigelegt. Mit feinen Pinzetten wird das Gefäß von anhaftendem Fettgewebe befreit. Mit Hilfe einiger Massagestriche und kurzer Kompression, z.B. mit Blutdruckmanschette, oberhalb der Injektionsstelle wird das Lymphgefäß erweitert, die Punktion dadurch erleichtert. Nach Punktion des Gefäßes werden die Kanülen mit einem Zwirnsfaden fixiert (Perlon- und Seidenfäden sind ungeeignet) und über den Katheter an das Druckinjektionsgerät angeschlossen.

Injektionsgeschwindigkeit. Ca. 0,1 ml/min.

Nach Injektion von 1—2 ml werden die gelungene Injektion und der Abtransport des Kontrastmittels kontrolliert (Durchleuchtung oder Röntgenaufnahme).

Injektionsdauer insgesamt $1^1/_2$—2 Std. Ist das Kontrastmittel eingelaufen und sind die retroperitonealen Lymphknoten erreicht, so werden die Kanülen entfernt, die Hautschnitte durch plastische Nähte verschlossen und mit einem Schnellverband versehen. Anschließend:

1. Aufnahmen-Serie zur Erfassung der „Füllungsphase":

Thoraxübersichtsaufnahme im Liegen (Füllung des Ductus thoracicus),
Abdomenübersicht einschließlich Becken,
beide untere Extremitäten sagittal.

Je nach Befund Zusatzaufnahmen schräg bzw. seitlich.

2. Aufnahmenserie 24 Std nach der Kontrastfüllung zur Erfassung der „Speicherphase": Wiederholung derselben Bildserie; inzwischen haben sich die Lymphgefäße geleert, das Kontrastmittel ist in den Lymphknoten gespeichert.

Das Kontrastmittel verbleibt 4—9 Monate in den Lymphknoten.

Bemerkung. Gelingt die Füllung nur eines Beines, so können noch ausreichend beurteilbare Bilder gewonnen werden.

Komplikationen. Unbeabsichtigte intravenöse Injektion. Sie läßt sich durch einwandfreie Differenzierung der blau angefärbten Lymphgefäße von den Venen vermeiden, Benützung einer Adaptationsbrille erleichtert das in Zweifelsfällen.

Lipoid-Pneumonie. Sie tritt 24 Std p.i. auf, entsteht bei Injektion zu hoher Kontrastmittelmengen und verschwindet nach 2 Wochen.

Blauverfärbung des ganzen Patienten. Sie entsteht bei Anwendung zu großer Farbstoffmengen und verschwindet nach 1—2 Tagen.

Verzögerte Wundheilung.

F. Untersuchung des Pankreas

Erkrankungen der Bauchspeicheldrüse sind im Kindesalter selten. Es werden Mißbildungen wie das Pankreas anulare, echte Cysten und vor allem posttraumatische Pseudocysten, sehr selten Reticulumzellsarkome und Carcinome beobachtet.
Die nach Mumps und anderen Viruserkrankungen auftretenden Pankreatitiden und die cystische Pankreasfibrose (Mucoviscidose) stellen keine Indikation zur Röntgenuntersuchung der Bauchspeicheldrüse dar.

Indirekte Untersuchungen

Abdomenübersichtsaufnahmen. Die *Aufnahme im Liegen* gibt bei Vergrößerung des Organes entsprechend dem Vorgehen bei Bauchtumoren Aufschluß über Ausdehnung und Lage und auch über Konkremente. *In aufrechter Position* verursacht ein Pancreas anulare das Bild der Duodenalstenose oder -atresie (s. S. 142).
Bei Neugeborenen kann eine Mucoviscidose als Mekonium-Ileus auftreten.

Kontrastfüllung von Magen und Duodenum

Die vergrößerte Bauchspeicheldrüse verdrängt den Magen nach vorne und rechts (seltener nach links und oben) und verursacht Pelotteneffekte im Antrumbereich und Funktionsstörungen am Duodenum und Jejunum. Im typischen Falle ist die C-Schlinge des Duodenum vergrößert.

Untersuchungsgang

Unter Durchleuchtungskontrolle nach mäßiger Füllung des Magens:

Aufnahmen in aufrechter Position sagittal und frontal; im frontalen Strahlengang ist besonders eine Ventralverlagerung des Magens zu beachten.
Nach Kontrastmitteldarstellung des Pylorus und des ganzen Duodenum erfolgen

Zwei Übersichtsaufnahmen im Stehen und Liegen, dorso-ventral, leichte Drehung in den ersten schrägen Durchmesser.
Dabei wird das Duodenum plattenparallel dargestellt und die Vergrößerung des „duodenalen C" projektionsgerecht abgebildet. Tonus- und Bewegungsstörungen im Duodenum und Jejunum müssen registriert werden.
Ergänzend können bei Vergrößerung des Organes *Aufnahmen in Rückenlage und in rechter Seitenlage* bei horizontalem Strahlengang von Nutzen sein (Anacker und Schmid).

Intravenöses Urogramm. Bei unklaren Bauchtumoren ist dies die erste Untersuchungsmethode. Sie ist bei Pankreasvergrößerungen meist ohne pathologisches Ergebnis. Gelegentlich können eine Lateralverlagerung des linken Ureters und eine Kompression des linken Nierenbeckens erkennbar sein.

Die *Cholangiocystographie* ist in ihrem Wert beschränkt. Deformierungen und Stenosen des Choledochus können auf eine Pankreaserkrankung hinweisen. Bei Erkrankung der Gallenwege ist eine Pankreasbeteiligung häufig.
Pneumographische und Schichtverfahren. Die einfache Luftaufblähung des Magens, Pneumoperitoneum und Pneumoretroperitoneum, ferner Pneumotomographie und Pneumostratigraphie werden noch heute bei bestimmten Indikationen in der Erwachsenen-Diagnostik angewandt, haben aber in die Pädiatrie nie Eingang gefunden, nicht zuletzt wegen der relativ hohen Strahlenbelastung, der unangenehmen Begleitsymptome und der Seltenheit der Indikation. Sie werden zunehmend von den angiographischen und isotopenmedizinischen Verfahren verdrängt.

Die Splenoportographie (s. S. 185), ist in diesem Zusammenhang bei Kindern nur selten indiziert.

Direkte Untersuchungen

Die Arteriographie der A. coeliaca und A. mesenterica. Die Methode ist eine Ergänzung der Magen-Duodenum-Kontrastfüllung und ein wichtiger Bestandteil der präoperativen Diagnostik bei Cysten und Tumoren, zur Abgrenzung von Entzündungen.
Es müssen selektiv und simultan die Aa. coeliaca und mesenterica sup. mit einem Ledin-Ödman-Katheter angiographisch dargestellt werden.

Direkte Pankreatographie (Wirsungographie). Während einer Laparotomie wird nach Duodenotomie der Ductus pancreaticus von der Papille her gefüllt. Bei unklaren Hypoglykämien und Pankreasfibrosen kann diese Methode von Nutzen sein.

Pankreasszintigraphie. Isotopenmedizinische Verfahren sind in jüngster Zeit erprobt worden, befinden sich jedoch noch im Versuchsstadium. Ermutigende Ergebnisse wurden in der Diagnostik von Cysten und Tumoren mit ^{75}So-Methionin erzielt; es wird allerdings auch von der Leber, später auch von der Milz gespeichert, so daß die Abgrenzung des Pankreas schwierig sein kann.

V. Die Röntgenuntersuchung des Urogenitaltraktes

Allgemeines

In der Kinderurologie arbeiten Pädiater, Urologen, Röntgenologen und Kinderchirurgen eng zusammen. Die Erfahrungen der allgemeinen Urologie lassen sich nicht ohne weiteres auf das Kindesalter übertragen, die biologischen Gesetzmäßigkeiten und die Krankheitsbilder sind völlig unterschiedlich.

Es dominieren die *Mißbildungen* des Urogenitaltraktes, welche 30—40% aller Mißbildungen überhaupt ausmachen, und die unspezifischen Infektionen. Wegen der relativen Symptomenarmut werden beide Krankheitsgruppen oft erst spät und nach Eintreten irreversibler Organveränderungen erkannt.

Auch die in jedem Alter nicht ganz seltenen *Steinerkrankungen* verlaufen oft atypisch. Echte Koliken sind vor dem Schulalter eher die Ausnahme. So gewinnen objektive Untersuchungsmethoden wie die Röntgendiagnostik erhöhte Bedeutung.

Schon bei *Neugeborenen und Säuglingen* lassen sich zahlreiche Mißbildungen der ableitenden Harnwege röntgenologisch diagnostizieren, insbesondere wenn sie durch Abflußstörungen zur Harnwegsinfektion oder zur tumorartigen Auftreibung des Abdomen führen.

Im *Kleinkindesalter* überwiegen die entzündlichen Erkrankungen der ableitenden Harnwege bei weitem. Der Ausschluß organischer Ursachen einschließlich des vesico-ureteralen Refluxes ist auch hier die wichtigste Aufgabe des Radiologen. So manche später entdeckte pyelonephritische Schrumpfniere hat ihren Ursprung in einer nicht erkannten oder nicht ausreichend behandelten chronisch-rezidivierenden Harnwegsinfektion des frühen Kindesalters. — Die Enuresis bedarf nach dem dritten Lebensjahr in bestimmten Fällen der röntgenologischen Untersuchung. — Die Wilms-Tumoren sind neben den Neuroblastomen die häufigsten malignen Geschwülste im Kindesalter.

Beim *Schulkind* finden wir außer den genannten Erkrankungen keine typischen Krankheitsbilder. Die Indikationen sowie Art und Durchführung röntgenologischer und urologischer Untersuchungen nähern sich den Verhältnissen beim Erwachsenen.

Bei der Durchführung der Untersuchung soll man sich immer an eine bestimmte Reihenfolge halten. Am Anfang stehen grundsätzlich die einfachsten Verfahren: Abdomenübersichtsaufnahme und intravenöse Urographie. Eingreifendere, insbesonders instrumentelle Methoden sind nur in relativ seltenen Fällen indiziert.

A. Oberer Harntrakt (Nieren und Ureter)

1. Intravenöse Urographie (Ausscheidungsurographie)

Jeder urologischen Kontrastmitteluntersuchung muß eine Abdomenübersichtsaufnahme (sogenannte „Leeraufnahme") vorausgehen. Sie orientiert über Gas- und Stuhlgehalt des Darmes, schattengebende Konkremente und die Lage und Größe der Nieren.

Bei Säuglingen und Kleinkindern lassen sich die Nierenkonturen wegen der gering ausgebildeten perirenalen Fettkapsel oft ungenügend abgrenzen.

Ältere Klein- und alle Schulkinder werden von der Untersuchung zurückgestellt, wenn der Darm schlecht gereinigt und sein Gasgehalt zu groß ist.

Das intravenöse Urogramm erlaubt die Beurteilung der Anatomie des Harntraktes und der Ausscheidungsfunktion der Nieren. Diese Untersuchung ersetzt jedoch nicht die glomerulären und tubulären Funktionsprüfungen.

Die ,,werdende Funktion" der Niere beim Neugeborenen und der physiologisch höhere Wassergehalt des Säuglings ergeben eine verminderte Kontrastmittelkonzentration und damit von vornherein schlechtere Chancen für eine gute Darstellung.

Indikationen. Jede Harnwegsinfektion (Pyurie), die trotz gezielter und konsequenter antibiotischer Behandlung therapieresistent bleibt oder rezidiviert, bei Knaben nach dem ersten, bei Mädchen nach dem zweiten Rezidiv (spätestens).
Bauchschmerzen unklarer Genese bei pathologischem Urinbefund,
ungeklärte Fieberschübe,
Hämaturie und andere auf Konkremente verdächtige Symptome, sowie Hämaturie nach Kontusionen des Abdomen und der Nierengegend,
Tumoren im Abdomen, zur Art-Diagnose und zur Lokalisation, s. dazu S. 251,
Hypertonie (s. auch Frühurogramm, Nierenangiographie),
Mißbildungen des äußeren Genitale, der Blasen- und Analregion, Bauchmuskeldefekte,
Mißbildungs-Syndrome mit bekannter oder fraglicher Nierenbeteiligung (Ohrmißbildungen!),
Minderwuchs mit Verdacht auf renale Ursache, mangelndes Gedeihen, Dystrophie,
Miktionsstörungen aller Altersstufen und jeder Genese,
Enuresis nocturna *et* diurna bei Kindern über 3—4 Jahren.
Bei Enuresis nocturna, wenn pathologischer Urinbefund oder ein Restharn besteht; in den übrigen Fällen nach individueller Prüfung und Ausschluß von Debilität und psychischen Faktoren. Die Untersuchung ist nicht indiziert, wenn die Kinder bereits trocken waren.

Kontraindikationen. Akute Glomerulosnephritis, akute Leberschädigung.

Bei Niereninsuffizienz (Hypo- und Isosthenurie, Rest-N über 50 mg-%) zeigt das intravenöse Urogramm keine befriedigenden Ergebnisse. In diesen Fällen ist eine Infusionsurographie erfolgreicher (s. S. 204).

Vorbereitung:

Säuglinge. Untersuchung ca. 4—5 Std nach der letzten Mahlzeit, gegebenenfalls auch Sedierung. Keine besondere Flüssigkeitsbeschränkung, kein Abführen, kein Reinigungseinlauf.
Wenn man die Kinder nach der letzten Mahlzeit auf die rechte Seite legt, wird der Luftübertritt aus dem Magen in den Darm erschwert, verschluckte Luft kann durch Aufstoßen entweichen. Die Fütterung kleiner Flüssigkeitsmengen kann den Luftgehalt des Darmes weiter vermindern. Man kann auch durch kontinuierliches Absaugen von Luft durch eine Magensonde oder Schräghochlagerung von 35° dem in dieser Altersstufe physiologischen Meteorismus entgegenwirken. Alle bisher propagierten gasabsorbierenden Medikamente haben keine zuverlässige Wirkung gezeigt.

Durch das Hungern werden die Kinder leicht unruhig, mit dem Schreien gelangt neue Luft in den Darmtrakt, daher keine unnötigen Wartezeiten!

Klein- und Schulkinder. Letzte Mahlzeit am Abend vor der Untersuchung, schlackenarme Kost. Reinigungseinlauf oder Kontaktlaxans (z.B. Dulcolax $^1/_2$—1 Supp.). Am Untersuchungstage nüchtern lassen und nochmals abführen. Aufstehen und Herumlaufen vermindern den Gasgehalt des Darmes.

Kontrastmittel. Trijodierte wäßrige Kontrastmittel in 60—76%iger Lösung, z.B. Urografin, das weniger viscöse Urovison, Conray u. a.

Prüfung der Kontrastmittelverträglichkeit. Bei Allergien in der Anamnese ist es zweckmäßig, Decortin o.ä. vorzuspritzen oder dem Kontrastmittel zuzusetzen. Eine Jod-Allergie ist von untergeordneter Bedeutung, entscheidend ist die Verträglichkeit des Kontrastmittelmoleküls! Der Wert aller Vorproben ist fraglich, ihre Unterlassung kein Kunstfehler. Unverträglichkeitsreaktionen sind im Kindesalter relativ selten.

Auf jeden Fall sollte man die ,,biologische Vorprobe" vornehmen: 0,5—1,0 ml Kontrastmittel werden injiziert, der Rest der Gesamtmenge folgt, wenn nach 2—5min keine Reaktion erkennbar ist.

Es müssen aber Medikamente und Instrumentarium zur Bekämpfung einer Unverträglichkeitsreaktion zur Verfügung stehen: Kreislaufmittel (Effortil, Novadral), Calcium, Antihistaminica, Prednison, Kochsalz- und Traubenzuckerlösung zur intravenösen Infusion, intravenös applizierbare Narkotica zur Behandlung von Krämpfen, Sauerstoffbeatmungsgerät.

Dosierung. Bei guter Verträglichkeit der Kontrastmittel kann man großzügig dosieren. Im Durchschnitt genügen die auf Tabelle 12 angegebenen Mengen.

Tabelle 12. *Technische Daten zum i.v.-Urogramm*

	Dosierung	Aufnahmen p.i.	Bucky-Blende	Kompression
Neugeborene und Säuglinge	10—12 ml	5+ 10 min*	+	—
Kleinkinder	12—15 ml	5+ 15 min*	+	+ s. S. 198
Schulkinder	15—20 ml	5+ 15 min*	+	+ s. S. 198

* Weitere Aufnahmen nach Befund.

Bemerkungen. Neuerdings wird empfohlen, diese Kontrastmitteldosen zu verdoppeln. Verbesserte Ergebnisse machen in vielen Fällen zusätzliche Untersuchungen, wie retrograde Pyelographie usw., überflüssig.

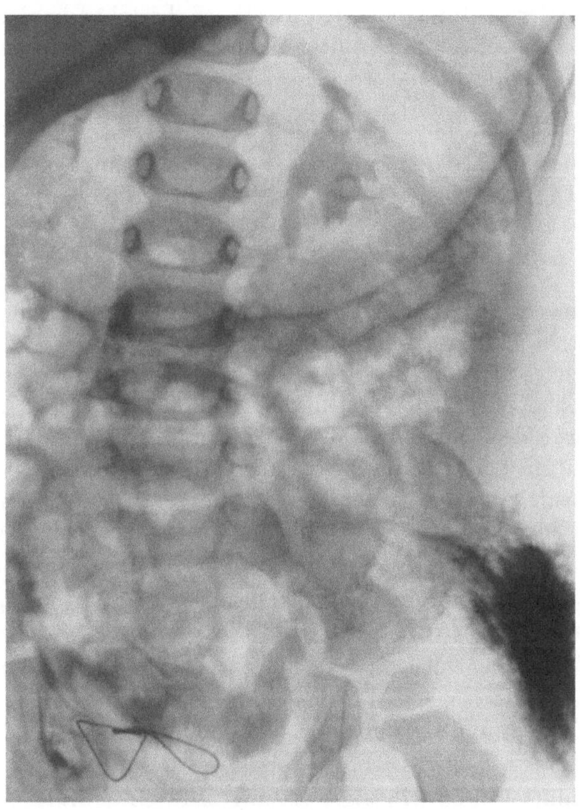

Abb. 235. Urographie. 30 min nach intramuskulärer Kontrastmittelinjektion. 2jähriges Mädchen. Kontrastmitteldepot links noch erkennbar. Dilatation des linken Ureters und Nierenhohlsystems bei Blasenekstrophie

Applikation

Das Kontrastmittel wird nach dem oben angegebenen Vorspritzen körperwarm in 1—2 min injiziert.

Intravenöse Injektion ist in allen Altersstufen anzustreben. Neugeborene und Säuglinge erhalten die Injektion in die Schädelvenen, Kleinkinder in die Arm-, Hand- oder Fußrückenvenen, ausnahmsweise in die oberflächlichen Halsvenen bei nach unten hängendem Kopf und schreiendem Kind. Keine Injektion in den Sinus sagittalis, keine Venae sectio! Ein Perfusionsbesteck erleichtert die Injektion bei unruhigen Kindern erheblich.

Subcutane oder *intraglutaeale* Injektion, wenn eine intravenöse Applikation unmöglich ist. In diesem Fall wird das Kontrastmittel (Dosis wie Tabelle 12) mit der gleichen Menge Aqua bidest. oder 0,9 % iger NaCl-Lösung verdünnt, oder man verwendet 30 % iges Kontrastmittel und verdoppelt das Volumen. Einstichstellen bei subcutaner Applikation sind die Streckseiten der Oberschenkel oder die Gegend über den Schulterblättern. Nach Vorspritzen von 0,5 ml Novocain wird in die beiden Injektionsstellen je eine halbe Ampulle Hyaluronidase und anschließend je die Hälfte des Kontrastmittels injiziert.

Röntgenaufnahmen 15, 30 und 45 min post injectionem (Abb. 235).

Position. Röntgenaufnahmen in Rückenlage, antero-posteriorer Strahlengang. Säuglinge und Kleinkinder behalten während der Kontrastmittelinjektion und zwischen den Aufnahmen möglichst die rechte Seitenlage bei.

Fixierung. Wenn nötig Kompressorium über Abdomen und Oberschenkel, Festhalten der nach oben geschlagenen Arme unddes Kopfes durch eine entsprechend geschützte Begleitperson.

Strahlenschutz. Gonadenschutz während der ganzen Untersuchung bei Knaben, bei Mädchen nur möglich, wenn die Aufnahmen ausschließlich die Nierenbecken zum Ziele haben (bei Kompression, bei zusätzlichen Schrägaufnahmen).
Bei mangelnder Ausscheidung oder pathologischem Befund nur *einer* Seite kann man die andere für weitere Aufnahmen abdecken. Bei allen die Nieren allein betreffenden Aufnahmen sollte immer der ganze Unterbauch geschützt werden.

Untersuchungsgang:

1. Aufnahme. Übersichtsaufnahme vor der Kontrastmittelinjektion („Leeraufnahme").

2. und 3. Aufnahme. Übersichtsaufnahme des ganzen Harntraktes nach Kontrastmittelinjektion ohne Kompression. Zeitintervall s. Tabelle 12.
Im Normalfall ist damit die Untersuchung beendet.
Zeigt sich bei Säuglingen und Kleinkindern starke Überlagerung mit luftgefüllten Darmschlingen, so gibt man nach dem ersten Füllungsbild kohlensäurehaltiges Mineralwasser mit einem Geschmackskorrigens oder Citronensprudel, die ohne schädliche Nebenwirkung vertragen werden. Bei trinkunlustigen Kindern kann man die Flüssigkeit per Sonde zuführen; andere (z. B. LASSRICH) lassen statt dessen die nächste Flaschenmahlzeit füttern, wobei ein großes Saugerloch das Schlucken reichlicher Luftmengen ermöglicht. Das Ziel ist eine reichliche Luft- und Flüssigkeitsfüllung des Magens. Dieser drängt die Darmschlingen nach caudal. Die Nierenbecken bilden sich dann überlagerungsfrei innerhalb der Magenblase ab (Abb. 236).

Feldgröße. Obere Grenze Zwerchfell, untere Grenze Symphyse.

Zentralstrahl. Mitte zwischen beiden Beckenkämmen.

Abstand: 1 m	Folie: universal
Raster: FF	Focus: groß

Bemerkung. Zur Verkürzung der Belichtungszeit (unruhige Säuglinge) oder bei meteoristischem Darm ist Erhöhung der kV auf 60—70 von Nutzen.

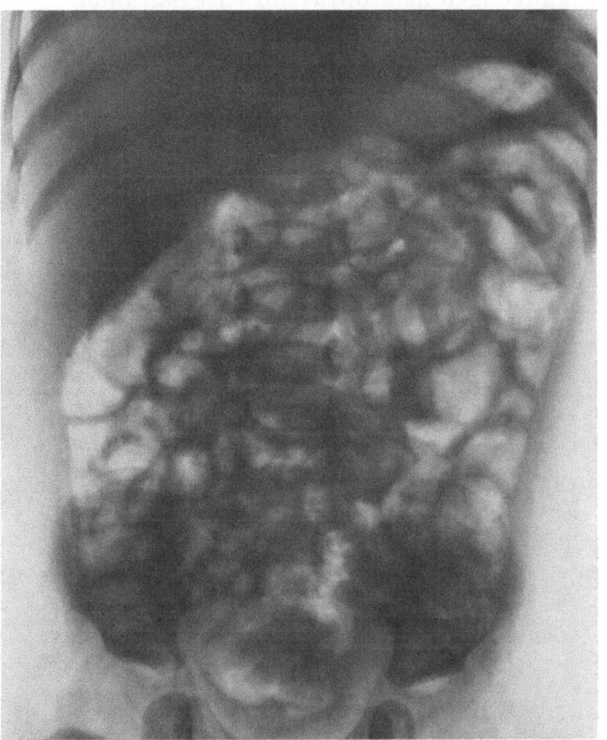

a

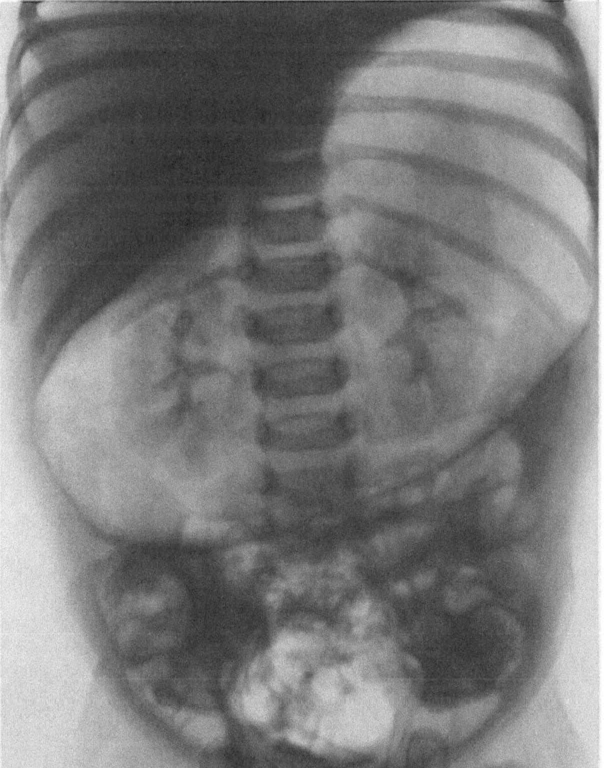

b

Abb. 236a u. b. Intravenöses Urogramm. Säugling, 4 Monate. a 5 min p.i., starke Überlagerung durch Luft im Darm. b 10 min p.i., nach Fütterung CO_2-haltigen Mineralwassers: Aufblähung des Magens und einwandfreie Darstellung der Niereneigenschatten und der Nierenhohlsysteme

Ergänzungen zum intravenösen Urogramm

Kompression

Zeigt die erste Aufnahme post injectionem eine ungenügende Darstellung der Nierenbeckenkelchsysteme, so wird eine Kompression angelegt (Mull-Kompressorien, Schaumstoffkissen, Gummiblasen etc.).

Die Kompression erfolgt schon *zu Beginn* der Untersuchung unmittelbar nach der Injektion: wenn eine Nierenverletzung zur Debatte steht (nur wenn es dem Patienten zuzumuten ist und keine Bauchdeckenspannung besteht) und bei gezielten Wiederholungsuntersuchungen, bei denen es auf eine gute Darstellung der Nierenbeckenkelchsysteme allein ankommt.

Keine Kompression bei Tumoren im Abdomen und bei Säuglingen!

Untersuchungsgang:

1. Aufnahme 15 min nach Anlegen der Kompression bzw. 15 min post injectionem.

Feldgröße. Auf die Nierengegend eingeblendet (Abb. 237).

Strahlenschutz. Unterbauch abdecken.

2. und weitere Aufnahmen. Im Abstand von etwa 15 min bis zum gewünschten diagnostischen Ergebnis. Die Darstellung kann durch zusätzliche Injektion von Kontrastmitteln u. U. verbessert werden.

„Ablaufaufnahme“. Zum Abschluß wird die Kompression entfernt und eine Übersichtsaufnahme des gesamten Harntraktes angefertigt.

Als Ersatz dieser unphysiologischen Kompression empfiehlt ROSSMANN die Beckenhochlagerung durch Anheben des Kindes bzw. des Tisches. Gerade bei Säuglingen und Kleinkindern sollen mit dieser Methode auch die unteren Nierenpole regelmäßig innerhalb der vergrößerten Magenblase dargestellt werden.

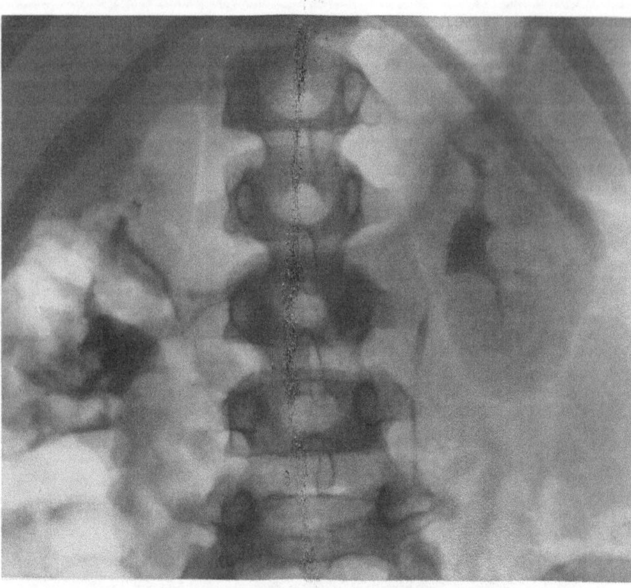

Abb. 237 a

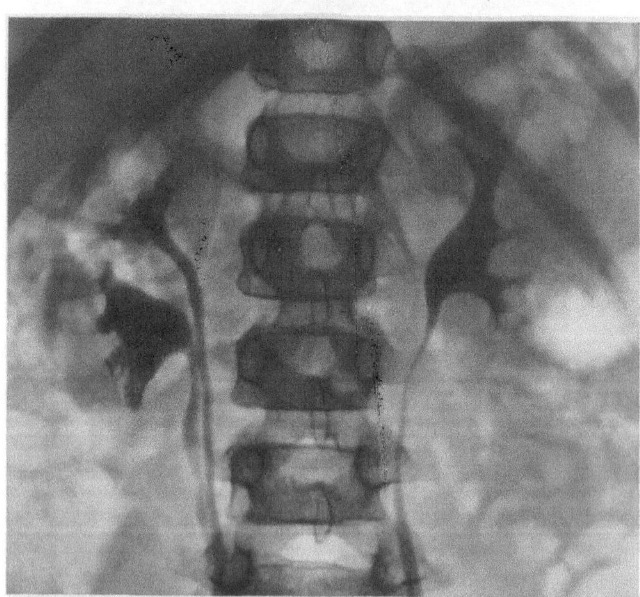

Abb. 237 b

Abb. 237 a u. b. Kompression. a 5 min p.i. Ungenügende Darstellung der Nierenbekkenkelchsysteme, Doppelanlage rechts. b 15 min nach Anlegen einer Kompression. Gute Darstellung sämtlicher Kelche und der Ureteren

Aufnahme in Schräglage

Zur plattenparallelen Darstellung des Ureterabganges bei Malrotation der Niere und bei Ureterabgangsstenosen.
Die betroffene Seite wird mit Schaumgummikissen leicht angehoben, liegt also filmfern (Abb. 238).

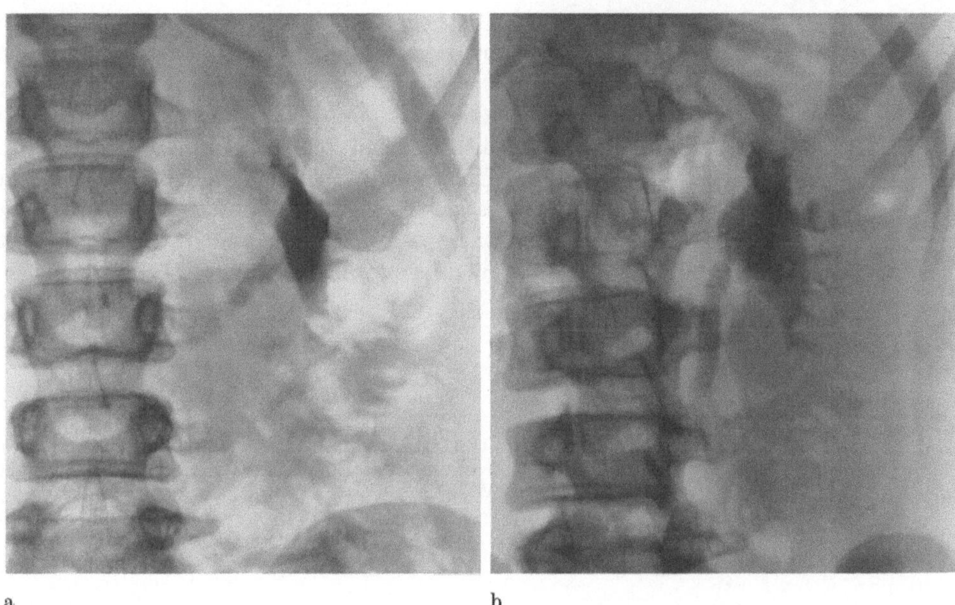

a b

Abb. 238a u. b. Aufnahme in Schräglage. a Bei Rückenlage stellt sich das Nierenhohlsystem links (Malrotation) in Aufsicht dar. b Nach Anheben der linken Seite kommen Nierenbecken und Kelche plattenparallel zur Darstellung

Aufnahme in Bauchlage

Wenn nach ventral gerichtete Kelche ungenügend gefüllt sind, können sie in Bauchlage besser dargestellt werden.

Aufnahme in Seitenlage, Dorsalneigung um 15—20° (nach Jungmann)

Bei störender Darmüberlagerung der Nierenbeckenkelchsysteme. Die filmnahe Niere projiziert sich an den vorderen Rand der Wirbelsäule, die filmferne dahinter. Ausscheidungsleistung, Lage und gröbere Veränderungen sind mit dieser Methode zu erfassen (Abb. 239).

Aufnahme in reiner Seitenlage

Bei Verlagerung der Nieren etc., kranke Seite filmnahe.

Aufnahme in aufrechter Position (sog. Stehurogramm)

Zur Beurteilung der Lageabhängigkeit von Ureterabgangsstenosen, unklaren Abflußstörungen aus dem Nierenbecken und bei allen Hydronephrosen als letzte Aufnahme; bei Verdacht auf Wanderniere (im Kindesalter selten). Keine Kompression (Abb. 240).

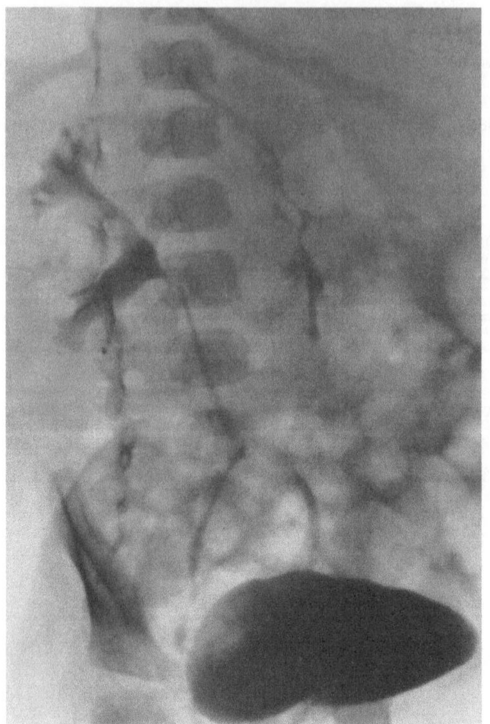

Spätaufnahme (prolongierte Urographie)

Bei stark verzögerter Kontrastmittelkonzentration meist hochgradig veränderter Nierenbeckenkelchsysteme (Hydronephrosen) und bei fehlender Darstellung einer oder beider Nieren („stumme Nieren").

Die *Indikation* läßt sich nach den ersten Aufnahmen post injectionem stellen. Die Zeitintervalle der weiteren Aufnahmen werden vergrößert (30 min, 60 min), Zahl und Zeitpunkt der Aufnahmen ergeben sich aus dem jeweiligen Befund. Die Untersuchung muß bis zu 6 Std, in Ausnahmefällen bis zu 24 Std post injectionem fortgeführt werden. Inzwischen braucht das Kind nicht völlig nüchtern zu bleiben (Abb. 241).

Abb. 239. Aufnahme in Seitenlage, Dorsalneigung um 15°, sin.-dex. Linke Niere plattennahe und ventral der Wirbelsäule

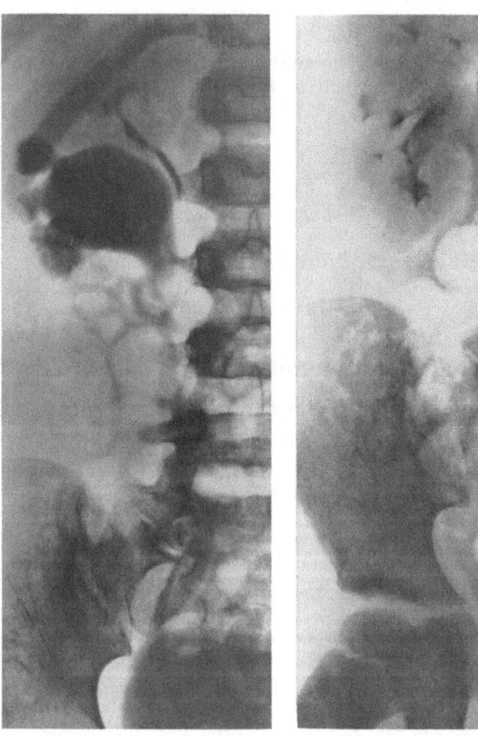

a b

Abb. 240a u. b. Stehurogramm. a 20 min p.i. im Liegen, starke Erweiterung des unteren Anteils einer Doppelanlage rechts, Abflußbehinderung? b 60 min p.i. im Stehen, normaler Harnabfluß

Nachspritzen von Kontrastmittel

Bei schlechter Konzentration kann die nachträgliche Erhöhung der Kontrastmitteldosierung den Erfolg eines einfachen i. v.-Urogramms, einer Kompressionsaufnahme, eines Späturogramms und einer Zonographie wesentlich verbessern.

Dosierung. Bei Säuglingen bis zu 4 ml pro kg Gesamtdosis, bei älteren Kindern die gleiche Menge wie bei der ersten Injektion. Die zweite Injektion sollte nicht früher als 15 min nach der ersten erfolgen.

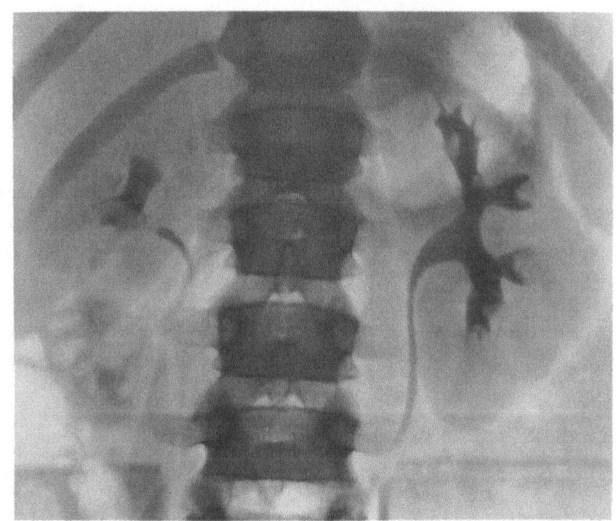

a

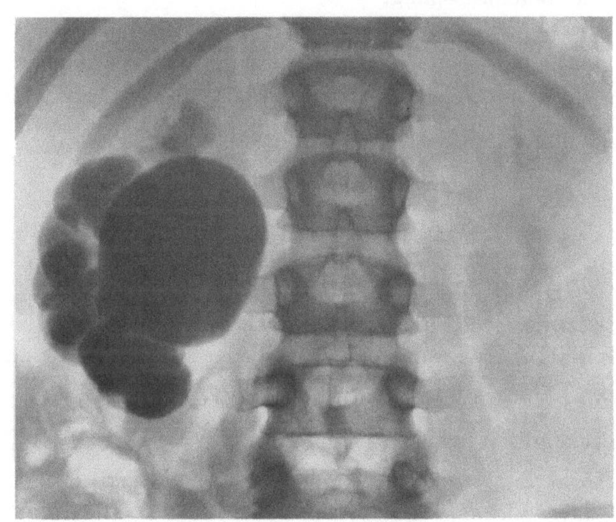

b

Abb. 241 a u. b. Spätaufnahme. a 5 min p.i.: rechts stellt sich trotz Kompression nur der obere Anteil einer Doppelanlage dar. b 4 Std p.i.: Darstellung einer extremen Hydronephrose rechts

Pyeloskopie und gezielte Pyelographie

Indikationen. Untersuchung der Funktion von Nierenbecken und Harnleitern. Differentialdiagnose von funktionellen und organischen Veränderungen in verschiedenen Projektionen bei stärkerer Überlagerung. Darstellung einzelner Kelche, die bei den Übersichtsaufnahmen nicht genügend beurteilt werden konnten, und atypischer Gefäße bei Ureterabgangsstenosen. Nach Stellung der Indikation werden sofort eine Kompression angelegt, die Untersuchung unter Durchleuchtung in verschiedenen Strahlenrichtungen durchgeführt und wichtige Befunde durch Zielaufnahmen fixiert (Abb. 243).

Strahlenschutz. Wie bei Durchleuchtungen üblich, sofern nicht die Untersuchung dadurch behindert wird.

Spezielle Untersuchungsmethoden

2. Intravenöse Nephrographie (Frühurogramm)

Es handelt sich um die Parenchymphase des i. v.-Urogramms vor der Ausscheidung des Kontrastmittels in die ableitenden Harnwege. Dieser nephrographische Effekt vermag nicht selten die retrograde Nierenangiographie zu ersetzen und bietet den Vorteil, nicht nur das Parenchym, sondern auch die Hohlsysteme der Nieren zu erfassen.

Indikationen. Nierenverletzungen. Hypertonie unklarer Genese, seitendifferente Kontrastmittelausscheidung im intravenösen Urogramm; beides können Symptome einer einseitigen angeborenen Nierenarterienstenose sein.

Lageanomalien der Nieren.

Differentialdiagnose renaler und extrarenaler Tumoren.

Vorbereitung, Position und Fixierung. Wie beim intravenösen Urogramm.

Strahlenschutz. Abdeckung der Gonaden bei allen Kindern.

Untersuchungsgang:

Kontrastmitteldosis. Die übliche Dosis (s. Tabelle 12) kann um 50% erhöht werden; damit wird die Zeit bis zur Nephrographie verkürzt. Sie liegt nach eigenen Erfahrungen bei Säuglingen bei 1—$1^1/_2$ min, bei Kleinkindern bei $1^1/_2$—2 min, bei Schulkindern bei 2—3 min.

Injektionszeit. Ca. 30 sec, nicht länger als 60 sec.

1. Aufnahme. 1 min nach Injektionsbeginn.

2.—4. Aufnahme. Im Abstand von je einer halben Minute. Weitere Aufnahmen können dann in den Zeitintervallen des normalen i. v.-Urogramms angeschlossen werden. Sie ermöglichen die Beurteilung des ganzen Harntraktes. Außerdem kann dabei eine „Kontrastmittelumkehr" erfaßt werden. Bei Durchblutungsstörungen einer Niere (Nierenarterienstenose) erscheint die Kontrastmittelanreicherung in der Frühphase verzögert und bleibt dann in der Spätphase verlängert bestehen.

Technik. Wie bei Nr. 1.

Bemerkungen. Eine venöse Stauung oberhalb der Injektionsstelle verstärkt den nephrographischen Effekt (DETAR u. HARRIS; FRANK u. MERLITSCHEK): Nach Injektion der verdoppelten Kontrastmittelmenge wird die Stauung bei senkrecht gehaltener Extremität gelöst.

Aufnahmen nach 15, 45 und 75 sec und anschließend die übliche intravenöse Urographie.

Wash-out-Test (AMPLATZ u.a.). Über diese Technik wurden bisher nur Erfahrungen an Erwachsenen gesammelt. Sie soll die diagnostischen Ergebnisse bei der Klärung von renal bedingten Hypertonien verbessern.

Untersuchungsgang. Wenn nach einer intravenösen Nephrographie die 10 min-Aufnahme eines i. v.-Urogramms angefertigt ist, werden 40 g Harnstoff, gelöst in 500 ml Kochsalzlösung, innerhalb von etwa 15 min infundiert. Während dieser Zeit werden im Abstand von 3 min insgesamt 6 Aufnahmen exponiert. Exkretionsverzögerung und „Kontrastmittelumkehr" sowie andere Symptome der Durchblutungsstörung einer Niere werden hierbei deutlich sichtbar.

3. Schichtuntersuchung (Tomographie und Zonographie)

Indikationen. Zur überlagerungsfreien Darstellung der Nierenbeckenkelchsysteme, vor allem zur besseren Erkennbarkeit von Details. Wir verwenden nur noch die *Zonographie*.

Technische Einzelheiten und Vorteile dieses Verfahrens s. S. 132.

Vorbereitung, Position und Fixierung. Wie bei der intravenösen Urographie. Unruhige Kinder müssen medikamentös sediert werden. Bei ruhiger Atmung ist eine gute Zonographie möglich.

Strahlenschutz. Abdecken des Unterbauches wie bei Kompressionsaufnahmen. Enge Einblendung des Formates.

Untersuchungsgang

Die Entscheidung zur Zonographie wird nach der Abdomenübersichtsaufnahme oder nach der ersten Aufnahme post injectionem eines i. v.-Urogramms getroffen.

Anlegen einer Kompression, außer bei Säuglingen. Das Kontrastmittel wird von Anfang an höher dosiert (s. Bemerkungen zu Tabelle 12), oder es werden bei schwacher Kontrastmittelkonzentration nach Kompression 50—100% der normalen Anfangsdosis nachinjiziert. Der Abstand der beiden Injektionen sollte mindestens 15 min betragen.

1. Schichtaufnahme. Etwa 15 min nach der ersten bzw. zweiten Injektion.

Weitere Aufnahmen. Nach Bedarf in gleichem oder größerem Abstand.

Zur Darstellung des Parenchyms (Nephrographie) kann die erste Schichtaufnahme 1—3 min post injectionem angefertigt werden.

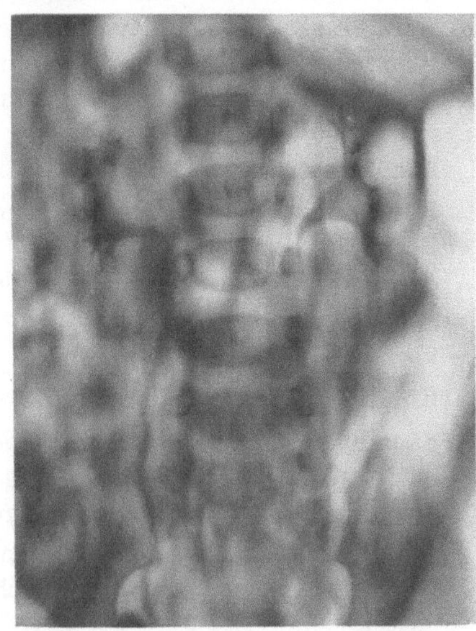

Abb. 242. Zonographie. Säugling, 3 Monate. 10 min p.i. Pendelwinkel 7°, Schichttiefe 4 cm

Ablaufaufnahme. Abschließende Übersichtsaufnahme mit oder ohne Schichtung nach Entfernen der Kompression, sofern nicht ein entsprechendes Bild von einem i. v.-Urogramm vorliegt.

Schichttiefe. Säuglinge 3—4—5 cm, Kleinkinder 4—5—6 cm, Schulkinder 5—6—7 cm.

Die erste Schichtaufnahme wird mit einer Simultan-Kassette durchgeführt, in die 3—4 Filme in den angegebenen Abständen eingelegt werden. Nach Ermittlung der günstigsten Schichttiefe genügen bei weiteren Aufnahmen Einzelschichten.

Pendelwinkel 5—10°; Motorstufe und Belichtungszeit s. Tabelle 4, S. 132.

Zentralstrahl und Feldgröße. Je nach Ausmaß des gewünschten Abschnittes. Bei der größeren Schichtdicke der Zonographie werden auch die Ureteren gut dargestellt (Abb. 242).

Abstand: je nach Schichtgerät*	Folie: Simultan-Kassette, bei Einzelschichten universal
Raster: FF	Focus: klein

Bemerkung. Die Zonographie ist auch in Kombination mit der Infusionsurographie und dem Pneumoretroperitoneum möglich.

* Multiplanigraph 1,15 m.

4. Infusions-Urographie

Durch die rasche Infusion und das vergrößerte Angebot eines niedrig konzentrierten Kontrastmittels werden die Nieren mit kontrasthaltigem Urin „überflutet", der gesamte Harntrakt durch vermehrte Ausscheidung vollständig gefüllt und kontrastreich abgebildet. In vielen Fällen werden so eine retrograde Pyelographie oder Nierenangiographie überflüssig. Die protrahierte Kontrastmittelinfusion verlängert die nephrographische Phase und erlaubt daher auch die Erfassung des Nierenparenchyms.
Die normale intravenöse Urographie sollte in der Regel vorausgegangen sein.

Indikationen. Alle Fälle mangelhafter Darstellung einer oder beider Seiten des Harntraktes: Harnabflußstörungen, Hydronephrosen, starke Überlagerungen mit Darmgas, Mißbildungen, wie Verschmelzungsnieren und Dystopien. Niereninsuffizienz mit Rest-N über 50 mg-%.
Bei Patienten, die nicht vorbereitet werden können und daher weder abgeführt noch durstig sind.
Zur Differenzierung zwischen cystischen Mißbildungen und Tumoren der Nieren.

Kontraindikationen. Oligurie, Anurie und die unter intravenöser Urographie angegebenen.
Bei Rest-N-Werten von 120—150 mg-% bzw. Kreatininwerten bis 10 mg-% sind bisher ausreichende diagnostische Ergebnisse ohne Schädigungen bei Erwachsenen erzielt worden (Bücheler, Nagel, Schimmerl).

Vorbereitung. Nicht erforderlich.

Kontrastmittel. Trijodiertes wasserlösliches Kontrastmittel 76%ig,

Säuglinge	3 ml/kg Körpergewicht
Kleinkinder	2,0 ml/kg Körpergewicht
Schulkinder	1,5 ml/kg Körpergewicht

Diese Dosis wird mit gleicher Menge 0,9%iger NaCl-, 5%iger Glucoselösung oder Aqua bidest. verdünnt. Neuerdings gibt es auch gebrauchsfertige Infusionsflaschen mit 30%igem Kontrastmittel.

Gesamtmenge:	Säuglinge im ersten Trimenon	20— 30 ml
	Säuglinge im zweiten Trimenon	30— 40 ml
	Säuglinge im zweiten Halbjahr	40— 50 ml
	Kleinkinder	50— 80 ml
	Schulkinder	80—160 ml

Vortestung s. S. 195.

Position, Fixierung und Strahlenschutz. Wie beim intravenösen Urogramm.

Untersuchungsgang
Die Gesamtmenge wird innerhalb von 6—10 min intravenös infundiert.

1. Aufnahme. Sofort nach Ende der Infusion.

2. Aufnahme. 15—20 min nach Beginn der Infusion.

Weitere Aufnahmen. Je nach Fragestellung im Abstand von 5—10 min. Der nephrographische Effekt hält etwa 10—20 min nach beendeter Infusion an (Abb. 243).

Technik. Wie beim intravenösen Urogramm.

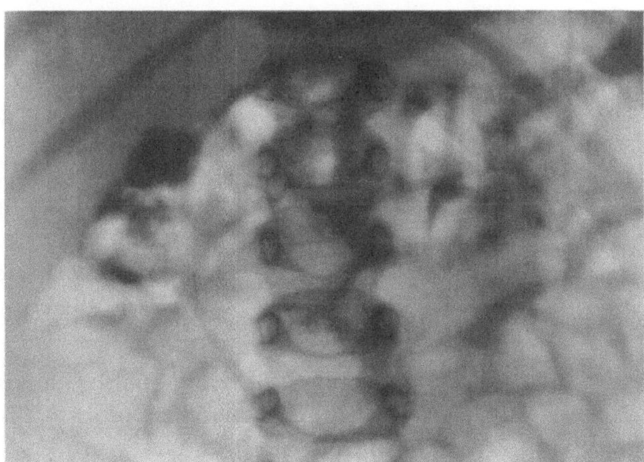

Abb. 243a

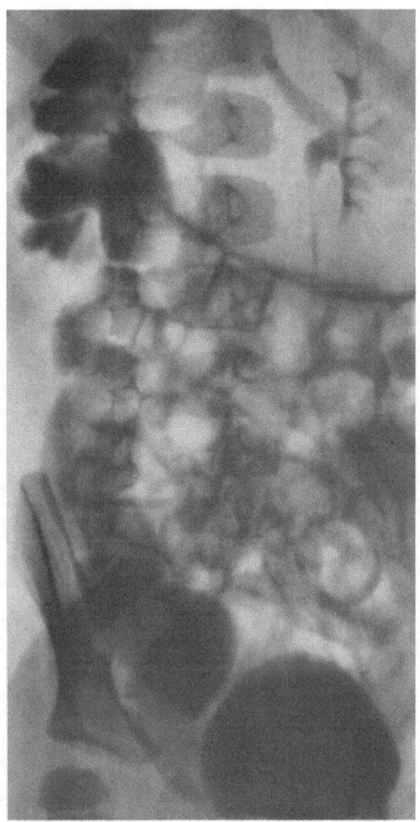

Abb. 243b

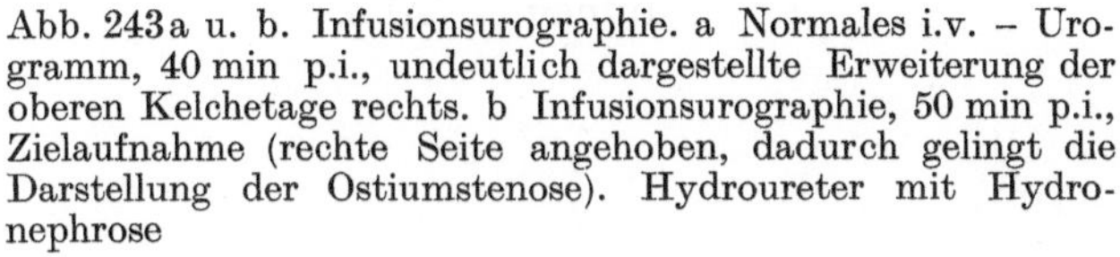

Abb. 243a u. b. Infusionsurographie. a Normales i.v. – Urogramm, 40 min p.i., undeutlich dargestellte Erweiterung der oberen Kelchetage rechts. b Infusionsurographie, 50 min p.i., Zielaufnahme (rechte Seite angehoben, dadurch gelingt die Darstellung der Ostiumstenose). Hydroureter mit Hydronephrose

Bemerkungen. Schichtuntersuchungen sind während der ganzen Infusionsurographie möglich (s. S. 203) und können die diagnostische Ausbeute noch erhöhen.

Bei Patienten mit Ödemen verbietet sich die Kochsalzlösung als Verdünnungsmittel, bei Diabetikern die Glucoselösung. In jedem Falle ist Aqua bidest. verwendbar.

Die starke Kontrastmittel-Füllung des Harntraktes reicht auch zur anschließenden *Cystographie* und *Miktions-Cystourethrographie* aus. Soll auch ein vesico-ureteraler Reflux dargestellt werden, so müssen die oberen Harnwege weitgehend von Kontrastmittel frei sein, was frühestens 1—2 Std nach der Injektion der Fall ist.

5. Ganzkörperkontrastdarstellung (nach Neuhauser)

Diese Methode beruht auf dem Prinzip, durch eine „Überschwemmung" der Bauchorgane mit Kontrastmittel gefäßarme Areale darzustellen. Sie kommt nur im Neugeborenen- und frühen Säuglingsalter in Frage, in dem eine Nierenangiographie noch nicht möglich ist.

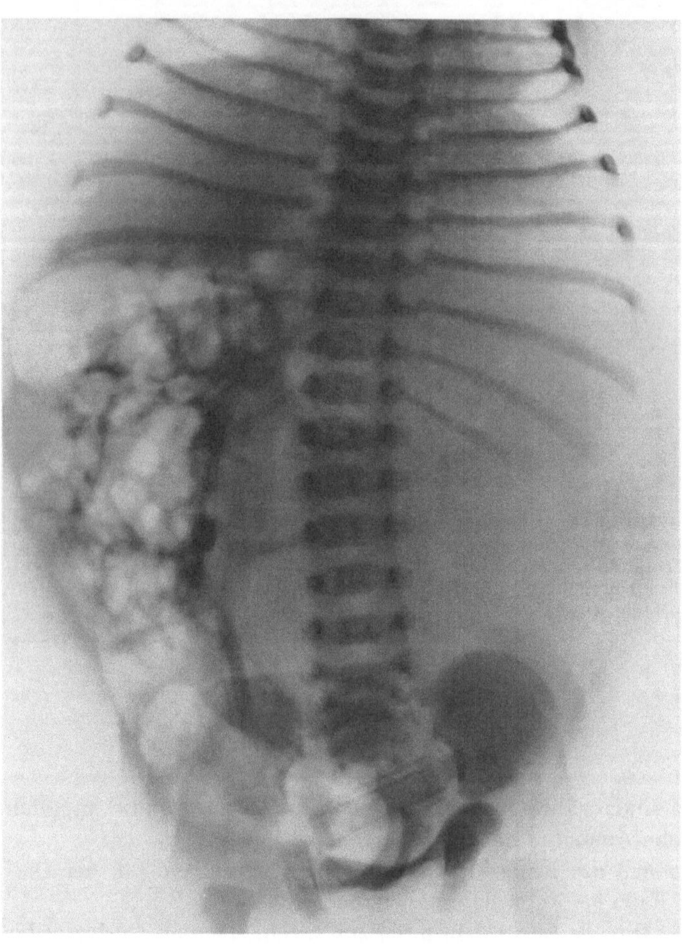

Indikationen. Intra- und retroperitoneale Tumoren und Cysten in der angegebenen Altersstufe, sofern eine nähere Klärung erforderlich ist.

Kontrastmittel. Erhöhte Dosis, bis zu maximal 4 ml pro kg Körpergewicht.

Untersuchungsgang. Die Hälfte der Kontrastmittelmenge wird injiziert, dann *Aufnahmen* wie beim intravenösen Urogramm. Injektion der restlichen Menge 30 min nach der ersten Gabe, anschließend erneute Übersichtsaufnahme (Abb. 244).

Abb. 244. Ganzkörperkontrastdarstellung, 20 min p.i.: riesiger gefäßarmer Tumor im Abdomen, der die Dünndarmschlingen weit nach rechts verdrängt hat. Rechte Niere mit Ureter dargestellt. Solitärcyste der linken Niere

6. Retrograde Pyelographie

Die retrograde Pyelographie besitzt im Kindesalter eine weit geringere Bedeutung als bei Erwachsenen. Die Harnwege können in den meisten Fällen durch die intravenöse Urographie oder auch durch vesico-ureteralen Reflux dargestellt werden. Bei der retrograden Füllung besteht die Gefahr des Überspritzens, der subcapsulären Kontrastmittelfüllung und der Perforation bei Kindern in erhöhtem Maße.

Indikationen. Ungenügende Klärung eines Nierenprozesses im intravenösen Urogramm, auch nach Kompression und anderen ergänzenden Methoden.

Darstellung von bestimmten Harnleiterabschnitten.

Kontraindikation oder Unmöglichkeit einer intravenösen Kontrastmittelgabe.

Vergeblicher Versuch einer Refluxpyelographie.

Kontraindikationen. Bei Urosepsis im akuten Stadium und, wenn das diagnostische Ergebnis keine therapeutischen Konsequenzen haben wird.

Vorbereitung. Wie zur Narkose. Antibiotischer Schutz bei allen Harnwegsinfektionen und Abflußstörungen.

Kontrastmittel. Wäßrige Kontrastmittel in 30% iger Lösung. Vortestung ist nicht erforderlich.

Position. Rückenlage, Beine angewinkelt (urologischer Untersuchungstisch), Arme nach oben geschlagen.

Fixierung. Entfällt bei Narkose.

Strahlenschutz. Abdeckung der Gonaden nur bei Knaben möglich. Kurze Durchleuchtungszeiten! Bildverstärker!

Untersuchungsgang

Die Untersuchung erfolgt prinzipiell in Narkose mit oder ohne Intubation. Sie wird entweder „blind" auf einem urologischen Untersuchungstisch mit Bucky-Blende (z.B. Griessmann-Tisch) oder in Kombination mit Durchleuchtung durchgeführt.

Nach Cystoskopie und Einführen des Ureteren-Katheters

1. Aufnahme zur Kontrolle der Katheterlage bzw. kurze orientierende Durchleuchtung. Liegt die Katheterspitze im Nierenbecken, so wird Kontrastmittel injiziert (Säuglinge und Kleinkinder bis 2 ml, Schulkinder 3 ml) anschließend

2. Aufnahme. Dann Zurückziehen des Ureterenkatheters um 5—10 cm, je nach Größe des Kindes, und Nachspritzen von 2—3 ml Kontrastmittel, anschließend

3. Aufnahme. Im Falle der Durchleuchtungsmöglichkeit sind die Aufnahmen 2 und 3 Zielaufnahmen (Abb. 245).

Nach Entwicklung der bisherigen Aufnahmen ergibt sich die Indikation zur Fortsetzung der Untersuchung mit Zusatzaufnahmen:

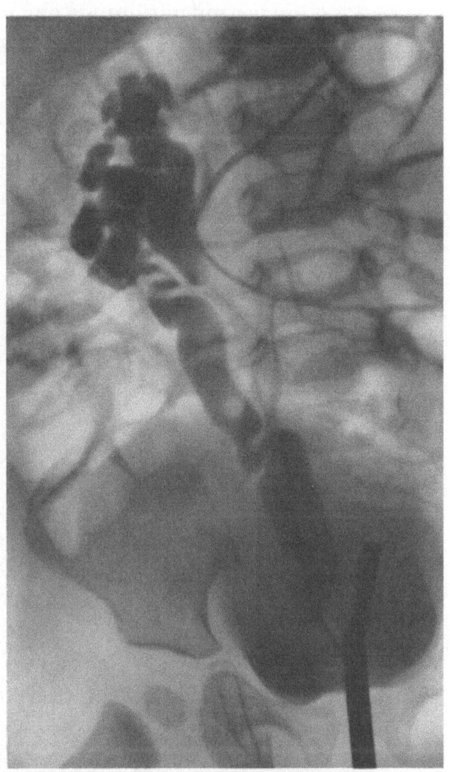

Abb. 245. Retrograde Pyelographie, 10 Monate alter Knabe. Zielaufnahme. Ureterostiumstenose rechts mit Hydroureter und Hydronephrose

4. Aufnahme in Rückenlage nach nochmaliger Injektion von 2—3 ml Kontrastmittel, Entleerung der Blase und Entfernung des Katheters. Bei pathologischer Erweiterung der Harnwege können wesentlich größere Kontrastmittelmengen erforderlich werden!

Bei Verdacht auf Kontrastmittelretention in den Nierenbecken oder Ureteren eventuell *weitere Aufnahme* 5 min später.

Schrägaufnahmen bei unklarem Befund, Abflußstörungen, Überlagerung des Ureterabganges infolge Hydroureter oder ausgebliebener bzw. ungenügender Drehung um die Vertikalachse. Die kranke Seite wird um etwa 20—30° angehoben und durch Schaumgummikeile unterpolstert, die gesunde liegt dann filmnahe (bei Zielaufnahmen filmfern).

Aufnahmen in Beckenhochlagerung (Trendelenburgsche Lage) bei hochgradigen Hydronephrosen. Hierdurch kann man einen Reflux des sich im distalen Ureterabschnitt ansammelnden Kontrastmittels in die Nierenbecken erzielen.

Technik. Aufnahmen auf dem Bucky-Tisch wie beim i.v.-Urogramm, Zielaufnahmen wie bei Durchleuchtung.

Bemerkungen. Der behandelnde Arzt muß entscheiden, ob die retrograde Pyelographie ein- oder beidseitig durchgeführt wird. In der Regel braucht nur einseitig untersucht zu werden, vor allem wenn das vorausgegangene Ausscheidungsurogramm normale Verhältnisse der Gegenseite ergab. Bei beidseitiger Füllung muß mit renaler Ausscheidungsstörung bis zur Anurie gerechnet werden.

7. Pneumopyelographie

Die retrograde Füllung der oberen Harnwege mit Kohlensäure, Sauerstoff oder Luft ist im Kindesalter möglich, wenn auch selten indiziert.

Indikationen. Nicht schattengebende Konkremente.

Kleine schattengebende Konkremente zur Lokalisation; sie ergeben nach intravenöser oder retrograder Kontrastmittelfüllung keinen Füllungsdefekt, da sie vom Kontrastmittel überdeckt werden.

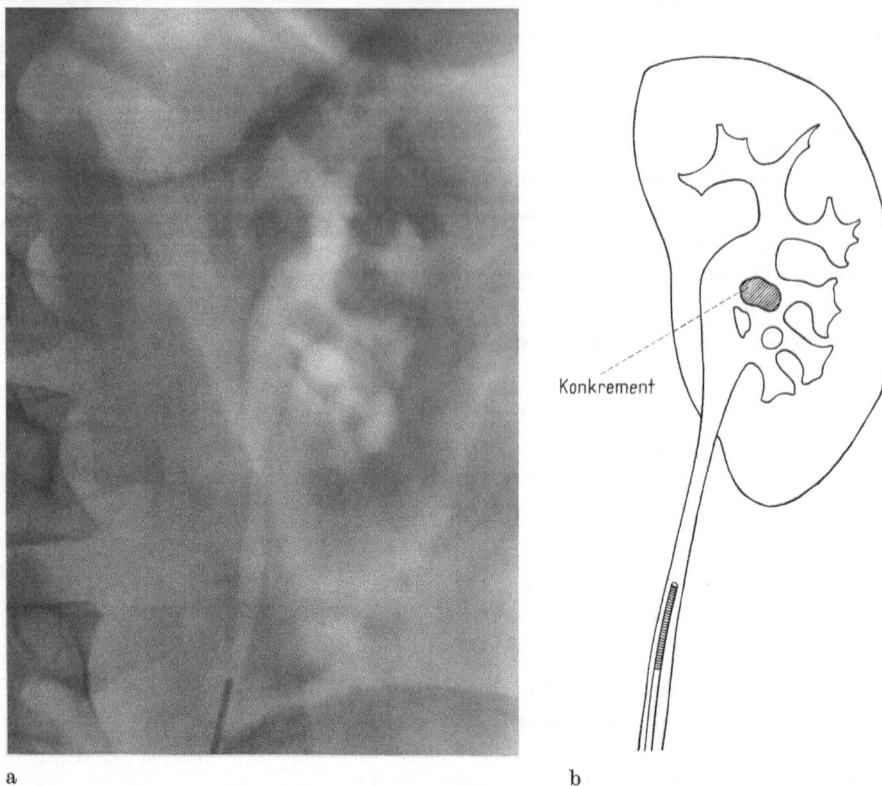

Abb. 246. Pneumopyelographie mit Darstellung eines apfelsinenkerngroßen Konkrementes im Nierenbecken

Vorbereitung, Position und Strahlenschutz. Wie zur retrograden Pyelographie.

Untersuchungsgang

Bei dem narkotisierten Kind wird ein Ureterenkatheter eingeführt. Bei Ureterenverschlüssen wird bis zum fühlbaren Stop vorgeschoben und etwas zurückgezogen, bei Nierenkonkrementen wird der Katheter bis ins Nierenbecken geführt.

1. Aufnahme zur Feststellung der Katheterlage vor Gaseinblasung oder kurze orientierende Durchleuchtung.

Anschließend Gasinsufflation mit einer Rekordspritze (Kleinkinder 4—6 ml, Schulkinder bis 8 ml). Dabei ist anfangs ein mäßiger Widerstand zu überwinden. Bei langsamer Einblasung wird die ausreichende Füllung des Nierenhohlsystems am Auftreten eines zweiten Widerstandes bemerkt; jetzt wird die Füllung beendet und sofort die

2. Aufnahme als Pneumopyelogramm exponiert (Abb. 246).

Technik. Aufnahmen auf dem Bucky-Tisch wie beim intravenösen Urogramm oder Zielaufnahmen unter Durchleuchtung.

Bemerkungen. Ist die Untersuchung mißlungen, so darf sie *einmal* wiederholt werden.

In der Regel soll der Gaspyelographie keine Kontrastfüllung angeschlossen werden, da Luftblasen Füllungsdefekte vortäuschen können. Andernfalls muß man die Luftreste durch ausgiebige Spülung mit 0,9% iger NaCl-Lösung entfernen.

8. Intraoperative retrograde Pyelographie

In besonderen Fällen treten die anatomischen Verhältnisse erst während der Operation einwandfrei zutage, z.B. bei funktionslosen Nieren mit ektopischen Ureteren, bei Doppelanlagen usw. In solchen Fällen ist die retrograde Kontrastmittelfüllung u.U. sogar nach Herausleiten des betreffenden Ureters intraoperativ möglich (Abb. 247).

Technik. Kassette unter dem Kind; chirurgischer Bildverstärker oder fahrbarer Vierventilapparat.

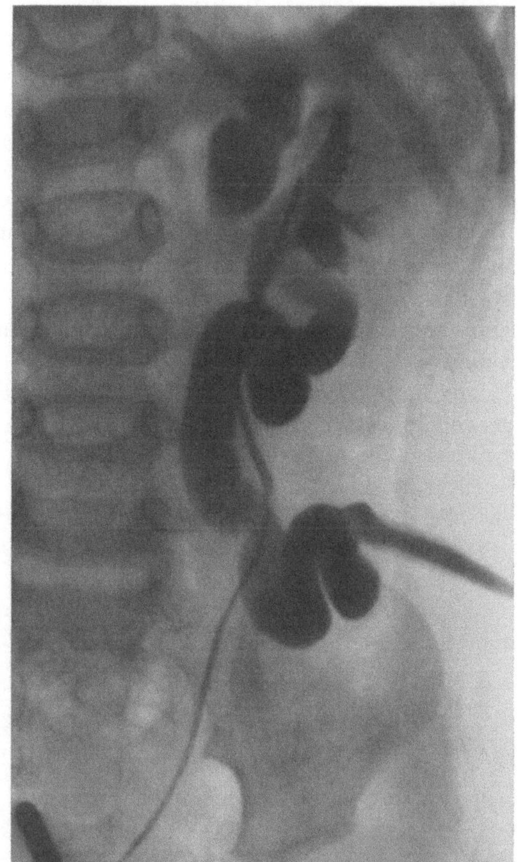

Abb. 247. Intraoperative retrograde Pyelographie. $1^1/_2$jähriges Mädchen. Doppelanlage links. Füllung der unteren Anlage durch retrograde Pyelographie mit Ureterenkatheter. Füllung der oberen Anlage durch Injektion in den operativ herausgeleiteten Ureter

9. Intraoperative Nephrographie

Die röntgenologische Darstellung einer während der Operation herausluxierten Niere ist nur bei Kindern möglich. Dies hat vor allem Bedeutung bei Konkrementen, wenn nach einer Pyelotomie die restlose Entfernung aller Steine kontrolliert werden soll.

Untersuchungsgang
Das Kind liegt in Narkose auf dem Operationstisch. Die Niere wird soweit wie möglich aus ihrem Lager mobilisiert und an zwei Mullstreifen oder Gummischläuchen, die um die Pole gelegt werden, gehalten. Ein lichtdicht und steril verpackter 9×12-Film wird hinter die Niere gehalten.

Aufnahme mit einem fahrbaren Vierventil-Apparat oder dem chirurgischen Bildverstärker (Abb. 248).

Abstand. Mindestens 50 cm. Überbelichtung und halbierte Entwicklungszeit sind aus diagnostischen Gründen günstig und auch zeitsparend.

Bemerkung. Wenn die Niere nicht überlagerungsfrei aufgenommen werden kann, macht man besser eine Aufnahme mit Kassette. Die Deutung dieser Bilder ist jedoch außerordentlich schwierig.

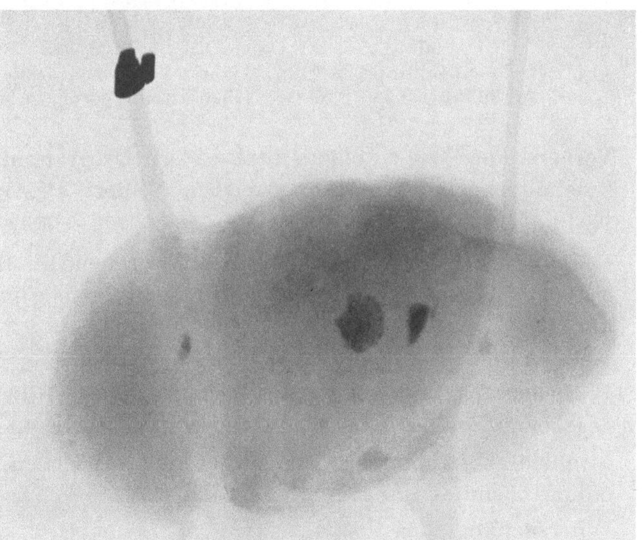

Abb. 248. Intraoperative Nephrographie. In der herausluxierten Niere sind noch zahlreiche Konkrementschatten sichtbar

10. Retroperitoneale Luftfüllung (Pneumoretroperitoneum)

Diese Methode ist schon vom Säuglingsalter an durchführbar. Sie beruht auf dem Prinzip, Nieren und Nebennieren durch Gasinsufflation mit einem negativen Kontrastmittel zu umgeben und dadurch sichtbar zu machen. Eine zusätzliche Verbesserung der diagnostischen Möglichkeiten ist die Kombination mit der intravenösen Urographie und der Schichtuntersuchung. — Die Einführung der Isotopennephrographie und der Nierenangiographie haben die Anwendung der retroperitonealen Luftfüllung eingeschränkt.

Indikationen. Tumoren der Nieren und Nebennieren, nur nach Ausschöpfung aller einfacheren Methoden.
Differenzierung von intra- und retroperitonealen Geschwülsten.
Unklare Pankreasaffektionen.
Hochgradige Hydronephrosen, die sich weder im intravenösen Urogramm noch in der retrograden Pyelographie darstellen lassen.
Unklare Fälle von Nierenmißbildungen und -dystopien.

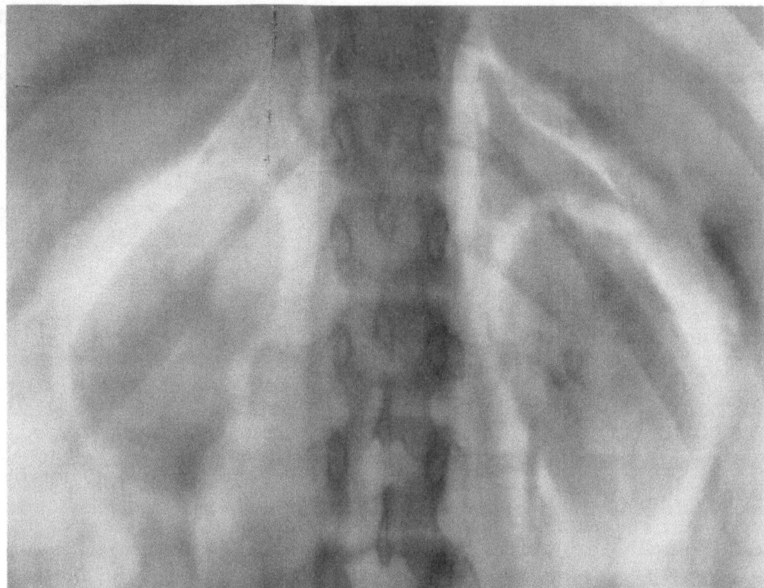

Abb. 249. Pneumoretroperitoneum, 11jähriges Mädchen, 800 ml Luft. Zonographie: Pendelwinkel 10°, Schichttiefe 6 cm, 75 mA, 98 kV, 0,37 sec. Nebennierenhyperplasie bds.

Vorbereitung. Wie zu einem intravenösen Urogramm. Säuglinge und Kleinkinder erhalten Narkose, ältere Kinder müssen ausreichend sediert, aber nicht schläfrig sein.

Position. Während der Gasfüllung nehmen *ältere Kinder* Knie-Ellenbogen-Lage ein.

Säuglinge und Kleinkinder werden entsprechend in Bauchlage auf Schaumgummikissen soweit erhöht gelegt, daß die Oberschenkel rechtwinkelig gebeugt sind und die Knie der Tischplatte aufliegen.
Während der Röntgenuntersuchung Rückenlage.

Fixierung. Entfällt bei Narkose; sonst müssen Hilfspersonen für die Erhaltung der oben angegebenen Position sorgen und gleichzeitig beruhigend wirken.

Strahlenschutz. Gonaden und Unterbauch abdecken. Während eines intravenösen Urogramms entsprechend den Angaben bei Nr. 1.

Untersuchungsgang
Der Eingriff wird auf der horizontal gestellten Platte des Durchleuchtungsgerätes oder auf einem Bucky-Tisch durchgeführt.

Nach Desinfektion der Rima ani und gegebenenfalls Lokalanaesthesie Punktion des Präsacralraumes in der Medianlinie zwischen Analöffnung und Steißbein, kurz vor der Steißbeinspitze. Lange Punktionskanüle mit Mandrin. Zur Kontrolle liegt der Zeigefinger der anderen Hand im Rectum. Die Spitze der Kanüle wird an der Innenfläche des Steiß- bzw. Kreuzbeines entlang geführt. Das derbe Lig. anococcygicum muß dabei durchstoßen werden. Zur Kontrolle der Kanülenlage wird aspiriert, dabei darf kein Blut, Gas oder Darminhalt kommen.
Zur Einblasung dient ein Pneumothoraxapparat oder eine Rotanda-Spritze.

Gesamtmenge (Luft, besser Sauerstoff oder Lachgas):

Säuglinge	200— 300 ml
Kleinkinder	500— 700 ml
Schulkinder	800—1000 ml

Geschwindigkeit. Ca. 100 ml pro Minute.

Während der Insufflation bleibt ein Finger zur Kontrolle im Rectum liegen. Beim Einströmen fühlt man an der Kanülenspitze, wie das Gas die Rectumschleimhaut etwas vorwölbt. Ziehende Bauchschmerzen während der Füllung sind normal und zumutbar.
Nach Beendigung der Füllung wird die Kanüle entfernt. Um eine gleichmäßige Gasverteilung im Retroperitonealraum zu erzielen, richtet man das Kind auf, läßt es eventuell kurz umhergehen oder von einer Schwester tragen. Anschließend

1. Aufnahme als Übersicht in Rückenlage — oder orientierende Durchleuchtung — zur Kontrolle der Füllung.
Hat das Gas noch nicht die gewünschte Position erreicht — z.B. die Nieren- und Nebennierenlager — oder ist es ungleichmäßig verteilt, muß das Kind entsprechend gelagert werden. Durch geduldiges Abwarten ist ein optimaler Füllungseffekt — manchmal nach Stunden — zu erzielen.
Ist die Füllung ausreichend, so kann das Kontrastmittel für ein intravenöses Urogramm injiziert werden.

2. Aufnahme und eventuell weitere wie bei i.v.-Urogramm mit Kompression (Abb. 249).
Die gleichzeitige *Schichtuntersuchung* (s. S. 203) erlaubt eine noch bessere Abbildung der Nierengegend und des Oberbauches.
Die Nebennieren lassen sich oft auch unter Durchleuchtungskontrolle mit Zielaufnahmen im Stehen und unter Kompression darstellen.
Als Komplikation kann ein Mediastinal- und Hautemphysem auftreten. Es ist ungefährlich und bildet sich rasch zurück.

11. Cavographie

Die Kontrastdarstellung der Vena cava inferior hat besonders zur Feststellung der Lokalisation und Ausdehnung retroperitonealer Geschwülste und Metastasen auch im Kindesalter Bedeutung erlangt (Tucker, Bennek).
Sie ergänzt die bisher bekannten Methoden in der Tumordiagnostik des Retroperitonealraumes.
Rechtsseitige Geschwülste führen wegen der Topographie der unteren Hohlvene früh zu Veränderungen an diesem Gefäß, während sich z.B. Wilms-Tumoren der linken Seite meist der Diagnostik mit dieser Methode entziehen, wenn nicht eine unmittelbare Infiltration über die Nierenvene stattgefunden hat. Cavogramme sind bei Neuroblastomen (rechts oder links) von diagnostischem Wert und ermöglichen eine Entscheidung über die Operabilität des Tumors.

Indikationen. Anomalien der unteren Hohlvene, Oesophagusvaricen ohne portale Hypertension.

Venöse Abflußstörung der unteren Extremitäten,
Retrocavaler Ureter (i.v.-Urogramm),
Tumoren des Retroperitonealraumes.

Vorbereitung. Wie zur Narkose.

Kontrastmittel. Alle zur Gefäßdiagnostik geeigneten Kontrastmittel.

Dosis: Säuglinge bis 15 ml
Kleinkinder 15—25 ml
Schulkinder 25—30 ml

Verträglichkeitsprüfung s. S. 195.

Position. Rückenlage.

Fixierung. Entfällt bei Narkose.

Strahlenschutz. Gonadenabdeckung nur bei Knaben möglich.

Untersuchungsgang

Die Untersuchung findet in Intubationsnarkose statt. Grundsätzlich gibt es die Punktionsmethode und die Kathetermethode.

Bei der *Punktionsmethode* wird eine V. saphena magna oder V. femoralis percutan distal des Leistenbandes punktiert und das Kontrastmittel durch die liegende Kanüle injiziert.
Sicherer ist die *Kathetermethode;* ein Herausgleiten der Kanüle während der Kontrastmittelinjektion kann hierbei vermieden werden. Bei jungen Kindern wird die V. saphena magna kurz vor ihrer Einmündung in die V. femoralis präpariert und der Polyvinylkatheter retrograd in die V. iliaca comm. vorgeschoben.
Bei großen Kindern ist auch die percutane Kathetermethode nach SELDINGER (Punktion einer Femoralvene) anwendbar.
Das Kontrastmittel wird mit kräftigem Druck in wenigen Sekunden in 2 Etappen injiziert.

1. Übersichtsaufnahme sagittal nach etwa der halben Dosis mit Abbildung des gesamten Cavaverlaufes bis zum rechten Vorhof bei fortlaufender Kontrastmittelgabe,

2. Aufnahme frontal während der Injektion des Restes bei Hyperventilationsapnoe.
15 min nach Injektionsbeginn sind die ableitenden Harnwege mit dem Kontrastmittel dargestellt, was für ein intravenöses Urogramm ausgenutzt werden kann.

Technik. Wie bei Abdomenübersichtsaufnahme Nr. 5 mit härterer Technik als sonst üblich.

12. Nierenangiographie

Die Darstellung der Nierengefäße ist die einzige exakte Methode zur Diagnostik der Gefäße und der Durchblutung des Nierenparenchyms. Den Vorteil gegenüber anderen Methoden bildet die Möglichkeit, innerhalb *einer* Untersuchung die arterielle Gefäßversorgung, das Nierenparenchym, die abführenden Venen und den Harntrakt in kontrastreichen Phasen zu beurteilen.
Die Untersuchung erfordert ein modernes Serienaufnahmegerät und wird bei Kindern in Narkose durchgeführt. Die Indikation soll eng und in Zusammenarbeit von Röntgenologen mit Pädiatern, Kinderchirurgen oder Urologen gestellt werden.
Die technisch einfachere und strahlenhygienisch günstigere Isotopennephrographie ist nach Möglichkeit voranzustellen.

Indikationen. Voraussetzung ist, daß mit den einfacheren Methoden keine diagnostische Klärung zu erzielen war und eine operative Therapie in Frage kommt.
Mißbildungen, vor allem Aplasie einer Niere, angeborene Lage- und Rotationsanomalien, Hufeisen- und Verschmelzungsnieren.
Hydronephrosen zur Feststellung der Funktion, der Parenchymdurchblutung und der Ätiologie.
Nierentrauma zur Darstellung nekrotischer Abschnitte.
Hypertonien unklarer Genese.
Tumoren des Bauchraumes, zur Differenzierung cystischer von soliden, maligner von benignen Geschwülsten.

Kontraindikationen. Reduzierter Allgemeinzustand, Kontrastmittelunverträglichkeit, Glomerulonephritis und Niereninsuffizienz.

Vorbereitung. Prüfung der Kontrastmittelverträglichkeit s. S. 195. Vorbereitungen entsprechend einer Allgemeinnarkose und eines intravenösen Urogramms.

Instrumentarium:

1 Polyäthylenkatheter mit Hahnkonnektor
1 roter Ödman-Ledin-Katheter
1 Doppelkanüle nach Hettler oder 1 Braunüle (nach Süli)
1 Seldinger-Mandrin (flexible Führungsspirale)
1 Lanzette
1 Pinzette
1 Hand-Arteriographiespritze (Druckspritze)

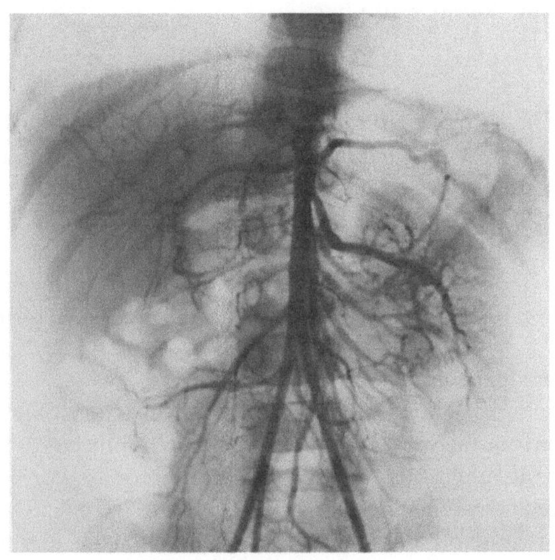

Abb. 250. Nierenangiographie, percutane retrograde Katheterisierung der Aorta. 2jähriges Mädchen. Arterielle Phase. Aplasie der rechten Niere

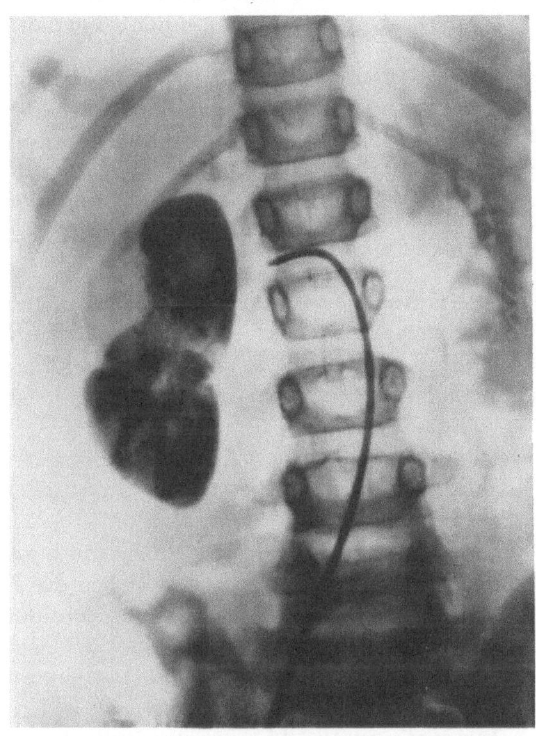

Abb. 251. Selektive Nierenangiographie, parenchymatöse Phase. 8jähriger Junge. Traumatische Nierenruptur rechts

Kontrastmittel. Urografin 60%ig für die Lokalisations- und Probeaufnahme und zur selektiven Füllung.

Urografin 76%ig für die eigentliche Untersuchung.

Dosierung:	Säuglinge und Kleinkinder	5—10 ml
	Schulkinder	10—15 ml

Position. Rückenlage.

Fixierung. Wegen der Narkose nicht erforderlich.

Strahlenschutz. Bleiabdeckung des ganzen Unterbauches.

Untersuchungsgang:

a) Nierenangiographie durch percutane retrograde Katheterisierung der Aorta. Incision der Haut über der A. femoralis bei gleichzeitiger seitlicher Verschiebung der Haut zur Vermeidung einer Gefäßläsion. Unter streng sterilen Kautelen Punktion der A. femoralis mit der Doppelkanüle nach Hettler.

Sie hat gegenüber der Seldinger-Nadel den Vorteil, daß nach Entfernung des Mandrin die gelungene Punktion an der Blutung aus der Innenkanüle zu erkennen ist.

Die stumpfe Außenkanüle wird dann etwas tiefer in das Gefäß vorgeschoben und die scharfe Innenkanüle entfernt. Anschließend Einführen der flexiblen Führungsspirale (Mandrin) und Entfernung der stumpfen Außenkanüle. Unter Durchleuchtungskontrolle wird nun über die Führungsspirale der Polyäthylenkatheter bis in Höhe des Intervertebralraumes L 1/2 vorgeschoben, der Führungsmandrin entfernt und der Katheter mit Kochsalz-Heparin-Lösung durchspült.

1. (Probe-)*Aufnahme* nach Injektion von 2—3 ml Kontrastmittel, Feststellung der Katheter lage. Die Katheterspitze muß dabei genau unterhalb des Abganges der Nierenarterien liegen.

2. Aufnahme und *weitere* als Serienaufnahmen von Beginn der zügig manuell durchgeführten Kontrastmittelinjektion an.
Frequenz. 2/sec, 3 Aufnahmen zur Erfassung der arteriellen Phase (Abb. 250).

Weitere Aufnahme 8 sec nach Injektionsbeginn, Parenchymphase.

Format. 18×24 oder 24×30 cm.

b) Selektive Nierenangiographie. Zur diagnostischen Klärung einseitiger Veränderungen kann die Nierenarterie auch gezielt sondiert werden. Der Polyäthylenkatheter wird durch den roten Ödman-Ledin-Katheter ersetzt und dieser direkt in die Nierenarterie eingeführt. Zur Kontrastdarstellung genügen 2 bis maximal 5 ml Urografin 60%ig (Abb. 251). Der Katheter darf das Gefäßlumen nicht völlig ausfüllen.
Die Blutung aus der Katheteröffnung zeigt, daß das Gefäßlumen größer als das Katheterkaliber ist. Der Katheter muß sofort nach Ablauf der Aufnahmeserien aus der Nierenarterie entfernt werden.
Einzelheiten der *Aufnahmetechnik* wie bei der aortalen Nierenangiographie.
Die Injektionsstelle wird nach Ziehen des Katheters mit einem Druckverband oder einem Sandsack auf dem Pflaster komprimiert, um ein Hämatom zu vermeiden. Die Kompression darf nur wenige Stunden belassen werden, da sonst Durchblutungsstörungen auftreten können.
Die Methoden sind relativ gefahrlos, Komplikationen treten selten auf.
War die vorausgegangene intravenöse Urographie nicht ausreichend, so läßt sich nach einem Intervall von 10—15 min eine Übersichtsaufnahme der ableitenden Harnwege anfertigen.
Bemerkung. Die früher übliche translumbale Aortenpunktion ist schwieriger und komplikationsreicher, sie wird daher immer weniger angewandt.

B. Unterer Harntrakt (Harnblase und Harnröhre)

13. Cystographie

Diese Methode gibt Aufschluß über Größe, Lage und Form, Kontur und Inhalt der Harnblase. Sie ist außerdem der Ausgangspunkt für eine Refluxpyelographie, die rückläufige Darstellung der ableitenden Harnwege bei insuffizienten Ureterostien.
Während der nachfolgenden Entleerung der Blase ist die Untersuchung der Urethra in physiologischer Weise — oder unter Druck — möglich (Miktions-Cystourethrographie bzw. Expressionsurethrographie).
Die Indikation zur Cystographie wird in der Regel auf Grund eines i. v.-Urogramms gestellt.

Indikationen:

a) Veränderungen an der Blase selbst:
Divertikel, Pseudodivertikel (bzw. Balkenblase), Megacystis,
Fremdkörper und nichtschattengebende Konkremente, Ureterocelen, Polypen, Tumoren,
Entleerungsstörungen der Harnwege aller Art einschließlich der „neurogenen Blase",
Enuresis in bestimmten Fällen (s. S. 115),
Rectourethralfisteln bei Anal- und Rectumatresien von Knaben,
Verlagerungen durch Tumoren etc. in der Umgebung.

b) Prüfung eines vesico-ureteralen Refluxes:
Bei Doppelanlagen, Hydro- und Megaureteren und vor allem bei therapieresistenten Harnwegsinfektionen, auch wenn das intravenöse Urogramm anscheinend normal ist!
Über Isotopen-Methoden s. S. 227ff.
In bestimmten Fällen kann ein ausgiebiger Reflux eine retrograde Pyelographie entbehrlich machen.
c) Kontrolle operativer Eingriffe an Ureterostien, Blase und Blasenhals.

Kontraindikationen. Keine.

Vorbereitung. Alle Kinder bleiben nüchtern, eine leichte Dehydratation vergrößert nach Kjellberg die Chance eines Refluxes. Bei Klein- und Schulkindern Reinigungseinlauf.

Sedierung. Säuglinge und — um psychische Hemmungen einer willkürlichen Blasenentleerung zu beseitigen — auch jüngere Klein- und sensible ältere Kinder erhalten 1—2 mg Verophen pro Kilogramm Körpergewicht, eventuell kombiniert mit Atosil in gleicher Dosierung oder Dehydrobenzperidol (s. S. 17).
Vor der Untersuchung wird die Blase spontan oder mit Katheter auf der Station entleert.

Katheterisierung. Mädchen mit Nélaton-Kathetern, Knaben mit Thiemann-Kathetern, Ch. 8—10. Zweckmäßig sind auch Frühgeborenen-Ernährungssonden, sie können während der Miktion liegenbleiben. Nach dem Einführen wird der Katheter außen auf der Haut mit Leukoplast befestigt.

Kontrastmittel. Wasserlöslich, 20—30%ig, körperwarm.

Vortestung ist nicht erforderlich; sie ist bereits durch das vorausgegangene intravenöse Urogramm erfolgt.

Dosierung bei normaler Blasenkapazität:

Neugeborene	20— 30 ml
Säuglinge	30— 50 ml
Kleinkinder bis 3 Jahre	50— 80 ml
Kleinkinder bis 6 Jahre	80—100 ml
Schulkinder	100—300 ml

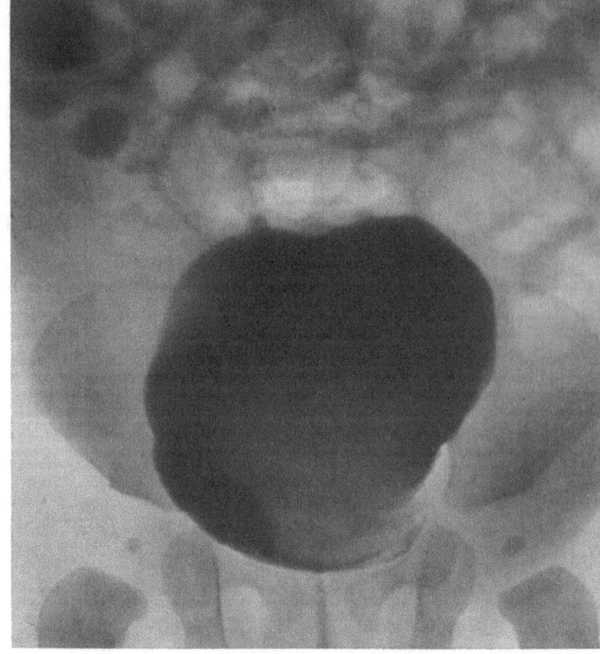

a

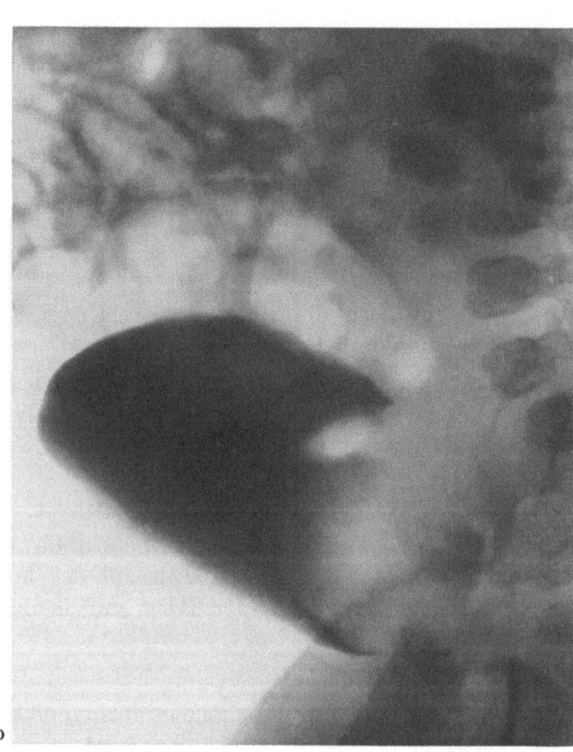

b

Abb. 252. Cystographie, Aufnahmen in zwei Ebenen. 5 Monate alter Junge. Große Ureterocele. Spontaner Reflux in den unteren Anteil einer rechtsseitigen Doppelanlage

Sind bei der Cystographie sehr große Kontrastmittelmengen erforderlich, so eignet sich die von KJELLBERG angegebene Lösung (von uns etwas modifiziert); sie ist billig und gibt einen guten Kontrast:

Barium sulfuric.	250,0
Mucilago-Tylose	125,0
Kalium citric.	1,5
Aqu. conserv. ad	1000,0

Da es sich um Bariumsulfat handelt, soll diese Suspension nur verwendet werden, wenn sicher kein Reflux erfolgt.

Position. Horizontale Rückenlage, Beine etwas abduziert und Kniegelenke leicht gebeugt, Arme nach oben geschlagen.

Fixierung. Säuglinge und Kleinkinder am Zielgerät mit ,,Babix-Hülle", gegebenenfalls Holzwanne oder Aufsatztisch (s. S. 5, 8).

Auf dem Bucky-Tisch Fixiergurt über das Abdomen.

Eine Schwester hält die Arme und beruhigt das Kind. Bei Narkose entfällt die Fixierung.

Strahlenschutz. Bei Knaben nach Möglichkeit Bleischutz der Gonaden. Bei Durchleuchtung maximale Einblendung des Feldes, minimaler Röhrenstrom, kurze Durchleuchtungszeiten!

Untersuchungsgang

Das Kontrastmittel wird mit Rekord-Spritze oder Tropfinfusionsgerät körperwarm langsam in die Blase eingefüllt. Zu rasches Vorgehen löst einen vorzeitigen Entleerungsreiz aus.

Die weitere Untersuchung ist unter Durchleuchtungskontrolle oder ,,blind" auf dem Bucky-Tisch durchführbar.

a) Durchleuchtung und Zielaufnahmen. Ist der überwiegende Teil des Kontrastmittels instilliert, *kurze Durchleuchtungskontrolle* sagittal, frontal und in beiden Schrägdurchmessern (Abb. 252).

Übersichtsaufnahme im sagittalen Strahlengang, bei entsprechendem Befund auch *frontale bzw. Schrägaufnahmen.* Soll gleichzeitig ein vesico-ureteraler Reflux geprüft werden, so wird das Kind, falls nicht schon spontan ein Rückfluß eingetreten ist, in Beckenhochlagerung gebracht bzw. der Durchleuchtungstisch entsprechend geneigt. Dann wird die Blasenfüllung bis zum Auftreten stärkeren Harndranges fortgesetzt und in dieser Position 20 min unter gelegentlichen sekundenlangen Durchleuchtungskontrollen abgewartet. Manchmal kann der Reflux auch durch Druck auf die Blasengegend provoziert werden.

Die sicherste Methode zur Entdeckung eines Refluxes ist die Miktion, s. S. 221ff.

Tritt ein Reflux auf:

Übersichtsaufnahme des Harntraktes als Zielaufnahme im sagittalen Strahlengang (Abb. 253).

Schrägaufnahmen, als Zielaufnahmen im kleinen Format zur Darstellung der Ureterostien.

Die im anglo-amerikanischen Schrifttum als „delayed cystography" bekannte Methode ist eine Cystographie mit Kontrollaufnahmen in viertel- bis halbstündigen Abständen und Spätaufnahmen bis zu 3 Std nach Füllung zur Feststellung eines vesico-ureteralen Refluxes. Danach erfolgt die Miktions-Urethrographie mit entsprechenden Aufnahmen während und nach Ende der Blasenentleerung zur Feststellung des Refluxes oder eines Restharnes. In dieser Form erscheint uns dieses Verfahren zu aufwendig und zu langwierig.

b) Untersuchung auf dem Bucky-Tisch. Diese Methode ist vor allem bei Fehlen eines Bildverstärkers anzuraten, um die Strahlenbelastung der Gonaden niedrig zu halten.

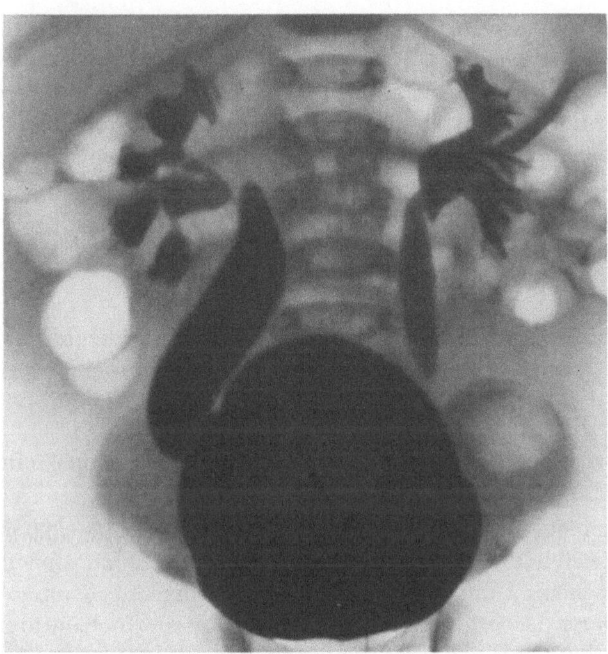

Abb. 253. Cystographie mit spontanem Reflux in die oberen ableitenden Harnwege bds. („Reflux-Pyelographie"). 3 Monate alter Junge. Megacystis und Megaureteren bei Blasenhalsstenose

Nach Instillation der gesamten Kontrastmittelmenge, Beckenhochlagerung und Abwarten wie bei a), dann

1. Übersichtsaufnahme des Harntraktes sagittal und

2. frontal.

Ist auf diesen Aufnahmen kein Reflux erkennbar und eine Refluxprüfung erwünscht, erfolgt die Miktion:

3. Übersichtsaufnahme des Harntraktes sagittal während der Miktion und

4. Übersichtsaufnahme sagittal sofort nach Ende der Miktion.

Manche Kinder können ihre Blase besser im Stehen entleeren, dann müssen die Aufnahmen 3 und 4 am Zielgerät, am Vertigraphen oder notfalls auch ohne Sekundärstrahlenblende durchgeführt werden.

Technik:

Zentralstrahl. Bei Übersichtsaufnahmen des Harntraktes Nabelgegend, 15° kopfwärts geneigt (Position bei Mädchen s. Nr. 15, S. 223).
Bei Zielaufnahmen eng einblenden, Becken bei Mädchen durch Schaumgummikeile bis zu 15° Neigung anheben.
Übrige Technik wie bei dem intravenösen Urogramm bzw. bei Durchleuchtung mit Zielaufnahmen.
Bei b) ist die Sekundärstrahlenblende für Säuglinge nicht erforderlich.

Bemerkungen:

Kontrolluntersuchungen eines vesico-ureteralen Refluxes werden häufig mit einer Aufnahme während der Miktion in der bekannten günstigsten Position zum Ziele kommen.
Zur Orientierung über einen Reflux — besonders bei ambulanten Patienten — kann man im Anschluß an eine intravenöse Urographie ebenfalls eine Übersichtsaufnahme während der Miktion im Liegen oder Stehen anfertigen, sagittaler Strahlengang, für eine Urethrographie frontaler Strahlengang.
Zentralstrahl. Nabelgegend, bei Mädchen s. oben. Die Blase muß zu Beginn der Untersuchung möglichst entleert werden, damit es zur kräftigen Kontrastmittelanreicherung kommt. Vor Prüfung des Refluxes muß das Kontrastmittel aus den oberen Harnwegen weitgehend abgeflossen sein, was unter normalen Bedingungen nach etwa 1 Std der Fall ist.
Es ist wiederholt beobachtet worden, daß bei spontanem Reflux einer Seite während der Miktion auch die andere Seite einen Reflux zeigte.

14. Pneumocystographie — Doppelkontrastcystographie

Beide Methoden ergänzen Nr. 12. Die Luftfüllung der Blase ermöglicht eine bedeutend bessere Darstellung von nicht schattengebenden Konkrementen und Fremdkörpern, Polypen, Tumoren und den bei Kindern nicht seltenen Ureterocelen, die u. U. sogar dem cystoskopischen Nachweis entgehen können.
Der optische Effekt wird noch verstärkt bei der sogenannten Doppelkontrastcystographie oder mit der „Kontrastmittelpfütze" nach KNEISE-SCHOBER.

Indikationen. Die Gonadenbelastung beträgt bei Erwachsenen 140—220 mRem (männlich) bzw. bis fast 2000 mRem (weiblich). Die Indikation ist daher streng zu stellen und ergibt sich nach vorausgehender intravenöser Urographie und nicht befriedigender Cystographie:
Füllungsdefekte unklarer Genese und fehlende bzw. unscharfe Konturen der Harnblase. Ein schattengebendes Konkrement muß ausgeschlossen sein.
Abflußbehinderung in den Ureteren ohne erkennbare Ursache im Ostiumbereich.
Hämaturie im Zusammenhang mit den aufgeführten Symptomen.
Unmöglichkeit der Cystoskopie oder behinderte cystoskopische Diagnostik, z. B. bei Blasenblutung.

Vorbereitung. Sedierung ist bei Säuglingen und Kleinkindern zweckmäßig, Einführung eines Blasenkatheters wie bei der Cystographie.

Kontrastmittel. CO_2 als negatives Kontrastmittel; es ist ungefährlich und wird im Blut 30mal rascher resorbiert als Luft, die ebenso wie Sauerstoff gelegentlich Embolien verursacht.
Für die Doppelkontrastmethode sind für den positiven Kontrast nach DIETHELM Dionosil aqueous und SH 617-L (Schering) als gut schleimhauthaftende Substanzen geeignet.
Vortestung ist nicht erforderlich.

Dosierung:

	Gas		positive Kontrastmittel
Säuglinge	40 ml	maximale Dosis	2 ml
Kleinkinder	60 ml		3—4 ml
Schulkinder	80—100 ml		4—6 ml

Das positive Kontrastmittel darf keine Seen in der Blase bilden, weil sonst kleinere Strukturen überlagert werden.

Position. Rückenlage auf dem Bucky-Tisch bzw. waagerecht gestellten Durchleuchtungsgerät.

Fixierung und Strahlenschutz. Wie bei der Cystographie.

Untersuchungsgang:

a) Pneumocystographie. Langsame Instillation des Gases auf dem Bucky-Tisch.

1. und 2. Aufnahme im sagittalen Strahlengang, antero-posterior und postero-anterior, bei entsprechendem Befund zusätzlich

3. Aufnahme im frontalen Strahlengang. — Dann Ablassen des Gases durch den liegenden und inzwischen abgeklemmten Katheter.

b) Doppelkontrastcystographie. Zunächst Einspritzen des positiven Kontrastmittels ohne Durchleuchtungskontrolle.

1. Aufnahme der Blasengegend, sagittaler Strahlengang. Anschließend Massage der Blasengegend, ein- bis zweimaliges Rotieren des Kindes um seine Längsachse. In leichter Kopftieflage wird langsam das Gas eingeblasen und die Insufflation beendet, wenn das Kind Harndrang äußert (Abb. 254).

2. und 3. Aufnahme, postero-anterior und antero-posterior in leichter Kopftieflage (Blasenbodendarstellung!) oder in Horizontallage, je nachdem, wie der Befund sich am besten darstellt. Der Katheter bleibt abgeklemmt liegen.
Aufnahmen im schrägen Strahlengang zusätzlich je nach Befund. Dann Aufrichten des Patienten und

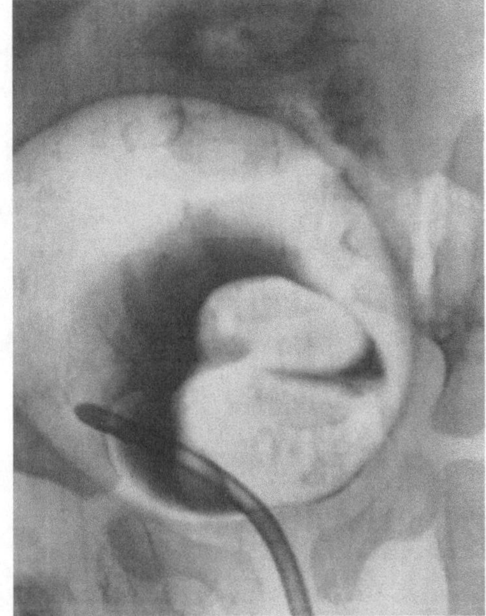

Abb. 254. Doppelkontrastcystographie, $1^1/_2$jähriges Mädchen. Ureterocele

4. Aufnahme im Stehen. Hierbei bleibt der Kontrastmittelbeschlag an der Blasenwand be stehen, hebt sich vom negativen Kontrastmittel gut ab und ergibt eine gute Blasendachdarstellung

5. Aufnahme nach Entfernung des Katheters und Ablassen des Kontrastmittels nur bei pathologischem Befund.

Technik. Bei a) Aufnahmen auf dem Bucky-Tisch mit eng eingeblendetem Feld wie bei der Cystographie,
bei b) Zielaufnahmen am Durchleuchtungsgerät.

15. Miktions-Cystourethrographie

Es handelt sich um eine Funktionsuntersuchung zur Beurteilung der Blase, des Blasenhalses, der Harnröhre und der Ureterostien. Speziell zur Feststellung eines vesico-ureteralen Refluxes hat diese Methode die größte Erfolgschance.
Die Kontrastdarstellung der Urethra in der normalen Stromrichtung des Harnes hat im Kindesalter eindeutig den Vorzug vor der retrograden Füllung.
Die Miktions-Cystourethrographie (MCU) wird vielfach schon routinemäßig an ein intravenöses Urogramm angeschlossen, auch wenn dieses bei rezidivierenden oder therapieresistenten Harnwegsinfektionen anscheinend unauffällig ist.

Im Anschluß an ein Infusionsurogramm läßt sich die MCU ohne erneute Blasenfüllung ausführen (s. S. 205).

Indikationen (s. auch unter Cystographie). Pathologische Veränderungen der Urethra aller Art, wie sie sich klinisch vor allem als Miktionsstörung und röntgenologisch als subvesicale Harnabflußstörung äußern (Stenosen und Sklerosen am Blasenhals, angeborene und erworbene Stenosen der Harnröhre wie Colliculushypertrophie, Urethralklappen etc.).
Prostatatumoren (sehr selten).

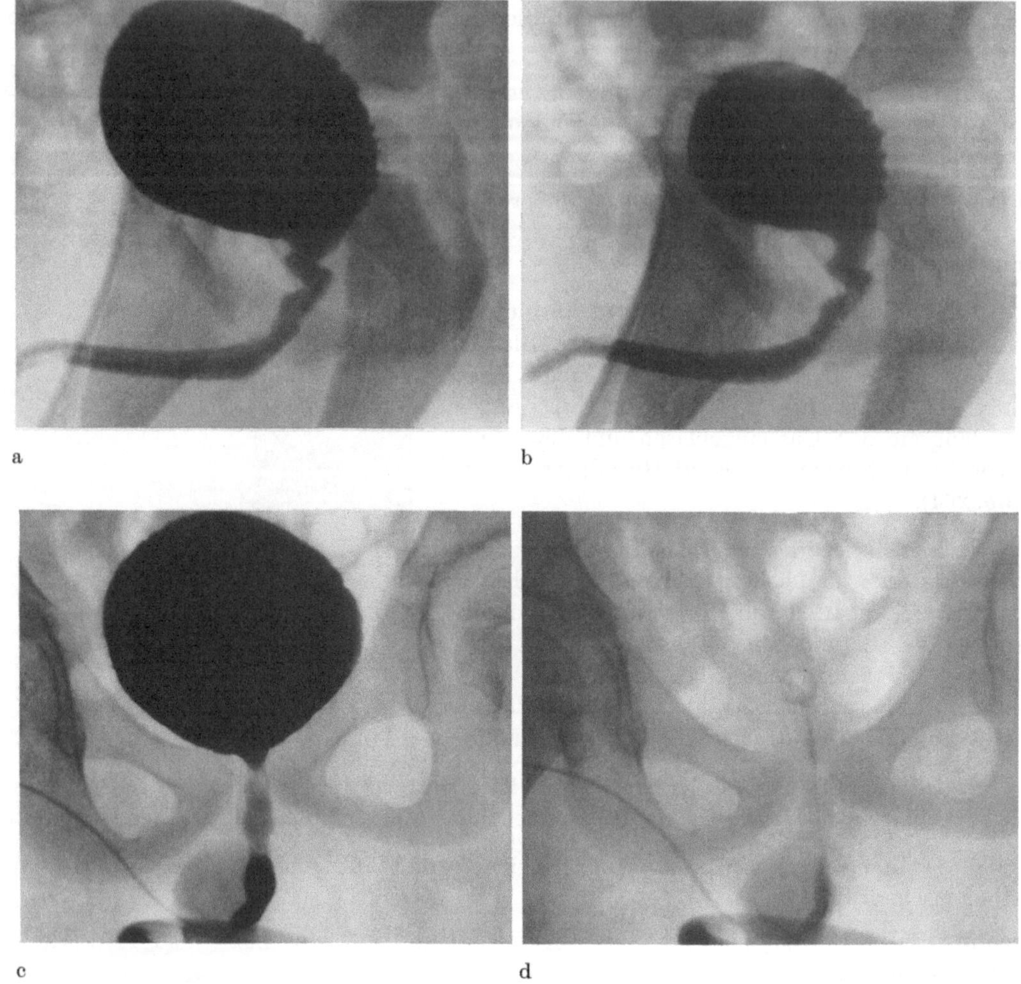

Abb. 255 a—d. Miktions-Cystourethrographie, 5jähriger Junge. a und b Zielaufnahmen im frontalen Strahlengang; c und d Zielaufnahmen im sagittalen Strahlengang. Bei der letzten Aufnahme ist die Blase völlig entleert, kein Reflux. Der dünne Katheter ist noch zu erkennen

Alle Zustände, die auf einen vesico-ureteralen Reflux verdächtig sind, wie Doppelureteren, Hydro- und Megaureteren und vor allem rezidivierende oder therapieresistente Harnwegsinfektionen.

Kontraindikation. Keine.

Vorbereitung, Sedierung und Kontrastmittel. Wie bei der Cystographie.

Position. Zur Füllung der Blase zunächst horizontale Rückenlage.

Fixierung. Eine Hilfsperson mit entsprechendem Strahlenschutz steht am Kopfende des Untersuchungstisches, hält die Arme des Kindes neben dessen Kopf und beruhigt das Kind. Weitere Hilfspersonen müssen gegebenenfalls die Beine halten und später bewegen.

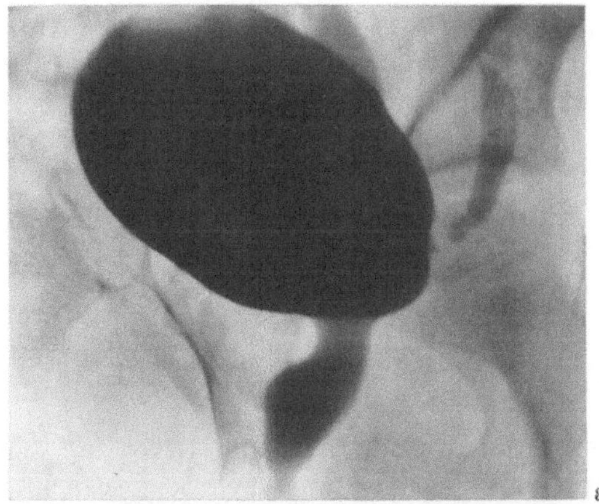
a

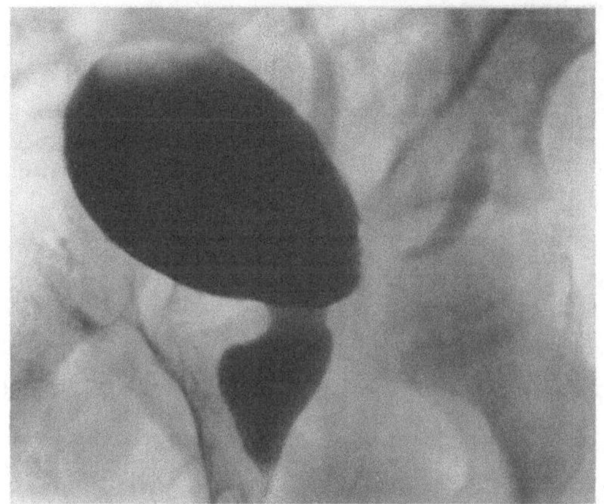
b

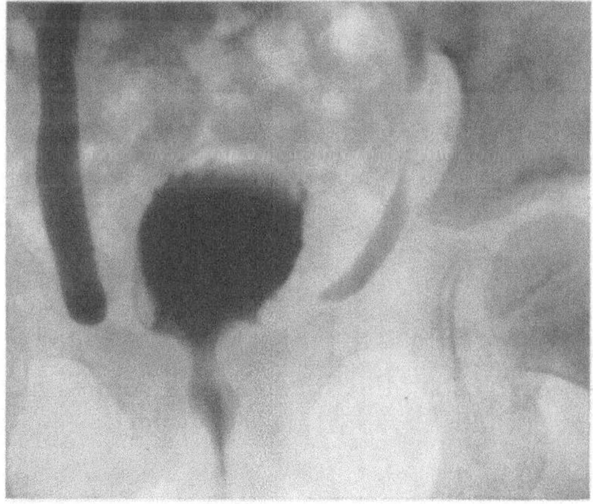
c

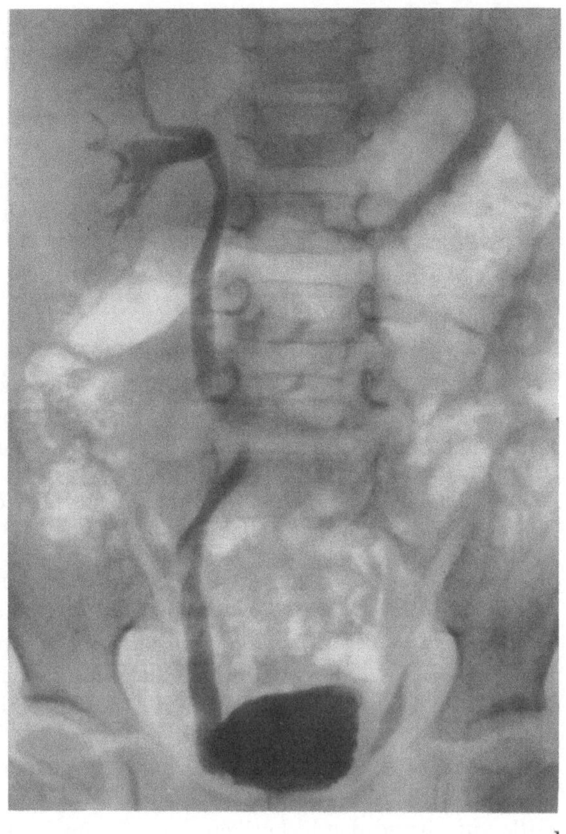
d

Abb. 256 a—d. Miktions-Cystourethrographie, 5jähriges Mädchen. a und b Zielaufnahmen im schrägen Strahlengang. Deutlicher Reflux in beide Ureteren. c Zielaufnahme im sagittalen Strahlengang, Blase weitgehend entleert. d Übersicht: Reflux in beide Ureteren bis in die Nierenbeckenkelchsysteme (links nur undeutlich erkennbar). Das in die oberen Harnwege zurückgeflossene Kontrastmittel ist teilweise wieder in die Blase abgeflossen, die dadurch gegenüber Aufnahme c wieder stärker gefüllt ist

Strahlenschutz. Soweit möglich bei Knaben Bleischutz der Gonaden. Bei Durchleutung maximale Einblendung, minimaler Röhrenstrom und kurze Durchleuchtungszeiten.

Untersuchungsgang:

1. Teil. Entspricht dem bei der Cystographie beschriebenen Vorgehen bis zur Prüfung auf spontanen vesico-ureteralen Reflux.

2. Teil. Untersuchung während der Miktion, die eigentliche Miktions-Cystourethrographie.
Auch hier gibt es die Möglichkeit der „blinden" Untersuchung und der unter Durchleuchtungskontrolle gewonnenen Zielaufnahmen.

a) Durchleuchtung mit Zielaufnahmen. Kind in Seitenlage, das dem Tisch anliegende Bein im Hüft- und Kniegelenk um 90° gebeugt, das andere bei gestrecktem Knie möglichst weit in der Hüfte nach dorsal flektiert und notfalls in dieser Position gehalten („Radfahrerstellung").
Größere Kinder lassen sich häufig besser im Stehen untersuchen, das röhrennahe Bein wird wie bei Seitenlage gebeugt und steht auf einem Bänkchen oder einer Kiste.
Jetzt wird die volle Kontrastmittelmenge instilliert, bis die spontane unwillkürliche Miktion eintritt oder das Kind stärkeren Harndrang angibt. Erst bei Beginn der Miktion wird die Durchleuchtung eingeschaltet,

1. und 2. Zielaufnahme in streng seitlicher Position bei gut gefüllter Urethra unter Durchleuchtungskontrolle;
die Blase muß vollständig dargestellt sein.
Nach Möglichkeit dann Unterbrechung der Miktion durch Aufforderung oder Druck auf den Penis oder die Vulva, Drehung in den sagittalen (pa) Strahlengang, was auch bei geschickter Untersuchungsführung während der Miktion gelingen kann und

3. und 4. Zielaufnahme, sagittal während der Miktion, die 4. möglichst nach völlig entleerter Blase. Sofort anschließend

Übersichtsaufnahme des ganzen Harntraktes sagittal zur Darstellung eines Refluxes, auch wenn er bei der Durchleuchtung nicht zu erkennen war (Abb. 255 und 256).
Die Aufnahmen sagittal und frontal sind optimal zur Darstellung des Blasenhalses und der Urethra (KJELLBERG, RUDHE); zur Untersuchung der Ureterostien und der refluxgefüllten Ureteren empfehlen sich ergänzend Aufnahmen in den schrägen Durchmessern. Letztere werden ausschließlich von vielen anderen Autoren (z. B. BETTEX, NUSSLE, WILLICH) verwandt. Hierbei braucht nicht das ganze Becken frontal durchstrahl zu werden, die Strahlendosis ist entsprechend niedriger.
Falls auf Grund der bisherigen Aufnahmen Zweifel bestehen bleiben, kann die Blase durch den noch liegenden (dünnen!) Katheter erneut gefüllt und die Untersuchung — z. B. mit Schrägaufnahmen — fortgeführt werden.

Zentralstrahl. Blasengegend bzw. bei Übersichtsaufnahmen des ganzen Harntraktes Nabelgegend. Die für Sagittalaufnahmen günstige Neigung des Zentralstrahles, 10—15° kopfwärts, läßt sich bei Zielaufnahmen durch entsprechendes Anheben des Beckens im Liegen erzielen.

Feldgröße. Bei Zielaufnahmen z. B. Kassette 24 × 30 cm, in vier Einzelschüsse 12 × 15 cm unterteilt.

b) MCU auf dem Bucky-Tisch

Der Vorteil ist eine geringere Strahlenbelastung und durch größeren Focusobjektabstand eine bessere Bildschärfe. Einzelheiten während der Miktion wie z. B. ein flüchtiger Reflux können hier eher der Darstellung entgehen. Ist kein Bildverstärker vorhanden, so ist dieser Methode auf jeden Fall der Vorzug zu geben.

1. Aufnahme, Übersicht des gesamten Harntraktes nach kompletter Kontrastmittelfüllung der Blase in Rückenlage wie bei der Cystographie. Anschließend wird das Kind in frontale bzw. schräge Position (s. oben) liegend oder aufrecht gebracht und das Einsetzen der Miktion abgewartet.

2. Aufnahme, Übersicht des gesamten Harntraktes während der Miktion, frontal und

3. Aufnahme, wieder sagittal, sofort nach Ende der Miktion.

Nach Entwicklung der Aufnahmen ist es auch hier möglich, im Zweifelsfall die Blase durch den noch liegenden Katheter erneut zu füllen und ergänzende Untersuchungen durchzuführen. Wenn in seltenen Fällen der Katheter stört, kann man noch eine Miktionsaufnahme nach gezogenem Katheter hinzufügen.

Zentralstrahl. Entsprechend der Feldgröße, 10—15° cranialwärts geneigt. Bei Mädchen wird im sagittalen Strahlengang eine noch bessere plattenparallele Darstellung der Urethra erreicht, wenn der Körper um 30° angehoben wird, Zentralstrahl nur 5° cranialwärts geneigt (s. Abb. 258, 260).

Feldgröße. Abbildung des gesamten Harntraktes.

Abstand: 1 m	Folie: universal
Raster: FF, bei Säuglingen möglichst ohne	Focus: groß

Kontrolluntersuchungen eines vesico-ureteralen Refluxes können häufig auf eine Aufnahme während der Miktion in der bekannten günstigsten Position beschränkt werden.
Über MCU im Anschluß an ein i.v.-Urogramm s. S. 205.

Aufnahmen des Bildverstärkers während der Miktion mit einer 70 mm-Schnellschaltkamera erscheinen erfolgversprechend. Die Kinematographie des Miktionsvorganges hat diagnostisch keine Vorteile und ist mit einer wesentlich höheren Strahlenbelastung verbunden.
Isotopenmethoden, s. S. 227ff.

Tritt die Miktion nicht spontan oder unwillkürlich ein:

Trinken lassen, ruhig und geduldig abwarten,
Blasenfüllung langsam fortsetzen, um den Entleerungsreiz zu erhöhen. Hierzu kann man auch Luft injizieren,
Säuglinge durch geringen Reiz zum Weinen bringen („crying cystography" nach Politano),
Plötzliches Abkühlen des Unterbauches, z.B. mit Äther,
Manuelle Expression der Harnblase ohne oder mit Narkose (s. auch unter „Expressionsurethrogramm"),

schließlich Doryl i.m.:

Säuglinge	0,1—0,2 ml (0,025—0,050 mg)
Kleinkinder	0,2—0,3 ml (0,05 —0,075 mg)
Schulkinder	0,4—0,5 ml (0,1 —0,125 mg)

Bei Kollaps Atropin i.v. 0,1 mg pro Lebensjahr, maximal 0,5 mg (nach Bettex).

16. Expressionsurethrographie

Bei dieser Methode wird die Harnröhre durch manuelles Auspressen der Blase im Anschluß an eine Cystographie dargestellt. Ihre Anwendung ist auf das Säuglings- und frühe Kleinkindesalter beschränkt und erfordert meistens Narkose.

Vorteile. Ruhige Untersuchung am narkotisierten Kind, keine Miktion im unerwünschten Moment und kein Warten auf eine unwillkürliche Miktion.
Kein Herauspressen des Katheters.
Verminderte Strahlenbelastung und technisch gute Röntgenaufnahmen.

Nachteile. Unphysiologische Bedingungen für Reflux- und Urethradarstellung.
Nur eine Aufnahme während der „Miktion".
Narkose erforderlich.

Indikationen. Wie bei der Miktions-Cystourethrographie, vor allem zur Untersuchung der Urethra.

Vorbereitung. Wie zur Narkose. Füllung der Blase und **Kontrastmittel** wie bei der Cystographie; der Katheter bleibt liegen.

Position. Seiten- oder Schräglage auf dem Bucky-Tisch, „Radfahrerstellung" (Abb. 257). Bei Mädchen ist auch Rückenlage mit 30° angehobenem Rumpf (Abb. 258) möglich, wie bei der Miktions-Cystourethrographie (S. 219ff.).

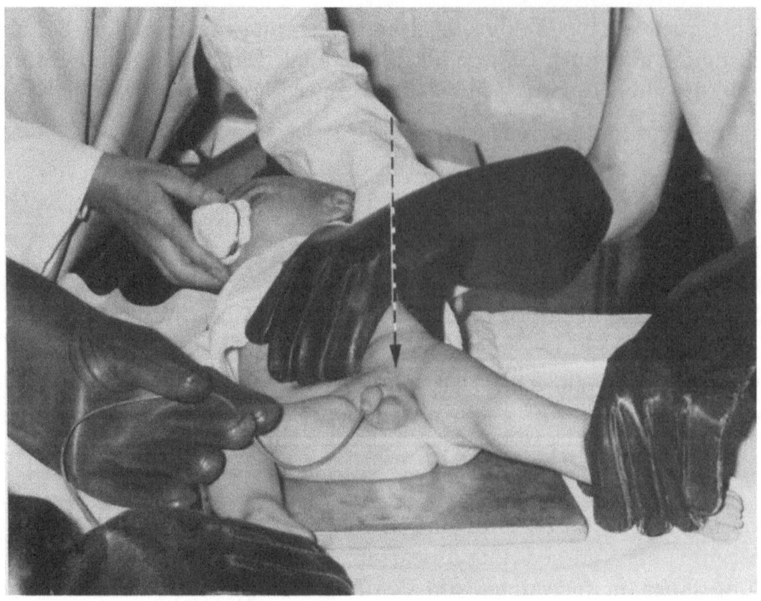

Abb. 257. Position eines Jungen zur Expressionsurethrographie. Während der Expression der Blase wird der Katheter gezogen. Untersuchung in Narkose. Kind in „Radfahrerstellung“

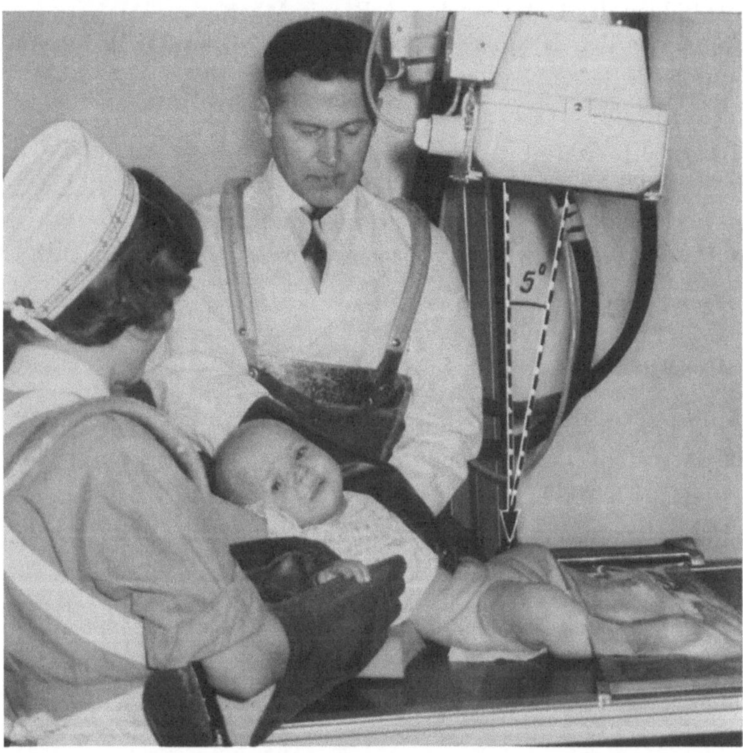

Abb. 258. Position eines weiblichen Säuglings zur Expressionsurethrographie. Rumpf 30° angehoben, Röhre 5° cranialwärts geneigt. (Photo zur Demonstration, keine Kassette, keine Narkose)

Fixierung. Bei Narkose überflüssig.

Strahlenschutz. Gonadenschutz nicht möglich. Verzicht auf die Streustrahlenblende. Bei der Untersuchung von Mädchen in Rückenlage werden die Gonaden durch den Bleihandschuh der exprimierenden Hand geschützt.

Untersuchungsgang

Unter das Becken des narkotisierten Kindes wird eine mit Zellstoff bedeckte Kassette geschoben. Der Arzt hält ein Bein mit der einen Hand und komprimiert die Blase von cranial her mit der anderen.

Eine Hilfsperson hält das andere Bein und zieht auf ein gegebenes Zeichen den Katheter gleichmäßig und zügig aus der Blase. Blasenkompression und Katheterbewegung müssen gleichzeitig erfolgen, damit der dem Katheter folgende Kontrastmittelstrom den Blasenschließmuskel offen hält. Die Röhre wird auf Vorbereitung geschaltet, die Drehanode läuft an.

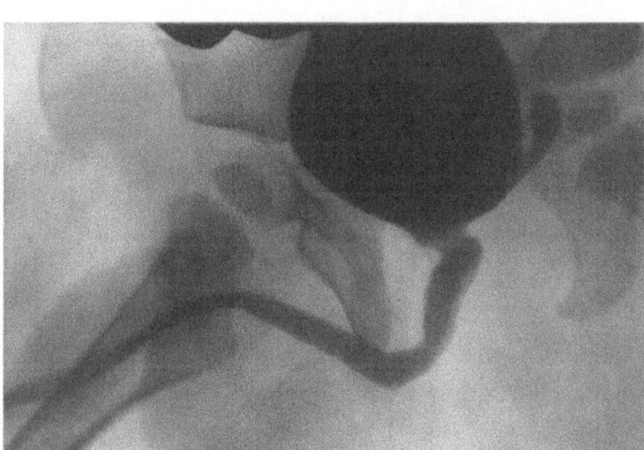

Abb. 259

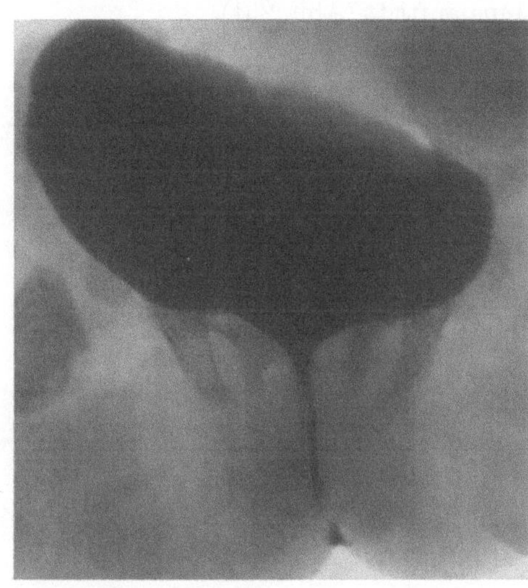

Abb. 260

Abb. 259. Expressionsurethrogramm zu Abb. 257, 14 Monate alter Junge. Reflux in einen Ureterstumpf nach Nephrektomie

Abb. 260. Expressionsurethrogramm zu Abb. 258. Normaler Befund

1. Aufnahme. Wenn der Katheter die Urethra verlassen hat und das Kontrastmittel im Strom nachfließt. — Wenn ein Reflux geprüft werden soll, anschließend

2. Aufnahme in Rückenlage, Übersicht des ganzen Harntraktes; oft tritt nach der Blasenexpression erst ein Reflux auf.

Zentralstrahl. Symphyse, Neigung wie bei dem Miktions-Cystourethrogramm ohne Durchleuchtung.

Feldgröße. 1. Aufnahme auf Blasen-Urethragegend eingeblendet,
2. Aufnahme Übersicht des Harntraktes (Abb. 259 und 260).

Abstand: 1 m	Folie: universal
Raster: ohne	Focus: groß

17. Retrograde Urethrographie

Sie wird nur bei Knaben und relativ selten angewendet; wegen der unphysiologischen Stromrichtung des Kontrastmittels ist diese Methode u.U. sogar kontraindiziert (Ventilmechanismus bei angeborenen Urethralklappen!).

Indikationen. Hypo- und Epispadie, Rupturen, Strikturen, Stenosen, paraurethrale Gänge und Fisteln, Divertikel, Duplikaturen, Recto-Urethralfisteln bei Analatresie.

Vorbereitung. Wie bei der Cystographie.

Instrumentarium. 10 ml-Rekordspritze mit olivenförmigem Ansatzkonus aus Gummi; statt dessen ist auch ein abgeschnittenes Katheterstück oder ein kleiner Ballonkatheter möglich. Penisclip.

Kontrastmittel. Trijodiertes wäßriges, aber viscöses Kontrastmittel 30%ig, körperwarm.
Dosierung. 2—4 ml, +1 ml pro Lebensjahr.

Position, Fixierung und Strahlenschutz. Wie bei Miktions-Cystourethrographie.

Untersuchungsgang

Das Kind liegt auf dem Bucky-Tisch in „Radfahrerstellung", wie bei der Miktions-Cystourethrographie. Der Conus bzw. Katheter wird eingeführt in die Glans penis und unter leichtem Druck mit einem Penisclip — notfalls auch mit Daumen und Zeigefinger des Untersuchers — fixiert. Das Kontrastmittel wird sehr langsam injiziert, da sonst leicht ein reflektorischer Sphincterspasmus auftritt (Abb. 261).

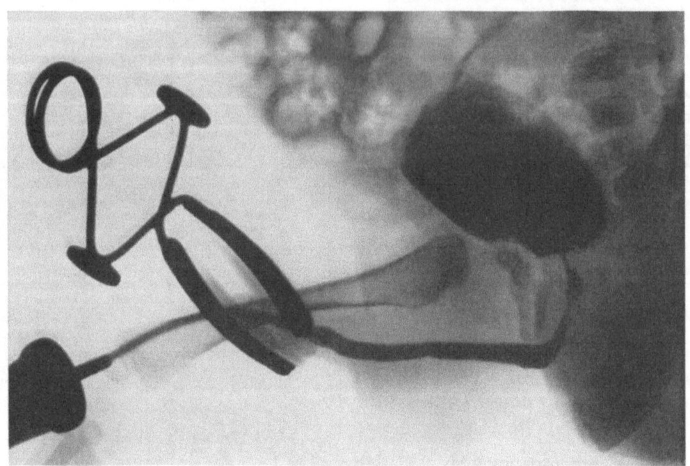

Abb. 261. Retrograde Urethrographie. Injektion mit Rekordspritze und Gummikatheter. Liegender Penisclip

1. *Aufnahme* während der Injektion,
2. *Aufnahme* direkt nach Ende der Injektion und Entfernung der Penisklemme.

Zentralstrahl. Symphysengegend.

Feldgröße. Einblendung auf Blase und Urethra.

Technik. Wie bei der Expressionsurethrographie.

Bemerkungen. Die Untersuchung kann auch mit Bildverstärker, Durchleuchtung und Zielaufnahmen durchgeführt werden.

Bei *Analatresie mit Verdacht auf Rectourethralfistel* ist zur Fisteldarstellung ein erhöhter intraurethraler Druck erforderlich. Hierzu wird während der Kontrastmittelfüllung der Urethra ein manueller Gegendruck vom Blasenhals her ausgeübt. Diese Untersuchung wird besser unter Durchleuchtungskontrolle vorgenommen, um den Moment des Kontrastmittelübertritts aus der Urethra in die Fistel und in das Rectum zu erfassen.

Position. Seitenlage, hierbei sind Blase, Urethra und Rectum überlagerungsfrei dargestellt.

C. Nuclearmedizinische Untersuchungsmethoden

18. Isotopennephrographie

Diese Methode ist technisch einfach, erfaßt die Nierenfunktion seitengetrennt, qualitativ und halbquantitativ. Sie ist pharmakodynamisch ungefährlich, unabhängig von Darmüberlagerungen und dem jeweiligen Diuresezustand und damit ohne Risiko selbst bei Präurämien.

Das Prinzip besteht in der intravenösen Injektion einer radioaktiv markierten nierenpflichtigen Testsubstanz, deren Anreicherung und Ausscheidung mit einem Szintillationszähler über jeder Niere getrennt gemessen wird. Dadurch wird im Vergleich zu den konventionellen Röntgenmethoden auch mehr über die Ausscheidungsfunktion der Nieren ausgesagt.

Die registrierte Aktivitätskurve besitzt 3 Abschnitte:

1. Initialphase, Gefäßdurchgang.
2. Akkumulationsphase.
3. Abflußphase.

Normwerte für *Schulkinder*. 1. Phase 14—40 sec, 2. Phase 2—5 min, 3. Phase 5—10 min.

Wegen ihrer geringen Strahlenbelastung, technischen Einfachheit und unwesentlichen Allgemeinbelastung vermag diese Methode als „screening-Test" die Richtung für weitere Untersuchungen anzugeben. Daher wird neuerdings vorgeschlagen, die Isotopennephrographie allen anderen Röntgenmethoden voranzustellen (Strötges u. Mitarb.). In bestimmten Fällen, z.B. „stumme Niere" im intravenösen Urogramm, ist sie zweifellos allen konventionellen Methoden überlegen und in der Reihenfolge immer der viel aufwendigeren Nierenangiographie vorzuziehen.

Tabelle 13. *Strahlenbelastung bei Isotopennephrographie, Nierenszintigraphie und intravenöser Urographie* (nach Frey u. Mitarb.)

	Isotopennephrographie (normal) ^{131}J-Hippuran	Nierenszintigraphie ^{203}Hg-Salyrgan	i.v.-Urographie (5 Aufnahmen)
Nierenbelastung	5—15 mRad	300—1500 mRad	
Ganzkörperbelastung	unter 1 mRad	3— 10 mRad	
Gonadenbelastung	10 mRad	10— 60 mRad	♀ < 1 Jahr = 120 mRad 1—4 Jahre = 500 mRad ♂ 16—85 mRad mit Gonadenschutz 600—1200 mRad ohne Gonadenschutz

Das injizierte ^{131}J-Hippuran besitzt eine kurze biologische Halbwertzeit: Nach 3 Std sind nur noch 5—16% der verabreichten Aktivität im Körper nachweisbar (nach Seltzer).

Von Fendel u. Mitarb., Strötges u. a. wurde auf die für das Kindesalter vorteilhaftere Anwendung des energieärmeren Gammastrahlers ^{125}J-Hippuran hingewiesen. Die Kollimatoren sind kleiner, die Meßkristalle billiger, durch die fehlende Beta-Strahlung (bei ^{131}J unter 10%) ist die Ganzkörperdosis auf $^1/_4$—$^1/_2$ der ^{131}J-Dosis erniedrigt; die Gonadendosis bei Mädchen beträgt ca. 1 mRad, die Nierenbelastung 1—2 mRad.

Indikationen. „Stumme Niere" im intravenösen Urogramm.

Chronische Harnabflußstörungen, zur Feststellung der Sekretionsleistung und damit zur Entscheidung über die Therapie.

Chronische Harnwegsinfektionen, Niereninsuffizienz, Nephrolithiasis, renale Hypertonie.

Verlaufskontrolle nach operativer Therapie.

Bei schwerer Kontrastmittel- und Jodunverträglichkeit als einzige Informationsmöglichkeit über die Nierenfunktion.

Die Nephrographie kann zur Ergänzung der Nierenszintigraphie herangezogen werden (relative Indikation):
Bei Mißbildungen und Cysten sowie zur Funktionsprüfung der kontralateralen Niere vor einer Nephrektomie.

Fehleinstellungen können unter dem Bild des „Nephrektomietyps" eine Nierenaplasie vortäuschen.

Kontraindikationen. Eine echte Kontraindikation besteht auch bei Urämie nicht. *Überflüssig* und *unnötig* ist die Isotopennephrographie bei Tumoren, da diese mit den konventionellen Verfahren ausreichend diagnostizierbar sind.

Nicht geeignet ist die Methode zur differenzierten nephrologischen Funktionsdiagnostik, z.B. bei Glomerulonephritis, zur Erfassung von geringen oder umschriebenen Nierenparenchymschädigungen und zur Feststellung der Ätiologie von Nierenschäden oder Abflußstörungen.
Hierfür gibt es neuerdings quantitative Methoden: die Bestimmung der glomerulären Filtration mit ^{57}Co-Cyanocobalamin (Hünig u. Weidmann) und die Erfassung der tubulären Sekretion mit ^{131}J-Hippuran (Rössler). Beide Verfahren können auch kombiniert durchgeführt werden.

Vorbereitung. An den beiden vorhergehenden Tagen erhält das Kind täglich 60 Tropfen Lugolsche Lösung. Diese Blockierung der Schilddrüse mit Jod soll eine Speicherung abgespaltenen freien Radiojodids verhindern.
Jede medikamentöse Therapie muß 24 Std vorher unterbrochen werden. Eine halbe Stunde vor der Untersuchung bekommt das Kind 10—15 ml/kg Körpergewicht, ca. $^1/_4$—$^1/_2$ l Tee o.ä. zu trinken. Damit wird ein „Stadium der angeregten Diurese" erzeugt.

Position. Bauchlage, notfalls im Sitzen. Rückenlage kann zu ungenauen Werten führen.

Fixierung. Bei Kleinkindern und Säuglingen erforderlich, z.B. mit „Flexi-Cast" (Deutsche Picker GmbH, s. S. 7).

Strahlenschutz. Entfällt. Zur Verminderung der Gonadendosis läßt man das Kind nach Beendigung der Untersuchung die Blase entleeren, Säuglinge und Kleinkinder werden katheterisiert.

Untersuchungsgang
Die beiden Sonden eines Dualmeßstandes werden auf die Nieren eingestellt, dann 0,2 μCi/kg Körpergewicht ^{131}J-Hippuran intravenös injiziert. Der Aktivitätsverlauf wird über die beiden Meßsonden kontinuierlich auf einen Doppellinienschreiber registriert. Zur Aufzeichnung der Harnausscheidung in die Blase kann über dieser eine dritte Sonde angebracht werden.
Bei einem *Belastungsisotopennephrogramm* werden (nach Strötges) 40 mg/kg Körpergewicht PAH und anschließend 0,6 μCi ^{125}Jod-Hippuran/kg intravenös injiziert.
Zum *Nachweis eines vesico-ureteralen Refluxes* bis in die Nierenbecken wird ähnlich wie beim Miktions-Cystourethrogramm vorgegangen: ^{125}Jod-Humanserum-Albumin in einer spezifischen Aktivität von 0,08 μCi/ml wird in physiologischer Kochsalzlösung oder in Röntgenkontrastmittel unter einem hydrostatischen Druck von 30 cm H_2O langsam in die Blase bei Beckenhochlagerung instilliert. Nach Druckausgleich wird das Kind aufgesetzt und die Miktion abgewartet. Während der Untersuchungszeit von 20—30 min wird der Aktivitätsverlauf über den Nieren mit zwei Szintillationssonden registriert. Bei negativem Ausfall kann gleichzeitig oder anschließend durch Röntgenuntersuchung (Bildverstärker) gegebenenfalls das Vorliegen eines Refluxes kontrolliert und der Befund morphologisch ergänzt werden.
Da die Gonadenbelastung um den Faktor 100 reduziert ist, verdient die nuclear-medizinische Diagnostik, insbesondere als screening-Test, neuerdings den Vorzug. Reflux nur in die Ureteren ist mit dieser Methode nicht erfaßbar.

Bemerkungen. Der Isotopennephrographie kann am selben Tage die Nierenszintigraphie als Zusatzuntersuchung angeschlossen werden.
Bei Säuglingen und Kleinkindern läßt sich stattdessen mit Vorteil das Isotopennephrogramm mit ^{203}Hg-Salyrgan schreiben. Zwar entsprechen die gewonnenen Funktionskurven nicht der ge-

wohnten Form der Hippuran-Kurve, sind aber gut interpretierbar. Es ist damit aber der Vorteil verbunden, nur eine einzige Nuclid-Injektion für Isotopennephrogramm und Nierenszintigramm zu benötigen, was Arbeitsvereinfachung und geringere Strahlenbelastung bedeutet (Pabst).

19. Nierenszintigraphie

Die Nierenszintigraphie dient der Bestimmung von Größe, Lage und Form der Nieren. Da der Indikator nur von funktionstüchtigem Nierenparenchym angereichert wird, ist sie gleichzeitig auch eine Funktionsprüfung. Es empfiehlt sich, ein Nierenszintigramm 2—3mal hintereinander zu schreiben („Dreiphasen-Szintigramm"), wodurch Fehldeutungen ausgeschlossen werden und eine ausreichend sichere Beurteilung von Rinden-, Mark- und Beckenphase erfolgen kann. Funktionslose Nierenabschnitte mit einem Mindestdurchmesser von 1—2 cm bleiben im Speicherbild als „kalte Bezirke" ausgespart. Isotopennephrogramm und Nierenszintigramm ergänzen sich gut und können hintereinander vorgenommen werden. Vergleichsweise ist das Nierenszintigramm ein feinerer Indikator als das Nephrogramm, z.B. kann es noch markstückgroße hypoplastische Nieren nachweisen, während das Nephrogramm bei Reduktion des Parenchyms auf unter 20% den Nephrektomietyp zeigt.

Indikationen. Tumoren, Cysten, Nierenmißbildungen, insbesondere Aplasie und Hypoplasie [„leeres Szintigramm"].
Schrumpfnieren zur Feststellung der noch funktionsfähigen Parenchymreste und zur Entscheidung über die Therapie.
Dystope Verschmelzungsnieren, Abflußhindernisse.
Verlaufskontrollen nach Therapie.

Kontraindikationen. Gibt es nicht, Nebenwirkungen sind unbekannt. Nierenkonkremente können nicht dargestellt werden.

Position. Bauchlage.

Strahlenschutz. Die Strahlenbelastung liegt etwas höher als bei der Isotopennephrographie, aber noch erheblich unter der eines intravenösen Urogramms mit 5 Röntgenaufnahmen (s. Tabelle 13, S. 227).

Untersuchungsgang
Injektion von radioaktiv markiertem Neohydrin oder Salyrgan.

Dosierung. Bis zum 12. Lebensjahr 2—3 μCi/kg Körpergewicht ^{203}Hg-Salyrgan, Mindestmenge ca. 30 μCi. Danach wird die Nieren-Blasengegend mit einem Scanner abgefahren. Normalerweise zeichnen sich nur das Nierenparenchym und die Harnblase ab. Nur bei distalen Abflußstörungen (Ureterostiumstenose und subvesicale Abflußhindernisse) bilden sich auch der Ureter und das Nierenbecken mit ab. Das Aktivitätsmuster geht dabei so diffus in die Nierenzeichnung über, daß eine anatomische Trennung zwischen Kelchsystem und Nierenparenchym nicht möglich ist.

D. Genitale

20. Retrograde Cysto-Kolpographie

Da diese Untersuchung von den Größenverhältnissen unabhängig ist, kann sie schon vom Neugeborenenalter an, wenn eine manuelle Untersuchung wegen der kleinen Organe noch nicht möglich ist, durchgeführt werden. Die Kolpographie stellt somit postnatal die einzige Untersuchung dar, die über die anatomische Situation detaillierte Auskunft geben kann; dadurch läßt sich eine operative Exploration vermeiden.
Die Röntgendiagnostik leistet wertvolle Hilfe bei den Gynatresien des Neugeborenenalters, wie dem Hydrometrokolpos, einer pathologischen Schleimhautretention im weiblichen Genitale infolge von Fehlbildungen (Vaginalatresie, Doppelbildung) oder Hymen imperforatus.

Indikationen. Alle Genitalmißbildungen, insbesondere bei Verdacht auf Intersexualität (Hermaphroditismus, Pseudohermaphroditismus) bzw. Gonadendysgenesie: Klinefelter-Syndrom, Turner-Syndrom, Triplo-X-Syndrom, adrenogenitales Syndrom, Klitorishypertrophie, Sinus urogenitalis, Hypospadia scrotalis.
Verdacht auf Hydrometrokolpos. Klinisch: Unterbauchtumor beim Neugeborenen im Zusammenhang mit Behinderung der Nachbarorgane (Harn- und Stuhlverhaltung). Äußerlich ist oft zwischen den Labien eine pralle tumorartige Vorwölbung sichtbar, die auch rectal als prall-elastische Geschwulst palpiert werden kann.

Vorbereitung. Säuglinge und Kleinkinder bedürfen stärkerer Sedierung, eventuell Narkose.

Kontrastmittel. Wasserlösliches trijodiertes Kontrastmittel, gering viscös (Urografin 30%, Endografin).

Position. Kontrastmittelfüllung in Rückenlage.

Fixierung. Wenn keine Narkose angewendet wird: Säuglinge und Kleinkinder mit Fixiergurt.

Strahlenschutz. Nicht möglich.

Untersuchungsgang
Die Untersuchung wird am besten auf dem horizontal gestellten Durchleuchtungstisch durchgeführt und das Kontrastmittel unter Durchleuchtungskontrolle injiziert. Die Applikation des Kontrastmittels erfolgt mit Spritze und Ansatzstück wie bei der retrograden Urethrographie, besser aber nach Einführung eines Katheters.

1. Aufnahme des Unterbauches im sagittalen Strahlengang nach Instillation einer geringen Kontrastmittelmenge zur Lagekontrolle. Befindet sich der Katheter in der Blase, so kann noch etwas Kontrastmittel instilliert werden, zweckmäßigerweise im Verhältnis 1:1 verdünnt, um zur nachfolgenden Vaginalfüllung bessere Kontrastunterschiede zu erzielen.
Anschließend Katheterisierung der Vagina mit einem 2. Katheter. Gelingt diese nicht, so benutzt man einen Metallkatheter; mit einem starren Instrument läßt sich die perineale Wand des Sinus urogenitalis besser abtasten und der Vaginalabgang leichter auffinden. Der Blasenkatheter bleibt liegen. Danach Füllung der Vagina mit unverdünntem Kontrastmittel.

2. Aufnahme im frontalen Strahlengang.

3. Aufnahme sagittal, Feststellung der Lage der Genitalorgane (Lateroposition oder -flexion des Uterus) und zur Erkennung einer eventuellen Tubenfüllung (Salpingographie; Abb. 262).

Technik. Durchleuchtung mit Zielaufnahmen.

Verwendet man für die Untersuchung nur *einen* Katheter, so muß darauf geachtet werden, daß er nicht zu weit eingeführt wird. Bei Vorhandensein eines *Sinus urogenitalis* erhält man sonst nur eine Vaginalfüllung (Kolpogramm) *oder* eine Blasenfüllung (Cystogramm). Bei nur kurzem Einführen und vorsichtigem Abdrücken des Meatus externus während der Kontrastfüllung ist dann die Aussicht auf ein Cystokolpogramm noch am größten.

Abb. 262a—c. Retrograde Cysto-Kolpographie, 1jähriges Kind. Sinus urogenitalis. a Situationsskizze. b Aufnahme im frontalen Strahlengang nach Füllung von Blase und Vagina durch den Sinus. c Aufnahme im sagittalen Strahlengang nach erneuter Katheterisierung der Vagina. Diese projiziert sich in den Blasenschatten; Rückfluß in Uterus und Tube

Abb. 263a u. b. Kolpographie, 1 Monat altes Mädchen. Frontale Aufnahme. Enorme Vergrößerung von Vagina und Uterus (Hydrometrokolpos)

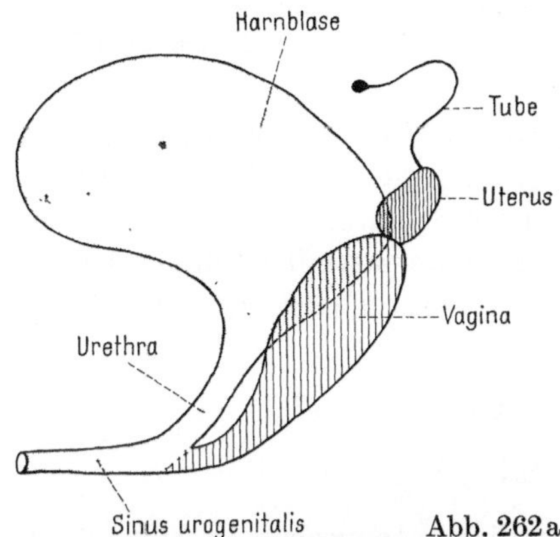

Abb. 262a

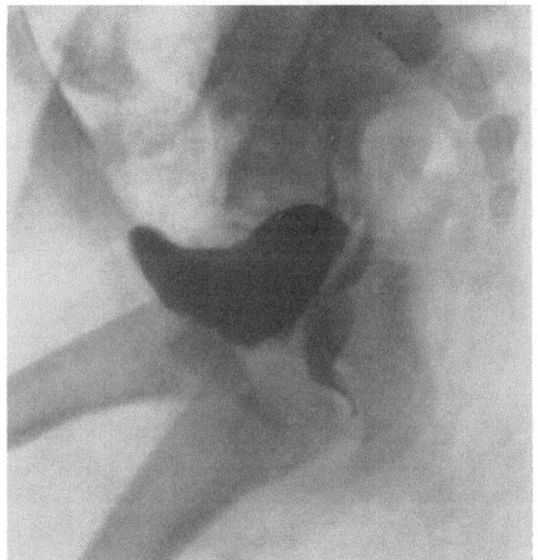

Abb. 262b

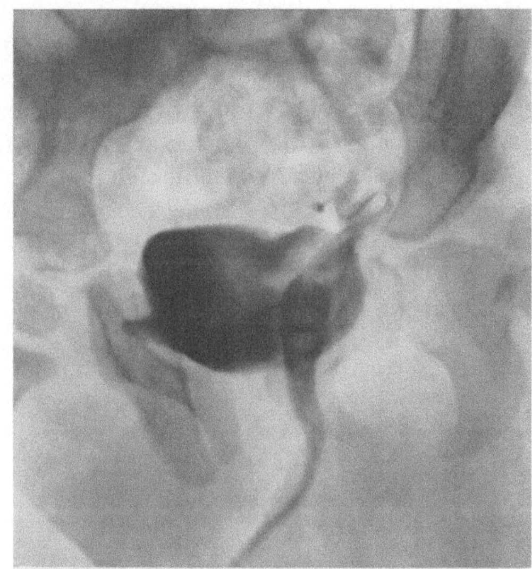

Abb. 262c

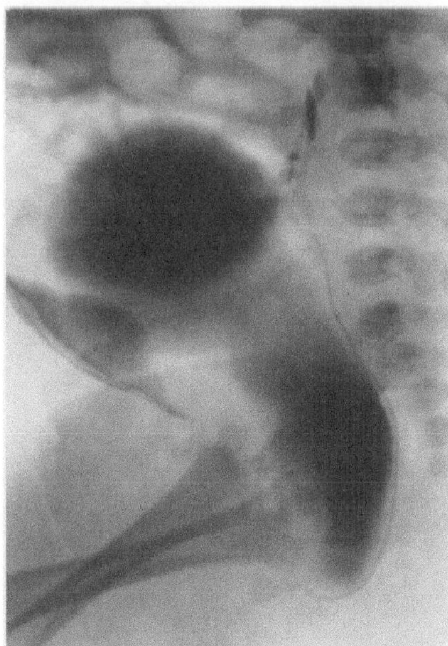

Abb. 263a

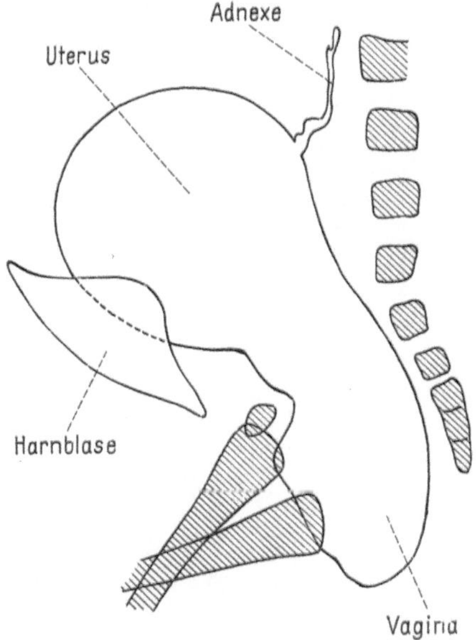

Abb. 263b

Statt eines Katheters kann auch die direkte Spritzenfüllung versucht werden. Hierbei führt man den Spritzenkonus bzw. das Ansatzstück in die Sinusöffnung ein und klemmt manuell unter vorsichtigem Druck die Öffnung ab, um einen Abfluß des Kontrastmittels zu verhindern.

Beim *Hydrometrokolpos* geht man ähnlich vor: Die Blase wird zunächst katheterisiert, um die Harnretention zu beseitigen; sie kann zur erheblichen Aufstauung des Urins in den Ureteren und Nieren bis zum Bilde der Hydroureteren und Hydronephrose führen. Anschließend Einführen einer stumpfen Kanüle oder eines dünnen Katheters und Kontrastmittelfüllung der von Schleimmassen prallgefüllten und dilatierten Vagina bzw. des meist gleichzeitig erweiterten Uterus:

1. Aufnahme der Unterbauchgegend streng seitlich (Abb. 263).

2. Aufnahme der Unterbauchgegend in Rückenlage sagittal.

Bemerkungen. Gelingt es mit der angegebenen Methode nicht, die anatomischen Verhältnisse zu klären, so läßt sich der *Sinus urogenitalis* auch mit dem Cystoskop bzw. Urethroskop untersuchen. Bei hoher Mündung wird in die Vaginalöffnung ein Ureterenkatheter eingelegt und Kontrastmittel instilliert. Damit gelingt eine Kolpographie immer, eventuell auch eine Hysterosalpingographie. Mündet die Vagina tief mit breiter Kommunikation zum Sinus urogenitalis, so kann das Instrument in die Scheide selbst eingeführt werden. Durch Sondierung des Cervicalkanals mit dem Ureterenkatheter läßt sich dann ein regelrechtes Hysterosalpingogramm erzielen.
Beim Nachweis eines *Hydrometrokolpos* sollte immer nach weiteren Mißbildungen des Urogenitaltraktes gefahndet werden (intravenöse bzw. Refluxpyelographie).

Literatur

Die folgende Literaturübersicht erhebt keinen Anspruch auf Vollständigkeit. Es konnten nur die wesentlichsten Arbeiten aufgenommen werden. Für den interessierten Leser erhielten Arbeiten mit einer größeren Literaturübersicht den Zusatz „(Lit.!)".
„SERP" hinter den Arbeiten der Ann. Radiol. (Paris) weist auf die jeweilige Kongreßausgabe der „Societé Européenne de la Radiologie Pédiatrique" hin.

Allgemeine Literatur über Röntgentechnik und Kinderröntgenologie

Beranbaum, S. L., and P. H. Meyers: Special procedures in roentgen diagnosis. Springfield (Ill.) 1963.

Berdon, W. E., and D. H. Baker: Radiology of the newborn. Pediat. Clin. N. Amer. **13**, 1017 (1966).

Brodeur, A. E.: Radiologic diagnosis in infants and children. St. Louis 1965.

Büchner, H., u. G. Viehweger: Röntgenaufnahmetechnik. In: Handbuch der medizinischen Radiologie, Bd. III, S. 83. Berlin-Heidelberg-New York 1967.

Caffey, J.: Pediatric X-ray diagnosis. Chicago 1967.

Darling, D. B.: Radiography of infants and children. Springfield (Ill.) 1962.

Engel, St., u. L. Schall: Handbuch der Röntgendiagnostik und -therapie im Kindesalter. Leipzig 1933.

Escherich, Th.: Die diagnostische Verwertung des Röntgenverfahrens bei Untersuchung der Kinder. Mitt. Ver. Ärzte der Steiermark **35**, 25 (1898).

Grashey, R., u. R. Birkner: Atlas typischer Röntgenbilder vom normalen Menschen. München-Berlin-Wien 1964.

Janker, R.: Röntgenaufnahmetechnik, Bd. I. München 1966; Röntgenbilder, Bd. II. München 1965.

Köttgen, U.: Die Zukunft der pädiatrischen Röntgendiagnostik. Dtsch. Röntgenkongr. 1965, Teil A, S. 174. Stuttgart 1966.

Krogmann, M.: Kinder kommen zum Röntgen. Stuttgart 1965.

Lassrich, M. A., R. Prévôt u. K. H. Schäfer: Pädiatrischer Röntgenatlas. Stuttgart 1955.

Moyson, Fr.: L'examen radiographique dans l'urgence chirurgicale du nouveau-né et du nourrisson. Arch. franç. Pédiat. **19**, 63 (1962).

Poppe, H., I. Lohstötter u. Ph. Lauwers: Technik der Röntgendiagnostik. Stuttgart 1961.

Reyher, P.: Die röntgenologische Diagnostik in der Kinderheilkunde. Ergebn. inn. Med. Kinderheilk. **2**, 613 (1908).

Rotch, Th., E.: The roentgenrays in pediatrics. Philadelphia and London 1910.

Schall, L.: Was brachte die Entwicklung der Röntgendiagnostik in den letzten 25 Jahren dem Kinderarzt? Dtsch. med. Wschr. **83**, 1556 (1958) (Lit.).

— Kind und Röntgenstrahlen. Aktuelle Probleme der pädiatrischen Röntgenologie. Mschr. Kinderheilk. **112**, 231 (1964).

— Aperçu historique de la radiologie pédiatrique. Ann. Radiol. 8, 285 (1965) (SERP).

Schmid, F., u. G. Weber: Röntgendiagnostik im Kindesalter. München 1955.

Schoen, H.: Medizinische Röntgentechnik, Bd. I u. II. Stuttgart 1960/61.

Shurtleff, F. E.: Children's radiographic technic. Philadelphia 1962.

Willich, E.: Die Bedeutung der Kinderröntgenologie für die Kinderchirurgie. Landarzt **42**, 723 (1966).

Wolf, H. G.: Röntgendiagnostik beim Neugeborenen und Säugling. Wien-Bonn-Bern 1959.

— Präoperative Notfallsdiagnostik bei Neugeborenen und Säuglingen. Praxis **53**, 1254 (1964).

Zimmer, E. A., u. M. Brossy: Lehrbuch der röntgendiagnostischen Technik. Berlin-Göttingen-Heidelberg 1962.

Zsebök, Z. B.: Einführung in die Methodik der Röntgenuntersuchungen. Stuttgart 1967.

Strahlenhygiene

Amar, A. D., and K. Chabra: Reduction of radiation exposure of children during urologic diagnosis. Pediatrics **35**, 960 (1965).

Bischoff, K., u. H. Bösche: Verbesserung der Erkennbarkeit schwacher Röntgenkontraste in der Fernsehdurchleuchtung. Radiologe **6**, 211 (1966).

Fendel, H.: Patienten-Dosimetrie bei Röntgenuntersuchung im Kindesalter. Mschr. Kinderheilk. **112**, 233 (1964).

— Radiation problems in roentgen examinations of the chest. Progr. Pediat. Radiol. **1**, 18 (1967).

Frik, W.: Verkürzung der Durchleuchtungszeiten. Fortschr. Röntgenstr. **88**, 601 (1958).

— Strahlenexposition in der Röntgendiagnostik. Radiologe **6**, 310 (1966).

Fuchs, W. A., u. U. Messerschmid: Die elektronische Detailverdeutlichung bei Röntgenfernsehen. Fortschr. Röntgenstr. **105**, 260 (1966).

Gefferth, K.: Gezielter Strahlenschutz der Ovarien. Fortschr. Röntgenstr. **98**, 477 (1963).

Görgényi-Göttche, O.: Strahlenschutz im Kindesalter. Tuberk.-Arzt **14**, 630 (1960).

Hartung, K.: Strahlenbelastung und Strahlenschutz in der pädiatrischen Röntgendiagnostik. Stuttgart 1959 (Lit.).

Lorenz, W.: Strahlenschutz in Klinik und ärztlicher Praxis. Stuttgart 1961.

O'Hara, A. E., J. D. Wallace, and R. E. Nerlinger: Controlled pulmonary roentgenographic exposures in newborn infants. Amer. J. Roentgenol. **95**, 99 (1965).

PAPE, R., u. J. ZAKOVSKY: Über die röntgendiagnostische Strahlenbelastung der Jugendlichen und der Erwachsenen. Fortschr. Röntgenstr. **103**, 326 (1965).
— — u. A. HARASTA: Über die röntgendiagnostische Strahlenbelastung der Kinder in Spitälern und Ambulatorien. Fortschr. Röntgenstr. **100**, 10 (1964).
RUSS, E.: Strahlenschutz im pädiatrischen Röntgenbetrieb. Kinderärztl. Prax. **25**, 362 (1957).
SCHALL, L.: Apparat zur selbständigen Einschaltung der Röntgenröhre durch die Atmung. Mschr. Kinderheilk. **34**, 581 (1926).
— Relais zur selbständigen Einschaltung der Röntgenröhre durch Bewegungsimpulse, die von der Körperoberfläche aus registrierbar sind. Fortschr. Röntgenstr. **36**, 1040 (1928).
SCHULTE, E.: Gedanken zum Strahlenschutz bei der angeborenen Hüftgelenksluxation. Z. Orthop. **90**, 506 (1958).
SEELENTAG, W.: Die Strahlenbelastung der Patienten in der Röntgendiagnostik. Dtsch. med. Wschr. **86**, 2513 (1961).
STIEVE, F. E.: Strahlenbelastung bei Schichtaufnahmen. In: Handbuch der medizinischen Radiologie, Bd. III. Berlin-Heidelberg-New York 1967.
WILLICH, E.: Die Technik der Röntgenuntersuchung der Kardia-Magenregion bei Neugeborenen und jungen Säuglingen. Pädiat. Prax. **4**, 401 (1965).

Ruhigstellung

BRÜNNER, S., and G. BUCHMANN: Anesthesiologic problems in pediatric radiology. Amer. J. Roentgenol. **89**, 1075 (1963).
DARLING, D. B.: A combination adult-pediatric chest unit. Amer. J. Roentgenol. **98**, 492 (1966).
DOWELL, T.: Diazepam in intravenous anaesthesia. Lancet **1966I**, 369.
GANDUCHEAU, N.: Nouvel appareil de suspension pour l'examen radiologique du nourisson. Bull. Soc. Radiol. méd. Fr. **17**, 253 (1929).
HEEGEWALDT, E.: Eine einfache Vorrichtung für die Untersuchung von Säuglingen. Röntgenpraxis **2**, 383 (1930).
KOECHER, H. P.: Über technische Einzelheiten im Betrieb einer pädiatrischen Röntgenabteilung. Kinderärztl. Prax. **30**, 70 (1962).
KROGMANN, M.: Röntgenuntersuchungen von Kindern ohne Haltepersonen. Kinderärztl. Prax. **27**, 73 (1959).
— Verbesserter Strahlenschutz durch bewährte Hilfsmittel für die Röntgenuntersuchung von Kindern. Röntgen-Bl. **15**, 1 (1962).
PALDY, L.: Neues Hilfsgerät zur radiologischen Untersuchung der Säuglinge und Kleinkinder. Radiol. diagn. (Berl.) **6**, 349 (1965).
PIGG, J.: New pediatric immobilizer and positioner. Med. Radiogr. Photogr. **1**, 12 (1962).
POUZIN-MALÈGUE, S.: Présentation d'un appareil de suspension pour l'examen radiologique du nourisson. Bull. Soc. Pédiat. (Paris) **27**, 331 (1929).
SCHALL, L.: Demonstration eines Säuglingsdurchleuchtungsgerätes. Fortschr. Röntgenstr. **40**, 68 (1929).
SCHALL, L.: Hilfsgerät zur Röntgenuntersuchung von Säuglingen. Röntgenpraxis **3**, 1131 (1931).
— Neues Modell eines Hilfsgerätes zur Röntgenuntersuchung des Säuglings nach dem Prinzip der verbindungslosen Halterung. Röntgenpraxis **11**, 579 (1939).
—, u. E. WILLICH: Das Paidoskop. Ein Universalgerät für die Röntgenuntersuchung von Kindern jeden Alters. Fortschr. Röntgenstr. **99**, 559 (1963).
SZÁNTÓ, D., u. Z. MERK: Brustkorbaufnahmegestell für Säuglinge und Kleinkinder. Röntgen-Bl. **17**, 49 (1964).
VIETHEN, A.: Verbessertes Säuglingsstützbänkchen für Durchleuchtungen. Fortschr. Röntgenstr. **34**, 554 (1926); — Röntgenpraxis **6**, 480 (1934).
WILLICH, E., u. N. SCHWEDER: Kinderröntgenologie und Anaesthesiologie. Fortschr. Röntgenstr. **101**, 404 (1964).
WIMBERGER, H.: Technische Erfahrungen aus der Kinderröntgenologie. Fortschr. Röntgenstr. **29**, 96 (1922).

Schädel und Zentralnervensystem

BERGERHOFF, W.: Röntgenologische Schädelmessung. In: Handbuch der medizinischen Radiologie, Bd. VII/1, S. 102. Berlin-Göttingen-Heidelberg 1963.
BIESALSKI, P.: Die Hals-Nasen-Ohrenkrankheiten im Kindesalter. Stuttgart 1960.
CAOUCH, R. S. C., and V. BRODIE: Close layer multisection tomography. Brit. J. Radiol. **39**, 358 (1966).
CLEMENTSCHITSCH, F.: Röntgendarstellung des Gesichtsschädels, 2. Aufl. Wien 1951.
DECKER, K.: In: Klinische Neuro-Radiologie, hrsg. von K. DECKER. Stuttgart 1960.
DIETZ, H., E. ZEITLER u. R. WOLF: Die szintigraphische Darstellung der Liquorräume mit 131-J-markiertem menschlichem Serumalbumin. Fortschr. Röntgenstr. **105**, 537 (1966).
EVANS, R. A., J. F. SCHWARTZ, and A. M. CHUTORIAN: Radiologic diagnosis in pediatric ophthalmology. Radiol. Clin. N. Amer. **1**, 459 (1963).
FENDEL, K.: Klinisches Bild und Therapie der angeborenen Choanalatresie. Kinderärztl. Prax. **34**, 49 (1966).
FORLANI, J., u. O. WIEDENMANN: Cerebrale Angiographie bei Säuglingen und Kleinkindern. Z. Kinderheilk. **83**, 454 (1960).
FRANCISCO, C. B., K. C. DAVIDSON, K. A. YOUNGSTROM, A. SCHOOLMAN, and C. M. POSER: Transfemoral cervicocephalic angiography in children. Pediatrics **33**, 119 (1964).
FRIEDMANN, G.: Der Wert der halbaxialen Schädelaufnahme. Röntgen-Bl. **11**, 17 (1958).
GARUSI, G. F.: The salivary glands in radiological diagnosis. Bibl. radiol. (Basel and New York) **4** (1964).
GEFFERTH, K.: Über die Röntgendarstellung der Oberkieferhöhlen im Säuglingsalter. Fortschr. Röntgenstr. **101**, 147 (1964).
GENZ, H.: Der röntgenologische Nachweis von adenoiden Vegetationen. Kinderärztl. Prax. **22**, 327 (1954).

GROS, CH. M., E. SCHNEEGANS, A. WACKENHEIM, R. OBERSON et A. M. HAARSCHER: Examen scintigraphique des espaces péri-cérébraux et périmédullaires. Scintigraphie de l'hématome sousdural du nourrisson. J. Radiol. Électrol. **46**, 453 (1965).

— A. WACKENHEIM, C. VROUSOS et M. SUBITRANA: La scintigraphie des espaces sous-arachnoidiens du canal rachidien. J. Radiol. Électrol. **46**, 457 (1965).

HETTLER, M., u. G. LAUTH: Die gezielte Sialographie. Fortschr. Röntgenstr. **95**, 493 (1961).

KAUTZKY, R., u. K. J. ZÜLCH: Neurologisch-neurochirurgische Röntgendiagnostik und andere Methoden zur Erkennung intrakranialer Erkrankungen. Berlin-Göttingen-Heidelberg 1955.

LENNARTZ, H.: Klinischer Beitrag zur Methode der Luftencephalographie. Nervenarzt **25**, 42 (1954).

LENZI, M.: Eine neue zisterno-encephalographische Technik. Fortschr. Röntgenstr. **80**, 479 (1954).

LEWIT, K.: Luftüberführung in den Spinalraum nach Ventrikulographie bei Malformationen im Kindesalter. In: Neuro-radiologische Diagnostik und Symptomatik der Hirnentwicklung im Kindesalter. Berlin 1963.

LINDGREN, E.: Röntgenologie. In: Handbuch der Neurochirurgie, Bd. II. Berlin-Göttingen-Heidelberg 1954.

— Cerebrale Angiographie. In: Handbuch der medizinischen Radiologie, Bd. X/3, S. 591. Berlin-Göttingen-Heidelberg-New York 1964.

LOEPP, W., u. R. LORENZ: Röntgendiagnostik des Schädels. Stuttgart 1954.

LORBER, J., and R. G. GRAINGER: Cerebral cavities following ventricular punctures in infants. Clin. Radiol. **14**, 98 (1963).

MISKOLCZY, D., u. K. WALTNER: Die Technik der Seitenventrikelpunktion beim Säugling. Mschr. Kinderheilk. **29**, 141 (1925).

MÜLLER, D.: Über die physikalischen Grundlagen der Pneumencephalographie, dargestellt am Modell und an klinischen Beispielen unter besonderer Berücksichtigung der sogenannten „Fehlfüllung" der Ventrikel. Z. Kinderheilk. **76**, 281 (1955).

MUNTEAN, E.: Untersuchungsmethoden und Aufnahmetechnik des knöchernen Schädels. In: Handbuch der medizinischen Radiologie, Bd. VII/1. Berlin-Göttingen-Heidelberg 1963.

PAPATHEODOROU, C. A., and P. TENG: Air-pantopaque ventriculography in congenital hydrocephalus and myelomeningocele. Amer. J. Roentgenol. **91**, 647 (1964).

PARAICZ, E., u. J. SZENASY: Neurologisch-klinische Untersuchungen im Säuglings- und Kindesalter. Stuttgart 1966.

RAIMONDI, A. J., and H. WHITE: Cerebral angiography in the newborn and infant: General principles. Ann. Radiol. **10**, 147 (1967) (SERP).

RAUCH, S.: Die Speicheldrüse des Menschen. Stuttgart 1959.

ROBERTSON, E. G.: Pneumencephalography. Springfield (Ill.): Ch. C. Thomas 1957.

— Methodik der Pneumencephalographie. In: Neuroradiologische Diagnostik und Symptomatik der Hirnentwicklung im Kindesalter. Berlin 1963.

ROSSMANN, B.: Einfache röntgenologische Aufnahmetechnik des Säuglingsohres. Fortschr. Röntgenstr. **86**, 741 (1957); **94**, 232 u. 402 (1961); **98**, 58 (1963).

— Das Röntgenbild des gesunden und kranken Säuglingsohres. Mschr. Kinderheilk. **108**, 51 (1960).

SCHOBER, R.: Röntgenkontrastmittel und Liquorraum. Berlin-Göttingen-Heidelberg-New York 1964.

SLOSBERG, P., and M. BERNSTEIN: Pneumoencephalography with minimal withdrawal of cerebrospinal fluid. Arch. Neurol. Psychiat. (Chic.) **74**, 334 (1955).

SWART, B.: Die Schichtuntersuchung der Nasennebenhöhlen und Orbitae. Radiologe **3**, 161 (1963).

TAVERAS, J. M.: Die neuro-radiologische Untersuchung im Kindesalter. In: Klinische Neuro-Radiologie, hrsg. von K. DECKER. Stuttgart 1960.

WAPPENSCHMIDT, J.: Darstellung der Hirngefäße durch retrograde Kontrastinjektion in die Arterien des Armes. Fortschr. Röntgenstr. **101**, 383 (1964).

WIEDEMANN, H. R.: Sialographie im Kindesalter. Z. Kinderheilk. **69**, 133 (1951).

WEGELIUS, S. P.: Brachialisangiographie, Röntgen-Bl. **18**, 513 (1965).

WILCKE, O.: Die Szintigraphie bei Hirntumoren. Radiologe **5**, 383 (1965).

WITTENBORG, M. H., and E. B. D. NEUHAUSER: Simple roentgenographic demonstrations of Eustachian tubes and abnormalities. Amer. J. Roentgenol. **89**, 1194 (1963).

Skelet

ANDRÉN, L.: Aetiology and diagnosis of congenital dislocation of the hip in newborn. Radiologe **1**, 89 (1961).

—, and S. VON ROSEN: The diagnosis of dislocation of the hip in newborns and the primary results of immediate treatment. Acta radiol. (Stockh.) **49**, 89 (1958).

BERGSTRAND, I., u. O. NORMAN: Die Krankheiten des Hüftgelenks im Kindesalter. Radiologe **1**, 76 (1961).

BERNBECK, R.: Kinderorthopädie. Stuttgart 1954.

BLOUNT, W. P.: Knochenbrüche bei Kindern. Stuttgart 1957.

BÜCHNER, H.: Die Indikation zur direkten Röntgenvergrößerung bei Knochenaufnahmen. Radiologe **1**, 222 (1961).

GELEHRTER, G.: Differentialdiagnose der Halswirbelverletzungen im Kindesalter. Fortschr. Röntgenstr. **99**, 506 (1963).

GLAUNER, R., u. W. MARQUARDT: Röntgendiagnostik des Hüftgelenkes. Stuttgart 1956.

GUARINI, A., e A. CONTESSA: Sull' indicazione e la valutazione dell' artrografia nell trattamento dell' anca displastica. Clin. ortop. **12**, 39 (1960).

KAISER, G.: Die angeborene Hüftluxation. Jena 1958.

KAUFMANN, H. J.: Röntgenbefunde am kindlichen Becken bei angeborenen Skelettaffektionen und chromosomalen Aberrationen. Stuttgart 1964.

KÖLITZ, E., u. W. SAVELSBERG: Röntgendarstellung der Knochenkerne des Sternum. Kinderärztl. Prax. **20**, 414 (1952).

LANGHAGEL, L. J.: Wandlung in Prognose und Therapie der angeborenen Hüftluxation durch die Technik des Luftarthrogramms. Dtsch. med. J. **11**, 270 (1960).

LEGER, W.: Zur Torsionsbestimmung des Schenkelhalses. Z. Orthop. **81**, 583 (1952).

MARKUSKE, H.: Der Wert röntgenologischer Bewegungsanalysen für die Beurteilung der Halswirbelsäule im Kindesalter. In: Neurologie der Wirbelsäule und des Rückenmarkes im Kindesalter. Jena 1964.

PRÉVÔT, H.: Beitrag zur topographischen Anatomie des Ovars im 1. Lebensjahr. Fortschr. Röntgenstr. **104**, 266 (1966).

SCHMID, F., u. A. KÜNLE: Das Längenwachstum der langen Röhrenknochen in Bezug auf Körperlänge und Lebensalter. Fortschr. Röntgenstr. **89**, 350 (1958).

—, u. H. MOLL: Atlas der normalen und pathologischen Handskeletentwicklung. Berlin-Göttingen-Heidelberg 1960.

SCHNEIDER, P. G.: Die Arthrographie der kindlichen Dysplasiehüfte. Chir. Prax. **10**, 59 (1966).

SWOBODA, W.: Das Skelett des Kindes. Stuttgart 1956.

ZSEBÖK, Z.: Röntgenanatomische Untersuchungen am Beckengürtel des Neugeborenen. Fortschr. Röntgenstr. **87**, 23 (1957).

Thoraxorgane

BAYER, O., F. LOOGEN, H. H. WOLTER u. F. GROSSE-BROCKHOFF: Die Herzkatheterisierung bei angeborenen und erworbenen Herzfehlern. Stuttgart 1967.

BERNARD, J., J. SAUVEGRAIN, and H. NAHUM: Tomography of the lungs in infancy and childhood: techniques, indications and results. Progr. Pediat. Radiol. **1**, 59 (1967).

BURGEMEISTER, G.: Die röntgenologische Untersuchung und Beurteilung des Herzens. Pädiat. Prax. **2**, 363 (1963).

CLAUSNITZER, W., H. J. DIETZSCH u. H. GROSSMANN: Röntgenatlas der entzündlichen Lungenerkrankungen und ihrer Differentialdiagnose im Kindesalter. Leipzig 1959.

DAVIS, L. A.: Standard roentgen examinations in newborn, infants and children: techniques, portable films, immobilization devices and fluoroscopy. Progr. Pediat. Radiol. **1**, 3 (1967).

DOESEL, H.: Die Bronchoskopie im Kindesalter. Pädiat. Prax. **5**, 59 (1966).

EBEL, KL. D.: Röntgendiagnostik der Lunge. In: Handbuch der Kinderheikunde, Bd. II/1, S.298. Berlin-Heidelberg-New York 1966.

— Die Anwendung der Zonographie in der Kinderradiologie. Fortschr. Med. **85**, 785 (1967).

FRIK, W.: Hartstrahltechnik. Stuttgart 1961.

GEBAUER, A., E. MUNTEAN, E. STUTZ u. H. VIETEN: Das Röntgenschichtbild. Stuttgart 1959.

GEFFERTH, K.: Röntgendiagnostik der Säuglingspneumonien. Budapest 1962.

KJELLBERG, S. R., E. MANNHEIMER, U. RUDHE, and B. JONSSON: Diagnosis of congenital heart disease. Chicago 1959.

KOECHER, P. H.: Beitrag zur Anwendung der Hartstrahltechnik in der kinderärztlichen Röntgendiagnostik. Mschr. Kinderheilk. **106**, 69 (1958).

KÜNZLER, R., u. N. SCHAD: Atlas der Angiokardiographie angeborener Herzfehler. Stuttgart 1960.

LAU, H. H.: Zur röntgenologischen Darstellung der Schleimhäute der oberen Luftwege unter Anwendung eines Kontrastmittelsprays. Z. Laryng. Rhinol. **41**, 788 (1962).

NADAS, A. S.: Pediatric cardiology. Philadelphia 1963.

SCHAD, N., R. KÜNZLER u. T. ONAT: Differentialdiagnose kongenitaler Herzfehler. Stuttgart 1963.

— J. P. STUCKY, H. BRUNNER u. J. WELLAUER: Die intermittierende Kontrastmittelinjektion bei der Angiokardiographie im Säuglings- und Kindesalter. Fortschr. Röntgenstr. **103**, 262 (1965).

SCHMIDT-ROHR, H.: Bronchographie im Kindesalter. In: Handbuch der Kinderheilkunde, Bd. II/1, S. 304. Berlin-Heidelberg-New York 1966.

STIEVE, F. E.: Strahlenbelastung bei Schichtaufnahmen. In: Handbuch der medizinischen Radiologie, Bd. III, S. 931 Berlin-Heidelberg-New York 1967.

STUMPF, PL., u. H. GRASSER: Ausschaltung unnötiger Strahlenbelastung bei Kymogrammen und anderen Aufnahmen. Fortschr. Röntgenstr. **88**, Beih. 31 (1958).

STUTZ, E., u. H. VIETEN: Die Bronchographie. Stuttgart 1955.

SWART, B.: Die zonographische Darstellung der Nieren- und Gallenwege. Radiologe **6**, 177 (1966).

— Praktische Probleme bei der Tomographie. Röntgenpraxis **20**, 77 (1967).

TESCHENDORF, W., u. P. THURN: Lehrbuch der röntgenologischen Differentialdiagnostik, Bd. 1. Stuttgart 1958.

WAGNER, S.: Nachweis pleuraler Erkrankungen durch Röntgenaufnahmen in Seitenlage. Mschr. Kinderheilk. **106**, 461 (1958).

ZSEBÖK, Z.: Röntgenanatomie der Neugeborenen- und Säuglingslunge. Stuttgart 1958.

Zwerchfell

(s. unter „einseitiger Zwechfellhochstand" S. 283)

Adomen und Abdominalorgane

Allgemeine Literatur

ASTLEY, R.: Radiology of the alimentary tract in infancy. London 1956.

BRABAND, H.: In: Lehrbuch der Röntgendiagnostik, hrsg. v. SCHINZ u. Mitarb., 6. Aufl., Bd. 1. Stuttgart 1965.

FREY, E.: Abdominaluntersuchungen des Säuglings und Kleinkindes. Radiol. clin. (Basel) **31**, 312 (1962).

GIEDION, A.: Zur Röntgendiagnostik des Magen-Darmtrakts im Säuglings- und Kindesalter. Pädiat. Fortbildungskurse **7/8**, 46 (1963).

HAJDU, N.: Plain radiography of the abdomen in paediatric practice. Brit. J. Radiol. **28**, 590 (1955).

HOEFFKEN, W.: In: E. HAUBRICH, Klinische Röntgendiagnostik innerer Krankheiten, Bd. II. Berlin-Heidelberg-New York: Springer 1966.

KAWADEROWA, O. G.: Die diagnostische Bedeutung der kontrastfreien Methode der Untersuchung des Magen-Darmkanals bei Säuglingen [Russisch]. Pediatrija 34, 21 (1955).

LASSRICH, M. A., u. H. A. BRUNS: Anomalien des Magens, des Dünn- und Dickdarms beim Kind. Radiologe 7, 12 (1967).

PODOLSKY, M. L., and A. W. JESTA: The distribution of air in the intestinal tract of infants during the first twelve hours as determined by serial roentgenograms. J. Pediat. 45, 633 (1954).

PRÉVÔT, R., u. M. A. LASSRICH: Röntgendiagnostik des Magen-Darmkanals. Stuttgart 1959.

SCHÄFER, K. H.: Die Indikationsstellung zur röntgenologischen Magen-Darm-Diagnostik bei Klein- und Schulkindern. Mschr. Kinderheilk. 107, 186 (1959).

SINGLETON, E. B.: X-ray diagnosis of the alimentary tract in infants and children. Chicago 1959.

WASCH, M. G., and A. MANK: The radiographic appearance of the gastro-intestinal tract during the first day of life. J. Pediat. 32, 479 (1948).

WOLF, H. G.: Zur Methodik der Röntgenuntersuchung des Magen-Darm-Kanals im Kindesalter. N. Österr. Z. Kinderheilk. 1, 159 (1955).

— Röntgendiagnostik der Verdauungswege beim Neugeborenen unter besonderer Berücksichtigung der Untersuchung ohne perorale Kontrastmittel. Fortschr. Röntgenstr. 86, 323 (1957).

Kontrastmittel

BERMAN, C. Z., and N. L. AVNET: The use of water soluble urographic contrast media in paediatric gastrointestinal studies. Brit. J. Radiol. 33, 3086 (1960).

BUTTENBERG, H., u. L. SCHAEFER: Über Magen-Darm-Kontrastmittel und deren Einsatz in der Kinderröntgenologie. Dtsch. Gesundh.-Wes. 21, 2281 (1966).

EPSTEIN, B. S.: The use of nonabsorbable water soluble contrast media for gastrointestinal radiography in infants and children. N.Y. St. J. Med. 58, 2223 (1958).

HARRIS, P. D., E. B. D. NEUHAUSER, and R. GERTH: The osmotic effect of water soluble contrast media on circulating plasma volume. Amer. J. Roentgenol. 91, 694 (1964).

HECHT, H., u. CH. GLOXHUBER: Chemie, Pharmakologie und Toxikologie der gebräuchlichen Kontrastmittel. In: Handbuch der medizinischen Radiologie, Bd. III, S. 518. Berlin-Heidelberg-New York 1967.

LÖHR, E.: Röntgenuntersuchungen des Verdauungstraktes mit Gastrografin unter besonderer Berücksichtigung von Notfallsituationen. Fortschr. Röntgenstr. 100, 75 (1964).

MANECKE, H., u. F. W. SCHMIDT: Die Magen-Darmpassage mit Karion (Sorbit). Fortschr. Röntgenstr. 97, 142 (1962).

OLSSON, O.: Die Kontrastmittel im klinischen Gebrauch. In: Handbuch der medizinischen Radiologie, Bd. III, S. 583. Berlin-Heidelberg-New York 1967.

RUSS, E.: Magen-Darm-Diagnostik im Säuglingsalter mit Gastrografin. Med. Mitt. (Schering) 22, 105 (1961).

SACK, G. M.: Die orale Schnellpassage des Darms. Fortschr. Röntgenstr. 99, 337 (1963).

SCHLUNGBAUM, W.: Verteilung, Ausscheidung und Resorption nierengängiger, mit J^{131} markierter Röntgenkontrastmittel. Fortschr. Röntgenstr. 96, 795 (1962).

SCHOLTAN, W.: Physikalisch-chemische Eigenschaften von Röntgenkontrastmittelsuspensionen. In: Handbuch der medizinischen Radiologie, Bd. III, S. 567. Berlin-Heidelberg-New York 1967.

STECKEN, A., K. RICHTER u. U. WEISS: Zur Kontrastmitteldarstellung des Magen-Darm-Traktes. Fortschr. Röntgenstr. 95, 172 (1961).

TOSCH, R.: Untersuchungen über die Resorption von J^{131}-markiertem Gastrografin aus dem Magen-Darm-Kanal. Fortschr. Röntgenstr. 95, 189 (1961).

Pharynx

s. unter „Schluckstörung" S. 277)

Oesophagus

EBEL, KL. D.: Die Röntgen-Kinematographie des Schluckaktes im Kindesalter. Fortschr. Röntgenstr. 107, 794 (1967).

LASSRICH, M. A.: Anomalien der Speiseröhre. Radiologe 7, 1 (1967).

SCHÄFER, H.: Röntgenologische Untersuchungen zur Colontransplantation als Oesophagusersatz. Ann. Radiol. 9, 273 (1966) (SERP).

SCHMID, F.: Oseophaguskontrastdarstellung mit quellsubstanzhaltiger Bariumsulfataufschwemmung. Kinderärztl. Prax. 25, 232 (1957).

SWART, B.: Die Technik der Varicendarstellung am Oesophagus. Radiologe 3, 65 (1963).

TROFIMOWA, Z. A.: Roentgendiagnostik der Oesophagusvarizen bei Kindern [Russisch]. Vestn. Rentgenol. Radiol. 33, 9 (1958).

WILLICH, E.: Die angeborenen und erworbenen Verengungen der Speiseröhre im Kindesalter. Pädiat. Prax. 2, 51 (1963).

WOLF, H. G.: Oesophagus. In: Handbuch der Kinderheilkunde, Bd. IV, S. 849. Berlin-Heidelberg-New York 1965.

Oesophagusatresie, Oesophagotrachealfistel

BÉRAUD, CL., et P. DEFFRENNE: Contraste gazeux et tomographie dans l'exploration radiologique des atrésies congénitales de l'oesophage. Ann. Radiol. 7, 412 (1964).

GANZ, P., H. VIETEN u. K. H. WILLMANN: Angeborene Atresien und Stenosen des Oesophagus. Fortschr.-Röntgenstr. 80, 329 (1954) (Lit.!).

GIEDION, A.: Angeborene hohe Oesophagotrachealfistel vom H-Typus. Helv. paediat. Acta 15, 155 (1960).

HAIGHT, C.: Congenital tracheoesophageal fistula without esophageal atresia. J. thorac. Surg. 17, 600 (1948).

KAFKA, V., B. HÚCIN, J. KOUTECKY u. E. KOLIKOVÁ: Ösophagusatresie. Z. Kinderchir. 3, 460 (1966).

KOCH, R., and R. N. CLARK: Congenital tracheoesophageal fistula without atresia of the esophagus. Amer. J. Dis. Child. 91, 636 (1956).

WILLICH, E.: Angeborene hohe Ösophagotrachealfistel mit Hiatushernie. Z. Kinderchir. **4**, 431 (1967).

WOLF, H. G.: Angeborene Oesophagotrachealfistel ohne Oesophagusatresie. Symptomatologie und Diagnostik beim Säugling und Kleinkind. Z. Kinderheilk. **80**, 245 (1957) (Lit.!).

Magen

CARVALHO, M. DE: Les malpositions oesophago-cardio-tubérositaires chez l'enfant. 16e Congr. Ass. Péd. franç. Expansion scientifique franç. Paris 1957. Arch. Mal. Appar. digest. **40**, 280 (1951).

JUSTUS, G., u. A. FÖLKER: Über das Ulcus pepticum im Kindesalter. Radiol. clin. (Basel) **27**, 20 (1958).

LASSRICH, M. A., u. K. H. SCHÄFER: Die Ulcuskrankheit beim Kinde. Internist (Berl.) **6**, 40 (1965).

NITSCH, K.: Ulcus ventriculi et duodeni im Kindesalter. Dtsch. med. Wschr. **87**, 1281 (1962).

SCHMID, F.: Magen.
In: Handbuch der Kinderheilkunde, Bd. IV, S. 896. Berlin-Heidelberg-New York 1965.

THOMSON, N. B., and TH. C. JEWETT: Peptic ulcers in infancy and childhood. J. Amer. med. Ass. **189**, 539 (1964).

WERBITZKAJA, L. P.: Lage und Form des normalen Magens im Röntgenbild bei Kindern verschiedener Altersstufen [Russisch]. Pediatrija **38**, 55 (1960).

WILLICH, E.: Die Technik der Röntgenuntersuchung der Kardia-Magen-Region bei Neugeborenen und jungen Säuglingen. Chir. Praxis 8, 591 (1964).

WOLF, H. G., u. E. ZWEYMÜLLER: Angeborener kompletter Pylorusverschluß. Z. Kinderheilk. 88, 516 (1963) (Lit.!).

Pylorusstenose (s. S. 273)

Duodenum

DOLIN, S., H. H. MATHEWS, and P. E. RUSSO: Congenital obstruction of the duodenum and malrotation of the colon. Radiology **63**, 85 (1954).

EEK, S.: Congenital duodenal obstruction. A clinical, roentgenological, surgical and follow-up study in 29 cases. Amer. J. Roentgenol. **73**, 713 (1955).

FEDOROW, I. I., N. P. USCHKOW u. A. M. SCHER: Röntgendiagnostik der Duodenalstenose im Kindesalter [Russisch]. Pediatrija **43**, 13 (1964).

GROSS, H., G. SALZER u. H. G. WOLF: Zur Diagnose und Therapie angeborener Duodenalstenose bei Rotationsanomalien des Darmtraktes. Z. Kinderheilk. **79**, 158 (1957).

HAJDU, N.: Foetal and postfoetal duodenal obstruction. Ann. Radiol. 8, 112 (1965) (SERP).

HARTMANN, G.: Die Duodenalstenose bei Kindern. Intern. Prax. **4**, 213 (1964).

MELLINS, H. Z., and D. H. MILMAN: Congenital duodenal obstruction; roentgen diagnosis by insufflation of air. Radiology **63**, 65 (1954).

MILLIKEN, J. C.: Duodenal ulceration in children. Gut **6**, 25 (1965).

PASQUIÉ, M., J. GAUBERT et S. JUSKIEWENSKI: Les sténoses duodénales chez l'enfant. Ann. Chir. **1966**, 1338.

REHBEIN, F., u. J. BOIX-OCHOA: Duodenalstenose — Duodenalatresie. Dtsch. med. Wschr. **88**, 1240 (1963).

SCHMID, F.: Duodenum. In: Handbuch der Kinderheilkunde, Bd. IV, S. 926. Berlin-Heidelberg-New York 1965.

Dünndarm

BRADFIELD, G. P., and A. R. CHRISPIN: The 90 minute follow through: a simple technique for examination of the small interstine. Brit. J. Radiol. **38**, 691 (1965).

CHERIGIÉ, E., u. A. DEPORTE: Das normale und pathologische terminale Ileum des Kindes. Fortschr. Röntgenstr. **95**, 751 (1961).

GDANIETZ, K.: Erkrankungen der Ileozökalregion im Kindesalter. Zbl. Chir. **91**, 999 (1966).

GIEDION, A.: Dünndarm. In: Handbuch der Kinderheilkunde, Bd. IV, S. 940. Berlin-Heidelberg-New York 1965.

GOLDEN, R.: Radiologic examinations of the small interstine. Philadelphia 1954.

LASSRICH, M. A.: Unspezifische Veränderungen am terminalen Ileum beim Kinde. Fortschr. Röntgenstr. **95**, 757 (1962).

NEUHAUSER, E. B. D.: Roentgen diagnosis of fetal meconium peritonitis. Amer. J. Roentgenol. **51**, 421 (1944).

REHBEIN, F., u. I. WALDMANN: Die Dünndarmatresie. Dtsch. med. Wschr. **89**, 861 (1964).

WELLS, J.: The mucosal pattern of the terminal ileum in children. Radiology **51**, 305 (1948).

WOLF, H. G.: Zur Röntgenologie der terminalen Ileumschlinge im Kindesalter. Fortschr. Röntgenstr. **84**, 432 (1956).

Appendicitis

BÉRAUD, CL., P. DEFFRENNE, R. BRESSIEUX et PR. M. GUILLEMINET: Les aspects radiologiques de l'appendicite aigue chez l'enfant. J. Radiol. Électrol. **43**, 374 (1962).

BRET, P., L. DESCOS et M. AMIEL: Étude critique des signes radiologiques de l'appendicite et de ses complications. Ann. Radiol. 8, 615 (1965) (SERP).

ERUCHIMOWITSCH, A. M.: Chronische Appendicitis im Kindesalter und ihre Röntgendiagnostik [Russisch]. Pediatrija **37**, 74 (1959).

KAISER, A.: Die Rolle des Wurmfortsatzes bei akuten, subakuten und chronischen Erkrankungen des rechten Oberbauches. Radiologe **6**, 291 (1966).

KASAKOW, G. M.: Röntgendiagnostik der chronischen Appendicitis im Kindesalter [Russisch]. Pediatrija **37**, 70 (1959).

KNOTHE, W.: Die Röntgendiagnostik der Appendicitis. Radiologe **2**, 164 (1962).

LASSRICH, M. A.: Röntgendiagnostik bei Erkrankungen in der Ileocöcalregion des Kindes. Radiologe **2**, 184 (1962).

— Radiologic examination in chronic appendicitis in children. Ann. Radiol. **7**, 395 (1964).

WETTSTEIN, P.: L'avis du radiologue dans le diagnostic de «l'appendicite chronique» chez l'enfant. Praxis **53**, 14 (1964).

Colon

BROWN, B. ST. J., and J. S. DUNBAR: De motu recti or ano-rectal studies in children including cinefluographic observations during defecation. Ann. Radiol. **8**, 37 (1965) (SERP).

DEFFRENNE, P., et C. BÉRAUD: Signes radiologiques de la colite spasmodique du nourrisson et de l'enfant. Ann. Radiol. **8**, 76 (1965) (SERP).

DETERMANN, A.: Ein neues Einlaufgerät für Röntgenkontrasteinlauf. Röntgen-Bl. **7**, 376 (1954).

EBEL, KL. D.: Dickdarm. In: Handbuch der Kinderheilkunde, Bd. IV, S. 999. Berlin-Heidelberg-New York 1965.

FENDEL, H.: Die unspezifische (idiopathische) Colitis ulcerosa. In: Handbuch der Kinderheilkunde, Bd. IV, S. 1030. Berlin-Heidelberg-New York 1965.

HETTLER, M.: Zur Technik der Doppelkontrastdarstellung des Dickdarms. Radiologe **2**, 87 (1962).

JANOWER, M. L., L. L. ROBBINS, F. S. TOMSHIK, and W. T. WEYLMAN: Tannic acid and the barium enema. Radiology **85**, 887 (1965).

LEE, C. M., and B. G. MACMILLAN: Fallacy in diagnosis of mikrocolon in the newborn. Radiology **55**, 807 (1950).

RUSS, E.: Erfahrungen mit einem Kontaktlaxans zur technischen Verbesserung der Röntgendiagnostik des Colons im Kindesalter. Mschr. Kinderheilk. **109**, 376 (1961).

SCHALL, L., u. E. WILLICH: Zur Technik des Kolonkontrasteinlaufes bei Säuglingen und Kleinkindern. Ann. paediat. (Basel) **204**, 221 (1965).

SCHERMULY, W.: Funktionsdiagnostik des Dickdarms. Fortschr. Röntgenstr. **85**, 375 (1956).

— Die Provokation röntgenologisch nachweisbarer Colonbewegungen durch Kontaktlaxantien. Z. Kinderheilk. **78**, 319 (1956).

WELIN, S.: Über die röntgenologische Untersuchung des Dickdarms mit Doppelkontrastmethode. Radiologe **2**, 87 (1962).

WICHTL, O.: Zur Röntgendiagnostik des Dickdarms auf oralem Wege. Wien. klin. Wschr. **78**, 382 (1966).

Analatresie

BERDON, W. E.: The inherent errors in measurements of inverted films in patients with imperforate anus. Ann. Radiol. **10**, 235 (1967) (SERP).

BETTEX, M., u. H. STILLHART: Die ano-rektalen Mißbildungen. Praxis **29**, 734 (1961).

HARBOUR, M. J., D. H. ALTMAN, and M. GILBERT: Congenital atresia of the colon. Radiology **84**, 19 (1965).

PELLERIN, D.: Malformations congenitales de l'anus et du rectum. J. Chir. (Paris) **73**, 268 (1957).

REHBEIN, F.: Angeborene Verschlüsse des Anus und Rektums. Kinderärztl. Prax. **26**, 69 (1958).

RICHARZ, H.: Röntgendiagnostik bei angeborener Analatresie. Kinderärztl. Prax. **23**, 132 (1955).

WANGENSTEEN, O. H., and C. O. RICE: Imperforate anus. A method of determining the surgical approach. Ann. Surg. **92**, 77 (1930).

Chronische Obstipation und Megacolon

BERDON, W. E., and D. H. BAKER: The roentgenographic diagnosis of Hirschsprung's disease in infancy. Amer. J. Roentgenol. **93**, 432 (1965).

— P. COONTZ, and D. H. BAKER: The diagnosis of colonic and terminal ileal aganglionosis. Amer. J. Roentgenol. **91**, 680 (1964).

BODIAN, M.: Fortschritte auf dem Gebiet der Hirschsprungschen Krankheit. Mschr. Kinderheilk. **103**, 135 (1955).

— C. O. CARTER, and B. S. A. WARD: Hirschsprung's disease (with radiological observations). Lancet **1951 I**, 302.

DEFFRENNE, P., et M. DAUDET: La place du contraste gazeux dans le diagnostic radiologique des la maladie de Hirschsprung. Ann. Chir. infant. **5**, 135 (1964).

EHRENPREIS, TH.: Megacolon in newborn. Clinical and roentgenological study with special regard to pathogenesis. Acta paediat. (Uppsala) **32**, 358 (1945).

— Pseudo-Hirschsprung's disease. Arch. Dis. Childh. **40**, 177 (1965).

FEINBERG, S. B., W. KRIVITT, and R. A. ULSTROM: Characteristic roentgen findings of colon in exudative enteropathy secundary to Hirschsprung's disease. Radiology **80**, 212 (1963).

HOPE, J. W., P. F. BORNS, and P. K. BERY: Roentgenologic manifestations of Hirschsprung's disease in infancy. Amer. J. Roentgenol. **95**, 217 (1965).

JOLLEYS, A.: Death following a barium enema in a child with Hirschsprung's disease. Brit. med. J. **1952 I**, 692.

KAUFMANN, H. J.: Megacolonformen und Mikrocolon. In: Handbuch der Kinderheilkunde, Bd. IV, S. 1013. Berlin-Heidelberg-New York 1965.

LASSRICH, M. A.: Die Röntgenuntersuchung bei Obstipation. Mschr. Kinderheilk. **114**, 576 (1966).

LEVINSON, M. E.: Water intoxication in congenital megacolon. Amer. J. dig. Dis. **21**, 149 (1954).

REHBEIN, F., u. W. HÜTHER: Hirschsprungsche Krankheit ohne „enges Segment". Kinderärztl. Prax. **25**, 403 (1957).

RICHARDS, M. R., and R. B. HIATT: Untowards effects of enemata in congenital megacolon. Pediatrics **12**, 253 (1953).

SCHARER, L. L., and H. J. BURGHENNE: Megacolon, a nonspecific sign: clinical classification and roentgenologic differentiation. Radiol. clin. (Basel) **34**, 236 (1965).

STEINBACH, H. L., R. H. ROSENBERG, M. GROSSMAN, and T. L. NELSON: The potential hazards of enemas in patients with Hirschsprung's diasease. Radiology **64**, 45 (1955).

VEREANU, D., u. Z. FRUCHTER: Zur Röntgendiagnostik des Megacolon congenitum beim Kinde. Radiol. diagn. (Berl.) **6**, 645 (1965).

WOLF, H. G.: Röntgendiagnostik bei chronischer Obstipation im Kindesalter. Pädiat. Prax. **1**, 399 (1962).

Invagination

BERMAN, E. J., and J. W. KIMBLE: Barium enema for intussusception in infants and children. Arch. Surg. **92**, 508 (1966).

GIRDANY, D. R., L. W. BASS, and K. W. SIEBER: Roentgenologic aspects of hydrostatic reduction of ileocolic intussusception. Amer. J. Roentgenol. **82**, 455 (1959).

HELLMER, H.: Intussusception in children. Diagnosis and therapy with barium enema. Acta radiol. (Stockh.), Suppl. **65**, 1 (1948).

HIPSLEY, P. L.: Intussusception and its treatment by hydrostatic pressure. M. J. Aust. **2**, 201 (1926).

NORDENTOFT, J. M.: The value of the barium enema in the diagnostic and treatment of intussusception in children. Acta radiol. (Stockh.), Suppl. 51 (1943).

— Über den heutigen Stand der Invaginationsbehandlung. Verwendung der Röntgenmethode bei der Reposition von Invaginationen bei Kindern mit Hilfe des hydrostatischen Druckes. Fortschr. Röntgenstr. **94**, 181 (1961).

PORTNOI, V. M.: Der diagnostische Wert der Pneumoröntgenographie des Dickdarms bei ileocoecaler Invagination im Kindesalter [Russisch]. Vestn. Rentgenol. Radiol. **40**, 15 (1965).

PUGATSCHEW, A. G., u. J. A. TICHONOW: Konservative Behandlung der Invagination bei Kindern [Russisch]. Vestn. Khir. (Mosk.) **85**, 53 (1960).

RAVITCH, M. M.: Intussusception in infants and children. Springfield 1959.

REHBEIN, F., u. I. NICOLAI: Behandlung der Invagination. Operation oder Kontrastmittelreposition? Dtsch. med. Wschr. **87**, 1377 (1962).

SANTULLI, TH. V.: Intussusception. Amer. J. Surg. **107**, 443 (1964).

Gallenwege

GREWE, H. E., u. U. M. PAPE: Zur Diagnostik und Therapie des Verschlußikterus im Säuglingsalter. Mschr. Kinderheilk. **110**, 381 (1962).

HASSE, W.: Untersuchungen über die Gefäßtopographie der Neugeborenen- und Säuglingsleber als Grundlage für die Operation der Gallengangsatresie. Fortschr. Med. **84**, 389 (1966).

HORNYKIEWYTSCH, TH.: Intravenöse Cholangiographie. Grundlagen, Technik, Ergebnisse. Stuttgart 1956.

KOSENOW, W.: Intravenöse Cholecystographie im frühen Säugingsalter. Fortschr. Röntgenstr. **86**, Beiheft, 78 (1957).

LACKNER, J., u. U. L. VÖLKEL: Die Technik der intraoperativen Cholangiographie unter Verwendung des Röntgenbildverstärkers. Röntgen-Bl. **10**, 119 (1957).

LOJODICE, G., e A. PELIZZA: Minerva pediat. **13**, 221 (1961). Ref. Zbl. ges. Radiol. **70**, 71 (1961).

NORRIS, W. J., and D. M. HAYS: Amer. J. Surg. **94**, 321 (1957). Ref. nach GREWE u. PAPE.

SCHMÖGER, R.: Die Gallensteinerkrankungen bei Kindern. Acta hepatosplenol. (Stuttg.) **12**, 238 (1965) (Lit.!).

SCHUSTER, W.: Clinical and roentgenological manifestations of cysts and idiopathic dilatation of the common bile duct in children. Ann. Radiol. 8, 32 (1965) (SERP).

SHARP, H. L.: The diagnosis of complete extrahepatic obstruction by Rose Bengal J^{131}. J. Pediat. **70**, 46 (1967).

SILBERMAN, E. L., and TH. S. GLAESSNER: Roentgen features of congenital cystic dilatation of the common bile duct: a report of two cases. Radiology **83**, 470 (1964).

STEIN, H.: Cholecystographie bei jungen Säuglingen. Arch. Kinderheilk. **165**, 27 (1961).

WAGNER, S.: Erfahrungen mit der Cholangio- und Cholecystographie bei Kindern. Mschr. Kinderheilk. **109**, 37 (1961).

Leber

DOXIADES, TH.: Röntgendiagnostik bei Hepatomegalien. Münch. med. Wschr. **107**, 2405 (1965).

DÜX, A.: Die Röntgendiagnostik der Leber. Dtsch. med. Wschr. **91**, 1669 (1966).

EWERBECK, H.: Leber, intrahepatische Gallenwege, Pfortaderkreislauf. In: Handbuch der Kinderheilkunde, Bd. IV, S. 1128. Berlin-Heidelberg-New York 1965.

GIEDION, A.: Die geburtstraumatische Ruptur parenchymatöser Bauchorgane (Leber, Milz, Nebenniere und Niere) mit massivem Blutverlust und ihre radiologische Darstellung. Helv. paediat. Acta **18**, 349 (1963).

SCHNEIDER, C.: Morphologische Diagnostik der Leber mit Radioisotopen. Dtsch. med. Wschr. **91**, 819 (1966).

SCHUMACHER, W.: Die Leberdiagnostik mit radioaktiven Substanzen. Radiologe **5**, 357 (1965).

STRIETZEL, M., K. HENNIG, P. WOLLER u. G. WAGNER: Die Szintigraphie der Leber mit Mo^{99}-markiertem Natriummolybdat. Fortschr. Röntgenstr. **105**, 664 (1966).

UTHGENANNT, H., P. DAHL u. O. PIENING: Vergleichende Untersuchungen mit Radio-Bengalrosa und dem Bromsulphthalein-Test. Dtsch. med. Wschr. **81**, 211 (1966).

WENZ, W.: Röntgenologie der Leber. Ärztl. Prax. **18**, 1943 (1966).

WILLICH, E.: Traumatische Leber- und Omentumcyste nach Ruptur. Z. Kinderchir. **4**, 251 (1967).

Milz

GIEDION, A.: Die geburtstraumatische Ruptur parenchymatöser Bauchorgane (Leber, Milz, Nebenniere und Niere) mit massivem Blutverlust und ihre radiologische Darstellung. Helv. paediat. Acta **18**, 349 (1963).

GRIMSEHL, H., u. G. SCHAFFELDER: Zur Pathogenese, Klinik und Therapie von Leber- und Milzcysten im Kindesalter. Z. Kinderchir. **3**, 200 (1966).

HENNIG, K., W. G. FRANKE, P. WOLLER u. P. KNOLL: Weitere Erfahrungen mit der Milzszintigraphie. Strahlentherapie **129**, 497 (1966).

HERMANN, G., and R. PH. CUSTER: Splenic scintisans with merisoprol-Hg-197. J. Amer. med. Ass. **195**, 1015 (1966).

RÖSCH, J.: Roentgenologic possibilities in spleen diagnosis. Amer. J. Roentgenol. **94**, 453 (1965).

— The contribution of arteriography to the diagnosis of the spleen. Radiol. diagn. (Berl.) **7**, 213 (1966).

Splenoportographie

ATKINSON, M., and SH. SHERLOCK: Intrasplenic pressure as index of portal venous pressure. Lancet **1954 I**, 1325.

BERGSTRAND, J.: Das Pfortadergebiet. In: Handbuch der medizinischen Radiologie, Bd. X/3, S. 310. Berlin-Göttingen-Heidelberg-New York 1964.

DÜX, A., G. ESSER u. L. HAVERS: Zur Methodik der perkutanen Seriensplenoportographie. Bruns' Beitr. klin. Chir. **206**, 483 (1963).

EL-GHOLMY, A., H. GRACE, M. RAGAB, M. NABAWY, and M. GABO: Splenoportalvenography in infancy and childhood. J. Pediat. **46**, 506 (1955).

LEFÈBVRE, J., J. AUVERT et C. FAURÉ: La splénoportographie transpariétale appliqué aux hypertensions portales de l'enfant. Arch. franç. Pédiat. **12**, 581 (1955).

RÖSCH, J.: Splenoportographie im Kindesalter. Fortschr. Röntgenstr. **96**, 61 (1962).

— Splenoportographie im Kindesalter. Z. Kinderchir. **2**, 238 (1965).

Lymphographie

ALBRECHT, A.: Die Technik der Lymphographie. Dtsch. med. J. **16**, 685 (1965).

ALTMAN, D., W. SHAVER, and M. VIAMONTE jr.: Lymphangiography in children. Amer. J. Dis. Child. **104**, 335 (1962).

KINMONTH, J. B.: Lymphangiography in man. Clin. Sci. **11**, 13 (1952).

RÜTTIMANN, A., u. M. S. DEL BUONO: Die Lymphographie mit öligen Kontrastmitteln. Fortschr. Röntgenstr. **97**, 551 (1962).

— — Die Lymphographie. Ergebn. med. Strahlenforsch., N. F. **1**, 248 (1964).

SIEBER, F.: Die Lymphographie in der klinischen Praxis. Leipzig 1966.

Pankreas

ANACKER, H.: Kritische Bewertung der röntgenologischen Untersuchungsmethoden zur Pankreasdiagnostik. Radiologe **5**, 312 (1965).

BETTEX, M., F. KUFFER u. A. SCHÄRLI: Über die Pseudocyste des Pancreas im Kindesalter. Schweiz. med. Wschr. **96**, 342 (1966).

DIETHELM, L., u. W. HAACKE: Bisherige Erfahrungen mit der Isotopendiagnostik des Pankreas. Radiologe **5**, 307 (1965).

DU BOIS, R., et P. SAINT-AUBERT: Manifestations radiologiques du pancréas annulaire. Ann. Radiol. **10**, 241 (1967) (SERP).

EKENGREN, K., and S. SÖDERLUND: Radiological findings in traumatic lesions of the pancreas in childhood. Ann. Radiol. **9**, 279 (1966) (SERP).

FLEMMING, F., u. E. NEUTE: Pankreaszysten im Kindealter. Zbl. Chir. **89**, 529 (1964) (Lit.!).

GILROY, J. A., and A. B. ADAMS: Annular pancreas. Radiology **75**, 568 (1960).

HESS, W.: Intraoperative Untersuchungsmethoden bei Pankreaserkrankungen. Radiologe **5**, 298 (1965).

HOPE, J. W., and J. F. GIBBONS: Duodenal obstruction due to annular pancreas with a differential diagnosis of other congenital lesions producing duodenal obstruction. Radiology **63**, 473 (1954).

HOPE, J. W., u. C. E. KOOP: Tumoren der Bauchspeicheldrüse. Med. Radiogr. Photogr. **1963**, 33.

KISSELER, B.: Zur Darstellung des Pankreas im Röntgenbild. Fortsch. Röntgenstr. **100**, 309 (1964).

OLSSON, O.: Angiographie bei Pankreastumoren. Radiologe **5**, 281 (1965).

RÖSCH, J.: Röntgenuntersuchung und Einsatz der Methoden bei Pankreaserkrankungen. Radiologe **5**, 257 (1965).

— Splenoportographie in der Diagnostik der Pankreaserkrankungen. Radiologe **5**, 274 (1965).

SAUER, H.: Das Pancreas anulare des Neugeborenen. Z. Kinderchir. **3**, 490 (1966) (Lit.!).

SCHULTZE-JENA, B. S.: Pankreas. In: Handbuch der Kinderheilkunde, Bd. IV, S. 1186. Berlin-Heidelberg-New York 1965.

SWART, B.: Die Röntgenuntersuchung der Pankreaserkrankungen. Dtsch. med. Wschr. **90**, 80 (1965).

Urogenitaltrakt

Allgemeine Literatur

BISCHOFF, P., H. BOEHNKE u. M. A. LASSRICH: Die angeborenen Harnentleerungsstörungen im frühen Kindesalter. Chir. Praxis **9**, 441 (1965).

CAMPBELL, M. F.: Clinical pediatric urology. Philadelphia and London 1951.

EMMET, J. L.: Clinical urography. An atlas and textbook of roentgenologic diagnosis. Philadelphia and London 1964.

HARRIS, J. A., and S. A. VEST: Urology in childhood. Postgrad. Med. **17**, 1 (1955).

HIGGINS, T. T., D. I. WILLIAMS, and D. F. E. NASH: Urology of childhood. London 1951.

HÖSLI, P. O.: Anomalien der Harnwege im Kindesalter und ihre chirurgische Behandlung. Basel u. New York 1960.

HOHENFELLNER, R., E. STRAUB u. J. SÖKELAND: Die Harnabflußstörungen im Kindesalter. Mschr. Kinderheilk. **114**, 330 (1966).

HOOFT, C., J. v. DAMME et K. VAN ACKER: Malformations de l'oreille externe et anomalies de l'appareil urinaire. Acta paediat. belg. **19**, 371 (1965).

KEUTEL, G.: Praktische Vorschläge zur Durchführung einer rationellen und schonenden urologischen Diagnostik im Kindesalter. Kinderärztl. Prax. **31**, 269 (1963).

KNEISE, O., u. K. L. SCHOBER: Die Röntgenuntersuchung der Harnorgane. Leipzig 1958.

LASSRICH, M. A.: Die urologische Röntgenuntersuchung des Säuglings und Kleinkindes. Urologe **1**, 264 (1962).

LAURENT, G.: Urologie de l'enfance. Paris 1956.

NUSSLÉ, D.: Le diagnostic des anomalies de l'appareil urinaire chez l'enfant. Bern 1963.

— Technik und Indikationen der röntgenologischen Untersuchungen der Harnwege im Säuglings- und Kleinkindalter. Dtsch. Röntgenkongr. 1965, Teil A, S. 207. Stuttgart 1966.

OLSSON, O.: Roentgen examination of the kidney and the ureter. In: Handbuch der Urologie, Bd. V/1, S. 1. Berlin-Göttingen-Heidelberg 1962.

PORSTMANN, B.: Die röntgenologische Nierendiagnostik. Röntgen- u. Lab.-Prax. **13**, R 195 (1960).

SILVERMAN, F.: Urologic problems in pediatric X-ray diagnosis. Radiology **58**, 325 (1952).

STEPHENS, F. D.: Congenital malformations of the rectum, anus and genito-urinary tract. Edinburgh and London 1963.

UNGER, R.: Indikationen zur radiologischen Nierendiagnostik im Kindesalter. Dtsch. Gesundh.-Wes. **22**, 749 (1967).

WILLIAMS, D. I.: Urology in childhood. In: Handbuch der Urologie, Bd. XV. Berlin-Göttingen-Heidelberg 1958.

WILLICH, E.: Röntgendiagnostik der Harntraktanomalien im frühen Kindesalter. Mschr. Kinderheilk. **107**, 474 (1959).

— Röntgenologische Untersuchungstechnik in der Urologie des frühen Kindesalters. Urologe **5**, 244 (1966).

— Die Röntgenuntersuchung in der Kinderurologie. Röntgen-Bl. **20**, 366 (1967).

ZAPP, E.: Urologie des Kindesalters. Stuttgart 1967.

Kontrastmittel

GROTHUESMANN, H. G.: Zur Frage der Testung und Injektionsdauer jodhaltiger Nierenkontrastmittel. Münch. med. Wschr. **106**, 461 (1964).

KALTENPOTH, E.: Die Kontrastmittelanwendung in forensischer Sicht. Röntgenpraxis **18**, 105 (1965).

MAURER, H. J., u. W. VAHLENSIECK: Zur Frage der Schädigung durch Röntgenkontrastmittel bei der renalen Angiographie. Arzneimittel-Forsch. **14**, 298 (1964).

MEILER, H.: Zur klinischen Verträglichkeit von Röntgenkontrastmitteln. Röntgenpraxis **18**, 97 (1965).

PORSTMANN, W.: Zur Toxizität moderner Röntgenkontrastmittel. Radiol. diagn. (Berl.) **4**, 395 (1963).

RÜMMELE, R.: Therapie bei Kontrastmittelzwischenfällen. Radiologe **5**, 192 (1965).

VOLLMER: Die Bedeutung des Röntgenkontrastmittels in der Technik der Nierenangiographie. Arzneimittel-Forsch. **14**, 303 (1964).

WILTS, W.: Kontrastmittelanwendung in forensischer Sicht. Dtsch. Ärztebl. **1965**, 2353.

Weitere Darstellungen:

Die Kontrastmittelanwendung in forensischer Sicht. Symposion Heidelberg 14. 11. 1964. Konstanz 1965.

Radiologe **5**, H. 5 u. 6 (1965) (Arbeiten über Vortestung bei Anwendung von Kontrastmitteln).

Obere Harnwege

BISCHOFF, P.: Mißbildungen und Entleerungsstörungen der oberen Harnwege im Kindesalter. Z. Urol., Sonderh. 29 (1957).

CAMPBELL, M.: Ureterocele. A study of 94 instances in 80 infants and children. Surg. Gynec. Obstet. **93**, 705 (1951).

CARLSON, H. E.: Supernumerary kidney: a summary of 51 reported cases. J. Urol. (Baltimore) **64**, 224 (1953).

CENDRON, J., et H. SAIED: Duplicité pyélo-urétérale chez l'enfant. J. Urol. Néphrol. **72**, 259 (1966).

CURRARINO, G., and P. WINCHESTER: Position of the kidney relative to the spine, with emphasis on children. Amer. J. Roentgenol. **95**, 409 (1965).

DEVENS, K., u. J. H. JOHNSTON: Über den Megaureter beim Kind. Münch. med. Wschr. **106**, 2042 (1964).

DITTRICH, J. K.: Über die Pyelonephritis des Säuglings im Röntgenbild. Urologe **1**, 283 (1962).

EKSTRÖM, T.: Renal hypoplasia. A clinical study of 179 cases. Acta chir. scand. **203**, 1 (1955).

ERICSSON, N. O.: Ectopic ureterocele in infants and children. Acta chir. scand., Suppl. **197**, 1 (1954).

GDANIETZ, K.: Beitrag zum retrocavalen Ureter im Kindesalter. Z. Kinderchir. **3**, 83 (1966).

GROSSMANN, P.: Die Bedeutung sogenannter Korkenzieherureteren für das frühe Kindesalter. Z. Urol. **55**, 639 (1962).

HODSON, J.: Further observations on pyelonephritis in children. Ann. Radiol. **8**, 171 (1965) (SERP).

— Obstructive atrophy of the kidney in children. Ann. Radiol. **10**, 273 (1967) (SERP).

HÖSLI, P. O.: Über Ureterozelen. Arch. Kinderheilk. **160**, 246 (1959).

HORNYKIEWYTSCH, TH.: Röntgenologische Symptomatologie der Pyelonephritis. Radiol. Austr. **13**, 215 (1962).

HRADCOVÁ, L., and V. KAFKA: Retrocaval ureter in childhood. Urol. int. (Basel) **16**, 103 (1963).

INMAN, G. K. E., and J. T. MITCHELL: The roentgen signs of the bilateral ureterocele. Brit. J. Radiol. **27**, 350 (1954).

LASSRICH, M. A.: Probleme des primären Megaureter. Ann. Radiol. **9**, 41 (1966) (SERP).

MAUERMEYER, W.: Über congenitale Mißbildungen an den Harnorganen vergesellschaftet mit fehlender Bauchdeckenmuskulatur. Z. Kinderheilk. **75**, 671 (1955).

REIMERS, E.: Zur Klinik der Ureterozele im Kindesalter. Mschr. Kinderheilk. **113**, 85 (1965).

SHOPFNER, CH. E.: Ureteropelvic junction obstruction. Amer. J. Roentgenol. **98**, 148 (1966).

SWENSON, O., and J. H. FISHER: New techniques in the diagnosis and treatment of megaloureters. Pediatrics **18**, 304 (1956).

THOMPSON, G. J., and J. M. PAHL: Ectopic kidney. A review of 97 cases. Surg. Gynec. Obstet. **64**, 935 (1937).

THURN, P., u. E. BÜCHELER: Röntgenologischer Nachweis und Beurteilung der Nierenverkleinerung. Fortschr. Röntgenstr. **100**, 496 (1964).

WILLICH, E.: Ureterostiumstenose und Ureterozele. Diagnostik und Therapie im Kindesalter. Mschr. Kinderheilk. **105**, 377 (1957).

—, u. H. WÜRTENBERGER: Die Ureterabgangsstenosen des Kindesalters. Urologe **2**, 328 (1963).

Intravenöses Urogramm mit Zusatzuntersuchungen

AMPLATZ, K.: Two radiographic tests for assessment of renovascular hypertension: preliminary report. Radiology **79**, 807 (1962).

ASKIN, J., TH. REICHELDERFER, J. SALIK, and J. MERRITT: Indications for excretory urography in children. Pediatrics **20**, 1033 (1957).

BERG, O. C., and D. H. ALLEN: Use of carbonated beverages as aid in pediatric excretory urography. J. Urol. (Baltimore) **67**, 393 (1952).

BÜCHELER, E.: Zur Anwendung größerer Kontrastmittelmengen zur Ausscheidungsurographie. Radiologe **6**, 194 (1966).

CIMMINO, CH. V.: The problem of compression in intravenous pyelography. Amer. J. Roentgenol. **93**, 484 (1965).

DETAR, J. H., and J. A. HARRIS: J. Urol. (Baltimore) **69**, 979 (1954). Zit. nach A. FRANK und G. MERLITSCHEK.

DILLER, W. F.: Das sogenannte Frühurogramm. Radiologe **5**, 209 (1965).

EKLÖF, O.: A simple abdominal compressor for use in intravenous urography. Amer. J. Roentgenol. **93**, 480 (1965).

EPSTEIN, B. S.: Carbonic acid gas as a contrast medium in the radiography of infants and children. J. Pediat. **47**, 218 (1955).

FRANK, A., u. G. MERLITSCHEK: Ergebnisse der routinemäßig angewendeten nephrographischen Untersuchungsmethode. Radiol. Austr. **13**, 30 (1963).

GROTHUESMANN, H. G.: Die intravenöse Urographie im Säuglings- und Kindesalter. Med. Klin. **59**, 971 (1964).

JUNGMANN, A.: Excretory urography in infants and children. Improved results through the use of postero-oblique projections. J. Pediat. **55**, 752 (1959).

KOSENOW, W.: Einfache Methode zur Verbesserung der Ausscheidungsurogramme bei Säuglingen und Kleinkindern. Mschr. Kinderheilk. **103**, 407 (1955).

LUDIN, H.: Verbesserung der Säuglings- und Kleinkinder-Urographie durch gleichzeitige Flüssigkeits- und Luftfüllung des Magens. Fortschr. Röntgenstr. **83**, 395 (1955).

— Vergleichende Prüfung des Kompressionseffektes von Einzel- und Doppelballonkompressorien bei der Ausscheidungs-Urographie (intravenöse Pyelographie). Radiol. clin. (Basel) **30**, 96 (1961).

MATTHEI, L. P.: J. Urol. (Baltimore) **64**, 417 (1950). Zit. nach KOSENOW.

NÄGELE, E.: Wo kommen die Gasansammlungen im Darm her und wie können wir diese vermeiden? Radiologe **4**, 61 (1964).

ROSSMANN, B.: Die Verstärkung des Kontrastschattens des Kelch- und Beckensystems durch Schräglagerung während der i. v.-Urographie. Ann. Radiol. **9**, 66 (1966) (SERP).

SCHREIBER, M. H.: The pyelogram-urea washout test. New Engl. J. Med. **270**, 1223 (1964).

STOLZE, TH.: Der Einfluß der Injektionsgeschwindigkeit auf Art und Häufigkeit von Nebenreaktionen bei der Urographie. Dtsch. Gesundh.-Wes. **14**, 758 (1959).

TEMELIESCU, I., u. V. CIPRIAN: Das Urogramm in Bauchlage; dessen Untersuchungswert bei Stauungen der oberen Harnwege. Fortschr. Röntgenstr. **105**, 826 (1966).

ZINNER, G.: Zur Verbesserung der Ergebnisse bei der intravenösen Pyelographie. Fortschr. Röntgenstr. **99**, 812 (1963).

Subcutane und intramuskuläre Urographie

BERGER, G.: Intramuskuläre Ausscheidungsurographie mit Visotrast im frühen Kindesalter. Radiol. diagn. (Berl.) **6**, 727 (1965).

CAMMENOS, A.: L'urographie intramusculaire chez le nourrisson et l'enfant (hyaluronidase et diodone). J. Urol. méd. chir. **59**, 505 (1953).

EPSTEIN, B. S.: Subcutaneous urography in infants. J. Amer. med. Ass. **164**, 39 (1957).

GLADNIKOFF, H., and E. JACOBSSON: Hyaluronidase in the urographic examination of children. Acta paediat. (Uppsala) **42**, 393 (1953).

GREUEL, D.: Vorzüge der intramuskulären Injektion zur Ausscheidungspyelographie im frühen Kindesalter. Kinderärztl. Prax. **24**, 258 (1956).

HODGE, K. E.: Intramuscular pyelography in children. Brit. J. Radiol. **25**, 209 (1952).

SIEGL, J.: Über die subkutane Ausscheidungsurographie im Kindesalter. Arch. Kinderheilk. **120**, 94 (1940).

Tomographie, Zonographie * und Pneumoretroperitoneum

BÉRAUD, CL., P. MOLLARD, P. DEFFRENNE, A. CHANAL et Y. PICARD: Place de l'urotomographie dans les explorations radiologiques des malformations urinaires du nourrisson et de l'enfant. J. Radiol. Électrol. **46**, 339 (1965).

BÜCHELER, E.: Röntgenuntersuchung des Retroperitonealraumes. Radiologe **5**, 217 (1965).

COCCHI, U.: Retropneumoperitoneum und Pneumomediastinum. Stuttgart 1957.

HABEDANK, M., u. H. SCHÄFER: Nierendiagnostik im Kleinkindesalter unter besonderer Berücksichtigung des Pneumoretroperitoneum. Ärztl. Wschr. **14**, 983 (1959).

HAJÓS, SZ.: Methodik des Röntgenschichtverfahrens in der Urologie. Fortschr. Röntgenstr. **81**, 366 (1959).

LUDIN, H.: Tomographische Bestimmung der Nierengröße. Fortschr. Röntgenstr. **95**, 215 (1961).

MASSINI, E.: Klinische Bedeutung der Nierentomographie. Schweiz. med. Wschr. **95**, 1296 (1965).

MAYOR, G., F. CAMPONOVA, F. PUPATO, E. ZINGG, J. WELLAUER, A. RÜTTIMANN, M. DEL BUONO u. A. SCHNAUDER: Spezielle röntgendiagnostische Untersuchungen bei Malignomen des Urogenitaltrakts. Urologe **2**, 76 (1963).

REISNER, K., u. K. H. VAN DE WEYER: Differentialdiagnose von Nierenerkrankungen durch das Nephrotomogramm. Röntgen-Bl. **19**, 93 (1966).

— — Die Leistungsfähigkeit der Nephrotomographie unter Kontrastmittelinfusion. Fortschr. Röntgenstr. **104**, 289 (1966).

SCHENCKER, B., and MC. MAJOR: Simplified nephrotomography. Amer. J. Roentgenol. **95**, 283 (1965).

THURN, P., u. E. BÜCHELER: Die Nephrotomographie. Fortschr. Röntgenstr. **99**, 784 (1963).

Infusionsurographie

BECKER, J. A.: Drip infusionpyelography. Amer. J. Roentgenol. **98**, 96 (1966).

GEBERT, E., u. J. KOLLATH: Infusionsurographie. Med. Welt **18**, 1115 (1967).

* Siehe auch Literaturverzeichnis zum Thoraxkapitel, S. 236.

GUP, A. K.: The effect of drip infusionpyelography on renal function. Amer. J. Roentgenol. **98**, 102 (1966).

LODIN, H., and H. WIDMAN: Experience with "infusionsurography" in children. Ann. Radiol. **9**, 48 (1966) (SERP).

NAGEL, R.: Die Bedeutung des Infusionsurogramms für die urologische Diagnostik. Med. Mitt. (Schering) **27**, 2 (1966).

NEAL jr., M. P., T. R. HOWELL, and R. G. LESTER: Contrast infusionnephropyelography. J. Amer. med. Ass. **193**, 1017 (1965).

SCHENCKER, B.: Drip infusionpyelography. Radiology **83**, 12 (1964).

SCHIMMERL, G.: Infusionsurographie. Fortschr. Röntgenstr. **104**, 303 (1966).

SCHMIEDT, E.: Zur Technik der Infusions-Urographie. Urologe **5**, 113 (1966).

SCHNEIDER, R.: Die Infusionsurographie. Dtsch. med. Wschr. **91**, 1842 (1966).

SCHWAMBORN, G., u. K. M. BAUER: Die Infusionsurographie. Med. Welt **1965**, 2477.

SENDEL, A.: Infusionspyelographie. Fortschr. Röntgenstr. **103**, 725 (1965).

TRUSS, F., u. G. VARDAKIS: Betrachtungen zur Infusionsurographie. Med. Welt **18**, 1238 (1967).

Ganzkörperdarstellung nach Neuhauser

ARIDA, E. J., and P. J. GOLDSTEIN: Diagnosis of congenital kidney cyst in newborn. Use of total body opacification. Radiology **83**, 999 (1964).

GRISCOM, N. T., and E. B. D. NEUHAUSER: Total body opacification. J. Pediat. Surg. **1**, 76 (1966).

O'CONNOR, J. F., and E. B. D. NEUHAUSER: Total body opacification in conventional and high dose intravenous urography in infancy. Amer. J. Roentgenol. **90**, 63 (1963).

Retrograde Pyelographie, Refluxpyelogramm, vesicoureteraler Reflux*

BAKER, R., W. MAXTED, H. MCCRYSTEL, and P. KELLY: Unpredictable results associated with treatment of 133 children with ureterorenal reflux. J. Urol. (Baltimore) **94**, 362 (1965).

BETTEX, M.: Über den vesicoureteralen Reflux beim Säugling und Kind. Bern 1965.

BÜSCHER, H. K., u. K. FEDERSCHMIDT: Die Bedeutung des vesiko-ureteralen Refluxes. Fortschr. Med. **84**, 315 (1966).

BUSCH, H. G.: Die urologische Untersuchung des Säuglings und Kleinkindes. Das retrograde Pyelogramm. Urologe **1**, 261 (1962).

CHRISTENSEN, E. R.: Le reflux vésico-urétéral chez l'enfant. Ann. Radiol. **5**, 805 (1962).

FISHER, H. E.: Vesicoureteral reflux in childhood. J. Urol. (Baltimore) **94**, 228 (1965).

FORSYTHE, W. I., and R. F. WHELAN: The occurence and significance of vesico-ureteral reflux in children. Brit. J. Urol. **30**, 189 (1959).

GROSSMANN, P.: Zur Frage des zystoureteralen Refluxes im Kindesalter. Ann. Radiol. **9**, 74 (1966) (SERP).

* Siehe auch Literaturverzeichnis Unterer Harntrakt, S. 245.

HEIKEL, P. E., and K. V. PARKKULAINEN: Vesicoureteric reflux in children. Ann. Radiol. **9**, 37 (1966) (SERP).

HENDREN, W. H.: Vesicoureteral reflux and pyelonephritis in childhood. Postgrad. Med. **37**, 529 (1965).

HUTCH, J. N., R. J. BUNGE, and R. H. FLACKS: Vesico-ureteral reflux in children. J. Urol. (Baltimore) **74**, 607 (1955).

IANNACONNE, G.: Ureteral reflux in normal infants. Ann. Radiol. **9**, 31 (1966) (SERP).

JONES, B. W., and J. W. HEADSTREAM: Vesicoureteral reflux in children. J. Urol. (Baltimore) **80**, 114 (1958).

LEFÈBVRE, J., R. PARIENTY et J. HOFF: Notre expérience du reflux vésico-urétéral chez l'enfant. Son diagnostic urographique. J. Radiol. Électrol. **46**, 11 (1965).

MEBEL, E.: Die retrograde Pyelographie — eine ernste Gefahr für den Patienten. Dtsch. Gesundh.-Wes. **20**, 168 (1965).

PASQUIER, C. M., E. C. ST. MARTIN, and J. H. CAMPBELL: The problem of vesicoureteral reflux in children. J. Urol. (Baltimore) **79**, 41 (1958).

WEINGÄRTNER, L.: Zur Bedeutung und Diagnostik des vesicoureteralen Refluxes beim Kinde. Mschr. Kinderheilk. **115**, 53 (1967).

WILLIAMS, J. I., R. B. CARSON, and W. DOTSON: Reflux ureteropyelograms in children. Sth. med. J. (Bgham, Ala.) **50**, 845 (1957).

Nierenangiographie und Cavographie

BENNEK, J.: Die diagnostische Bedeutung des Kavogramms bei retroperitonealen Tumoren im Kindesalter. Z. Kinderchir. **3**, 511 (1966).

BOIJSEN, E.: Selektive renale Angiographie. Radiologe **1**, 173 (1961).

ČAPEK, V., and F. FOJTÍK: The significance of selective renal angiography in injuries of the kidney in childhood. Amer. J. Roentgenol. **90**, 75 (1963).

FROST, B.: Selektive renale Angiographie bei Nierenruptur. Fortschr. Röntgenstr. **96**, 260 (1962).

FUCHS, W. A.: Vena cava inferior. In: Handbuch der medizinischen Radiologie, Bd. X/3, S. 371. Berlin-Göttingen-Heidelberg-New York 1964.

HETTLER, H.: Angiographische Probleme und Möglichkeiten. Fortschr. Röntgenstr. **92**, 97 (1960).

KERK, L., O. BUSCHMANN u. E. WILLICH: Die Renovasographie im Kindesalter. Fortschr. Röntgenstr. **103**, 675 (1965).

LAMESCH, A.: Die Bedeutung der Angiographie bei Nierenruptur. Langenbecks Arch. klin. Chir. **305**, 168 (1964).

MAYOR, G., F. CAMPONOVA, F. PUPATO, E. ZINGG, J. WELLAUER, A. RÜTTIMANN, M. DEL BUONO u. A. SCHNAUDER: Spezielle röntgendiagnostische Untersuchungen bei Malignomen des Urogenitaltrakts. Urologe **2**, 76 (1963).

SAKAL, W., u. V. KOVAC: Die Bedeutung der Kavographie in der urologischen Diagnostik. Z. Urol. **59**, 519 (1966).

SELDINGER, S. J.: Catheter replacement of needle in percutaneous angiography; new technique. Acta radiol. (Stockh.) **39**, 368 (1953).

SÜLI, B.: Zur Technik und Indikation der Renovasographie beim Kind. Praxis **52**, 558 (1963).

—, u. R. NICOLE: Die Renovasographie in der Diagnostik der angeborenen Solitärniere beim Kind. Schweiz. med. Wschr. **94**, 588 (1964).

TUCKER, A. S.: The roentgen diagnosis of abdominal masses in children; intravenous urography and inferior venacavagraphy. Amer. J. Roentgenol. **95**, 76 (1965).

WILLICH, E., L. KERK u. O. BUSCHMANN: Nierenangiographie im Kindesalter. Urologe **6**, 88 (1967).

Unterer Harntrakt

ALLEN, R. P., and E. H. BURROWS: Micturition cystourethrography in the investigation of the lower urinary tract in children. Arch. Dis. Childh. **39**, 95 (1964).

BÉRAUD, CL., P. MOLLARD et Y. et D. PICARD: Problèmes posés par la cystographie chez le nourrisson. J. Radiol. Électrol. **46**, 784 (1965).

BETTEX, M., u. D. NUSSLÉ: Die Bedeutung der Miktions-Cysto-Urethrographie im Kindesalter. Praxis **50**, 613 (1961).

BRYNDORF, J., E. R. CHRISTENSEN, and E. SANDØE: Suprapubic micturition cystography with constant filling in children. Acta radiol. (Stockh.) **54**, 204 (1960).

BURROWS, E. H.: Urethral lesions in infancy and childhood. Springfield 1965.

CHRISTENSEN, E. R.: Cystography with controlled filling pressure in children. Acta radiol. (Stockh.) **52**, 426 (1959).

CLAROS, A. D.: Advantages de l'exploration permictionelle sur l'exploration rétrograde dans l'étude radiologique de l'urèthre postérieur des garçons. Ann. Radiol. 8, 212 (1965) (SERP).

CLAYTON, R.: The micturating urethrogram of female children. Brit. J. Radiol. **39**, 466 (1966).

DAVIS, L. A., R. LICH, L. HOWERTON, and W. JOULE: The lower urinary tract in infants and children. Radiology **77**, 445 (1961).

FULTON, H.: Delayed cystography in children. Amer. J. Roentgenol. **78**, 486 (1957).

GOULD, H. R., and C. G. PETERSON: Voiding cystourethrography in children. Amer. J. Roentgenol. **98**, 192 (1966).

GROSSMANN, P.: Bedeutung der Zystographie und Urethrographie für die Diagnostik der Harnwegsmißbildungen im Kindesalter. Radiol. diagn. (Berl.) **4**, 379 (1963).

GUDOWSKI, G., u. P. GROSSMANN: Zystographie im Säuglings- und Kindesalter. Z. Urol. **57**, 661 (1964).

HEIKEL, P. E., and K. V. PARKKULAINEN: The value of mictiocyst-urethrography in pediatric urologic diagnosis. Ann. Med. intern. Fenn. **48**, Suppl. 28, 25 (1959).

KAUFMAN, J. J., and M. RUSSELL: Cystourethrography. Amer. J. Roentgenol. **75**, 884 (1956).

KJELLBERG, S. R., N. O. ERICSSON, and U. RUDHE: The lower urinary tract in childhood. Stockholm 1957.

LINDBLOM, K., and R. ROMANUS: Roentgen examination of the distal urinary tract and of the male genital organs. In: Handbuch der Urologie, Bd. V/1, S. 366. Berlin-Göttingen-Heidelberg 1962.

MARTIN, E. C. ST., J. H. CAMPBELL, and C. M. PESQUIER: Cystography in children. J. Urol. (Baltimore) **75**, 151 (1956).

NOGRADY, M. B., and J. S. DUNBAR: The value of excretory micturition cysto-urethrography in the pediatric age group. J. Canad. Ass. Radiol. **16**, 181 (1965).

RUBÍN, A., u. O. ŠNOBL: Cystographie bei Säuglingen und größeren Kindern [Tschechisch]. Pediat. Listy 8, 244 (1953).

SHOPFNER, CH. E.: Cystourethrography: an evaluation of method. Amer. J. Roentgenol. **95**, 468 (1965).

SINGER, H.: In: A. OBERNIEDERMAYR, Lehrbuch der Chirurgie und Orthopädie des Kindesalters, Bd. II, S. 399. Berlin-Göttingen-Heidelberg 1959.

STEWART, CH. M.: Delayed cystography and voiding cystourethrography. J. Urol. (Baltimore) **74**, 749 (1955).

THORNBURY, J. R., and M. A. IMMERGUT: Polyview voiding cystourethrography in children. Amer. J. Roentgenol. **95**, 475 (1965).

WILLICH, E.: Anomalien des unteren Harntrakts. Indikationen und Röntgendiagnostik im frühen Kindesalter. Mschr. Kinderheilk. **109**, 357 (1961).

Pneumocystographie und Doppelkontrastcystographie

DIETHELM, L., W. J. RAPP, G. VITA u. E. ZEITLER: Kontrastmittelwahl und Möglichkeiten bei Doppelkontrastdarstellung der Harnblase. Fortschr. Röntgenstr. **100**, 727 (1964).

GRAAS, G., u. H. MILLER: Eine neue Methode zur Darstellung der Blase und ihrer pathologischen Inhalte. Fortschr. Röntgenstr. **87**, 218 (1957).

LARSSON: Zit. nach DIETHELM.

LORENZ, A.: Technik der Doppelkontrastmethode bei Blasenuntersuchung. Röntgen-Bl. **17**, 237 (1964).

MARANTA, E.: Doppelkontrastdarstellung der Harnblase. Schweiz. med. Wschr. **91**, 1470 (1961).

MAYOR, G., F. CAMPONOVA, F. PUPATO, E. ZINNGG, J. WELLAUER, A. RÜTTIMANN, M. DEL BUONO u. A. SCHNAUDER: Spezielle röntgendiagnostische Untersuchungen bei Malignomen des Urogenitaltrakts. Urologe **2**, 76 (1963).

SÜLI, B.: Markierung der Blasenausdehnung bei Doppelkontrastcystographie. Chir. Praxis **10**, 583 (1966).

Nuclearmedizinische Untersuchungsmethoden

BALL, F., F. K. FRIEDERISZICK u. R. WOLF: Bisherige Erfahrungen mit der Isotopennephrographie und Nierenszintigraphie im Kindesalter. Mschr. Kinderheilk. **112**, 224 (1964).

DECKARD, H.: Nuklearmedizinische Untersuchungsverfahren in der Pädiatrie. Kinderärztl. Prax. **34**, 197 (1966).

FENDEL, H., and U. FEINE: The radio isotope nephrogram with ^{125}J-labelled hippuran in infancy and childhood. Ann. Radiol. **9**, 54 (1966) (SERP).

FREY, K. W., H. G. HEINZE u. G. HÖR: Nierenszintigraphie im Kindesalter. Fortschr. Med. **82**, 637 (1964).

— G. HÖR, H. STEINHOFF u. P. SEIDEL: Isotopendiagnostik des Urogenitaltraktes in der Kinderchirurgie. Z. Kinderchir. **4**, 166 (1967).

HÖR, G., u. K. W. FREY: Nieren-Isotopen-Diagnostik. In: Handbuch der Kinderheilkunde, Bd. II/1, S. 427. Berlin-Heidelberg-New York 1966.

— H. G. HEINZE u. K. W. FREY: Radio-Isotopen-Nephrographie im Kindesalter. Fortschr. Med. **82**, 941 (1964).

HÜNIG, R., u. P. WEIDMANN: Die simultane Bestimmung der glomerulären Filtrationsrate und der Nierendurchblutung mit ^{57}Co-Cyanocobalamin und ^{131}J-o-JHS: vergleichende Untersuchungen mit Inulin- und PAH-Clearancebestimmung im „steady state". Ges. f. Nuklearmed. Wien, 23. 9. 67.

KIMBEL, K. H.: Radioaktive Isotope in Klinik und Forschung. München u. Berlin 1956.

PABST, H. W., G. HÖR, K. W. FREY u. H. G. HEINZE: Über den diagnostischen Wert von Radiohippuran und Radiosalyrgan in der Nierenklinik. Helv. med. Acta **31**, 586 (1964).

RÖSLER, H.: Die Bestimmung der ^{131}-Jod-ortho-Jodhippursäure-Totalclearance als Grundlage einer quantitativen Radionephrographie. Ergebnisse von 721 Einzeluntersuchungen. Dtsch. med. Wschr. **92**, 881 (1967).

SACK, H., M. W. STRÖTGES u. H. OLBING: Isotopennephrographie bei Kindern mit Harnwegsinfektion. Z. Kinderheilk. **95**, 29 (1966).

SELTZER, R. A., J. A. KAREIAKES, E. L. SAENGER, and D. H. MYERS: Radiation exposure from radioiodine compounds in pediatrics. Radiology **82**, 486 (1964).

STRÖTGES, M. W., H. OLBING u. H. SACK: Jod-125-Hippurclearance bei Kindern mit Harnwegsinfektion. Z. Kinderheilk. **95**, 114 (1966).

TAPLIN, G. V., O. M. MEREDITH jr., H. KADE, and C. C. WINTER: The radio isotope renogram (an external test for individual kidney function and upper urinary tract patency). J. Lab. clin. Med. **48**, 886 (1956).

WINTER, C. C.: A clinical study of a new renal function test: the radioactive diodrast renogram. J. Urol. (Baltimore) **76**, 182 (1956).

— Kidney function tests in children. Calif. Med. **94**, 127 (1961).

WINTER, C. C.: Radioisotope renography refinement in pediatrics. Amer. J. Dis. Child. **105**, 475 (1963).

WÜRDINGER, H.: Persönliche Mitteilung.

ZUM WINKEL, K.: Nierendiagnostik mit Radioisotopen. Stuttgart 1964.

Genitale

CHRISTIAENS, L., P. SAINT-AUBERT, PH. DEHAENE, P. DEBRUXELLES, F. DUFOUR et M. LAUDE: Hydrocolpos du nouveau-né. Arch. Pédiat. (Paris) **20**, 1003 (1963).

KLOSTERMYER, L. L., and J. J. THOMPSON: Radiographic diagnosis of hydrocolpos in infants. Radiology **58**, 100 (1952).

KURLANDER, G. J.: Roentgenology of the congenital adrenogenital syndrome. Amer. J. Roentgenol. **95**, 189 (1965) (Lit.!).

LEFÈBVRE, J., M. FORTIER-BEAULIEU et R. CAPDEVILLE: Les hydro-hématocolpos du nouveau-né avec malformations génitales et urinaires associées. Ann. Radiol. **9**, 23 (1966) (SERP).

LINDBLOM, K., and R. ROMANUS: Roentgen examination of the distal urinary tract and of the male genital organs. In: Handbuch der Urologie, Bd. V/1, S. 366. Berlin-Göttingen-Heidelberg 1962.

OVERZIER, C.: Die Intersexualität. Stuttgart 1961.

PRADER, A.: Das adrenogenitale Syndrom. In: A. LABHART, Klinik der inneren Sekretion. Berlin 1957.

RÜTHER, E.: Die schleimhaltigen Auftreibungen des inneren Genitale bei Gynatresien der Neugeborenen (Hydrometrokolpos). Geburtsh. u. Frauenheilk. **21**, 1068 (1961).

SÜLI, B., u. R. NICOLE: Die Bedeutung der urologischen Untersuchung des Sinus urogenitalis bei neugeborenen und kindlichen Pseudohermaphroditen. Z. Kinderchir. **3**, 243 (1966).

— — Der Sinus urogenitalis als Ursache der Harninkontinenz. Schweiz. med. Wschr. **96**, 668 (1966).

WILKINS, L.: The diagnosis and treatment of endocrine disorders in childhood and adolescence. Springfield 1957.

ZIMPRICH, H.: Die Röntgendiagnostik der Intersexualität. Fortschr. Röntgenstr. **104**, 715 (1966)

Indikationsverzeichnis

Indikationsverzeichnis

Erläuterungen

Die Indikation ist der Ausgangspunkt für eine Röntgenuntersuchung. Deshalb stehen bei jedem Untersuchungsverfahren an erster Stelle die wichtigsten Indikationen. Die Stichworte hierzu kehren im Sachregister wieder. Die Untersuchungsverfahren sind im Inhaltsverzeichnis angeführt.

Für eine ganze Reihe typischer Fragestellungen der Kinderheilkunde und der Kinderchirurgie genügt jedoch eine einfache Röntgenuntersuchung, wie Schädelaufnahme, Thoraxaufnahme, Abdomenübersicht etc. nicht. Entweder erfordert die klinische (Verdachts-)Diagnose von vornherein die Anwendung einer Reihe von Untersuchungsmethoden (z.B. aspirierter Fremdkörper, Systemerkrankung des Skelets) oder das Ergebnis einer ersten Röntgenaufnahme weist den Weg für den weiteren Untersuchungsgang (z.B. stumme Niere, verbreitertes Mediastinum).
Für solche speziellen Fälle haben wir die indizierten Methoden angegeben und den unseres Erachtens sinnvollen Ablauf der Untersuchungen geschildert.

Die *Stichworte* geben entweder

eine *klinische (Verdachts-)Diagnose* oder

einen *Röntgenbefund*, wie er mit einer einfachen Untersuchungsmethode erhoben wurde, an.

Die hier zusammengestellten Stichworte sind im Sachregister am Schluß durch einen besonderen Druck gekennzeichnet.
Die aufgezählten Methoden sind sämtlich im speziellen Teil unter der gleichen Bezeichnung zu finden. Die Begründung für ihre Anwendung wurde nicht in allen Fällen noch einmal ausführlich wiederholt.

Numerierung vor den Röntgenmethoden weist auf die Notwendigkeit *aller* aufgeführten Untersuchungen hin. Aufzählung *ohne* Numerierung bestimmt lediglich die Reihenfolge, d.h. jede folgende Methode ist vom Ergebnis der vorausgegangenen oder vom Krankheitsbild selbst abhängig.
Die Literaturangaben zu den Stichworten stellen eine Auswahl dar. Im Literaturverzeichnis des speziellen Teiles ist an der einschlägigen Stelle (Organ oder Methode) zusätzliches Schrifttum zu finden.

Multiple Abartungen — s. unter „Systemerkrankungen".

Akutes Abdomen (Ileus)

Die Symptomatik ist vieldeutig und eine rasche Diagnostik erforderlich. Selten sind eingreifendere Untersuchungen nötig.

Methoden: *Abdomenübersichtsaufnahme in aufrechter Position, sagittal, zur Ergänzung gelegentlich frontal.*

Ist der Befund unklar, Kontrolle in ein- bis mehrstündigem Abstand.

Bei schwerkranken Kindern ist an die Möglichkeit der Modifikationen im Liegen mit horizontalem Strahlengang zu denken (s. S. 146).

Thoraxübersicht

zum Ausschluß von Pneumonien, Aspirationen und akuter Herzinsuffizienz.

Colonkontrasteinlauf

wird nur durchgeführt, wenn eine weitere Klärung des Befundes vor allem hinsichtlich einer Operationsindikation erforderlich ist.

Orale Schnellpassage des Magen-Darm-Kanals

kann nur in Ausnahmefällen Unklarheiten beseitigen und wird mit Gastrografin durchgeführt. Cowley u. Vanley empfehlen sie zur Differenzierung eines paralytischen vom Verschlußileus.

Literatur: Ball, F.: Die Röntgendiagnostik des akuten Abdomen im Säuglings- und Kleinkindesalter. Radiologe **7**, 71 (1967).

Cowley, L. L., and H. T. Vanley: Water soluble contrast medium in the management of ileus. Amer. Surg. **31**, 713 (1965).

Ewerbeck, H.: Der akute Bauch aus der Sicht des Pädiaters. Mkurse ärztl. Fortbild. **13**, 245 (1963).

Lassrich, M. A.: Röntgendiagnostik bei akuten Baucherkrankungen im Säuglings- und Kindesalter. Radiologe **2**, 13 (1965).

Rubín, A.: Ileus und ileusähnliche Zustände im frühen Kindesalter. Stuttgart 1967.

Silverman, F. N., and J. Caffey: Congenital obstructions of the alimentary tract in infants and children: errors of rotation of the mid-gut. Radiology **53**, 781 (1949).

Tošovský, V., u. O. Vychytil: Das akute Abdomen im Kindesalter auf Grund angeborener Anomalien. Berlin 1958.

Willich, E.: Iléus du nouveau-né. Ann. Radiol. **8**, 58 (1965) (Serp).

Wolf, H. G.: Das akute Abdomen beim Neugeborenen. Pädiat. Prax. **2**, 131, 273, 449 (1963).

Großes Abdomen s. unter „Bauchtumor".

Adipositas und Adiposogigantismus

Die Röntgenuntersuchung kann bei fettsüchtigen Kindern dazu beitragen, harmlose Formen, wie Präpubertätsfettsucht, von ausgesprochen pathologischen Krankheitsbildern (Dystrophia adiposogenitalis, Laurence-Moon-Bardet-Biedl-Syndrom, Cushing-Syndrom usw.) zu trennen.

Methoden bei Übergröße:

1. Aufnahme einer Hand mit Handgelenk und

2. eines Kniegelenkes sagittal

zur Beurteilung des Skeletalters und der Epiphysenfuge.

Die Spezialaufnahme der Sella hat sich in solchen Fällen als überflüssig erwiesen, Schädelaufnahmen bringen diagnostisch keinen Gewinn.

Bei Untergröße:

1. Schädelaufnahmen in zwei Ebenen, evtl. mit Spezialaufnahmen der Sella

2. Aufnahme einer Hand mit Handgelenk, vom Schulalter ab auch:

3. ein Ellbogengelenk in zwei Ebenen.

Bei Cushing-Syndrom:

4. BWS und LWS frontal (Osteoporose!)

5. Pneumoretroperitoneum.

Literatur: Berger, H., u. R. Knoepfli: Die Adipositas des Kindes. Ann. paediat. (Basel) **196**, 218 (1961).

Schreier, K., u. J. Spranger: Die kindliche Fettsucht im Lichte der neueren Forschung. Beih. Nr 44, z. Arch. Kinderheilk. (1961).

Wechselberg, K., u. D. Neumann: Zur Übergröße des Hirn- und Gesichtsschädels bei Adiposogiganten. Z. Kinderheilk. **92**, 169 (1965).

Anurie

Bei Neugeborenen kann eine „Anurie" bis 48 Std post partum physiologisch sein. Bei Säuglingen ist eine Anurie infolge einer Glomerulonephritis sehr selten; hier kommen vorwiegend extrarenale Ursachen, wie z.B. Exsiccose, in Betracht. Diese erfordern keine Röntgenuntersuchung.

Methoden (für echte Fälle von Anurie)

Abdomenübersichtsaufnahme im Liegen.

Wichtig sind vor allem die Nierenform und -größe, ferner Anhaltspunkte für eine Ileussituation.

Schichtuntersuchung der Nieren (Zonographie)

wenn die Nierenweichteilschatten nicht abgrenzbar sind.

Cystographie

mit dem Versuch eines Refluxpyelogramms läßt Mißbildungen und mechanische Hindernisse erkennen.

Retrograde Pyelographie

ist erforderlich, wenn ein mechanisches Hindernis ausgeschlossen werden muß und ein Reflux nicht erzielt wurde.

Isotopennephrogramm s. S. 227.

Thoraxaufnahme

orientiert über urämische Pneumonien, die sog. „fluid-lung", Pleura- und Perikardergüsse und eine Herzdilatation. Siehe im übrigen auch unter „Niereninsuffizienz".

Literatur:

FRITZ, K. W., u. P. THURN: Zur Röntgenuntersuchung bei akuter Anurie. Fortschr. Röntgenstr. **96**, 234 (1962).

JUTZLER, G. A.: Akute Urämie durch akutes Nierenversagen oder Harnabflußstörungen. Leitsymptom: Anurie-Oligurie. Urologe **1**, 52 (1962).

Ascites

Siehe unter „Flüssigkeit in der Bauchhöhle".

Bauchtrauma

Die Röntgenuntersuchung bei dem nicht seltenen stumpfen Bauchtrauma muß Rupturen von Leber, Milz und Nieren, Verletzungen der ableitenden Harnwege und Perforationen des Magen-Darmkanales in Betracht ziehen. Wichtige Hinweise auf Organverletzungen sind Frakturen im Bereich der unteren Rippen, der Wirbel(-querfortsätze) und des Beckens.

Methoden: *Abdomenübersichtsaufnahme im Liegen*

unter Einbeziehung des Zwerchfells und der basalen Lungenabschnitte. Die knöchernen Elemente müssen einwandfrei dargestellt sein.

Abdomenübersichtsaufnahme in aufrechter Position oder im Liegen bei horizontalem Strahlengang

ist nur erforderlich, wenn eine Perforation des Magen-Darmtrakts möglich erscheint.

Intravenöses Urogramm.

Die Indikation richtet sich nach der Lokalisation des Trauma und dem Urinbefund (Hämaturie). Da es hier auf die Darstellung von pathologischen Kontrastmittelansammlungen im Nierenparenchym, subcapsulär oder außerhalb des Organes, ankommt, müssen die Nierenhohlsysteme und Ureteren einwandfrei erkennbar sein.

Infusionsurographie, am besten in Kombination mit einer Zonographie,
wenn eine Untersuchung mit Kompression nicht durchführbar ist. Als weitere Möglichkeiten der verbesserten Darstellung ergeben sich erhöhte Kontrastmitteldosierung, zusätzliche Kontrastmittelgabe in gleicher Dosis 20 min p.i. und die Späturographie.

Isotopennephrographie und Nierenangiographie

können zur Entscheidung über einen operativen Eingriff erforderlich sein.

Orale Kontrastmitteluntersuchung des Magen-Darmkanales

zur Diagnostik von Verletzungen intraperitonealer parenchymatöser Organe (Ruptur, traumatische Cyste). Sie wird mit wäßrigem Kontrastmittel frühestens eine Woche nach dem Trauma durchgeführt, wenn sich auf Grund der vorausgegangenen Röntgenuntersuchungen oder des klinischen Befundes ein entsprechender Verdacht ergeben hat.
Untersuchung mit Durchleuchtung, bis das Kontrastmittel im Jejunum erscheint, dann 4-Std-Kontrolle zur Feststellung der Lage des Colon.

Abdomenaufnahme in Linksseitenlage nach Kontrastfüllung des Magens bei horizontalem Strahlengang

ermöglicht die Diagnostik von Milzrupturen.

Bemerkung: Die retrograde Pyelographie ist bei Nierenverletzungen mit Gefahren belastet, vor ihrer Anwendung wird daher von mehreren Autoren gewarnt (Truc u. Mitarb.).
Bei Nierentraumen ist eine radiologische Kontrolle (intravenöses Urogramm) in größeren Abständen bis zur Wiederherstellung der Nierenfunktion unerläßlich.

Siehe auch unter „Flüssigkeit in der Bauchhöhle“.

Literatur:

Baudisch, E.: Zur Indikationsstellung der Röntgenuntersuchung bei Nierenverletzungen. Urologe **4**, 126 (1965).

Giedion, A.: Die geburtstraumatische Ruptur parenchymatöser Bauchorgane (Leber, Milz, Nebenniere und Niere) mit massivem Blutverlust und ihre radiologische Darstellung. Helv. paediat. Acta **18**, **349** (1963).

Louhimo, J., M. Pasila, and M. Sulamaa: Abdominal birth injuries. Z. Kinderchir. **4**, 141 (1967).

Mortimer, N. W., and S. A. Thomas: Rupture of the liver in children: A 34-year review at the Hospital for Sick Children, Toronto. Canad. J. Surg. **4**, 429 (1961).

Persky, L., and W. E. Forsythe: Renal trauma in childhood. J. Amer. med. Ass. **182**, 709 (1962).

Schärli, A.: Das stumpfe Bauchtrauma im Kindesalter. Pädiat. Prax. **5**, 577 (1966).

Schärli, A., u. M. Bettex: Verletzungen der Niere im Kindesalter. Pädiat. Prax. **6**, 65 (1967).

Schorr, S., and J. Danon: Rupture of the spleen: a new roentgen sign. Amer. J. Roentgenol. **99**, 616 (1967).

SCHWARTZ, G. S., S. J. BOLEY, and W. M. P. MCKINNON: The Roentgen findings in traumatic rupture of the spleen in children. Amer. J. Roentgenol. **82**, 505 (1959).

TRUC, E., P. BÉTOULIÈRES, R. PALEIRACE et R. HENRIET: L'examen radiologique dans les traumatismes du rein. J. Radiol. Électrol **42**, 93 (1961)

Bauchtumor (Abdominelle und retroperitoneale Tumoren)

Die Röntgendiagnostik der Bauchtumoren sollte bei Kindern so schonend wie möglich sein und abgebrochen werden, wenn der Tumor gesichert und die Operationsindikation gegeben ist. Wichtig ist die Abgrenzung von Bauchauftreibungen anderer Genese, die Lagebestimmung (intraperitoneal-retroperitoneal) und möglichst auch die Unterscheidung zwischen benignen und malignen Geschwülsten.

Methoden: *Abdomenübersichtsaufnahme in Rückenlage, vertikaler Strahlengang* ermöglicht die Darstellung von Tumorschatten, Verkalkungen, Verlagerungen des Magens und luftgefüllter Darmschlingen, des Zwerchfellstandes und evtl. auch der Nieren.

Abdomenaufnahme in Seitenlage mit vertikalem Strahlengang

als Ergänzung zur Lagebestimmung von Tumorschatten und Verkalkungen.

Abdomenübersichtsaufnahme in aufrechter Position

bei Ileussymptomen als Zusatzuntersuchung.

Thoraxaufnahme

gibt Auskunft über Metastasen und ist daher für die einzuschlagende Therapie von Bedeutung.

Intravenöses Urogramm.

Ein Normalbefund schließt mit größter Wahrscheinlichkeit einen retroperitonealen Tumor aus. Ist ein Tumor nachzuweisen, so kann eine zusätzliche Frontalaufnahme Informationen über Verlagerungen eines Organes geben.

Mit diesen Untersuchungen kann in den meisten Fällen die Diagnostik abgeschlossen werden. Auch die Differentialdiagnose zu anderen Ursachen eines großen Abdomen mit und ohne Ileussymptomatik (freie Flüssigkeit in der Bauchhöhle, Obstipation, Megacolon, Meteorismus, Hydronephrose, Megacystis) wird damit in der Regel zu klären sein.

Die nachstehend noch zu erwähnenden *zusätzlichen Methoden* haben bei Kindern sehr begrenzte Anwendungsmöglichkeiten:

Kontrastmitteluntersuchung des Magen-Darmkanals (oral oder rectal)

zum Nachweis von Impressionen, Form- und Lageveränderungen des Magen-Darmtraktes. Die Untersuchung kommt nur in Frage, wenn nach normalem intravenösen Urogramm der Verdacht auf einen intraperitonealen Tumor weiterhin bestehen bleibt.

Ganzkörperkontrastdarstellung nach NEUHAUSER.

Pneumoretroperitoneum und Pneumoperitoneum.

Retrograde Aortographie und Cavographie.

Isotopennephrographie und Nierenszintigraphie.

Lymphographie.

Literatur: Bennek, J.: Die diagnostische Bedeutung des Kavogramms bei retroperitonealen Tumoren im Kindesalter. Z. Kinderchir. **3**, 511 (1966).

Cleland, R. S.: Benign and malignant tumors of the liver. Pediat. Clin. N. Amer. **6**, 427 (1959).

Craig, I. M.: Tumors of the lower genitourinary tract. Pediat. Clin. N. Amer. **6**, 491 (1959).

Dargeon, H. W.: Tumors of childhood. New York 1960.

Galatius-Jensen, F., and G. R. Christensen: Radiologic differential diagnosis of abdominal tumours in children. Nord. Med. **69**, 182 (1963).

Griscom, N. Th.: Roentgenology of abdominal tumours in the newborns. Amer. J. Roentgenol. **93**, 447 (1965).

Hajós, E.: Zur Röntgen-Differentialdiagnostik der Nierengeschwülste. Radiol. diagn. (Berl.) **2**, 289 (1961).

Hastings, N., W. P. Pollok, and W. Snyder: Retroperitoneal tumors in infants and children. Arch. Surg. **82**, 950 (1961).

Hope, J. W., u. C. E. Koop: Abdominelle Tumoren bei Kleinkindern und Kindern. Med. Radiogr. Photogr. 1963 (Kodak).

Landing, B. H., and L. W. Martin: Tumors of the gastrointestinal tract and pancreas. Pediat. Clin. N. Amer. **6**, 413 (1959).

Lassrich, M. A.: Röntgendiagnostik bei retroperitonealen Tumoren. Mschr. Kinderheilk. **110**, 193 (1962).

Nice, Gh. M., A. R. Margulis, and J. G. Rigler: A simple approach to the roentgen diagnosis of abdominal tumours in infants and children. Amer. J. Roentgenol. **75**, 970 (1956).

Rosenkranz, A., u. H. G. Wolf: Zur Klinik, Röntgenologie und Pathologie der Neubildungen des Magen-Darm-Traktes im Kindesalter. N. Österr. Z. Kinderheilk. **2**, 134 (1957).

Schmöger, R.: Lebergeschwülste im Kindesalter. Mat. med. (Nordm.) **13**, 206 u. 238 (1961) (Lit.!).

Singer, H.: Klinik und Behandlung der bösartigen Nierengeschwülste im Kindesalter. Urologe **3**, 245 (1964).

Willich, E., u. O. Buschmann: Das Neuroblastoma sympathicum. Ann. paediat. (Basel) **203**, Suppl. 2 (1964) (Lit.!).

Blutung aus dem Verdauungstrakt

Bei der Röntgendiagnostik von Blutungsquellen im Verdauungstrakt ist eine subtile Technik erforderlich. Trotzdem ist das Ergebnis oft negativ. Die klinische Symptomatologie muß darüber entscheiden, ob am Beginn eine orale oder rectale Kontrastmittelanwendung stehen soll. Im Zweifelsfalle beginnt man mit dem Colonkontrasteinlauf, da sich die orale Passage nach wenigen Tagen anschließen läßt, während umgekehrt ein Intervall von mindestens einer Woche erforderlich ist.

Selbstverständlich müssen vor der Untersuchung durch Inspektion (Nase, Rachen, Anus) bzw. rectale Palpation diagnostizierbare Blutungsquellen ausgeschlossen sein, ebenso hämorrhagische Diathesen.

Kontrastmitteluntersuchung des Oesophagus und Magens

ist bei allen Fällen von Bluterbrechen die geeignete Methode. Die häufigsten Ursachen bei Säuglingen sind Hiatushernien bzw. Oesophagitiden, seltener eine hämorrhagische Gastritis bei Pylorusstenosen, Ulcera im Oesophagus, Magen oder Duodenum, Duplikaturen etc. Bei älteren Kindern ist an Oesophagusvaricen, Magen- und Duodenalulcera zu denken. Hämangiome und Lymphosarkome des oberen Intestinaltraktes sind Raritäten.

Untersuchungen bei rectaler Blutentleerung: Als häufigste Ursache gelten im Säuglingsalter Invaginationen, Meckelsche Divertikel (röntgenologisch selten nachweisbar) und Volvulus. Bei älteren Kindern kommen dazu Polypen, Colitis ulcerosa, Diverticulitis, Fremdkörper und Mesenterialvenenthrombose.

Colonkontrasteinlauf.

Colonkontrasteinlauf mit Doppelkontrastmethode (s. S. 174), speziell für den Nachweis einzelner Dickdarmpolypen die erfolgreichste Methode.

Kontrastmitteluntersuchung von Oesophagus, Magen und Dünndarm. Hat die rectale Kontrastmitteluntersuchung keine Blutungsquelle aufdecken können, so muß auch an Ursachen in den höher gelegenen Darmabschnitten gedacht werden, insbesondere bei Teerstühlen.

Literatur:

BRAYTON, D.: Gastrointestinal bleeding of "unknown origin". A study of cases in infancy and childhood. Amer. J. Dis. Child. **107**, 288 (1964).

LASSRICH, M. A.: Röntgendiagnostik bei Blutungen aus dem Magendarmtrakt. Mschr. Kinderheilk. **114**, 293 (1966).

MARION, J., C. PICAULT, M. DAUDET, J. BERNEX, L. FISCHER et D. RICHARD: A propos de hémorrhagies gastrointestinales au cours de certaines péritonites chez l'enfant en particular par appendicite gangréneuse (fibrinolyse exclué). Ann. Chir. infant. **6**, 221 (1965).

SCHMID, F.: Die große Blutung aus dem oberen Verdauungstrakt aus pädiatrischer Sicht. Intern. Prax. **7**, 130 (1967).

SOILA, P.: Roentgenological considerations of upper gastrointestinal bleeding and peptic ulcer in children. Acta paediat. (Uppsala) **48**, 545 (1959).

Cerebralschaden und Krampfleiden

Die diagnostische Ausbeute der Schädeluntersuchungen bei frühkindlichen Hirnschäden ist zwar wenig ergiebig, die Nativaufnahme jedoch zum Ausschluß von Hirndruckerscheinungen und pathologischen Verkalkungen, zur Feststellung von Asymmetrien und weiteren typischen Merkmalen erforderlich. Es finden sich relativ häufig am Hand- (und Fuß-)skelet Entwicklungsstörungen, Seitendifferenzen bei Hemiparesen und Abweichungen des Skeletalters von der Norm.

Methoden: *Schädelaufnahmen in zwei Ebenen.*

Schädelaufnahme axial und halbaxial, vor allem bei Asymmetrien.

Aufnahme beider Hände mit Handgelenk. Neuerdings ist die Handaufnahme auch zur Kontrolluntersuchung nach langjähriger Behandlung mit Anticonvulsiva (rachitische Veränderungen!) indiziert.

Pneumencephalogramm, ggf. cerebrale Angiographie.

Tomogramm einzelner Schädelgruben, letzteres je nach Befund der vorausgegangenen Untersuchungen.

Literatur:

DRIESEN, W., R. LEMPP u. H. SCHMIDT: Klinik, Radiologie und chirurgische Behandlung der kindlichen Hemiplegie. Dtsch. med. Wschr. **87**, 1096 (1962).

FRIEDMANN, G., u. E. SCHMIDT-WITTKAMP: Zur Diagnose der einseitigen frühkindlichen Hirnschäden im Übersichtsbild des Schädels. Fortschr. Röntgenstr. **92**, 667 (1960).

FRIEDMANN, G., u. F. MARGUTH: Röntgenologische Befunde bei symptomatischen Anfallsleiden im Kindes- und Jugendalter. Med. Klin. **59**, 448 (1964).

GEISLER, E., u. M. L. BANNES: Das Röntgenbild des Handskeletts als Hilfsmittel zur Diagnostik cerebraler Schäden von Kindern. Münch. med Wschr. **102**, 1273 (1960).

PIA, H. W.: Röntgendiagnose der Großhirnhemisphärenatrophie und Indikation zur Hemisphärektomie. Fortschr. Röntgenstr. **93**, 167 (1960).

SCHÄFER, H.: Die Beurteilung hirnatrophischer Veränderungen im Kindesalter mit Hilfe des Röntgenbildes. Kinderärztl. Prax. **31**, 73 (1963).

SCHMID, F.: Osteopathien bei antiepileptischer Dauerbehandlung. Fortschr. Med. **85**, 381 (1967).

—, u. H. MOLL: Atlas der normalen und pathologischen Handskeletentwicklung. Berlin-Göttingen-Heidelberg 1960.

WEINGÄRTNER, L., u. K. ZIEGLER: Die Bedeutung der Ossifikation des Hand- und Fußskeletts zur Beurteilung zerebralgestörter Kinder. Radiol. diagn. (Berl.) **5**, 405 (1964).

Chromosomenaberrationen
(s. auch unter „System-erkrankungen")

Ein Teil der bisher bekannten Chromosomenanomalien hat recht typische, röntgenologisch erfaßbare und diagnostisch wichtige Veränderungen: hierzu gehören das Turner-Syndrom, die Trisomien D (Patau-Syndrom), E (Edwards-Syndrom) und G (Down-Syndrom, Mongolismus). Die hier angeführten Methoden berücksichtigen die wichtigsten Befunde, sind aber nicht bei allen Chromosomenanomalien obligat.

Methoden: *Schädelaufnahmen in zwei Ebenen.*

Bei Turner-Syndrom ohne besondere diagnostische Aussage und auch bei typischem Mongolismus nicht unbedingt erforderlich.

Aufnahme einer Hand einschließlich Handgelenk.

Bestimmung des Skeletalters, Metacarpalzeichen bei Turner-Syndrom, Brachymesophalangie bei Mongolismus.

Beckenübersichtsaufnahme,

eine wichtige Untersuchung bei allen Chromosomenanomalien (KAUFMANN), Mongoloidenbecken!

Wirbelsäulenaufnahmen in zwei Ebenen,

vor allem Brust- und Lendenwirbelsäule im frontalen Strahlengang.

Eine ganze obere Extremität in zwei Ebenen.

Cubitus valgus bei Turner-Syndrom.

Thoraxaufnahme in zwei Ebenen

ermöglicht die Diagnostik von Herzfehlern und Skeletmißbildungen an Rippen, Schlüsselbeinen und Sternum.

Intravenöses Urogramm

zum Ausschluß der häufig korrelierten Mißbildungen der ableitenden Harnwege.

Kontrastmitteluntersuchung des Magen-Darmkanals,

nur bei Symptomen, welche auf eine Drehungsanomalie, Stenose oder Atresie hinweisen.

Literatur:

ASTLEY, R.: Trisomy 17/18. Brit. J. Radiol. **39**, 86 (1966).

HABEDANK, M.: Die klinischen Merkmale der Trisomie E. Pädiat. Prax. **5**, 519 (1966).

KAUFMANN, H. J.: Röntgenbefunde am kindlichen Becken bei angeborenen Skelettaffektionen und chromosomalen Aberrationen. Stuttgart 1964.

KEATS, TH. E., and TH. W. BURNS: The radiographic manifestations of gonadal dysgenesis. Radiol. Clin. N. Amer. 2, 297 (1964).

REINWEIN, R., U. WOLF u. H. J. ISING: Bericht über 3 Mosaikfälle mit G_1-Trisomie (Mongolismus). Helv. paediat. Acta 21, 300 (1966).

SCHULTZE-JENA, B. S.: Röntgenologische Merkmale des Beckens bei Mongolismus im Säuglingsalter. Kinderärztl. Prax. 27, 141 (1959).

SINGLETON, E. B., H. ROSENBERG, and SHUNG-JUN YANG: The radiographic manifestations of chromosomal abnormalities. Radiol. Clin. N. Amer. 2, 281 (1964).

Chromosomenanomalien. Ann. Nestle 22, 44 (1965) (Lit.!).

Pathologische Darmgasverminderung (sog. „Luftleeres Abdomen“)

Findet sich auf einer *Abdomenübersichtsaufnahme* ein auffallend geringer oder fehlender Luftgehalt des Magen-Darmkanales, so richtet sich die weitere Untersuchung nach Krankheitszustand und Alter des Kindes.

Methoden: *Abdomenübersichtsaufnahme in aufrechter Position*

nach Absaugen des Mageninhaltes und Lufteinblasung, vor allem bei *Neugeborenen* mit Verdacht auf hochsitzende Stenose oder Atresie. Ferner dient diese Aufnahme dem Nachweis freier Flüssigkeit (Ascites, Blut) in der Bauchhöhle (s. S. 257). Große Cysten, Tumoren, Hydronephrosen etc. können ebenfalls das Symptom des luftleeren Abdomen verursachen. Siehe hierzu unter „Bauchtumor“.

Kontrastmitteluntersuchung des Oesophagus und Magens

ist besonders im Zusammenhang mit heftigem Erbrechen zur Feststellung einer Kardiainsuffizienz oder Hiatushernie indiziert. Bei *Säuglingen* gelten die entsprechenden Überlegungen wie bei Neugeborenen. Dazu kommt noch die Pylorusstenose mit oder ohne Kardiainsuffizienz (s. S. 273).

Colonkontrasteinlauf

bei *älteren Säuglingen und Kleinkindern* nach vorheriger Abdomenübersichtsaufnahme in aufrechter Position, wenn in Verbindung mit einer akuten Erkrankung und entsprechenden klinischen Symptomen eine Invagination in Frage kommt. Der Colonkontrasteinlauf kann in diesem Fall sowohl zur Diagnose als auch zur Therapie dienen (s. S. 177).

Eine weitere Ursache für ein luftleeres Abdomen, welche jedoch keiner Röntgenuntersuchung bedarf, ist besonders bei Säuglingen und Kleinkindern die Exsiccose, insbesondere bei schwerer Ernährungsstörung.

Bei *älteren Kleinkindern und Schulkindern* kommen als Ursache Zustände mit stärkerer Elektrolytverschiebung im Blut und die Nephronophthise in Frage. In solchen Fällen genügt ein

intravenöses Urogramm.

Literatur:

GEFFERTH, K.: Über ungewöhnliche gasfreie Darmabschnitte im Röntgenbild bei Kindern, die zur falschen Diagnose verleiten können. Pädiatrie u. Grenzgeb. 2, 210 (1963).

FEINBERG, S. B., A. R. MARGULIS, and CH. M. NICE: The problem of absent or deficient gas pattern in the intestines in early infancy. Pediatrics 18, 790 (1956).

MARGULIS, A. R., F. P. CONKLIN, CH. M. NICE jr., and L. G. RIGLER: Deficiency of intestinal gas in infants with diarrhea; a presentation of 3 cases. Radiology 77, 93 (1956).

SCHÄFER, H.: Die diagnostischen Fehlermöglichkeiten bei der Beurteilung gasgefüllter Darmschlingen. Kinderärztl. Prax. 32, 167 (1964) (Lit.!).

Dysostosen Siehe unter „Systemerkrankungen".

Enuresis Siehe unter „Miktio nsstörung".

Erbrechen

Die Ursachen dieses besonders im Säuglingsalter sehr häufigen Symptoms sind vielfältig. Das röntgenologische Vorgehen muß sich nach den jeweiligen klinischen Leitsymptomen richten. Siehe auch „Fremdkörper", „Blutung aus dem Verdauungstrakt" und „Schluckstörungen".

Methoden: *Abdomenübersichtsaufnahme in aufrechter Position*

bei jedem Verdacht auf eine Passagestörung aboral des Magenausganges, Ileus-Syndrom (s. „akutes Abdomen") und unklaren abdominellen Krankheitsbildern mit Erbrechen. Bei Verdacht auf Duodenalstenose oder -atresie hilft eine spezielle Untersuchungstechnik (s. S. 142, 143) bei der Sicherung der Diagnose.

Kontrastmitteluntersuchung des Oesophagus und Magens.

Die häufigsten Ursachen des Erbrechens beim Säugling können mit dieser Untersuchung diagnostiziert oder sicher ausgeschlossen werden: Kardiainsuffizienz, Hiatushernie mit ihren Komplikationen, wie Refluxoesophagitis und Oesophagusstenose, und schließlich die Pylorushypertrophie (Einzelheiten siehe hierzu unter „Pylorusstenose"). Zur Erkennung einer Duodenalstenose ist nur ausnahmsweise eine Kontrastmitteluntersuchung notwendig.

Colonkontrasteinlauf

als letzte Untersuchungsmöglichkeit bei abdominellen Krankheitsbildern mit Erbrechen, z.B. auch beim spastischen Neugeborenen-Ileus (Mekoniumpfropf-Syndrom).

Literatur:

Bocquet, L.: Diagnostic des vomissements du nourrisson. Méd. infant. **64**. 5 (1957).

Constantinescu, A.: Zur Röntgendiagnostik des Säuglingserbrechens Radiol. diagn. (Berl.) **7**, 47 (1966).

Dittrich, J. K.: Form- und Lageveränderungen des Magens (Kaskade, Plikatur, Torsion) als Ursache habituellen Erbrechens der Säuglinge. Mschr. Kinderheilk. **107**, 61 (1959).

Ebel, Kl. D.: Oesophagusstenose. Rundgespräch 83. Tgg. Dtsch. Gesellschaft f. Chirurgie München 1966. Langenbecks Arch. klin. Chir. **316**, 685 (1966).

Lefèbvre, J., J. Sauvegrain et R. Leissner: Le radiodiagnostic des „vomissements habituels" du nourrisson. Atlas de Radiol. clin. (Presse méd. 1953, Nr. 60), 1.

Graser, F.: Die Dysfunktion der Cardia ventriculi im frühen Kindesalter. Med. Welt **1964**, 271.

Schäfer, H.: Die Bedeutung der röntgenologischen Untersuchungsmethoden für die Differentialdiagnose des rezidivierenden Erbrechens im frühen Säuglingsalter. Münch. med. Wschr. **108**, 1233 (1966).

Thomsen, G.: Congenital hernia of the diaphragm in infancy and childhood. Radiologe **1**, 128 (1961).

Willich, E.: Das Mekoniumpfropfsyndrom. Arch. Kinderheilk. **159**, 276 (1959).

— Die angeborenen und erworbenen Verengungen der Speiseröhre im Kindesalter. Pädiat. Prax. **2**, 51 (1963).

— Die Röntgenpathologie der Kardiaregion im frühen Kindesalter. Fortschr. Röntgenstr. **103**, 20 (1965) (Lit.!).

Flüssigkeit in der Bauchhöhle (Ascites)

Im *frühen Kindesalter* kommt es bei freier Flüssigkeit in der Bauchhöhle, z. B. nach Rupturen parenchymatöser Organe, zum „Schwimmen der Darmschlingen", das besonders beim Lagewechsel deutlich wird. Zum Nachweis bewährte sich die von SACREZ u. Mitarb. vorgeschlagene

Untersuchungstechnik: *1. Abdomenübersichtsaufnahme im Hängen* (Abb. 264a).

2. Aufnahme in linker Seitenlage mit horizontalem Strahlengang (Abb. 264b).

3. Aufnahme in Kopftieflage mit sagittalem Strahlengang (Abb. 264c)

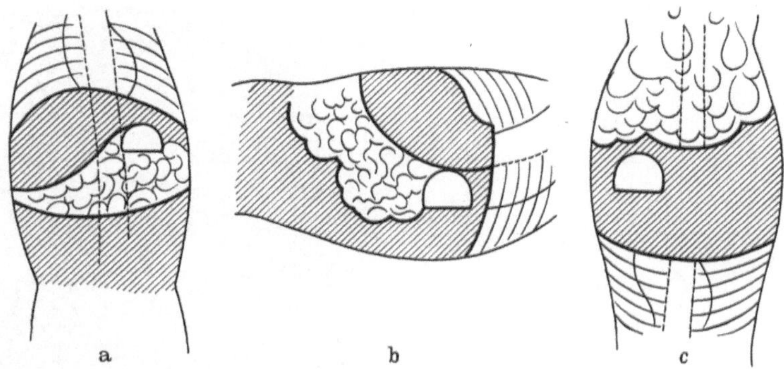

Abb. 264a—c. (Nach SACREZ u. Mitarb.)

Bei *älteren Kindern* gelten die auch bei Erwachsenen bekannten Untersuchungsmethoden bei intraperitonealen Ergüssen:

Abdomenübersichtsaufnahme im Stehen

bei größeren Mengen intraperitonealer Flüssigkeit.

Abdomenübersichtsaufnahme im Liegen

zur Erfassung von Ergüssen mittlerer Grade.

Abdomenübersichtsaufnahme in Seitenlage bei horizontalem Strahlengang (a.p.)

für Verdachtsfälle zur Ergänzung. Die Flüssigkeit läuft in die abhängige Partie; dabei können z. B. in Linksseitenlage der Leberrand, in Rechtsseitenlage die untere Milzkontur abgebildet werden. Siehe hierzu auch unter „Bauchtrauma".

Literatur:

BUDIN, E., and G. JACOBSEN: Roentgenographic diagnosis of small amounts of intraperitoneal fluid. Amer. J. Roentgenol. **99**, 62 (1967).

GIEDION, A.: Die geburtstraumatische Ruptur parenchymatöser Bauchorgane (Leber, Milz, Nebenniere und Niere) mit massivem Blutverlust und ihre radiologische Darstellung. Helv. paediat. Acta **18**, 349 (1963) (Lit.!).

LAURELL, H.: Röntgenzeichen abdomineller Ergüsse. Acta radiol. (Stockh.) **5**, 63 (1926).

SACREZ, R., J. G. JUIF, J. M. LÉVY, M. SCHEPPLER et D. GANGLOFF: Hémopéritoine du nouveau-né; éléments de diagnostic clinique et radiologique. Arch. franç. Pédiat. **16**, 714 (1959).

Fremdkörperaspiration

Untersuchungsgang: *1. Thoraxübersichtsaufnahme* zur Darstellung von schattengebenden Fremdkörpern und Belüftungsstörungen. Über die Hartstrahltechnik s. S. 122ff.; mit ihr lassen sich unter Umständen auch nichtschattengebende Fremdkörper in den Hauptbronchien lokalisieren.

2. Durchleuchtung der Thoraxorgane

zur Erkennung von Transparenzunterschieden zwischen beiden Lungen, abnormer Zwerchfellbeweglichkeit und Mediastinalwandern.

Fern- oder Zielaufnahmen des Thorax im In- und Exspirium und *Schrägaufnahmen des Thorax* (zur Darstellung der Trachea mit Hauptbronchien s. S. 130)
können auf Grund der Durchleuchtungsbefunde zusätzlich angefertigt werden (s. Abb. 265).

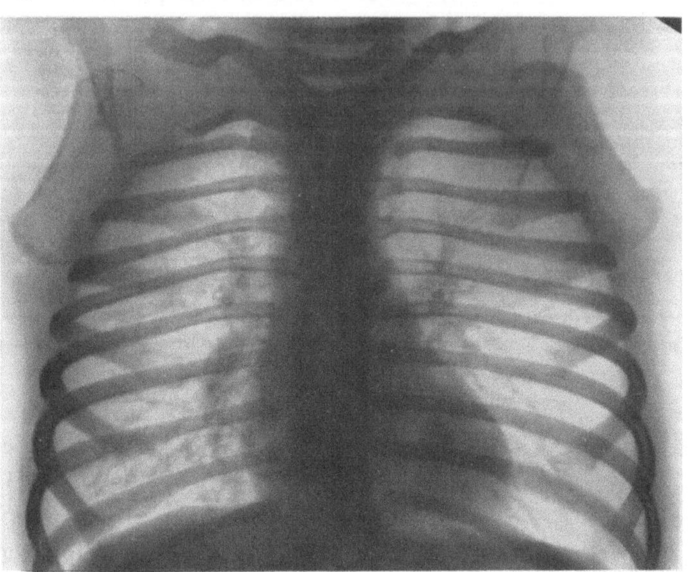

a

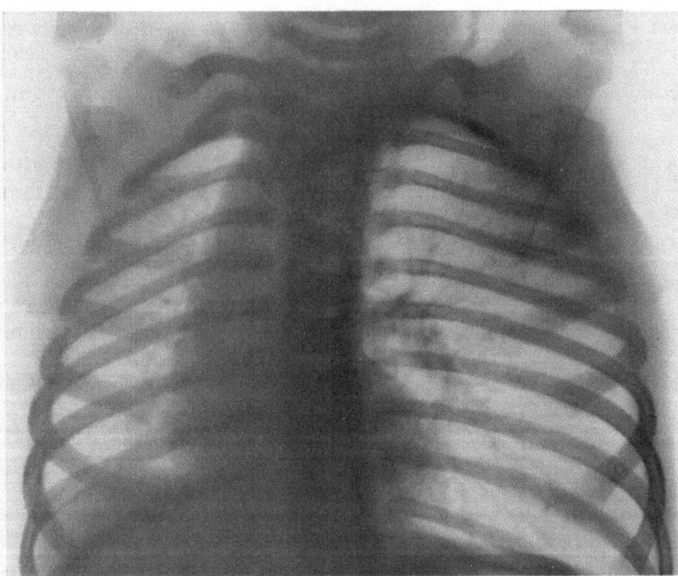

b

Abb. 265a u. b. Funktionelle Diagnostik bei aspiriertem Fremdkörper (Erdnuß im linken Hauptbronchus). Ventilbronchostenose mit unauffälligem Befund a im Inspirium, b Überblähung der linken Lunge und Verdrängung von Herz und Gefäßband nach rechts im Exspirium

3. Schichtuntersuchung des Bronchialsystems,

wenn bisher eine einwandfreie Diagnose noch nicht zu stellen war.

Literatur: Brown, B. St. J., H. Ma. J. S. Dunbar, and D. W. MacEwan: Foreign bodies in the tracheobronchial tree in childhood. J. Canad. Ass. Radiol. **14**, 158 (1963).

Dietzsch, H. J.: Zur Erdnußaspiration im Kleinkindesalter. Dtsch. Gesundh.-Wes. **17**, 2218 (1962).

Gädecke, R.: Partielles Lungenemphysem: Leitsymptom einer bronchialen Fremdkörperobstruktion im frühen Lebensalter. Arch. Kinderheilk. **170**, 33 (1964).

Harder, H. J., u. C. Weiser: Fremdkörperaspiration im Kindesalter. Pädiat. Prax. **3**, 419 (1964).

Hueck, O., u. A. Kotter: Fremdkörperaspiration und Bronchusstenose bei Kindern und Jugendlichen. Med. Welt **1965**, 805.

Jungblut, R.: Die Fremdkörperaspiration beim Kind. Kinderärztl. Prax. **33**, 517 (1965).

Tischer, W.: Zur Differentialdiagnose: aspirierter Fremdkörper. Münch. med. Wschr. **104**, 397 (1962).

Fremdkörper im Verdauungstrakt

Indikationen für eine Röntgenuntersuchung sind plötzliches Würgen oder Erbrechen jeder Nahrung bei bis dahin unauffälligem Kind („leere Anamnese"), plötzliche Nahrungsverweigerung, Schluckschmerz und retrosternales Stechen. Oft führt auch nur der Umstand zur Röntgenuntersuchung, daß von den Eltern ein Gegenstand vermißt wird.

Methoden: *Abdomenübersichtsaufnahme im Liegen.*

Orlowski empfiehlt, die 1. Übersichtsaufnahme bereits in Trendelenburgscher Lage, eine 2. in linker Seitenlage anzufertigen. Liegt der Fremdkörper im Magen, so bildet er sich auf der Röntgenaufnahme unter dem Zwerchfell ab, befindet er sich jedoch schon im Dünndarm, so bleibt er unterhalb der Magengegend.

Abdomenübersichtsaufnahme im frontalen Strahlengang

läßt bei negativem Ergebnis der Abdomenübersichtsaufnahme in Rückenlage gelegentlich doch noch die Diagnose eines Fremdkörpers zu: z.B. können sich Stecknadeln in einer Ebene orthograd nur als Punkt abbilden und daher übersehen werden. Erst die zweite Ebene gibt dann den Schatten der Nadel in ihrer ganzen Länge wieder.

Thoraxübersichtsaufnahme, sagittal

bei negativem Befund der Abdomenübersichtsaufnahme, möglichst in Hartstrahltechnik, zur Erfassung eines im Oesophagus festsitzenden Fremdkörpers. Die Aufnahme sollte die gesamte Halsregion einbeziehen.

Seitenaufnahme der Hals-, Pharynx- und oberen Thoraxregion

bei bisher negativem Befund, womit z.B. Geldstücke auch im Oesophagusmund erfaßt werden. Außerdem erlaubt sie die einwandfreie Lokalisation des Fremdkörpers in Speise- oder Luftröhre.

Bleiben alle bisher durchgeführten Röntgenuntersuchungen ergebnislos, jedoch fremdkörperverdächtige Symptome bestehen, so muß an einen *nichtschattengebenden Fremdkörper* gedacht werden. Es folgt die

Kontrastmitteluntersuchung des Oesophagus und Magens im Liegen. Dabei werden nur wenige Schlucke eines wäßrigen Kontrastmittels verabreicht, die Passage in der Speiseröhre beobachtet und Zielaufnahmen in zwei Ebenen angefertigt.

Ist die Speiseröhrenpassage frei, so kann der Nachweis im Magen durch einen Füllungsdefekt oder eine Kontrastmittelaussparung bei Untersuchung im Stehen *und* Liegen erbracht werden. Hat der Fremdkörper den Pylorus passiert, so erübrigt sich jede weitere Kontrastuntersuchung.

Bemerkung: Die angegebene Reihenfolge empfiehlt sich als Routineverfahren, hat jedoch den Nachteil des höheren Aufwandes an Zeit und Filmmaterial. Handelt es sich um eilige Fälle, so kann die Untersuchung bei Anwendung einer Bildverstärker-Fernsehkette auch mit *Durchleuchtung* vorgenommen werden: Man beginnt im Halsgebiet mit rotierender Durchleuchtung bei enger Einblendung, kontrolliert dann den thorakalen Oesophagus und zuletzt das Abdomen. Die Untersuchung wird im positiven Fall mit einer Zielaufnahme beendet. Da schattengebende Fremdkörper rasch erkennbar sind, lassen sich die Durchleuchtungszeit und somit auch die Strahlenbelastung niedrig halten.

Literatur:

ARNDT, H. K.: Atemnot bei Kindern durch Ösophagusfremdkörper. Med. Welt **18**, 1536 (1967).

DAUM, R., u. K. KÖHLER: Verschluckte Fremdkörper im Kindesalter. Münch. med. Wschr. **108**, 1261 (1966).

MÜLLER, H.: Über Fremdkörper der Speiseröhre und der unteren Luftwege. Mschr. Ohrenheilk. **95**, 341 (1961).

ORLOWSKI, M.: Localisation of foreign bodies in the stomach of children. Dapim Refuiim **18**, 214 (1959). Ref. Zbl. Kinderheilk. **73**, 314 (1960).

Mißbildungen der Genitalorgane

Anomalien der inneren und äußeren Genitalorgane, vor allem jedoch stärkere Grade von Hypospadie, sind häufig mit weiteren Anomalien des Urogenitaltraktes oder auch des Skelets kombiniert.

Methoden: *Intravenöses Urogramm.*

Retrograde Urethrographie

kommt nur bei phänotypisch männlichen Kindern in Betracht. Gelingt bei hochgradiger Hypospadie die retrograde Darstellung nicht, so tritt an deren Stelle eine *Miktions-Urethrographie.*

Kolpocystographie.

Aufnahme einer Hand

zur Bestimmung des Skeletalters.

Wirbelsäule in zwei Ebenen.

Pneumoretroperitoneum

bei adrenogenitalem Syndrom zusätzlich. Siehe hierzu auch Abb. 249, ferner nähere Angaben unter Pneumoretroperitoneum und „Chromosomenaberrationen".

Literatur:

BIERICH, J.: Das adrenogenitale Syndrom. Seine Klinik und seine Pathogenese. Mschr. Kinderheilk. **104**, 170 (1965).

HUNG, W., and J. M. LO PRESTI: Urinary tract anomalies in gonadal dysgenesis. Amer. J. Roentgenol. **95**, 439 (1965).

OVERZIER, CL.: Die Intersexualität. Stuttgart 1961.

PRADER, A.: Adrenogenitales Syndrom, adrenogenitales Salzverlust-Syndrom und Cushing-Syndrom im Kindesalter. Schweiz. med. Wschr. **86**, 289 (1956) (Lit.!).

REVENSO, J. S., and A. J. PALUBINSKAS: Congenital renal abnormalities in gonadal dysgenesis. Radiology **86**, 49 (1966).

Gonadendysgenesie

Siehe unter „Mißbildungen der Genitalorgane".

Hämaturie

Zur Erfassung aller den Urogenitaltrakt betreffenden Ursachen einer Hämaturie genügen:

1. *Abdomenübersichtsaufnahme im Liegen,*

2. *intravenöses Urogramm,*

3. *Cystogramm und Miktions-Cystourethrogramm.*

Pneumocystographie,

falls sich ein Anhalt für einen Blasentumor auf Grund der bisherigen Untersuchung ergibt.

Literatur: FUHRMANN, W.: Ein erbliches Nierenleiden mit dem Leitsymptom der Hämaturie. Z. Kinderheilk. **82**, 614 (1959) (Lit.!).

JOCHIMS, J.: Differentialdiagnose der Hämaturie im Kindesalter. Tagg Nordwestdtsch. Ges. Kinderheilk. Kiel 1956. Lübeck 1957, S. 13; Kinderärztl. Prax. **24**, 409 (1956).

KUNDRATITZ, K., u. A. ROSENKRANZ: Die Differentialdiagnose der Hämaturie im Kindesalter. Arch. Kinderheilk. **157**, 110 (1958).

Harnverhaltung

Siehe unter „Miktionsstörung".

Frühkindlicher Hirnschaden

Siehe unter „Cerebralschaden".

Hydronephrose

Bei Hydronephrosen ist eine eindeutige Klärung ihrer Ursachen — Abflußstörung oder „primäre Hydronephrose" — erforderlich.

Methoden: *Intravenöses Urogramm mit abschließender Aufnahme in aufrechter Position,* ggf. Spätaufnahme s. S. 200,

da alle Hydronephrosen mit einer mehr oder weniger erheblichen Ausscheidungsverzögerung bis zur Funktionslosigkeit der Niere einhergehen. Ist hiermit keine eindeutige Diagnose möglich, wird bis zum Erreichen des gewünschten diagnostischen Ergebnisses wie unter „stumme Niere" geschildert verfahren.

Pyeloskopie mit Zielaufnahmen,

als ergänzende gezielte Untersuchung, da der Nachweis des Abflußhindernisses auf den Übersichtsaufnahmen nicht immer gelingt.

Literatur: SHOPFNER, CH. E.: Non obstructive hydronephrosis and hydroureter. Amer. J. Roentgenol. **98**, 172 (1966).

WILLIAMS, D. I.: The diagnosis and treatment of obstruction uropathy in childhood. Mod. Probl. Pädiat. **6**, 445 (1960).

WILLICH, E., u. H. WÜRTENBERGER: Die Ureterabgangsstenose des Kindesalters. Urologe **2**, 328 (1963).

Im übrigen s. Literaturangaben im Literaturverzeichnis unter „Urogenitaltrakt allgemeine Literatur" über „Harnabflußstörungen".

Hypertonie

Röntgenuntersuchungen beim Bluthochdruck im Kindesalter sind bei renaler Ursache, bei Phäochromocytomen, gelegentlich auch bei Nierentumoren und als Ergänzung bei der klinisch-kardiologisch zu diagnostizierenden Aortenisthmusstenose indiziert.

Methoden: *Thoraxaufnahme.*

Oesophaguspassage mit Herzhinterranddarstellung

s. unter „Herzuntersuchung". Hiermit lassen sich meist die Aortenisthmusstenose und Auswirkungen anderer Hochdruckursachen auf Form und Größe des Herzens diagnostizieren.

Frühurogramm

als „Vorfeldmethode" bei renalem Hochdruck.

Infusionsurographie,

hierbei ist die Parenchymphase besonders wichtig.

Isotopennephrographie.

Nierenangiographie

ist für die operative Behandlung bei Nierenarterienstenosen die entscheidende Methode.

Bei der Diagnose eines Phäochromocytoms steht ebenso wie bei den oft mit Hypertonie einhergehenden Wilms-Tumoren am Anfang der Untersuchungen ein

intravenöses Urogramm.

Weitere Methoden zur Diagnostik des Phäochromocytoms sind:

Schichtuntersuchung der Nieren,

Pneumoretroperitoneum kombiniert mit Zonographie.

Diese Methode hat die größten Erfolgschancen.

Aortographie

wird von manchen Autoren gegenüber dem Pneumoretroperitoneum bevorzugt.

Literatur:
BENNET, J., J. CHALUT, C. FAURÉ et D. PROT: Indications et résultats des examens radiologiques dans l'étude des phéochromocytomes de l'enfant. Ann. Radiol. 8, 181 (1965) (SERP) (Lit.!).

BJÖRK, L., and R. FRIEDMAN: Routine roentgenographic diagnosis of coarction of the aorta in the child. Amer. J. Roentgenol. **95**, 636 (1965).

HECK, W.: Hypertension im Kindesalter. Landarzt **36**, 329 (1960).

JAKUBCOVÁ, L., D. MICHALKOVÁ, Z. MEŠKO, V. ZVARA u. G. FORMÁNEK: Arterielle Hypertension im Kindesalter. Ann. paediat. (Basel) **203**, 442 (1964).

LONGIN, FR.: Zur Erkennung der Aortenisthmusstenose im Röntgennativbild. Fortschr. Röntgenstr. **94**, 324 (1961).

LOOGEN, F., J. KARYTSIOTIS u. H. GREMMEL: Zur Röntgensymptomatik der Aortenisthmusstenose. Radiologe **2**, 38 (1962).

LUTZEYER, W.: Der Hochdruck. Urologe **1**, 35 (1962).

PENDERGRASS, H. P., TH. A. TRISTAN, W. S. BLAKMORE, A. M. SELLERS, P. J. JANNETTA, and J. J. MURPHY: Roentgen technics in the diagnosis and localization of pheochromocytoma. Radiology **78**, 725 (1962).

SCHÖNENBERG, H., u. M. STEMMLER: Maligne Hypertonie infolge einseitiger Nierenvenenthrombose beim Kleinkind. Z. Kinderheilk. **83**, 259 (1960).

SCHULTZE-JENA, B. S., u. H. J. HILLENBRAND: Einseitige Nierenhypoplasie und Hochdruck im Kindesalter. Kinderärztl. Prax. **24**, 433(1956).

SNYDER, C. H., R. B. BOST, and R. V. PLATOU: Hypertension in infancy with anomalous renal artery. Pediatrics **15**, 88 (1955).

Hypothyreose Siehe unter „Minderwuchs".

Ileus Siehe unter „akutes Abdomen".

Knochenkernalter Siehe unter „Skeletalterbestimmung“.

Krampfleiden Siehe unter „Cerebralschaden“.

Chronisch-rezidivierende Leibschmerzen („Nabelkoliken“)

Dieses bei älteren Klein- und bei Schulkindern häufige Symptom erfordert eine röntgenologische Untersuchung, wenn die Schmerzattacken dramatisch und heftig verlaufen, über lange Zeit rezidivieren, mit Erbrechen und Temperatursteigerung einhergehen oder wenn klinisch der Verdacht auf einen lokalisierten Prozeß (Druckschmerz, Abwehrspannung etc.) besteht, s. hierzu auch S. **164**!

Methoden: *Abdomenübersichtsaufnahme im Liegen*

orientiert über Lage und Größe der Bauchorgane, Luftgehalt des Darmes, Tumorverschattungen, Verkalkungen, Fremdkörper und Konkremente. Wirbelmißbildungen können einen Hinweis auf Mißbildungen des Darmes (Duplikaturen) geben.

Abdomenübersichtsaufnahme im Stehen

bei Verdacht auf Passagestörungen (s. auch „akutes Abdomen“).

Kontrastmitteluntersuchung des Magen-Darmtraktes

zur Darstellung von Ulcera im Magen und Duodenum, seltener eines arteriomesenterialen Darmverschlusses, anderer Lageanomalien des Dünndarms, einer regionalen Enteritis (Crohn), nichtsklerosierender Ileitis terminalis (Golden, Lassrich) und einer chronischen Appendicitis. Gegebenenfalls ist auch die Spätaufnahme zur orientierenden Untersuchung des Dickdarmes anzuwenden.

Intravenöses Urogramm

zum Ausschluß eines pathologischen Prozesses im Bereich der Harnwege. Die hierauf hinweisenden klinischen Symptome sind nicht selten inkonstant und nur diskret ausgeprägt.

Untersuchung der Gallenwege.

Bei Kindern sind Erkrankungen der Gallenwege nur selten die Ursache chronisch-rezidivierender abdomineller Beschwerden.

Literatur:

Duckert, W., u. H. Stein: Über die sogenannte nichtsklerosierende Ileitis und ihre Beziehungen zu den Nabelkoliken. Mschr. Kinderheilk. **106**, 371 (1958).

Golden, R.: Radiologic examinations of the small interstine. Philadelphia 1954.

Grob, M.: Über Lageanomalien des Magen-Darmtractus infolge Störungen der fetalen Darmdrehung. Basel 1953.

Lassrich, M. A.: Röntgendiagnostik bei rezidivierenden Leibschmerzen im Kindesalter. Pädiat. Prax. **4**, 57 (1965).

— Röntgendiagnostik bei Erkrankungen in der Ileocoecalregion des Kindes. Radiologe **2**, 184 (1962).

Schäfer, K. H.: Schmerzhafte Bauchsyndrome im Kindesalter unter besonderer Berücksichtigung der röntgenologischen Befunde am Magen-Darm-Trakt und der Pathogenese. Päd. Fortbildungskurse **7/8**, 67 (1963).

— Klinik der unspezifischen Veränderungen in der Ileozökalgegend beim Kinde. Fortschr. Röntgenstr. **95**, 745 (1961).

— M. A. Lassrich u. H. Wallis: Rezidivierende Leibschmerzen nach Art von Nabelkoliken beim Kinde. Mschr. Kinderheilk. **103**, 127 (1955).

Schermuly, W.: Möglichkeiten und Grenzen der Beurteilung konnataler Darmsitusanomalien. Fortschr. Röntgenstr. **87**, 150 (1957).

STORRS, R. C., and R. A. HOEKELMANN: Acute regional enteritis in children. New Engl. J. Med. **248**, 320 (1953).
WOLF, H. G.: Das Krankheitsbild der Enteritis regionalis (CROHN) im Kindesalter. N. Österr. Z. Kinderheilk. **1**, 295 (1955/56).

Leukämie

Die Röntgendiagnostik ist geeignet, die Skeletveränderungen bei Leukämie nachzuweisen.

Methoden: *Aufnahme der Kniegelenke antero-posterior*

zur Darstellung der metaphysären Veränderungen an Femur und Tibia. Weitere Skeletaufnahmen je nach der klinischen Symptomatik.

Aufnahme der Brust- und Lendenwirbelsäule im frontalen Strahlengang.

Hierbei finden sich die Veränderungen oft erst im Spätstadium der Erkrankung.

Schädelaufnahme in zwei Ebenen

sowohl zur Erfassung von entsprechenden Skeletveränderungen als auch zur Diagnostik der Meningosis leucaemica.

Thoraxübersichtsaufnahme

bei Verdacht auf leukämische Lungeninfiltration oder interstitielle plasmazelluläre Pneumonie.

Bemerkung: Bei der Beurteilung der Knochenveränderungen ist auch der Einfluß einer langdauernden Corticosteroidtherapie zu berücksichtigen.

Literatur:

EBEL, KL. D.: Osteoporose und Fischwirbelbildung im Wachstumsalter. Zbl. Neurochir. **21**, 24 (1961).
GEFFERTH, K.: Über Aufhellungszonen in den langen Röhrenknochen bei kindlicher Leukämie. Arch. Kinderheilk. **122**, 94 (1941).
HANSEN, H. G.: Über den Einfluß eiweißanaboler Steroide auf Osteoporose und Osteolyse bei akuten kindlichen Leukosen. Med. Welt **1960**, 1356.
JAKUBOWSKI, A.: L'influence du traitement sur la structure osseuse dans les cas de leucose aigue chez l'enfant. Ann. Radiol. **6**, 31 (1963).
LANDOLT, R. E.: Knochenveränderungen bei kindlicher Leukämie. Über rheumatoide Leukämieformen. Helv. paediat. Acta **1**, 461 (1946).
MURRAY, R. O.: Steroids and the skeleton. Radiology **77**, 729 (1961).
OEHME, J., W. JANSSEN u. CH. HAGITTE: Leukämie im Kindesalter. Stuttgart 1958.
OPITZ, H.: Das Leukämieproblem. Mschr. Kinderheilk. **102**, 120 (1954).
UEHLINGER, E.: Skelettveränderungen bei Leukämie. Fortschr. Röntgenstr. **77**, 263 (1952).
WAISMAN, H. A., and R. A. HARVEY: Radiological evidence of growth in children with acute leucemia treated with folic acid antagonists. Radiology **62**, 61 (1954).
WETZEL, K., u. F. HEUCK: Über progrediente Knochenveränderungen bei kindlicher Leukämie mit Retikulose. Fortschr. Röntgenstr. **81**, 788 1954).

Lues connata

Die connatale Lues geht häufig mit Skeletveränderungen einher. Indikationen für die Röntgenuntersuchung sind behandelte oder unbehandelte Lues der Mutter und verdächtiger serologischer Befund beim Neugeborenen.

Untersuchungsgang: *Säuglinge:*

1. Aufnahme des Unterarmes einschließlich Ellbogen und Handgelenk sagittal.

2. Aufnahme eines Unterschenkels einschließlich Kniegelenk sagittal

zur Diagnostik einer Osteochondritis luica und des Wimbergerschen Zeichens (medialer Abschnitt der proximalen Tibiametaphyse). Weitere Skeletaufnahmen nur nach Lokalbefund zur Diagnostik von Epiphysenlösungen oder einer destruierenden Schaftlues.

Schädel in zwei Ebenen

bei positivem Skelet- oder lokalem klinischen Befund.

Aufnahme beider Unterschenkel in zwei Ebenen

bei Klein- und Schulkindern zur Feststellung der sog. ,,Säbelscheidentibia" bei Lues tarda.

Literatur: EPSTEIN, B., u. E. PODVINEC: Destruierende Veränderungen im Knochenschaft bei kongenitalen syphilitischen Säuglingen. Mschr. Kinderheilk. **43**, 397 (1928).

HILL, A. J., R. V. PLATOU, and I. T. KOMETANI: Osseous congenital syphilis: effects on penicillin on rate of healing. J. Pediat. **30**, 547 (1947).

GLADTKE, E., u. B. SCHNEEWEISS: Seltene Lokalisation von Knochenveränderungen bei einem Fall von Lues connata tarda. Kinderärztl. Prax. **29**, 229 (1961).

NÄGELE, E.: Schädelveränderungen bei Frühsyphilis. Radiologe **6**, 242 (1966).

OEHME, J.: Lues connata. Leipzig 1957.

SCHÖNENBERG, H.: Osteomyelitis syphilitica. Pädiat. Prax. **4**, 462 (1965).

Luftleeres Abdomen

Siehe unter ,,Darmgasverminderung, pathologische".

Einseitig vermehrte Lungentransparenz (sog. ,,einseitig helle Lunge")

Zeigt eine Thoraxübersichtsaufnahme dieses bei Kindern nicht häufige Symptom, so muß bei Kleinkindern in erster Linie an eine partielle Bronchusobstruktion durch einen Fremdkörper gedacht werden; der Untersuchungsgang ist bei ,,Fremdkörperaspiration" beschrieben. Die dort geschilderten Methoden sind ebenso geeignet, die meisten anderen Ursachen (Klassifikation s. bei HAMM und GAENSLER) zu klären: Aplasie, Hypoplasie oder Emphysem von Lungenlappen, Atelektasen und Cysten.

Bronchographie,

wenn durch Hartstrahl- und Schichtaufnahmen keine Klärung des Befundes zu erreichen ist.

Angiokardiographie bzw. Lungenangiographie

dienen zum Nachweis von Hypoplasien oder Verschlüssen im Bereich der Pulmonalarterie und ihrer Aufzweigungen.

Literatur: BASSERMANN, L.: Ventilpneumothorax und Ventilcysten. Pädiat. Prax. **2**, 91 (1963).

BOCK, K.: Die Aplasie einer Lungenarterie. Fortschr. Röntgenstr. **98**, 419 (1963).

BÜCHELER, E., u. P. THURN: Zur Kombination von arteriellen Gefäßhypoplasien und cystischen Lungenveränderungen. Radiologe **2**, 347 (1962).

HAMM, J., u. E. A. GAENSLER: Einseitig helle Lunge. Radiologe **2**, 333 (1962).

HUIZINGA, E., and I. J. F. v. BEERING: Bronchography in agenesia and hypoplasia of the lung. Ann. Otol. (St. Louis) **73**, 26 (1964).

LONGIN, FR.: Über die lokalisierte und einseitig ,,helle Lunge". Fortschr. Röntgenstr. **93**, 673 (1960).

ROCEK, V., J. RESSEL u. R. HOLISA: Über die lokalisiert vermehrte Lungentransparenz. Radiol.diagn. (Berl.) **5**, 527 (1964).
WALTHER, R., u. D. BLASCHKE: Zur Differentialdiagnose der einseitig vermehrt transparenten Lunge bei angeborenem Fehlen des großen Brustmuskels. Fortschr. Röntgenstr. **91**, 448 (1959).

Einseitig verschattete Lunge Die intensive totale Verschattung einer Thoraxhälfte kann durch Erguß, Atelektase, Infiltration, Lungenagenesie und durch einen Tumor verursacht sein. Dieser Befund auf einer Thoraxaufnahme erfordert zur weiteren Klärung folgende Untersuchungen:

Thoraxaufnahme im frontalen Strahlengang,

Thoraxübersichtsaufnahme postero-anterior mit Hartstrahltechnik (oder Zielaufnahmen, 70—90 kV),

Durchleuchtung der Thoraxorgane,

Aufnahme in Seitenlage bei horizontalem Strahlengang (s. S. 130), letztere ist besonders zur Klärung von massiven Ergüssen geeignet.

Schichtuntersuchung, gegebenenfalls in zwei Ebenen.

Bronchographie,

wenn alle bisherigen Methoden keine klaren Informationen über das Bronchialsystem gebracht haben.

Literatur:
BAY, V., K. HORATZ u. R. SKVORC: Angeborene und erworbene Bronchusstenosen und -verschlüsse im Kindesalter. Bruns' Beitr. klin. Chir. **214**, 2 (1967).
BOCK, K., D. MICHEL u. M. HERBST: Lungenagenesie mit Lävokardie. Kinderärztl. Prax. **26**, 451 (1958).
DRESSLER, F., H. J. BRANDT u. H. SCHÄFER: Lungenagenesie und Lungenhypoplasie. Z. Kinderheilk. **97**, 185 (1966).
KOSENOW, W.: Fehlen bzw. Totalatelektase der Lungen. Mschr. Kinderheilk. **106**, 277 (1958).
KREPLER, P.: Zur diagnostischen Bedeutung der Röntgenaufnahme des Thorax in caudo-cranialer Hängelage, insbesondere bei der Staphylokokkenpneumonie der Säuglinge. Fortschr. Röntgenstr. **88**, 357 (1958).
RÖMER, K. H., CH. RÖMER, K. PENNDORF u. W. RÖSE: Die Bronchusruptur. Dtsch. Gesundh.-Wes. **21**, 937 (1965) (Lit.!).
SCHEFFLER, H., u. W. THAL: Agenesie, Aplasie und Hypoplasie von Lungen und Lungenlappen. Dtsch. Gesundh.-Wes. **17**, 2177 (1962).
SCHMID, P. CH.: Atelektasen und Schrumpfungen von Lungenlappen und -segmenten. Mschr. Kinderheilk. **106**, 345 (1958).
STEINBERG, I., and H. L. STEIN: Angiocardiography in diagnosis of agenesis of a lung. Amer. J. Roentgenol. **96**, 991 (1966).

Marfansches Syndrom

Untersuchungsgang: *1. Schädel in zwei Ebenen*

zur Erfassung der Sellaveränderungen und anderer Anomalien.

2. Thoraxaufnahmen in zwei Ebenen und Durchleuchtung mit Oesophaguspassage

zur Diagnostik eines Herzfehlers, ferner — im Seitenbild mit Markierung der vorderen Medianlinie (s. S. 282) — einer Thoraxdeformierung.

3. Aufnahme einer Hand mit Handgelenk sagittal

zum Nachweis der „Spinnenfinger“ und zur Bestimmung des Skeletalters; bei Kindern zwischen 6 und 14 Jahren auch zusätzlich.

4. *Aufnahmen des Ellbogengelenks in zwei Ebenen.*

5. *Magen-Darmpassage*

bei gastrointestinalen Symptomen, die auf eine Gastroptose oder Duodenalstenose hinweisen.

6. *Wirbelsäule in zwei Ebenen*

bei äußerlich erkennbaren Veränderungen (Skoliose oder Kyphose, gelegentlich auch Scheuermannsche Krankheit).

Literatur:

BAY, V., u. M. STOECKENIUS: Duodenalstenose beim Marfan-Syndrom. Z. Kinderchir. **4**, 322 (1967).

BERCU, G.: Erblichkeitsfaktor beim Marfan-Syndrom. Fortschr. Röntgenstr. **104**, 820 (1966).

BISCHOF, E.: Arachnodaktylie (Marfansches Syndrom). Fortschr. Röntgenstr. **79**, 248 (1953).

GREMMEL, H., F. LOOGEN u. H. VIETEN: Kardiovaskuläre Befunde beim Marfan-Syndrom. Fortschr. Röntgenstr. **100**, 612 (1964).

STEINBERG, I.: A simple screening test for the Marfan syndrom. Amer. J. Roentgenol. **97**, 118 (1966).

TUCKER, A. S., and R. P. BOLANDE: Pulmonary dysaeration in MARFAN'S syndrome. Ann. Radiol. **7**, 450 (1964).

VERSÉ, H.: Das Marfan-Syndrom. Ergebn. inn. Med. Kinderheilk., N. F. **11**, 141 (1959).

Miktionsstörung und Harnverhaltung

Unter den Begriffen Miktionsstörung und Harnverhaltung verbirgt sich eine Vielfalt von Krankheitsbildern: congenitale Urethralklappen, Blasenhalsstenosen, Megacystis-Megaureter-Syndrom, Tumoren des Genitalapparates, psychische, neurologische („neurogene Blasenläsion"), funktionelle und reflektorische Störungen.

Methoden: *Intravenöses Urogramm*

zur Feststellung von Mißbildungen und Abflußbehinderungen. Läßt sich kein pathologischer Befund feststellen, so können akute oder reflektorische Harnverhaltungen gelegentlich auch mit einer Katheterisierung behoben werden.

Miktions-Cystourethrogramm,

bei Säuglingen evtl. auch als Expressionsurethrogramm
bei chronischen Störungen und bei einer bis zur Geburt reichenden Anamnese, ferner bei verdächtigem oder pathologischem Befund des vorausgegangenen intravenösen Urogramms.

Retrograde Urethrographie

evtl. zusätzlich, wenn die Anatomie der Harnröhre noch immer unklar ist.

Literatur:

ALLEN, R. P., and E. H. BURROWS: Urethral lesions in infancy and childhood studied by micturition cysto-urethrography. Brit. J. Radiol. **37**, 187 (1964).

BERMAN, L. B., J. J. CROTTY, and L. U. TINA: The pediatric implications of bladder neck obstructions. Pediatrics **28**, 816 (1961).

BODIAN, M.: Congenital bladder neck obstruction. Brit. J. Urol. **29**, 393 (1957).

BROCKHAUS, L.: Neurogene Blasenlähmung bei Kindern. Arch. Kinderheilk. **161**, 258 (1960).

EDEIKEN, J., G. STRONG, and A. KHAJAVI: Detrusor hypertrophy roentgenography detection of early bladder neck obstruction. Radiology **79**, 88 (1962).

FISHER, O. D., and W. I. FORSYTHE: Micturating cysto-urethrography in the investigation of enuresis. Arch. Dis. Childh. **29**, 460 (1954).

PELLMANN, C.: The neurogenic bladder in children with congenital malformations of the spine: a study of 61 patients. J. Urol. (Baltimore) **93**, 472 (1965).
PERLMUTTER, A. D., A. COLODNY, P. D. HARRIS, and R. E. GROSS: Urethral meatal stenosis in female children simulating bladder neck obstruction. J. Pediat. **69**, 739 (1966).
REISMANN, D. D.: Bladder neck obstruction in children. J. Amer. med. Ass. **188**, 1057 (1964).
RUDHE, U., and N. O. ERICSSON: Roentgen evaluation of primary bladder neck obstruction in children. Acta radiol. (Stockh.) **3**, 237 (1965).
WILLIAMS, D. I., and H. B. ECKSTEIN: Obstructive valves in the posterior urethra. J. Urol. (Baltimore) **93**, 236 (1965).
WILLICH, E.: Die Röntgendiagnostik der Anomalien des unteren Harntrakts im frühen Kindesalter. Fortschr. Röntgenstr. **96**, 246 (1962).
ZAPP, E.: Die Blasenhalsstenose des frühen Kindesalters. Münch. med. Wschr. **99**, 1761 u. 1824 (1957).
— Über eine Sonderform der Blasenentleerungsstörung bei Mädchen: die „wide bladder neck anomaly". Arch. Kinderheilk. **174**, 273 (1966).

Minderwuchs (s. auch Systemerkrankungen, Chromosomenaberrationen)

Die Röntgenuntersuchung ist für die Klärung der verschiedenen Ursachen des Minderwuchses unentbehrlich. Am häufigsten sind die Hypothyreosen. In solchen Fällen lassen sich aus der Handaufnahme neben der diagnostisch wichtigen Skeletalterbestimmung auch Wirkung und Fehler der Substitutionstherapie ablesen.

Methoden: *Aufnahme einer Hand einschließlich Handgelenk.*

Aufnahme eines Unterschenkels seitlich einschließlich Knie- und Fußgelenk

zur Skeletalterbestimmung im 1. Lebensjahr, s. auch S. 278.

Schädelaufnahmen in zwei Ebenen.

Ausgeblendete Aufnahme der Sella turcica,

wenn die seitliche Schädelaufahme keine eindeutige Beurteilung der Sella ermöglichte.

BWS und LWS seitlich, gegebenenfalls in zwei Ebenen.

Thoraxübersichtsaufnahme

zur Beurteilung des knöchernen Thorax und des Herzens, gegebenenfalls zusätzliche Aufnahmen, s. Untersuchung des Herzens.

Beckenübersichtsaufnahme

ist diagnostisch von besonderem Wert und zeigt typische Veränderungen vor allen Dingen bei der Hypothyreose („Kretinenhüfte") jenseits des 1. Lebensjahres.

Aufnahmen einer ganzen oberen und unteren Extremität anteroposterior.

Besteht der Verdacht auf Seitendifferenzen im Längenwachstum, so kommen exakte Vergleichsaufnahmen beider Extremitäten in Frage.

Intravenöses Urogramm

bei Verdacht auf renalen Minderwuchs.

Literatur:

BIERICH, J. R.: Ätiopathogenese und klinisches Bild hypothalamischer und hypophysärer Wachstumsstörungen. Mschr. Kinderheilk. **113**, 269 (1965).
FANCONI, G., u. A. PRADER: Renaler Zwergwuchs. Schweiz. med. Wschr. **83**, 186 (1953).

GIEDION, A., u. M. ZACHMANN: Pyknodysostose. Helv. paediat. Acta **21**, 612 (1966).

GREBE, H.: Erblicher Zwergwuchs. Ergebn. inn. Med. Kinderheilk., N. F. **12**, 343 (1959).

HARNACK, G. A. v., u. J. R. BIERICH: Hypophysärer Zwergwuchs und thyreotrope Insuffizienz. Z. Kinderheilk. **78**, 341 (1956).

MOSELEY, J. E., R. E. MOLOSHOK, and R. H. FREIBERGER: The Silver syndrome: congenital asymmetry, short stature and variations in sexual development. Amer. J. Roentgenol. **97**, 74 (1966).

OSTER, KL.: Zwergwuchs infolge Thyreotropinmangel. Msch. Kinderheilk. **113**, 315 (1965).

SCHWARZ, G.: Pseudohypoparathyreoidismus und Pseudo-Pseudohypoparathyreoidismus. Berlin-Göttingen-Heidelberg-New York: Springer 1964.

SPRANGER, J., u. I. FRIEDRICH: Primordialer Zwergwuchs. Pädiat. Prax. **4**, 507 (1965).

—, u. H. GERKEN: Diastrophischer Zwergwuchs. Z. Kinderheilk. **98**, 227 (1967).

SWOBODA, W.: Dorso-lumbale Kyphose als unbekanntes Skeletzeichen bei angeborenem Myxödem. Fortschr. Röntgenstr. **73**, 740 (1950).

— Auswirkungen von endocrin- und stoffwechselbedingten Systemerkrankungen des Kindes auf das Skelett. Radiologie **2**, 25 (1962).

Siehe auch Literatur unter „Skeletalterbestimmung“.

Mittelschattenverbreiterung

Die Verbreiterung des „Mittelschattens“ findet sich bei Säuglingen und jungen Kleinkindern relativ häufig auf Thoraxübersichtsaufnahmen und beruht meistens auf einer harmlosen Thymushyperplasie, sehr selten auf einer Pleuritis mediast. ant. sup. Bei älteren Kindern muß in erster Linie an maligne Prozesse, Cysten oder Gefäßanomalien gedacht werden.

Methoden: *Thoraxaufnahme im frontalen Strahlengang.*

Schrägaufnahmen (30° s. S. 130) *des Thorax* oder

Durchleuchtung mit Zielaufnahmen im 1. oder 2. Schräg-Durchmesser,

wenn die Frontalaufnahme keine Klärung gebracht hat. Diese schrägen Projektionen eignen sich besonders zur Darstellung des Thymus.

Oesophaguspassage in zwei Ebenen

zur Darstellung von Impressionen und Verlagerungen durch Tumoren, Cysten, Strumen, Gefäßanomalien etc.

Thoraxübersichtsaufnahme mit Hartstrahltechnik (s. S. 122ff.).

Schichtuntersuchung des Mittelschattens und Bronchialbaumes,

wenn die Hartstrahluntersuchung diagnostisch nicht ausreicht.

Angiokardiographie

als sicherste Methode bei Gefäßanomalien.

Diagnostisches Pneumomediastinum,

bei Kindern jedoch nur selten angewandt.

Aufnahme der Brustwirbelsäule in zwei Ebenen, evtl. auch mit Schrägaufnahmen zur Darstellung der Intervertebrallöcher,

da Wirbelsäulenmißbildungen häufig mit enterogenen Cysten im Thoraxraum kombiniert sind. Erweiterte Intervertebrallöcher finden sich bei Neurinomen.

Bemerkung: Bei einer unklaren Mittelschattenverbreiterung läßt sich eine Thymushyperplasie durch ihre prompte Rückbildung unter oraler Prednison-Gabe (1 mg pro kg Körpergewicht 5—7 Tage lang) bzw. ACTH (120 IE pro qm Körperoberfläche tägl. i.m. über 3 Tage) röntgenologisch nachweisen (CAFFEY).

Literatur: Amann, L.: Der Thymus beim Säugling und Kleinkind in heutiger Sicht. Pädiat. Prax. **1**, 385 (1962).

Caffey, J., and R. Silbey: Regrowth and overgrowth of the thymus after atrophy induced by the oral administration of adrenocorticosteroid to human infants. Pediatrics **26**, 762 (1960).

Cocchi, U.: Röntgendiagnostik und Strahlentherapie des Thymus. Strahlentherapie **109**, 426 (1959).

D'Angio, G. J., A. Mitus, and A. E. Evans: The superior mediastinal syndrome in children with cancer. Amer. J. Roentgenol. **93**, 537 (1965).

Esser, C., u. F. Hilgert: Thymus, Atelektase oder mediastinaler Pleuraerguß? Fortschr. Röntgenstr. **84**, 3 (1956).

Gremmel, H. W., Schulte-Brinkmann u. H. Vieten: Differentialdiagnostische Besonderheiten neurogener Mediastinaltumoren. Radiologe **3**, 37 (1963).

Hofmann, S.: Tracheal- und Bronchialzysten im Säuglings- und Kleinkindesalter. Thoraxchirurgie **11**, 637 (1964).

Lackner, J.: Mediastinaltumoren im Kindesalter. Fortschr. Röntgenstr. **93**, 429 (1960).

Lefèbvre, J., C. Blay, E. Guy et J. Sauvegrain: Diagnostic radiologique des tumeurs médiastinales du nourrisson et de l'enfant. J. Radiol. Électrol. **38**, 475 (1957).

Lissner, J.: Der Wert des Pneumomediastinums bei der Differentialdiagnose mediastinaler Erkrankungen. Fortschr. Röntgenstr. **91**, 445 (1959).

Otto, H. S., u. H. Schäfer: Die Verwendung der Angiokardiographie zur Klärung unklarer Mediastinalveränderungen. Mschr. Kinderheilk. **105**, 19 (1957).

Schmid, F.: Die Mittelschattenverbreiterung beim Säugling und Kleinkind. Pädiat. Prax. **2**, 263 (1963).

Schweisguth, O., et Y. Chapuis: Le diagnostic radiologique des tumeurs médiastinales de l'enfant. Ann. Radiol. **5**, 603 (1962).

Wellauer, J.: Die Mischgeschwülste des Mediastinums. Radiologe **3**, 16 (1963).

Mucoviscidose (Cystische Pankreasfibrose)

Die Röntgendiagnostik kann die klinische Diagnose der Mucoviscidose stützen und bestätigen. Lediglich im Neugeborenenalter kommt ihr beim Mekoniumileus größere Bedeutung zu.

Methoden: *Abdomenübersichtsaufnahme im Hängen*

bei Neugeborenen mit Mekoniumileus („Neuhauser-Symptom“ = Röntgendarstellung des eingedickten, mit Luftbläschen vermischten Mekonium im unteren Dünndarm).

Colonkontrasteinlauf

zur Darstellung des damit einhergehenden „Mikrocolon“, meist jedoch entbehrlich.

Thoraxübersichtsaufnahme

bei Säuglingen und Kleinkindern mit pulmonalen Symptomen.

Aufnahme einer Hand mit Handgelenk

zur Diagnose der Kalksalzverminderung des Knochens und zur Skeletalterbestimmung.

Magen-Darmpassage

bei gastrointestinalen Symptomen durch ein Ulcus als „Mekoniumileus-Äquivalent“ oder infolge Malabsorption.

Literatur: Bachmann, K. D.: Die sogenannte cystische Pankreasfibrose („Mucoviscidosis“). Ergebn. inn. Med. Kinderheilk., N. F. **8**, 316 (1957).

Bryk, D.: Meconium ileus. Amer. J. Roentgenol. **95**, 214 (1965).

GROSSMANN, H., W. E. BERDON, and D. H. BAKER: Gastrointestinal findings in cystic fibrosis. Amer. J. Roentgenol. **97**, 227 (1966).

HOLSCLAW, D. S., H. B. ECKSTEIN, and H. H. NIXON: Meconium ileus. A 20-year review of 109 cases. Amer. J. Dis. Child. **109**, 101 (1965).

LE GENISSEL, M., et R. GILLY: Sémiologie radiologique des manifestation pulmonaires de la mucoviscidose de l'enfant. J. Radiol. Électrol. **47**, 403 (1966).

MICHEL, J.: Étude radiologique de la mucoviscidose du pancréas. J. Radiol. Électrol. **42**, 114 (1961).

NEUHAUSER, E. W.: Roentgen changes associated with pancreatic insufficiency in early life. Radiology **46**, 319 (1946).

RAFIŃSKI, T., ST. NOWAK u. E. FOJUDSKI: Die Lungenform der Mukoviscidosis in der Neugeborenenperiode. Mschr. Kinderheilk. **113**, 505 (1965).

ROČEK, V., K. BENDA, J. VOLEJNÍK u. J. DUŠEK: Das röntgenologische Bild der Mukoviscidose (Fibrosis cystica pancreatis). Radiol. clin. (Basel) **33**, 371 (1964).

ROSENDAL, T.: Pulmonary changes in fibrosis of pancreas. Acta radiol. (Stockh.) **35**, 233 (1951).

STUR, O.: Lungenveränderungen bei Mukoviscidose. Fortschr. Röntgenstr. **99**, 625 (1963).

TUCKER, A. S., L. W. MATTHEWS, and C. F. DOERSHUK: Roentgen diagnosis of complications of cystic fibrosis. Amer. J. Roentgenol. **89**, 1048 (1963).

WHITE, H.: Fibrocystic disease of the pancreas: Roentgen manifestations. Radiology **71**, 816 (1958).

Myxödem

Siehe unter „Minderwuchs".

Nabelkoliken

Siehe unter „Leibschmerzen, chronisch rezidivierende".

Niere ohne Kontrastmittelausscheidung
(sog. „stumme Niere")

Der Füllungsausfall eines Nierenbeckenkelchsystems während eines intravenösen Urogramms erfordert die Anwendung weiterer Methoden:

Späturogramm s. S. 200

bis etwa 6—8 Std p.i., in Ausnahmefällen auch länger, bis zu 24 Std. Das Kind soll in dieser Zeit wenig essen und trinken. Die Nachinjektion von Kontrastmittel kann das diagnostische Ergebnis unter Umständen noch verbessern.

Infusionsurographie, auch kombiniert mit

Schichtuntersuchung der Niere.

Cystographie mit dem Versuch einer Refluxpyelographie
ohne oder mit Miktion, s. S. 215ff.,

auch direkt im Anschluß an die Infusionsurographie und Zonographie. Andererseits muß bedacht werden, daß sich eine Hydronephrose mit Hydroureter auf der bisher „stummen" Seite durch Reflux aus der inzwischen stark gefüllten Blase darstellen kann.

Haben die bisherigen Methoden zu keinem diagnostischen Ergebnis geführt, so müssen folgende Methoden herangezogen werden:

retrograde Pyelographie,

Isotopennephrographie,

Nierenangiographie.

Die beiden letztgenannten Methoden dienen besonders dem Nachweis einer einseitigen Nierenaplasie.

Literatur: s. unter „Anurie", und „Hydronephrose"

Niereninsuffizienz

Bei eingeschränkter Nierenfunktion mit Rest-N-Werten über 60 mg-% ist die Konzentrationsfähigkeit für Kontrastmittel meist so stark eingeschränkt, daß bei einem intravenösen Urogramm keine ausreichende Darstellung der Nierenhohlsysteme erfolgt. Die gute Verträglichkeit trijodierter Kontrastmittel erlaubt — mit Ausnahme von Oligurie und Anurie — den Versuch eines besseren diagnostischen Ergebnisses durch Erhöhung der Kontrastmittelmenge.
Obere Grenzwerte für die Durchführung der Kontrastmitteluntersuchungen (bei Erwachsenen):

Rest-N	120—150 mg-%	im Serum
Harnstoff	ca. 120 mg-%	im Serum
Kreatinin	ca. 10 mg-%	im Serum

Methoden: *Nachspritzen von Kontrastmittel,*

wenn sich bei einem normalen intravenösen Urogramm ungenügende Konzentration ergibt, oder sofort ein

intravenöses Urogramm mit erhöhter Kontrastmittelmenge (Dosierung s. S. 196).

Infusionsurographie.

Die genannten Methoden können auch mit einer Zonographie kombiniert werden.

Prolongierte Urographie mit Spätaufnahmen bis zu 24 Std p.i.

Liegt die Ursache der Ausscheidungsinsuffizienz in einem Hindernis der ableitenden Harnwege, so kann diese Untersuchung auch noch zu einem Ergebnis führen.

Aufnahme der Hand mit Handgelenk

und evtl. Untersuchung weiterer Skeletabschnitte und des Schädels zur Erkennung eines sekundären Hyperparathyreoidismus (renale Osteodystrophie).

Differentialdiagnose:
Ungenügende Kontrastmittelkonzentration ohne Azotämie.

Hier ist zu klären, ob Fehler in der Vorbereitung (fehlende Flüssigkeitseinschränkung) oder eine zu geringe Kontrastmitteldosierung vorliegen. Eine verbesserte Darstellung der Nierenbeckenkelchsysteme läßt sich in einfacher Weise durch Anlegen einer Kompression, u.U. kombiniert mit Nachinjektion von Kontrastmittel, und auch in der Anwendung der Zonographie erreichen.

Literatur: s. unter „Anurie“.

Oesophagusverätzungen und -verbrühungen

Methoden: *Kontrastmitteluntersuchung des Oesophagus im Liegen* (Schleimhautdarstellung),

bis zum 10. Krankheitstag, je nach Zustand des Kindes und Schwere der Verletzung mit Gastrografin oder Bariumsulfat (Frühdiagnostik).
Kontrolle der Heilung nach etwa 3 Wochen (Schleimhautdarstellung und Prallfüllung) und gegebenenfalls in der 4.—6. Woche, dem Zeitpunkt der Bildung von Strikturen.

Kontrastmitteluntersuchung des Magens,

wenn Verdacht auf Beteiligung der Magenschleimhaut besteht.

Thoraxaufnahme

bei Verdacht auf Perforation des Oesophagus (Mediastinitis, Pleurabeteiligung).

Literatur: RISTOW, W.: Pleurale Komplikationen bei Oesophagusverätzungen. Hals-, Nas.-, Ohrenarzt **6**, 271 (1956/57).

TALA, W.: Über Strikturen der Speiseröhre. Zbl. Chir. **87**, 1873 (1962).

WARDEN, M. R., G. A. MUNRO, and R. R. LANIER: Fibrous stricture of the stomach due to iron (Feosol) poisoning. Radiology **71**, 732 (1958).

WILLICH, E.: Die angeborenen und erworbenen Verengungen der Speiseröhre im Kindesalter. Pädiat. Prax. **2**, 51 (1963).

ZIPPEL, R.: Speiseröhrenverätzungen im Kindesalter und ihre Behandlung. HNO (Berl.) **6**, 293 (1958).

Osteomyelitis

Die Röntgenuntersuchung hat in der Diagnostik und Verlaufskontrolle der Osteomyelitis einen entscheidenden Anteil.

Aufnahme des betroffenen Skeletabschnittes in zwei Ebenen mit Darstellung der Weichteile (s. S. 67).

Befindet sich der betroffene Knochen noch im „röntgennegativen Stadium", so können die Weichteilveränderungen zur Verdachtsdiagnose herangezogen werden. Weitere Röntgenkontrollen

bei Säuglingen nach 8—14 Tagen

bei Klein- und Schulkindern nach 8—21 Tagen

je nach Struktur und Querschnitt des Knochens; erst nach den angegebenen Intervallen kann mit Knochenveränderungen gerechnet werden.

Literatur: CONTZEN, H.: Die sogenannte Osteomyelitis des Neugeborenen. Dtsch. med. Wschr. **86**, 1221 (1961).

GIEDION, A.: Weichteilveränderungen und radiologische Frühdiagnose der akuten Osteomyelitis im Kindesalter. Fortschr. Röntgenstr. **93**, 455 (1960).

— Die akute Osteomyelitis im Kindesalter. Pädiat. Prax. **1**, 101 (1962).

HÜNER, H.: Die akute hämatogene Osteomyelitis. Eine Erkrankung des Kindes- und Jugendalters. Dtsch. med. Wschr. **89**, 919 (1964) (Lit.!).

SCHUMANN, R.: Die akute hämatogene Osteomyelitis im Säuglings- und Kindesalter. Dtsch. Gesundh.-Wes. **21**, 934 (1966).

WILLICH, E.: Subepiphysäre Aufhellungslinien beim Säugling unter besonderer Berücksichtigung der Osteomyelitis. Fortschr. Röntgenstr. **84**, 587 (1956).

Pankreasfibrose, cystische

Siehe unter „Mucoviscidosis".

Pylorusstenose

Dieses Krankheitsbild des Säuglingsalters läßt sich bei typischer Symptomatik allein mit klinischen Mitteln diagnostizieren.

Indikationen für eine Röntgenuntersuchung sind:

unklare Diagnose,
atypische Symptomatik, z. B. bei gleichzeitiger Hiatushernie (phrenopylorisches Syndrom nach ROVIRALTA),
Rezidive,
Pylorusstenosen bei Mädchen,
ungewöhnlich später Krankheitsbeginn und
manchmal zur Entscheidung über konservative oder chirurgische Behandlung.

Methoden: a) *mit Durchleuchtung*:

Abdomenübersichtsaufnahme oder orientierende Durchleuchtung in aufrechter Position vor der Kontrastmitteluntersuchung zur Darstellung des typischen „Leerbildes“ (Gastroektasie mit großem Flüssigkeitsspiegel, luftarmes oder -leeres Abdomen).

Kontrastmitteluntersuchung des Magens (s. S. 156ff.).

Die Diagnose ist gesichert, wenn der typische Befund des verlängerten und stenosierten Canalis egestorius zur Darstellung kommt. Die Kardiaregion ist wegen der häufigen gleichzeitigen Kardiainsuffizienz oder (seltener) Hiatushernie mit zu untersuchen. Wenn der Beginn der Magenentleerung stark verzögert ist und die Untersuchung mit Durchleuchtungskontrollen zu lange ausgedehnt werden müßte, verzichtet man auf die direkte Darstellung des Canalis egestorius; statt dessen:

Abdomenübersichtsaufnahme in aufrechter Position mit starker Drehung in den 1. oder 2. schrägen Durchmesser

1 Std nach Beginn der Kontrastmittelfütterung. Sollte die Pylorusstenose selbst nicht zur Darstellung kommen, so hat man doch mit Magengröße und Menge des entleerten Kontrastmittels einen guten Anhaltspunkt für die bestehende Entleerungsbehinderung. Bis zur Ausführung dieser Kontrollaufnahme sollte das Kind in rechter Seitenlage verbleiben. Anschließend werden die noch vorhandenen Kontrastmittelreste abgesaugt.

Bemerkung: Von anderen Autoren wird die Kontrollaufnahme nach 4 Std bevorzugt und als Kriterium für die Operationsindikation herangezogen (Bettex, F. Schmid).

b) *ohne Durchleuchtung*:

Das Kind erhält nach einer mindestens 6stündigen Nahrungspause auf der Station 30 ml Kontrastmittel. Es bleibt in rechter Seitenlage.

1. *Übersichtsaufnahme* 1 Std p.c. (Position s. oben),

2. *Übersichtsaufnahme* 4 Std p.c.

Mit diesen beiden Aufnahmen ist eine ausreichende Orientierung über die Erweiterung des Magens und die Entleerungsverzögerung möglich, oft stellt sich der Pyloruskanal in typischer Weise dar. Eine Kardiainsuffizienz bzw. Hiatushernie sind bei diesem Vorgehen allerdings nicht zu erfassen.

Bemerkung: Wir führen die Untersuchung in der Regel mit Bariumsulfatsuspension durch, bisher ohne Zwischenfall (Aspiration). Andere Untersucher bevorzugen Gastrografin (s. S. 148). Dann wird bei a) die Kontrollaufnahme 30 min p.c. angefertigt, bei b) genügt eine Übersichtsaufnahme 30 min p.c.

Literatur:
Astley, R.: The radiology of "atypical" hypertrophic pyloric stenosis. Brit. J. Radiol. **25**, 342 (1952).

Bettex, M., u. E. Gugler: Einige chirurgische, nichttraumatische Notfallsituationen im Neugeborenen- und Säuglingsalter. Méd. et Hyg. (Genève) **19**, 670 (1961).

Grossmann, H.: Zur Röntgendiagnostik der hypertrophischen Pylorusstenose des Säuglings. Fortschr. Röntgenstr. **105**, 145 (1966).

Koecher, P.: Über Röntgenveränderungen an der Kardia bei der hypertrophischen Pylorusstenose (Roviralta-Syndrom). Mschr. Kinderheilk. **108**, 241 (1960).

KOECHER, P.: Über röntgenologische Befunde zur Operationsindikation in der Behandlung der hypertrophischen Pylorusstenose. Arch. Kinderheilk. **167**, 61 (1962).
SCHÄFER, K. H.: Röntgenologische Studien bei der spastischen Pylorusstenose des Säuglings. Mschr. Kinderheilk. **98**, 302 (1950).
SCHERMULY, W.: Die röntgendiagnostische Bedeutung des Dünndarmluftgehaltes beim Pylorusspasmus. Mschr. Kinderheilk. **104**, 50 (1956).

Rachitis und verwandte Krankheitsbilder

Methoden: *Säuglinge:*

Aufnahme einer Hand mit Handgelenk.

Thoraxübersichtsaufnahme
wenn pulmonale Symptome vorliegen („Rachitislunge").

Kleinkinder:
In diesem Alter handelt es sich um die Spätrachitis und andere atypische Formen (Vitamin D-resistente Rachitis etc.)

Aufnahme einer Hand mit Handgelenk,

Aufnahme eines Kniegelenkes sagittal mit distalem Femur, Unterschenkel und oberem Sprunggelenk.

Beckenübersichtsaufnahme
zur Diagnose einer Coxa vara und einer Epiphysenlösung.
Finden sich keine Zeichen einer Vitamin D-Mangelrachitis, so sind außerdem erforderlich:

Schädel in zwei Ebenen,

Abdomenübersichtsaufnahme im Liegen (Verkalkungen),

intravenöses Urogramm („renale Rachitis").

Literatur:

HANSEN, H. G., u. F. HEUCK: Zur Frage der Randatelektasen und Marginalschatten des Thorax bei schwerer Rachitis. Fortschr. Röntgenstr. **95**, 634 (1961).
HÖVELS, O.: Die Vitamin-D-Mangelrachitis. Internist (Berl.) **3**, 282 (1962).
MOLL, H., u. F. SCHMID: Radiologische Grundzüge der atypischen Rachitisformen. Z. Kinderheilk. **80**, 469 (1958).
REUS, H. D. DE, u. I. v. D. HAL: Hypophosphatasia. Fortschr. Röntgenstr. **104**, 231 (1966).
SCHOBER, R.: Die diffusen „porotischen" Erkrankungen des Skelettsystems. Radiologe **1**, 203 (1961).
STEINBACH, H. L., and N. NOETZLI: Roentgen appearance of the skeletom in osteomalacia and rickets. Amer. J. Roentgenol. **91**, 955 (1964).
SWOBODA, W.: Die Röntgensymptomatik der Vitamin-D-Intoxikation im Kindesalter. Fortschr. Röntgenstr. **77**, 534 (1952).
— Die genuine Vitamin-D-resistente Rachitis. Wien 1956.

Schädelfraktur
(nach E. KOTSCHER)

Bei frischen Schädelfrakturen soll, wenn der Zustand des Kindes es erlaubt, die Röntgenuntersuchung möglichst vollständig erfolgen, andernfalls behelfsmäßig. Als Wichtigstes muß geklärt werden, ob 1. eine Impression, 2. ein Fremdkörper und 3. Frakturen vorliegen in Bezirken, die eine Blutung befürchten lassen (A. meningea med.). Auch bei leichten Traumen und bei Commotio cerebri muß eine Schädelfraktur ausgeschlossen werden.

Methoden: *I. Hirnschädel*

a) Leichtes Trauma ohne wesentliche klinische Symptome, wenn der Ort der Gewalteinwirkung bekannt ist:

Schädel in zwei Ebenen.

Die Seite der vermutlichen Fraktur muß plattennahe liegen, im Zweifelsfall werden zwei Frontalaufnahmen (rechts und links anliegend) angefertigt.

b) Schweres Trauma, wenn der Ort der Gewalteinwirkung nicht bekannt und der Allgemeinzustand des Kindes schlecht ist:

Schädel in zwei Ebenen und
halbaxiale Hinterhauptsaufnahme,

falls dem Kinde zumutbar, um Frakturen der Hinterhauptschuppe nicht zu übersehen.

c) Bei Verdacht auf Impression, Trümmer- und Biegungsfraktur, starke oder scharf umschriebene Gewalteinwirkung zusätzlich:

Tangentialaufnahme des betreffenden Abschnittes.

d) Komplikationen, wie Blutung, Hirnschwellung und — Tage oder Wochen nach dem Trauma — wachsende Schädelfraktur:

Wiederholung der Schädelaufnahmen in zwei Ebenen.

II. Schädelbasis

Schädelaufnahme in zwei Ebenen (wie unter a),

axiale Aufnahme der Schädelbasis.

Diese Aufnahme soll möglichst erst einige Tage nach dem Trauma vorgenommen werden, um keine zusätzliche Blutung zu provozieren. Sie ist im allgemeinen wenig ergiebig, ausgenommen bei Verletzungen des Os tympanicum und des äußeren Gehörganges.

Ergänzende Aufnahmen je nach dem klinischen oder bisher erhobenen Röntgenbefund:

Vordere Schädelgrube:

Aufnahmen der Orbita,
Frontalaufnahme des Schädels (auf die vordere Schädelgrube eingeblendet),
Tomographie in dieser Position mit Darstellung der Siebbeinplatte, der Stirnhöhlenhinterwand etc.

Mittlere Schädelgrube:

Aufnahme nach Schüller (Temporalschuppe und Mastoid),

Aufnahme nach Stenvers (Labyrinth und Pyramidenspitze),

Aufnahme nach E. G. Mayer (Antrum, Atticus, Mittelohr und Os tympanicum).

Häufig werden die ersten beiden oder alle drei dieser Felsenbeinaufnahmen (jeweils obligat beide Seiten) erforderlich sein, um bei entsprechendem Verdacht eine Basisfraktur aufzudecken.

Hintere Schädelgrube:
halbaxiale Aufnahme des Hinterhauptes,
evtl. zusätzliche Aufnahme nach Stenvers.

III. Gesichtsschädel

Die Übersichtsaufnahmen des Schädels in zwei Ebenen gehen in jedem Fall voraus. Anschließend werden Spezialaufnahmen der jeweils betroffenen Region (Nasenbein, Brillenaufnahme, axialer Gesichtsschädel, Unterkiefer etc.) durchgeführt.

Literatur: BUCKE, B., u. M. POHL: Die sogenannte wachsende Schädelfraktur als Komplikation der Vacuum-Extraktion. Mschr. Kinderheilk. **111**, 424 (1963).

BURKINSHAW, J.: Head injuries in children. Arch. Dis. Childh. **35**, 205 (1960).

FRIEDMANN, G., u. H. KROHM: Ätiologie und Klinik der „wachsenden Schädelfrakturen". Z. Kinderheilk. **89**, 49 (1964).

GÖHRING, K., u. E. WEBER: Das Röntgenübersichtsbild als Gradmesser für die Schwere des Schädelhirntraumas. Pädiat. Prax. **2**, 453 (1963).

JONASCH, E.: Impressionsfraktur des Schädels bei Kindern. Chir. Praxis **4**, 227 (1960).

KOTSCHER, E.: Die Röntgendiagnostik der Schädeltraumen. In: Handbuch der medizinischen Radiologie, Bd. VII/2. Berlin-Göttingen-Heidelberg: Springer 1963.

KREBS, H., u. H. J. STREICHER: Frakturen bei Neugeborenen und Kindern. Arch. orthop. Unfall-Chir. **52**, 413 (1960).

POPPE, H.: Fronto-basale Frakturen unter Einschluß der Basis-Felsenbein- und Orbitafrakturen. Dtsch. Röntgenkongr. 1965, Teil A, S. 230. Stuttgart 1966.

SCHNEIDER, R. C.: Head injuries in infancy and childhood. Surg. Clin. N. Amer. **41**, 5 (1961).

Schluckstörung
(s. auch „Erbrechen")

Passagestörungen im Pharynx und Oesophagus (Kardia s. unter „Erbrechen") werden vorwiegend im Säuglingsalter beobachtet. Hinweissymptom sind nicht selten rezidivierende (Aspirations-) Pneumonien. Eine radiologische Klärung der Ursachen (Atresien, Stenosen, Lähmungen, Mißbildungen im Kehlkopf, funktionelle Störungen etc.) ist dringlich. Siehe auch unter „Fremdkörper im Verdauungstrakt".

Methoden: *Thoraxübersichtsaufnahme*,

vor allem bei Verdacht auf Aspirationspneumonie.

Thoraxaufnahmen im frontalen Strahlengang

mit Darstellung von Pharynx und Trachea im In- und Exspirium bei gleichzeitigem Stridor (s. S. 128, 129). Mit dieser Technik können auch retropharyngeale Abscesse diagnostiziert werden.

Kontrastmitteluntersuchung des Pharynx und Oesophagus.

Die einzelnen Phasen des Schluckaktes müssen bei der Durchleuchtung genau verfolgt werden. An Stelle von Zielaufnahmen, die entscheidende Befunde häufig nicht erfassen, läßt sich diese schnell ablaufende Passage vor allem im Pharynx sehr gut durch die *Röntgenkinematographie* (s. S. 150) oder durch ein *Bandspeichergerät* festhalten. Je nach Aspirationsgefahr müssen an Stelle von Barium Dionosil oder Gastrografin verwendet werden.

Literatur: BASTIDE, R.: Contribution à l'étude radiologique des trouble de la déglutition chez le nourrisson et le jeune enfant. J. Radiol. Électrol. **38**, 663 (1957).

EBEL, KL. D.: Die Röntgen-Kinematographie des Schluckaktes im Kindesalter. Fortschr. Röntgenstr. **107**, 794 (1967).

GAUDIER, B., J. P. FARRIAUX et B. DELATTRE: Pathologie de la déglutition en pédiatrie. Acta paediat. belg. **18**, 5, 61 (1964).

SCHÄFER, H.: Gaumensegelparese als Ursache rezidivierenden Erbrechens bei Säuglingen. Fortschr. Röntgenstr. **101**, 137 (1964).

— Dysfunktionen des Schluckvorgangs und ihre Beziehungen zur Reifung motorischer Vorgänge im Pharynx. Mschr. Kinderheilk. **113**, 345 (1965).

Skeletalterbestimmung

Die Bestimmung des Skeletalters nach Auftreten und Größe der Knochenkerne ist im ganzen Kindesalter von hohem Interesse. Im Pubertätsalter wird an Stelle der Knochenkerne der Verknöcherungsgrad der Epiphysenknorpel herangezogen.

Methoden: *Neugeborene*:

Aufnahme des Unterschenkels einschließlich Knie- und Fußgelenk frontal.

Säuglinge bis zu 6 Monaten zusätzlich, wenn die Knochenkerne des Femur und der Tibia angelegt sind:

Aufnahme einer Hand mit Handgelenk.

Ältere Säuglinge und Kleinkinder:

Aufnahme einer Hand mit Handgelenk.

Bei frühkindlichem Hirnschaden werden beide Hände aufgenommen (s. S. 68).

Schulkinder:

Aufnahme einer Hand mit Handgelenk

zum Ausmessen der Knochenkerngröße.

Aufnahme eines Ellbogengelenkes in zwei Ebenen

als zusätzliche Möglichkeit, weil hier in diesem Alter neue Knochenkerne auftreten.

Literatur:

Eklöf, O., and H. Ringertz: A method for assessment of skeletal maturity. Ann. Radiol. **10**, 330 (1967) (SERP).

Fendel, H.: Das Karpogramm als Hilfsmittel bei der Behandlung von Schilddrüsenfunktionsstörungen im Kindesalter. Mschr. Kinderheilk. **113**, 285 (1965).

Greulich, W. W., and S. I. Pyle: Radiographic atlas of skeletal development of the hand and wrist. Sec. ed. Stanford 1959.

Harnack, G. A. v.: Skeletreife und Entwicklungsdiagnostik. Mschr. Kinderheilk. **113**, 283 (1965).

Schmid, F., u. L. Halden: Die postfetale Differenzierung und Größenentwicklung der Extremitätenknochenkerne. Fortschr. Röntgenstr. **71**, 975 (1949).

—, u. H. Moll: Atlas der normalen und pathologischen Handskeletentwicklung. Berlin-Göttingen-Heidelberg: Springer 1960.

Serfaty, O., et E. Repetto: Sur la valeur relative des points d'ossification du genou chez le prématuré. Bull. Féd. Soc. Gynéc. Obstét. franç. **14**, 400 (1963).

Ossifikationstabellen:

Lassrich-Prévot-Schäfer: Pädiatrischer Röntgenatlas, Stuttgart 1955, S. 302—304.

Schinz-Baensch-Friedl-Uehlinger: Lehrbuch der Röntgendiagnostik, Stuttgart 1950, Bd. I, S. 127—133.

Schmid-Weber: Röntgendiagnostik im Kindesalter, München 1955, S. 6—11.

Stridor im Säuglingsalter

Die Ursachen des Stridors im Säuglingsalter sind vielfältig und röntgenologisch nicht immer befriedigend zu klären.
Der Nachweis eines vergrößerten Thymus ohne die extrem seltene gleichzeitige Kompression der Trachea genügt nicht zur Klärung eines Stridors. Siehe auch unter „Fremdkörperaspiration“.

Methoden: *Thoraxübersichtsaufnahme sagittal,* möglichst mit Hartstrahltechnik.

Die Feldgröße soll dabei den Thorax mit Trachea mindestens bis zur Höhe der Stimmritze umfassen.

Frontalaufnahmen des Thorax mit Trachea einschließlich des Pharynx im In- und Exspirium (s. S. 128, 129).

Der Vergleich dieser beiden Aufnahmen gibt Aufschluß über Lage- und Kaliberänderungen der Trachea („inspiratorischer Trachealkollaps", im Säuglingsalter häufig) und über die Variabilität des prävertebralen Weichteilschattens bei Verdacht auf retropharingealen Absceß (s. Abb. 182).

Oesophaguspassage mit Zielaufnahmen in 2 Ebenen im Liegen bei Prallfüllung.

Hiermit werden vor allem Verlagerungen und Impressionen durch atypische Gefäße erfaßt.

Angiographie des Aortenbogens und der abführenden Gefäße

dient der Bestätigung von Gefäßanomalien vor ihrer operativen Behandlung.

Literatur: Apley, J.: The infant with stridor. Arch. Dis. Childh. **23**, 423 (1953).

Bachmann, K. D.: Über den Stridor congenitus. Mschr. Kinderheilk. **107**, 129 (1959).

Bay, V., K. Horatz u. R. Skvorc: Angeborene und erworbene Bronchusstenosen und -verschlüsse im Kindesalter. Bruns' Beitr. klin. Chir. **214**, 2 (1967).

Birch, D. A.: Laryngeal stridor in infants and children. J. Laryng. Otol. **75**, 833 (1961).

Kania, H., O. Bednář K. Hoffmann u. J. Horký: Die Aortenbogenanomalien als Ursache des congenitalen Stridors. Kinderärztl. Prax. **31**, 533 (1963).

Langsch, G.: Gefäßveränderungen und -anomalien in ihren Auswirkungen auf den Oesophagus. Z. ges. inn. Med. **16**, 963 (1961).

Ruhrmann, G.: Stridor congenitus durch funktionelle Stenose der Trachea. Arch. Kinderheilk. **169**, 170 (1963).

— Leitsymptom: Stridor im ersten Lebensjahr. Münch. med. Wschr. **106**, 1205 (1964).

Vietor, K. W.: Stridor connatus durch Gefäßanomalien. Pädiat. Prax. **4**, 367 (1965).

Struma

Zur Beurteilung der Größe, Lage und der Auswirkungen einer Struma auf die Nachbarorgane im Kindesalter werden folgende Röntgenuntersuchungen durchgeführt:

Thoraxübersichtsaufnahme sagittal,

die in üblicher Technik den Weichteilschatten der Struma erkennen läßt, in *Hartstrahltechnik* die Feststellung von Einengungen oder Verlagerungen der Trachea in der Frontalebene erlaubt.

Oesophaguspassage, aufrechte Position mit geringem Kontrastmittelbeschlag der Schleimhaut, in zwei Ebenen

zur Feststellung von Verlagerungen und Einengungen des Oesophagus und der Trachea.

Literatur: Klein, H.: Strumen im Wachstumsalter. Internist (Berl.) **6**, 30 (1965).

Knörr, D.: Differentialdiagnose der Hypothyreose, der Hyperthyreose und der Struma im Kindesalter. Fortschr. Med. **81**, 267 (1963).

Labhart, A.: Klinik der inneren Sekretion. Berlin-Göttingen-Heidelberg: Springer 1957.

Swoboda, W.: Die Struma im Kindesalter. Pädiat. Prax. **3**, 337 (1964).

Vague, J., S. Lissitzkiy, R. Simonin, J. L. Codaccini, G. Miller, J. Boyer et G. Audibert: Hypothyroide infantile avec goitre. Ann. Endocr. (Paris) **23**, 213 (1962).

Systemerkrankungen des Skelets, Dysostosen und multiple Abartungen (s. auch unter „Chromosomen-aberrationen" und „Minderwuchs").

Die diagnostische Abgrenzung innerhalb dieser großen Gruppe von Krankheitsbildern ist weitgehend an eine gezielte Röntgenuntersuchung gebunden.

Methoden: *Schädelaufnahmen in zwei Ebenen*, gegebenenfalls zusätzliche Spezialaufnahmen der Sella,

Aufnahme einer Hand mit Handgelenk,

Aufnahme eines Fußes in zwei Ebenen,

Aufnahme einer oberen und unteren Extremität sagittal,

Thoraxübersichtsaufnahme sagittal,

wobei auch die Skeletanteile (Schlüsselbeine, Schulterblätter und Rippen) beurteilbar sein müssen.

Beckenübersichtsaufnahme.

Wirbelsäule, insbesondere LWS im frontalen Strahlengang, in bestimmten Fällen auch in zwei Ebenen einschließlich der Brustwirbelsäule.

Ganzaufnahme des Skelets

kommt bei Neugeborenen und jungen Säuglingen in Betracht. Sie gibt mit *einer* Untersuchung einen Überblick über die vorhandenen Mißbildungen. Daraus ergeben sich unter Umständen weitere gezielte Untersuchungen. Die Aufnahme kann auch postmortal ausgeführt werden (Abb. 266).

Literatur: BERG, P. K.: Dysplasia epiphysealis multiplex. Amer. J. Roentgenol. **97**, 31 (1966).

KOZLOWSKI, K.: Dysostosis metaphysealis. Fortschr. Röntgenstr. **103**, 215 (1965).

—, u. C. ZYCHOWICZ: Hypochondroplasie. Fortschr. Röntgenstr. **101**, 531 (1964).

LANGER, L. O.: Dyschondrosteosis, a hereditable bone dysplasia with charakteristic roentgenographic features. Amer. J. Roentgenol. **95**, 178 (1965).

MCKUSICK, V. A.: Vererbbare Störungen des Bindegewebes. Stuttgart 1959.

PATZER, H.: Periphere Dysostose an den Fingern. Kinderärztl. Prax. **32**, 231 (1964).

ROSS, E.: Die enchondrale Dysostose der Wirbelsäule. Fortschr. Röntgenstr. **98**, 578 (1963).

RUBIN, P.: The dynamic classification of bone dysplasies. Chicago 1964.

SPRANGER, J., K. PAULSEN u. W. LEHMANN: Die kraniometaphysäre Dysplasie. Z. Kinderheilk. **93**, 64 (1965) (Lit.!).

WIEDEMANN, H. R.: Die großen Konstitutionskrankheiten des Skeltets. Stuttgart 1960.

— Pyknodysostose. Fortschr. Röntgenstr. **103**, 590 (1965).

— Dysostosen. Verhandl. 9. Tagg. Ges. f. Konstitutionsforschung. Stuttgart 1966.

Thoraxdeformierung

Verbildungen des Thorax sind angeboren, z. B. als sog. paralytische Thoraxdeformität, oder erworben. Im ersten Fall kommen Mißbildungen aller Skeletelemente des knöchernen Thorax als Ursache in Frage: Wirbelsäule, Sternum, Rippen und Schlüsselbeine. Erworbene Thoraxdeformierungen entstehen vorwiegend durch pathologische Veränderungen der intrathorakalen Organe oder durch raumfordernde Prozesse.

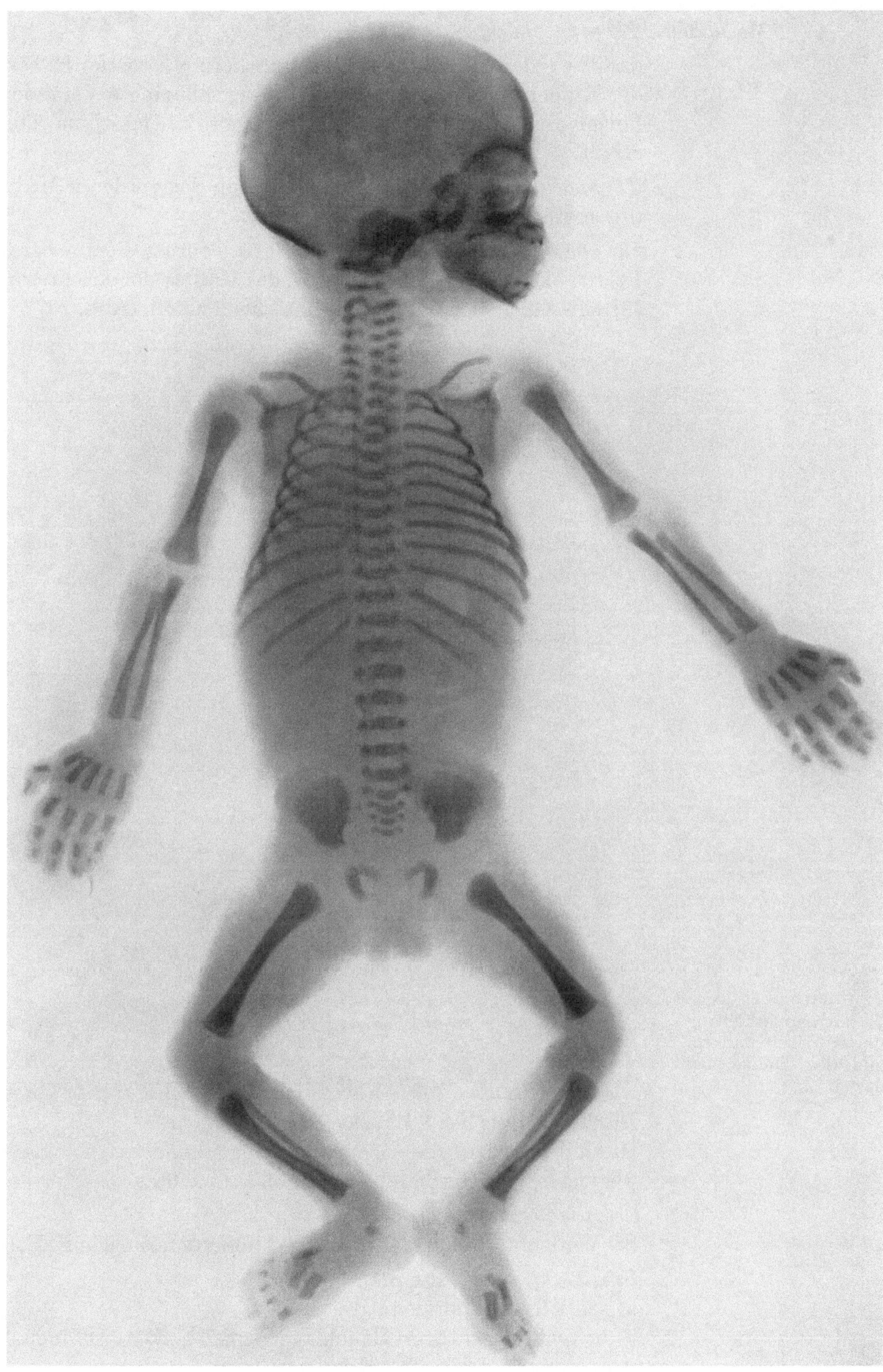

Abb. 266. Ganzaufnahme des Skelets, Frühgeborenes (postmortal). Abstand 1 m, Folie: universal, Focus: klein, ohne Blende. 38 kV, 10 mAs

Methoden: *Thoraxübersichtsaufnahme sagittal,*

damit werden Mißbildungen des knöchernen Brustkorbs besonders der Rippen und auch Hinweise auf organbedingte Veränderungen (angeborener Herzfehler, Emphysemthorax bei Asthma, Tumoren) erfaßt.

Thoraxaufnahme frontal mit Markierung der vorderen Medianlinie durch Metallband oder Bariumpaste

zur Diagnostik von Hühner- und Trichterbrust (Pectus carinatum, Pectus excavatum), insbesondere des Grades der Trichterung, der für eine Operationsindikation entscheidend ist (Abb. 267).

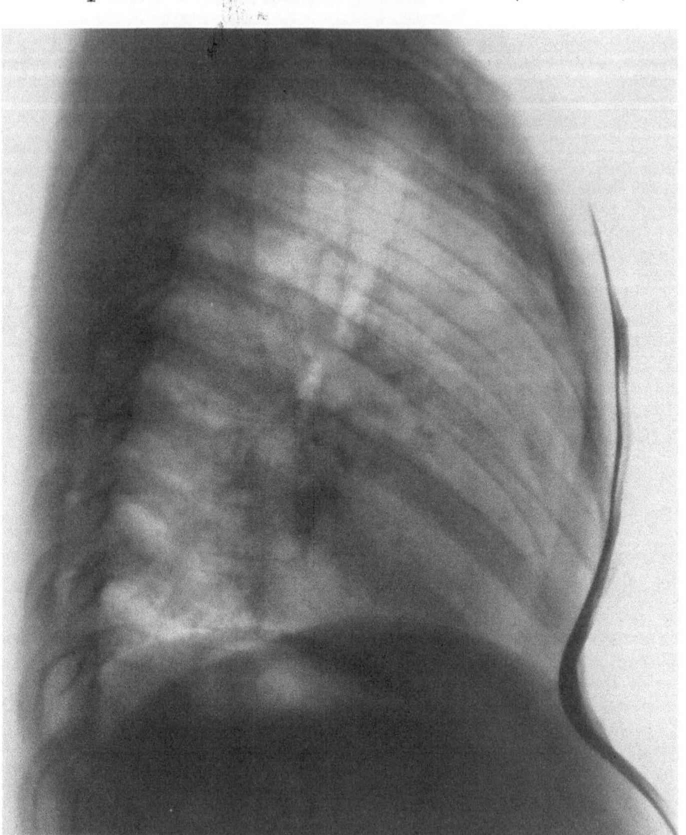

Abb. 267. Bariummarkierung der vorderen Brustwand im Frontalbild des Thorax bei Trichterbrust

Durchleuchtung der Thoraxorgane.

Hiermit werden die Atemexkursionen und pathologische Bewegungen von Herz und Zwerchfell beobachtet.

Oesophaguspassage

bei Verdacht auf kardial bedingte Thoraxdeformierung (Voussure).

Spezialaufnahmen des Sternum

a) seitlich am Thoraxstativ

b) in rechter schräger Bauchlage (s. S. 84, 85, dort auch weitere Aufnahmen),

wenn eine pathologische Dehiszenz der Schlüsselbeine im Thoraxübersichtsbild oder paradoxe Atemeinziehungen bestehen, zum Nachweis einer Sternummißbildung (Spalte, Aplasie).

Wirbelsäule in zwei Ebenen

bei klinischem Verdacht auf Thoraxdeformierung infolge Verkrümmung oder Mißbildung der Wirbelsäule.

Literatur: BERNBECK, R.: Kinderorthopädie. Stuttgart 1954.

HLADÍK, M.: Röntgenuntersuchung bei Pectus excavatum. Fortschr. Röntgenstr. **104**, 773 (1966).

HOFMANN, S.: Obere Sternumspalte. Dtsch. med. Wschr. **90**, 2198 (1965).

SCHÄFER, H.: Die Luschkasche Rippenspaltbildung. Kinderärztl. Prax. **17**, 144 (1949).

WENZ, W., u. G. GEIPERT: Röntgenologie und Klinik der Srbschen Rippen-Sternumanomalie. Radiologie **7**, 53 (1967).

Einseitiger Zwerchfellhochstand

Bei einseitigem Zwerchfellhochstand sind Erkrankungen des Diaphragma selbst und solche der angrenzenden Organe im Thorax und Abdomen zu berücksichtigen.

Methoden: *Thoraxübersichtsaufnahmen in zwei Ebenen.*

Thoraxdurchleuchtung.

Dabei ist besonders auf die Funktion aller Zwerchfellanteile zu achten. Geringfügige Paresen können erst bei forcierter Aktion (Schreiinspirium, Husten, bei größeren Kindern durch den Müllerschen und Hitzenbergerschen Versuch) zum Vorschein kommen.

Zu beachten sind bei erheblichem Zwerchfellhochstand auch die Mittelschattenbeweglichkeit und Ergußbildungen im Sinus phrenico-costalis (Hinweis auf subdiaphragmalen Prozeß). Wichtig ist bei dieser Untersuchung die Differenzierung einer Hernie von einer Relaxation des Zwerchfells und — auf der Seitenaufnahme — die Diagnose des „Zwerchfell-Leberbuckels“.

Abdomenübersichtsaufnahme im Liegen

zum Nachweis von abdominellen Prozessen wie Tumoren, Milz- oder Leberinterposition etc. Findet sich ein tumorverdächtiger Befund, so ist das weitere Vorgehen wie unter „Bauchtumor“ beschrieben.

Kontrastmitteluntersuchung von Oesophagus, Magen und Darm

zum Nachweis von Verlagerungen dieser Organe bei Zwerchfellhernien etc. Auch hierbei sind Aufnahmen im frontalen Strahlengang entscheidend für die Lokalisation der Zwerchfellücke.

Pneumoperitoneum (s. S. 187)

Literatur: BERGER, G.: Zwerchfelldefekte und ihre röntgenologische Differentialdiagnose im Kindesalter. Radiol. diagn. (Berl.) **6**, 691 (1965).

GREMMEL, H., D. GÜNTHER u. W. SCHULTE-BRINKMANN: Röntgendiagnostik der Zwerchfellhernien und Prolapse. Med. Welt **17**, 955 (1966).

—, u. H. VIETEN: Extrahiatale Zwerchfellbrüche. Radiologe **1**, 147 (1961).

HAMELMANN, H.: Zur Erkennung und Behandlung der angeborenen Zwerchfellhernie und Relaxatio diaphragmatica. Dtsch. med. Wschr. **83**, 1546 (1958).

NICOLE, R.: Das stehende, geblähte Sigma als typisches Symptom beim angeborenen Zwerchfelldefekt des Neugeborenen. Radiol. clin. (Basel) **34**, 273 (1965).

SCHÄFER, H.: Zwerchfell. In: Handbuch der Kinderheilkunde, Bd. IV, S. 1098. Berlin-Heidelberg-New York: Springer 1965.

SCHMITT, W., u. H. H. THIEMANN: Über Zwerchfellrelaxationen im Kindesalter. Thoraxchirurgie **10**, 638 (1963).

SWOBODA, W.: Angeborene und erworbene Brüche des Zwerchfells im Kindesalter. Wien. klin. Wschr. **71**, 246 (1959).

—, u. H. G. WOLF: Der „Zwerchfell-Leberbuckel“ beim Kind. Röntgendiagnostik und Ätiologie einer angeborenen Formanomalie. Fortschr. Röntgenstr. **81**, 778 (1954).

WOLF, H. G.: Topographie der angeborenen diaphrenischen Dystopien. Pädiat. Prax. **3**, 439 (1964).

Zwergwuchs

Siehe unter „Minderwuchs“.

Sachverzeichnis

Die *kursiv* gedruckten Zahlen beziehen sich auf das Indikationsverzeichnis.